ベッドサイドの新生児の診かた

改訂3版

編集

河野寿夫
山王病院 副院長

伊藤裕司
国立成育医療研究センター周産期・母性診療センター
副センター長／新生児科 医長

南山堂

■ 執筆者（執筆順）

馬場　一憲	埼玉医科大学総合医療センター総合周産期母子医療センター母体・胎児部門 教授
中井　章人	日本医科大学産婦人科 教授
金子　政時	宮崎大学大学院看護学研究科周産期分野 教授
梅原　永能	国立成育医療研究センター周産期・母性診療センター産科
草川　　功	聖路加国際病院小児科 医長／聖路加国際大学 臨床教授
河野　寿夫	山王病院 副院長（小児科 部長）／国際医療福祉大学 教授
大場　邦弘	公立昭和病院小児科 医長
髙橋　重裕	国立成育医療研究センター周産期・母性診療センター新生児科
和田　友香	国立成育医療研究センター周産期・母性診療センター新生児科
北東　　功	聖マリアンナ医科大学小児科・新生児科 准教授
中村　友彦	長野県立こども病院 副院長／信州大学医学部新生児学講座 教授
伊藤　裕司	国立成育医療研究センター周産期・母性診療センター 副センター長／新生児科 医長
河井　昌彦	京都大学医学部附属病院小児科 病院教授
廣間　武彦	長野県立こども病院総合周産期母子医療センター新生児科 部長
佐藤　和夫	国立病院機構九州医療センター小児科 医長
長田　郁夫	子育て長田こどもクリニック 院長／鳥取大学医学部周産期・小児医学
三浦　真澄	鳥取大学医学部周産期・小児医学
村上　　潤	鳥取大学医学部周産期・小児医学
鈴村　　宏	獨協医科大学病院総合周産期母子医療センター 新生児部門長・准教授
山田　雅明	スズキ記念病院 副院長
甘利昭一郎	国立成育医療研究センター周産期・母性診療センター新生児科

改訂3版 はじめに

　改訂3版をお届けします．初版以来，おかげさまで好評を得て今回の改訂に至りました．
　前回の改訂2版はできるだけ初版の内容を生かし，ほとんどが初版と同一の執筆者で大幅な変更を控える方向で行いました．しかし，初版から10年以上経過した現在，新生児医療も大幅に進歩しており，項目によっては内容を改める，あるいは大幅に追加する必要性も出てきています．そこで今回の改訂にあたり項目や内容の追加，変更などを行いましたが，編集については初版以来の方針を守って行いました．すなわち，「日常，新生児を取り扱っている方々に役立つように，現場で役立つように」という基本方針を重視し，今までと同様特殊な検査や治療法に関しては省略しています．また，通常，改訂に際してはより新しい，より詳しい内容を心がけるため記述量が多くなりがちですが，今回の改訂では頁数をできるだけ増やさず，しかも今まで通り図や写真を多く載せたわかりやすい内容を目指したつもりです．
　また，いくつかの項目については新たな執筆者にお願いし，前版の内容にとらわれず書いていただきました．私自身，少しずつ新生児医療から遠ざかってきていることもあり，今回から国立成育医療研究センター周産期・母性診療センター副センター長の伊藤裕司先生に編集に加わっていただき，現在，新生児医療の現場で活躍されている先生方を中心に新たな執筆者を推薦してもらい，新しい内容や編集方針の提言をいただきました．
　今までの版で見慣れた図や写真に加え，新しい感覚で書かれた頁も多くみられる魅力的な本が出来上がったと自賛しています．今までと同様あるいはそれ以上に本書が皆様のもとで日々の診療のお役に立つことを願っています．
　最後に忙しい中執筆していただいた先生方，南山堂の松村みどり氏，熊倉倫穂氏をはじめとしたスタッフの方々に感謝の意をささげます．

2016年3月

河野寿夫

初版　はじめに

　近年の新生児医療の進歩には目覚ましいものがあり，新生児死亡率も急速に低下してきている．また，全国各地に周産期母子医療センターが設立され，ハイリスク分娩の管理，重症新生児の管理が行われ，新生児医療はますます重要性を増している．少産少死の時代にあり，数少ない新生児を臨床の場で観察，管理し，適格に新生児の異常を見い出し，適切な処置を行うことは，周産期医療の関係者にとって以前にも増して重要な役割となってきた．

　しかし，ハイリスク児の管理やNICUにおける治療法のマニュアルに関する書籍は最近多く発売されているにもかかわらず，新生児が病的かどうかを判断する基本となる診察法や観察法について書かれたものは少ないのが現状である．

　出生する新生児の大半は一般の病院，産科施設，助産院で出生し，管理されている．これらの施設で実際に新生児を診察し，異常の有無を判定しているのは，新生児専門の新生児科医でなく，一般小児科の医師，産科の医師，助産師，看護師である．さらに，大学の小児科，産科の講義の中で新生児の取り扱いについて割かれている時間は非常に少なく，実習もほとんどないのが現状である．また，研修の必修化に伴い産科，小児科のローテートも必修となったが，新生児の蘇生や診断に直接関わる機会の少ない研修病院もあり，研修医も新生児にあまり触れることなく研修を終了してしまうことも多いと考える．

　このような状況下で，実際新生児を診察し，管理することは難しく，手許に適当な本―基本的な事項を実地面から解説し，写真や図を多く掲載した分かりやすい本―があれば重宝されると考え本書を企画した．

　本書の執筆は，現在周産期医療の第一線で御活躍の先生方にお願いし，新生児に異常があるかどうかの判断，出生した施設で経過を見てよいものかどうかあるいは専門の周産期センターに搬送すべきかどうかの判断に必要な事柄を中心に分かりやすい解説をお願いした．新生児を診察する研修医，産科医，小児科医，さらに，助産師，看護師の方々が手許において参考にしていただければ幸いである．

　終わりに，御多忙中にもかかわらず執筆していただいた先生方，本書出版の機会を与えていただいた賛育会病院院長の鴨下重彦先生，南山堂の八木洋氏をはじめスタッフの方々に厚く御礼申し上げる次第である．

2004年4月

河野寿夫

目　次

第Ⅰ章 出生前の胎児情報 …………………………………………………… 1

Ⅰ 胎児診断 ………………………………………………… 馬場一憲　1
1. 超音波断層法による検査 …………………………………………… 1
2. 超音波ドプラ法による検査 ………………………………………… 18
3. 3次元超音波による検査 …………………………………………… 22
4. 遺伝学的検査 ………………………………………………………… 24
5. 特殊検査 ……………………………………………………………… 27

Ⅱ 分娩時の胎児心拍数モニタリング ……………………… 中井章人　29
1. 胎児心拍数の調節 …………………………………………………… 29
2. 胎児が健全な証拠 …………………………………………………… 30
3. 一過性徐脈の原因 …………………………………………………… 32
4. CTGの判読ポイント ………………………………………………… 34
5. 低酸素環境に対する胎児心拍数所見の変化 ……………………… 36
6. 胎児心拍数波形のレベル分類 ……………………………………… 39

Ⅲ 母体の検査と評価 ……………………………………… 金子政時　44
1. 胎児の状態把握のための母体生化学的検査 ……………………… 44
2. 母子感染に対する母体検査とその評価 …………………………… 44
3. 出生前診断 …………………………………………………………… 54

Ⅳ 母体合併症の新生児への影響 ………………………… 梅原永能　58
1. 高血圧 ………………………………………………………………… 58
2. 耐糖能異常 …………………………………………………………… 60
3. 膠原病 ………………………………………………………………… 62
4. 特発性血小板減少性紫斑病
　（idiopathic thrombocytopenic purpura：ITP）………………… 64
5. 甲状腺疾患 …………………………………………………………… 64

第Ⅱ章 新生児の観察と処置 ……………………………………………… 67

A 正常編 ……………………………………………………………… 67

Ⅰ 分娩室での観察と処置 ………………………………… 草川　功　67
1. 分娩立ち会いに際して ……………………………………………… 67

2. 出生直後の新生児の観察 ………………………………………… 68
　　3. 新生児蘇生の実際 …………………………………………………… 70
　　4. 新生児蘇生後の新生児の観察 …………………………………… 78

Ⅱ 出生時のチェックポイント ………………………………… 河野寿夫　81
　　1. 新生児の診察 ………………………………………………………… 81
　　2. 皮膚の診察 …………………………………………………………… 84
　　3. 頭部の診察 …………………………………………………………… 96
　　4. 顔面の診察 ………………………………………………………… 101
　　5. 頸部の診察 ………………………………………………………… 106
　　6. 胸部の診察 ………………………………………………………… 107
　　7. 腹部の診察 ………………………………………………………… 109
　　8. 背部の診察 ………………………………………………………… 112
　　9. 四肢の診察 ………………………………………………………… 112
　10. 外陰部の診察 ……………………………………………………… 116
　11. 肛門の診察 ………………………………………………………… 116
　12. 呼吸器系の診察 …………………………………………………… 118
　13. 循環器系の診察 …………………………………………………… 118
　14. 消化器系の診察 …………………………………………………… 118
　15. 尿路系の診察 ……………………………………………………… 119
　16. 体温の調節 ………………………………………………………… 119
　17. 神経系の機能 ……………………………………………………… 119

Ⅲ 生後2日以内の問題点 ……………………………………… 大場邦弘　124
　　1. 皮膚の異常 ………………………………………………………… 124
　　2. 呼吸の異常 ………………………………………………………… 124
　　3. 循環の異常 ………………………………………………………… 128
　　4. 消化器系の異常 …………………………………………………… 128
　　5. 血液の異常 ………………………………………………………… 128
　　6. 感染症 ……………………………………………………………… 128
　　7. 黄疸 ………………………………………………………………… 129
　　8. 神経系の異常 ……………………………………………………… 129

Ⅳ 生後2日以降退院までの問題点 ………………………… 大場邦弘　130
　　1. 呼吸の異常 ………………………………………………………… 130

  2. 循環の異常 130
  3. 消化管の異常 130
  4. 血液の異常 131
  5. 黄　疸 131
  6. 体重増加 131
  7. 感染症 131

Ⅴ 処　置 ……………………………………………………… 大場邦弘　132
  1. 母児標識 132
  2. 臍処置 132
  3. 点　眼 133
  4. 沐　浴 133
  5. ビタミンK製剤の投与 134
  6. 黄疸のスクリーニング 135
  7. 先天代謝異常症等マススクリーニング 135
  8. 聴覚スクリーニング 135
  9. 感染予防 136
 10. B型肝炎母子感染予防 137
 11. RSウイルス感染症の重症化予防 138

Ⅵ 検　査 ……………………………………………………… 髙橋重裕　140
  1. 採血法 140
  2. 一般血液検査 145
  3. 血　糖 148
  4. CRP（C-reactive protein） 151
  5. 血液型判定 152
  6. 経皮的ビリルビン測定 153
  7. 先天代謝異常症マススクリーニング 155
  8. 聴覚スクリーニング 157

Ⅶ 入院中の管理 …………………………………………… 和田友香　160
  1. 産科病棟での新生児の環境 160
  2. 早期母子接触中の管理 161
  3. 母子同室と母子異室 161
  4. リスクマネージメント 164

Ⅷ 栄養法 ……和田友香 166
1. 新生児の栄養 …… 166
2. 母乳栄養 …… 167
3. 人工栄養 …… 176

Ⅸ 退院時のチェックポイントと退院時指導 ……北東 功 181
1. 退院時のチェックポイント …… 181
2. 退院前に確認すべき事と退院指導 …… 190

B 異常編 …… 202

Ⅰ 低出生体重児 ……中村友彦 202
1. 低出生体重児の蘇生 …… 202
2. 低出生体重児の出生時の診察 …… 204
3. 低出生体重児の新生児室入室基準 …… 205
4. 保育器設定環境の目安 …… 205
5. 新生児室入室時の検査とモニター …… 206
6. 低出生体重児の呼吸管理 …… 207
7. 低出生体重児の循環管理 …… 209
8. 低出生体重児の栄養輸液管理 …… 211
9. 低出生体重児の神経学的管理 …… 212
10. 低出生体重児の感染管理 …… 213
11. 低出生体重児の黄疸管理 …… 216
12. 低出生体重児の退院の目安 …… 216

Ⅱ 新生児によくみられる異常（診断，処置） ……伊藤裕司 218
1. 呼吸の異常 …… 218
2. 循環の異常 …… 220
3. 黄疸 …… 222
4. 腹部膨満（腹満），嘔吐 …… 224
5. なんとなく元気がない（not doing well） …… 226
6. 痙攣，振戦 …… 227
7. 出血 …… 227
8. 発熱 …… 230

9. 皮膚の異常，腫瘤 ………………………………………………………… 231
Ⅲ 新生児の主な疾患　出生直後の異常―緊急事態 …………………… 河井昌彦　239
　　1. 新生児仮死 ………………………………………………………………… 239
　　2. 胎便吸引症候群（meconium aspiration syndrome：MAS）………… 242
　　3. 気　胸 ……………………………………………………………………… 244
　　4. 新生児一過性多呼吸（transient tachypnea of newborn：TTN）…… 245
　　5. 細菌感染症 ………………………………………………………………… 247
　　6. 先天性心疾患 ……………………………………………………………… 248
　　7. 新生児の低血糖 …………………………………………………………… 251
　　8. 新生児痙攣 ………………………………………………………………… 253
　　9. 新生児期の高ビリルビン血症 …………………………………………… 254
　10. 新生児出血性疾患 ………………………………………………………… 256
Ⅳ 新生児搬送 ……………………………………………………………… 廣間武彦　258
　　1. 新生児搬送と現状 ………………………………………………………… 258
　　2. 搬送の適応 ………………………………………………………………… 260
　　3. 搬送依頼時，搬送先への情報提供 ……………………………………… 260
　　4. 搬送の具体的方法（搬送を行い，児を受け入れる施設の立場から）… 264

第Ⅲ章　退院後1ヵ月健診までにみられる異常
………………………………………………………………… 佐藤和夫　273
　　1. 退院後1ヵ月健診までの特徴 …………………………………………… 273
　　2. 異常所見 …………………………………………………………………… 274
　　3. 育児支援 …………………………………………………………………… 292

第Ⅳ章　母体の疾病に関連した治療，処置
………………………………………………… 長田郁夫，三浦真澄，村上　潤　295
　　1. 内科合併疾患，妊娠合併症と新生児 …………………………………… 295
　　2. 母体感染症と母子感染 …………………………………………………… 303

第Ⅴ章 先天異常・遺伝性疾患 ……………… 鈴村 宏 317

1. 先天異常の考え方 …………………………………… 317
2. 先天異常の分類用語 ………………………………… 318
3. 先天異常の診察法 …………………………………… 318
4. 疾患の診断方法 ……………………………………… 320
5. 先天異常一般の説明および両親への対応 ………… 322
6. 新生児期によくみる先天異常 ……………………… 326
7. 新生児期における遺伝カウンセリング …………… 354

第Ⅵ章 母子健康手帳の見かた，記載法 ……… 山田雅明 365

1. 母子健康手帳についての予備知識 ………………… 365
2. 母子健康手帳の情報と記載法 ……………………… 367

■資　料 ……………………………………………… 甘利昭一郎 383

1. 周産期用語の定義と統計 …………………………… 383
2. 新生児を分類する用語 ……………………………… 384
3. バイタルサインの目安範囲 ………………………… 386
4. 血液検査 ……………………………………………… 387
5. その他の検査値，臨床データ等 …………………… 391
6. 在胎期間別出生時体格基準 ………………………… 393

■略語表 ……………………………………………… 甘利昭一郎 403

索　引 …………………………………………………………… 411

I 出生前の胎児情報

I 胎児診断

> **要点**
> 1. 胎児情報を得る一般的な方法は，超音波検査と次項（p.29～）で述べられている分娩監視装置を用いた胎児心拍数モニタリングである．
> 2. 妊娠中期以降に胎児発育を正しく評価するためには，妊娠初期の超音波検査で妊娠週数が正しいかを確認または修正しておかなければならない．
> 3. 胎児形態異常の出生前診断には，系統だった形態異常スクリーニングが必要であり，日本産科婦人科学会が推奨するチェック項目が公表されている．
> 4. 超音波ドプラ法を用いると，胎児胎盤系の血行動態や胎児重症貧血の有無を知ることができる．
> 5. 3次元超音波を用いると，超音波断層法ではわかりにくい胎児の形態異常が診断しやすくなることがある．
> 6. 超音波検査や母体血検査で，胎児染色体異常である可能性が高いか低いかをある程度知ることができるが，確定診断のためには羊水検査のような侵襲的検査が必要である．

　出生前に胎児の異常を適切に診断することは，適切な分娩時期や分娩方法の選択，適切かつ速やかな新生児治療に有用で，疾患によっては児の救命や後遺症発生の減少につながる．また，胎児胸水に対する胸腔・羊水腔シャントチューブ留置術のように，出生前に治療を開始できる場合もある．

　胎児異常を知るための一般的な方法は，超音波検査と分娩監視装置を用いた胎児心拍数モニタリングである．胎児心拍数モニタリングは次項（p.29～）にまとめられているため，本項では超音波検査を中心に概説する．

　超音波検査には超音波断層法，超音波ドプラ法，3次元超音波の3つの方法があるが，超音波断層法が主として用いられ，胎児に何らかの異常が疑われたときに，必要に応じて超音波ドプラ法や3次元超音波が用いられる．

1. 超音波断層法による検査

　わが国では，ほぼすべての産婦人科に超音波診断装置（大半は超音波ドプラ法や3次元超

表I-I-1 妊娠初期の超音波検査で確認すべき主な事項

1. 子宮体部内腔内の妊娠か（異所性妊娠の否定）
2. 胎児は生存しているか
3. 胎児の数は何人か（多胎妊娠の場合は膜性診断）
4. 妊娠週数は正しいか
5. 胎児に形態的な異常はないか
6. 子宮・卵巣に異常はないか

音波ができない超音波断層法専用機）が備わっており，胎児は出生までの間に複数回，超音波断層法による超音波検査を受けている．

1 妊娠初期

妊娠初期に超音波検査で確認すべき事項を表I-I-1に示す．この中で，出生前の胎児情報に関係する事項について概説する．

1）妊娠週数の確定・修正

妊娠週数は最終月経初日を0週0日として算出し，40週0日を分娩予定日とするが，これには最終月経初日から2週間後に排卵したという仮定が入っている．しかし，月経周期が28日型の婦人でも，妊娠成立時に限って排卵が遅れたということも珍しくなく，上記で算定した妊娠週数が真の妊娠週数と合っていないことも少なくない．

妊娠中期以降は胎児発育の個体差が大きくなり，胎児の大きさ（通常は推定児体重で評価する）が妊娠週数に比べて小さい場合，胎児発育不全なのか，単に排卵が遅れたために計算上の妊娠週数と真の妊娠週数がずれているだけなのかを判断することができない．一方，妊娠初期は胎児の発育に個体差が少ないため，胎児計測値から妊娠週数の確認または修正を行うことが可能であり，これを行っておくことにより，妊娠中期以降の胎児発育不全を正確に診断することができるようになる．

妊娠週数の確認・修正は，妊娠8〜11週に相当する時期であれば図I-I-1aのように頭殿長（crown-rump length：CRL），妊娠12〜15週に相当する時期であれば図I-I-1bのように児頭大横径（bi-parietal diameter：BPD）を計測して標準曲線[1]（図I-I-2,3）に当てはめて判断する．もし，大きさが標準範囲から外れている場合は，図I-I-2のように平均の大きさに相当する妊娠週数に修正し，以後，その修正した妊娠週数で妊婦管理を行い，分娩予定日も修正する．ただし，妊娠週数を3日修正するといったような1週間未満の修正は行わないことが多い．

2）多胎妊娠における膜性診断

多胎妊娠はハイリスク妊娠であるが，そのリスクの程度は胎児の数だけでなく膜性（絨毛膜と羊膜の数）によっても大きく異なるため，多胎妊娠の場合は膜性診断が重要である．双胎に限って述べれば，2絨毛膜2羊膜双胎では2児の胎盤はそれぞれ別々であるが，1絨毛膜2羊膜双胎では1つの胎盤を2児が共有しているため，双胎間輸血症候群が起こるリスクが生じる．さらに，1絨毛膜1羊膜双胎では1つの羊膜腔の中に2児が存在するため，2児の臍帯が相互巻絡することによる子宮内胎児死亡のリスクが加わる．

図I-I-4〜6にそれぞれの超音波画像を示す．絨毛膜は胎嚢の内側を覆う膜であり，絨毛膜

I 胎児診断

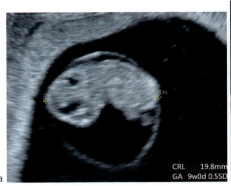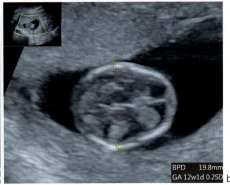

図Ⅰ-Ⅰ-1　妊娠初期の胎児計測
a：CRL計測．胎児が自然の屈曲位で静止しているときに正中の矢状断面で頭から殿部までの距離を計測する．この症例は，最終月経から妊娠8週5日である．CRLの計測値19.8 mmは妊娠9週0日の平均値であり，妊娠8週5日なら，＋0.5 SD（標準偏差）に相当することが画面右下に表示されている．この場合，ズレが2日なので妊娠週数の修正は行わない（図Ⅰ-Ⅰ-2の例を参照）．
b：BPD計測．児頭の横径が最大になる断面で，頭蓋骨の上縁から上縁，すなわちプローブに近い部分は骨の外側，プローブから遠い部分は骨の内側にカーソルを合わせて計測する．この症例は最終月経から，妊娠12週0日である．画面右下の表示からズレは1日のため妊娠週数の修正は行わない．

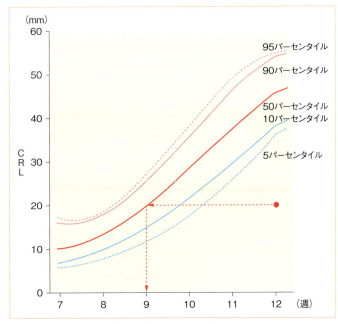

図Ⅰ-Ⅰ-2　CRLの標準曲線と妊娠週数修正の例
最終月経から妊娠12週0日とされた胎児のCRLが20 mmだった場合，明らかに標準範囲を逸脱しているので，CRL 20 mmが平均値となっている妊娠9週0日に妊娠週数を修正する．

（文献1）より改変）

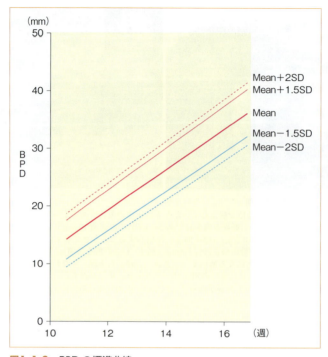

図I-I-3 BPDの標準曲線
BPDは，妊娠12週頃から計測できるようになる

（文献1）より改変）

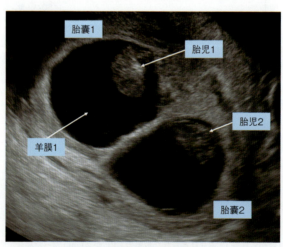

図I-I-4 妊娠初期の2絨毛膜2羊膜双胎
胎嚢が2つあり，その中にそれぞれ1人ずつ胎児がいる．胎児2の羊膜はこの断面では明瞭に描出されていないが存在する．2つの胎嚢の間は，妊娠週数が進むにつれて薄くなり，1絨毛膜2羊膜双胎と区別がつきにくくなる．
（赤松信雄：妊娠初期超音波検査．馬場一憲 編，目でみる妊娠と出産．p.56，文光堂，2013．より改変）

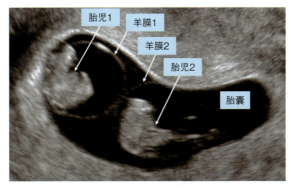

図I-I-5 妊娠初期の1絨毛膜2羊膜双胎
1つの胎嚢の中に2人の胎児がいて，それぞれの周囲に薄い羊膜がある．
(赤松信雄：妊娠初期超音波検査．馬場一憲 編，目でみる妊娠と出産．p.57, 文光堂, 2013. より改変)

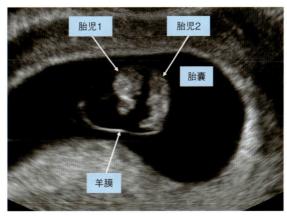

図I-I-6 妊娠初期の1絨毛膜1羊膜双胎
1つの胎嚢の中に1つの羊膜があり，その中に2人の胎児がいる．
(赤松信雄：妊娠初期超音波検査．馬場一憲 編，目でみる妊娠と出産．p.57, 文光堂, 2013. より改変)

の数＝胎嚢の数である．羊膜は胎児を取り囲む薄い膜であるが，2児の間の羊膜が明瞭に描出されずに，1絨毛膜2羊膜双胎が1絨毛膜1羊膜双胎と間違って診断されてしまうこともある．2絨毛膜2羊膜双胎でも，妊娠週数が進むと2つの胎嚢の間が非常に薄くなって1絨毛膜2羊膜双胎と区別がつきにくくなってしまうため，膜性診断は妊娠初期に行う必要がある．

3) 胎児形態の診かた

妊娠10〜11週になると，胎児の頭部，躯幹，四肢が明瞭に区別できるようになる．この時期は胎児が小さく細かい部分の観察はできないが，少なくとも**表I-I-2**の項目[3]を確認（スクリーニング）することで重篤な形態異常が見つかることがある．

頭部が不整な形状をしている場合は，頭蓋が欠損した無頭蓋症（脳がむき出しになっているために不整に見えるが，妊娠週数が進むと脳が機械的に粉砕されて無脳症となる）が疑われ

表 I-I-2　妊娠 10～11 週の胎児形態チェック項目

1. 胎児の頭は半球状で不整はないか
2. 四肢は 4 本確認できるか
3. 胎児全体が羊膜腔の中にあるか

（文献 3）より）

表 I-I-3　妊娠中期・後期の超音波検査で確認すべき主な事項

1. 胎児形態異常の有無
2. 胎児発育
3. 胎盤位置
4. 羊水量
5. 頸管長

る．四肢が 4 本確認できない場合は，人魚体奇形，結合双胎，無心体などの重篤な形態異常が疑われる．胎児の体の一部が羊膜を突き破ったように羊膜腔の外側にある場合は，body stalk anomaly のような形態異常が疑われる．

妊娠 11 週 0 日から 13 週 6 日の間に胎児後頸部浮腫（nuchal translucency：NT）の厚みを計測するなどして，胎児の染色体異常（主として 21 trisomy）の可能性を評価する方法があるが，これについては後述する．

2 妊娠中後期

妊娠中後期の超音波検査で確認すべき事項を表 I-I-3 に示す．

1）胎児形態の診かた

すべての胎児に様々な種類，様々な程度の形態異常が存在する可能性がある．胎児の形態異常を出生前に診断しておくことによって，児の予後を大きく改善できる場合があり，胎児形態異常の出生前診断は極めて重要である．しかし，胎児超音波検査に精通している産婦人科医師は少なく，すべての胎児に対してすべての形態異常の有無をチェックすることは，時間的，マンパワーの点からも不可能である．また，妊婦健診における超音波検査で胎児を漫然と見ているだけでは見逃しも多い．

そこで，一般の産婦人科医や助産師によって，できるだけ多くの胎児に対して系統的なスクリーニング検査を行い，陽性となった胎児を胎児超音波検査の専門医が精密検査するという方法が提案されている[4]．妊娠中期における具体的なスクリーニング方法としては，産婦人科専門医を目指す専攻医のためのテキストブックである「産婦人科研修の必修知識 2013」（日本産科婦人科学会編集発行）に掲載されている方法（表 I-I-4）[3] がある．この方法は，胎児の形態異常を表 I-I-5 のように分類[5]して，2 の出生前診断で予後の改善が期待できる異常と，3 の治療法がなく致死的な異常の 2 つに的を絞り，胎児超音波検査が専門でない一般の産婦人科医や助産師などでも技術的に容易，かつ短時間で実施できるように作られている．

スクリーニングの時期としては，胎児がある程度大きくなって心臓をはじめとする内臓もよく観察できるようになり，かつ胎児に対して羊水が多くて胎児の外表も観察しやすい妊娠 18～20

表I-I-4 妊娠18～20週における胎児チェックリスト

【頭部】
(1) BPD（児頭大横径）は妊娠週数相当か．
(2) 頭部横断面で内部は左右対称で異常像を認めないか．
(3) 頭蓋外に突出する異常像を認めないか．

【上唇】
(4) 口唇裂はないか．

【胸部】
(5) 心臓の位置と軸は左に寄っているか．
(6) 左右心房心室の大きさのバランスはよいか．
(7) 胸腔内に異常な像を認めないか．
(8) 大動脈と肺動脈がラセン状に走行しているか．
(9) 大動脈と肺動脈の太さはほぼ同じか．

【腹部】
(10) 胃胞は左側にあるか．
(11) 胃胞，膀胱，胆嚢以外に囊胞を認めないか．
(12) 腹壁（臍部）から臓器の脱出を認めないか．

【脊柱，殿部】
(13) 椎体と棘突起が欠損なく並んでいるか．
(14) 背中，殿部に異常な隆起を認めないか．

【四肢】
(15) 十分な長さの四肢が確認できるか．

【羊水】
(16) 羊水過多も過少も認めないか．

（文献3）より）

表I-I-5 胎児形態異常の分類

1．医学的に出生前診断の必要性が低い異常
　出生後の治療が不必要な軽微な異常や，出生後に診断しても医学的に大きな問題にならない異常など，出生前診断の有無が予後に大きな差を生じないような異常．
2．出生前診断で予後の改善が期待できる異常
　出生前診断されることによって，適切な分娩施設や分娩方法の選択，適切な新生児治療（疾患によっては胎児治療）の速やかな開始などが可能になり，救命率向上や後遺症の回避・減少が期待できる異常．
3．治療法がなく致死的な異常
　現在の医学では治療することができず，致死的な異常．

（馬場一憲ほか 編：超音波胎児形態異常スクリーニング．p.3，文光堂，2015 より転載）

週頃としている．しかし，この時期以降に発症してくる胸水，腹水，卵巣囊腫などの異常，あるいはこの時期には形態の変化が軽微で見逃されてしまう異常などもあるため，検査体制に余力があれば，この時期以降にも胎児を超音波で観察することが望ましい．

妊娠20週頃の正常胎児の各部の超音波断層像を図I-I-7に示すが，これらの断層像を参考に表I-I-4の方法について解説する．

[BPD（児頭大横径）は妊娠週数相当か]

妊娠初期に妊娠週数が正しいかを確認，または修正しているにもかかわらずBPDが小さい場合は，中枢神経系の異常や髄膜瘤などの形態異常のほかに，早期に発症した胎児発育不全の可能性がある．

[頭部横断面で内部は左右対称で異常像を認めないか]

正常胎児の頭部横断像は，正中ラインを中心に左右対称である（図I-I-7a, b）．ただし，頭蓋骨直下は明瞭な画像が得られにくいため図I-I-7aのように胎児が横向きになっている場

合は上側の頭蓋内構造（大脳や側脳室など）が明瞭に描出されないことが多い．正中ラインが変位して非対称の場合は，片側の側脳室拡大や脳腫瘍などの可能性がある．頭蓋内部に異常に液体部分が多い場合は，水無脳症，全前脳胞症，側脳室拡張などの可能性がある．

［頭蓋外に突出する異常像を認めないか］

頭部横断像（図I-I-7a, b）で頭頂から脳底まで観察し，何かが頭蓋外に突出して見える場合は，髄膜瘤や髄膜脳瘤などの中枢神経系の異常の可能性がある．

［口唇裂はないか］

図I-I-7cのように上唇を観察することによって口唇裂の有無をチェックすることができる．口をしっかり閉じた状態では，口蓋裂の有無はわかりにくいことが多い．

［心臓の位置と軸は左に寄っているか］

胸部横断面で左右心房心室を描出する四腔断面（図I-I-7d）で，心臓が右に寄っている場合は，内臓逆位，左横隔膜ヘルニア，左胸腔内の先天性嚢胞状腺腫様奇形（congenital cystic adenomatoid malformation：CCAM）や肺分画症などの可能性がある．

［左右心房心室の大きさのバランスはよいか］

四腔断面（図I-I-7d）で見ると，心臓はイチゴのような形をしており，心房中隔，心室中隔，三尖弁，僧帽弁で形成される十文字で区切られている．この4つの腔のどれかが異常に大きい，または異常に小さい，あるいはこの十文字そのものの一部が欠落していないかをチェックすることで，左心低形成，右心低形成，三尖弁閉鎖（狭窄），僧帽弁閉鎖（狭窄），心内膜床欠損，Ebstein奇形，心室中隔欠損，単心房，単心室など心臓の構造異常や，大動脈狭窄や肺動脈狭窄などの大血管の異常の発見につながることがある．

［胸腔内に異常な像を認めないか］

心臓の周囲に肺があるが（図I-I-7d），肺の周囲に液体貯留像が見られれば胸水，肺の中に嚢胞のような像を認めた場合はCCAM（type 1やtype 2）などの異常，胸腔内に正常肺とは異なる構造物が見えた場合は横隔膜ヘルニア，CCAM（type 3），肺分画症などの可能性がある．

［大動脈と肺動脈がラセン状に走行しているか］

左心室からの流出路（図I-I-7e）や右心室からの流出路（図I-I-7f）を確認すると，大動脈（弁）狭窄や閉鎖，肺動脈（弁）狭窄や閉鎖，大動脈騎乗，両大血管右室起始などの診断に至ることがある．大動脈と肺動脈は心臓からお互い異なる方向に向かって（図I-I-7eでは大動脈は左上方向へ，図I-I-7fでは肺動脈は左下方向へ）ラセンを描くように走行しているが，これらが平行に走行していれば大血管転位症の可能性が高い．

［大動脈と肺動脈の太さはほぼ同じか］

大動脈（図I-I-7e）と肺動脈（図I-I-7f）の根元は，よくみると肺動脈のほうが若干太いが，ほぼ同じ太さである．太さが極端に異なれば大動脈狭窄や肺動脈狭窄などの診断に至ることがある．

［胃胞は左側にあるか］

胃胞（図I-I-7g）が確認できなければ，羊水が胃まで到達できない食道閉鎖のような形態異常，嚥下ができない口腔内の異常や神経・筋疾患，あるいは胃胞が胸腔内に移動している横

隔膜ヘルニアなどの可能性がある．胃胞が右にあれば，内臓逆位が疑われる．
　[胃胞，膀胱，胆嚢以外に嚢胞を認めないか]
　胸腔直下から殿部までを横断面（図Ⅰ-Ⅰ-7g, h，さらに殿部まで），または前額断面（図Ⅰ-Ⅰ-7i）で確認する．胃胞，膀胱，胆嚢以外に嚢胞が見られた場合は，肝嚢胞，腎嚢胞，水腎症，多嚢胞性異形成腎，卵巣嚢腫，十二指腸閉鎖や小腸閉鎖などの可能性がある．
　[腹壁（臍部）から臓器の脱出を認めないか]
　腹壁，特に臍帯付着部である臍部（図Ⅰ-Ⅰ-7h）で，臍帯以外のものが突出しているように見えた場合は，臍帯ヘルニアや腹壁破裂，body stalk anomaly などの可能性がある．
　[椎体と棘突起が欠損なく並んでいるか]
　胎児の背部から正中矢状断面（図Ⅰ-Ⅰ-7j）で観察すると，椎体と棘突起が2列に並んでいるように見えるが，棘突起に欠損が見られれば二分脊椎の可能性がある．
　[背中，殿部に異常な隆起を認めないか]
　胎児の背部から正中矢状断面（図Ⅰ-Ⅰ-7j）で観察して異常な隆起が見られれば，髄膜瘤や脊髄髄膜瘤，仙尾部奇形腫などの診断に至ることがある．
　[十分な長さの四肢が確認できるか]
　大腿骨や上腕骨の長さを計測する必要はなく，一見して四肢（図Ⅰ-Ⅰ-7k, l）が短く見える，あるいは四肢が確認しづらいときは，タナトフォリック骨異形成症や骨形成不全症などの骨系統疾患の可能性がある．ただし，軟骨無形成症は妊娠20週頃までは十分な長さの四肢が観察できるが，その後，四肢骨の成長が遅くなるため，この時期のスクリーニングでは抽出困難である．
　[羊水過多も過少も認めないか]
　この時期の羊水は大半が胎児尿から成る．したがって，この時期に破水していないにもかかわらず羊水が極端に少ない場合は，尿が産生されない腎無形成，多発性嚢胞腎，両側の多嚢胞性異形成腎，尿路系の閉塞などの重篤な疾患の可能性がある．本スクリーニングで腎臓の有無を確認する項目がないのは，羊水が正常量存在すれば少なくとも1つの腎臓が存在していると判断できるためである（片側の腎欠損は出生前診断の有無が予後に影響しない表Ⅰ-Ⅰ-5の1の項目に該当する）．

　図Ⅰ-Ⅰ-8 に，表Ⅰ-Ⅰ-4 のチェック項目に代表的な画像を組み込んだチェックリストの例を示す．検査を行うときの胎児の向きによってはすべての項目をチェックできない場合があるが，その場合は再検査で確認するようになっている．
　表Ⅰ-Ⅰ-4 や図Ⅰ-Ⅰ-8 のチェックリストを用いたスクリーニングにより，出生前診断が重要な疾患の大半が抽出され，専門医による精密検査で出生前診断することができる．ただし，これだけでは，総肺静脈還流異常と大動脈離断や縮窄を抽出することは難しいため，このスクリーニング検査に習熟したら，図Ⅰ-Ⅰ-7m のように超音波ドプラ法を併用して肺静脈の少なくとも1本の血流が左心房に流入するかをチェックすることと，大動脈弓から下降大動脈まで極端に細くなることなくつながっているかを図Ⅰ-Ⅰ-7e や図Ⅰ-Ⅰ-7f の断面を上下して確認する（または縦

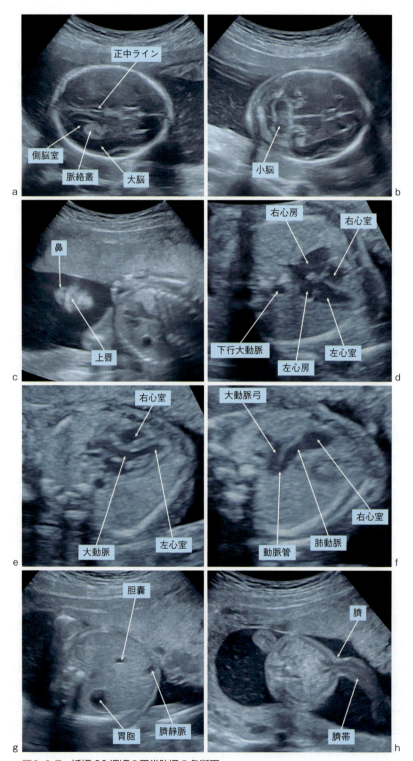

図 I-1-7 妊娠 20 週頃の正常胎児の各断面

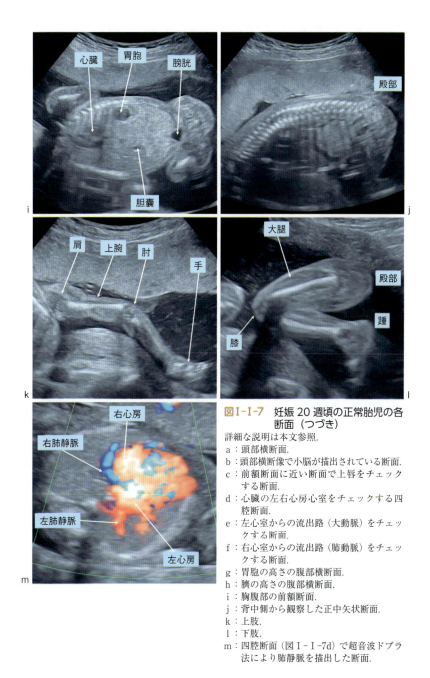

図Ⅰ-Ⅰ-7 妊娠20週頃の正常胎児の各断面（つづき）

詳細な説明は本文参照.
a：頭部横断面.
b：頭部横断像で小脳が描出されている断面.
c：前額断面に近い断面で上唇をチェックする断面.
d：心臓の左右心房心室をチェックする四腔断面.
e：左心室からの流出路（大動脈）をチェックする断面.
f：右心室からの流出路（肺動脈）をチェックする断面.
g：胃胞の高さの腹部横断面.
h：臍の高さの腹部横断面.
i：胸腹部の前額断面.
j：背中側から観察した正中矢状断面.
k：上肢.
l：下肢.
m：四腔断面（図Ⅰ-Ⅰ-7d）で超音波ドプラ法により肺静脈を描出した断面.

断像で大動脈弓から下行大動脈までを描出して確認する）ことが勧められる[5]．

　スクリーニングの項目を増やせば増やすだけ出生前診断される形態異常は増えると考えられるが，その分，検査に長い時間と労力を要し，産婦人科医や産科医療施設が足りないわが国においてはスクリーニング実施可能な胎児数が制限されてしまう．多指症は出生後に手術が必要な大きな形態異常であるが，**表Ⅰ-Ⅰ-5**の1（出生前診断の有無が予後に大きな差を生じないよう

第Ⅰ章　出生前の胎児情報

胎児チェックリスト（妊娠 18～20 週）

　　　　年　月　日　妊娠　週　日　Dr.　　　　

再検（月日）

1. 頭部

　・BPD _____ mm (　　　SD)
　・頭蓋内は左右対称で異常像を認めない　□
　・頭蓋外に突出する異常像を認めない　□

□　月　日
□　月　日

2. 口唇

　・口唇裂を認めない　□

□　月　日

3. 胸部

　・心臓の位置と軸は左に寄っている　□
　・左右心房心室の大きさのバランス良い　□
　・胸腔内に異常な像を認めない　□

□　月　日
□　月　日
□　月　日

　・大動脈と肺動脈がラセン状に走行　□
　・大動脈と肺動脈の太さ略同じ　□

□　月　日
□　月　日

4. 腹部

　・胃胞は，左側　□
　・胃，膀胱，胆嚢以外に嚢胞を認めない　□
　・腹壁（臍部）から臓器の脱出を認めない　□

□　月　日
□　月　日
□　月　日

5. 脊柱・殿部・四肢

　・椎体と棘突起が欠損無く並んでいる　□
　・背中，殿部に異常な隆起を認めない　□

□　月　日
□　月　日

　・十分な長さの四肢を確認　□

□　月　日

6. 羊水

　・羊水過多も過少も認めない　□

□　月　日

7. その他気づいた点

埼玉医科大学総合医療センター・総合周産期母子医療センター・母体胎児部門

図Ⅰ-Ⅰ-8　妊娠 18～20 週のチェックリストの例
日本産科婦人科学会編集発行の産婦人科研修の必修知識 2013 に掲載されているチェック項目を簡素に記述し，典型的な正常像を付けたチェックリスト．

表Ⅰ-Ⅰ-6　妊娠18〜20週における胎児チェックリスト

【全身】
　(1) 浮腫はないか.
【頭部】
　(2) BPD（児頭大横径）は妊娠週数相当か.
　(3) 頭蓋内は左右対称で異常像を認めないか.
　(4) 頭蓋外に突出する異常像を認めないか.
【胸部】
　(5) 心臓の位置はほぼ正中で軸は左に寄っているか.
　(6) 左右心房心室の4つの腔が確認できるか.
　(7) 胸腔内に異常な像を認めないか.
【腹部】
　(8) 胃胞が左側にあるか.
　(9) 胃胞，膀胱，胆嚢以外に囊胞像を認めないか.
　(10) 腹壁（臍部）から臓器の脱出を認めないか.
【背部・殿部】
　(11) 異常な隆起を認めないか.
【四肢】
　(12) 十分な長さの四肢が確認できるか.
【羊水】
　(13) 羊水過多や過少は認めないか.

日本産科婦人科学会2014年度周産期委員会が提案した胎児超音波検査の推奨チェック項目で，表Ⅰ-Ⅰ-4の中からチェックするのに多少技術を要する項目を省いて簡略化した方法
（日本産科婦人科学会周産期委員会：超音波による胎児評価に関する小委員会報告. 日本産科婦人科学会雑誌, 67(6)：1563, 2015. より転載）

な異常）であるため，表Ⅰ-Ⅰ-4 ではスクリーニング対象としていない．すなわち，このスクリーニング検査では手の指の数まではチェックしない．

　マンパワー的に余力のある施設では，表Ⅰ-Ⅰ-4 よりも詳細な独自のスクリーニング法を定めて実施している施設も少なくない．しかし，表Ⅰ-Ⅰ-4 の簡便なスクリーニングでさえも実施していない産科施設があり，重篤な形態異常が出生前診断されずに生まれてくるケースも少なくない．そこで，スクリーニング検査を行っていない施設でも胎児形態異常スクリーニングを始めてもらえるように，日本産科婦人科学会の周産期委員会が，表Ⅰ-Ⅰ-4 の方法を簡略化した方法（表Ⅰ-Ⅰ-6）[6]を提案している．この方法では抽出できない重篤な形態異常も少なからず存在するが，検査者にとって超音波検査技術的にも時間的（慣れれば5分程度でできる）にもそれほど負担なくスクリーニングを始めてもらいやすいように工夫された提案であり，今後，胎児形態異常スクリーニングの全国的なレベル向上に伴って，チェック項目を増やすなど改良が進められる予定である．

2）胎児発育の評価

　胎児発育は，推定児体重（estimated fetal weight：EFW）を算出して標準の値と比較して評価する．推定児体重は，図Ⅰ-Ⅰ-9 のように児頭大横径（bi-parietal diameter：BPD），腹部周囲長（abdominal circumference：AC）または腹部前後径（antero-posterior trunk diameter：APTD）と腹部横径（transverse trunk diameter：TTD），大腿骨長（femur length：FL）を計測し，児体重推定式に当てはめて計算する[1]．

　式1は，式2をもとに作られた式で，どちらの式を用いても算出される値に大きな差はない．これらの式は基本的に，頭部と胴体の体積を近似的に計算して，この2つを足し合わせた重さとしている．すなわち，四肢の太さなどの情報が含まれていないため，胎児の体型によっては推

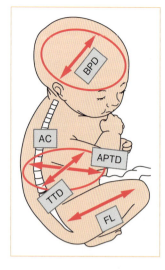

図Ⅰ-1-9　推定児体重を算出するための計測断面
頭部でBPD，腹部でACまたはAPTDとTTD，下肢でFLを計測し，下記の式のいずれかに挿入してEFWを算出する．

$EFW\ (g) = 1.07 \times BPD\ (cm)^3 + 0.30 \times AC\ (cm)^2 \times FL\ (cm)$ ……… (式1)

$EFW\ (g) = 1.07 \times BPD\ (cm)^3 + 3.42 \times APTD\ (cm) \times TTD\ (cm) \times FL\ (cm)$ ‥ (式2)

EFW：estimated fetal weight，推定児体重
BPD：bi-parietal diameter，児頭大横径
AC：abdominal circumference，腹部周囲長
APTD：antero-posterior trunk diameter，腹部前後径
TTD：transverse trunk diameter，腹部横径
FL：femur length，大腿骨長

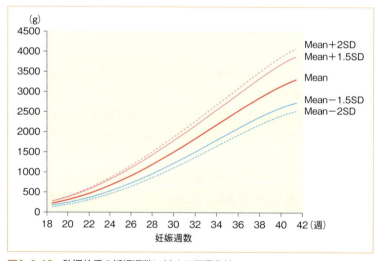

図Ⅰ-1-10　胎児体重の妊娠週数に対する回帰曲線
正常に発育している胎児の推定児体重をもとに作成された標準体重であり，実際にそれぞれの在胎週数で出生した児の体重をもとに作成された曲線とは異なる．

(文献1) より)

定誤差が大きくなることがある．また，計測断面の選定方法や計測方法には決まり[1]）があるが，これに従わなかった場合も測定誤差が大きくなる．

　推定児体重が標準か否かを判断するために使用されるのは，実際に出生した児の体重をもとに作成されたグラフではなく，正常に育っている胎児の推定児体重をもとに作成された図Ⅰ-1-10のグラフである．このグラフに当てはめ，−1.5 SD以下の場合を胎児発育不全 (fetal growth restriction：FGR) と診断する．なお，FGRは，子宮内胎児発育遅延 (intrauterine growth

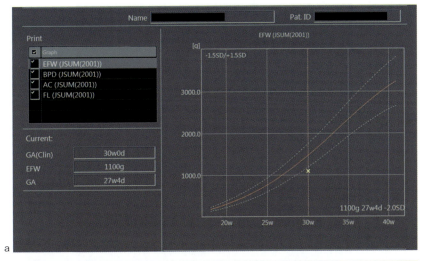

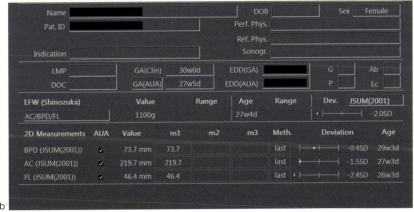

図Ⅰ-Ⅰ-11 胎児計測値の表示
胎児計測後に表示される超音波診断装置の画面の例.
a：装置が自動的に計算した推定児体重をグラフ上にプロットした画面.
b：推定児体重とその標準偏差だけでなく，それぞれの計測値と標準偏差が表示されている画面.
この例では推定児体重から胎児発育不全（FGR）と診断されるだけでなく，児頭大横径（BPD）は，ほぼ平均の値に近いにもかかわらず，腹部周囲長（AC）は小さく，大腿骨長（FL）はさらに小さいことから asymmetrical FGR であると判断される．

restriction：IUGR）と同義であるが，近年では FGR と表現されることが多い．
　発育の評価では，単に推定児体重だけを用いるのではなく，BPD, AC（または APTD と TTD），FL のそれぞれの SD（標準偏差）にも注目する．特に胎児発育不全の場合は，体全体が均等に小さい（symmetrical FGR）のか，BPD と比べて AC や FL がより小さい（asymmetrical FGR）のかを区別する必要がある（図Ⅰ-Ⅰ-11）．

3）胎盤・臍帯の診かた
　胎盤は，経腹走査法でおおよその付着部位を確認することができる（図Ⅰ-Ⅰ-12）．胎盤が内子宮口を覆っている前置胎盤や，卵膜付着した臍帯から胎盤に向かう臍帯血管が内子宮口周辺に存在する前置血管を正確に診断するためには，経腟プローブを用いた経腟走査法が用いられ

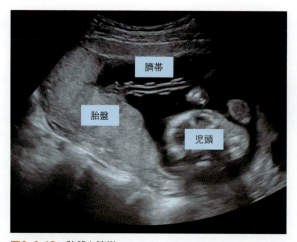

図Ⅰ-Ⅰ-12　胎盤と臍帯
妊娠 15 週．胎盤の位置だけでなく，臍帯が胎盤に直接つながっており，臍帯辺縁付着や卵膜付着でないことも確認できる．

る．妊娠初期には胎盤が内子宮口を覆っているように見えることが多いため，前置胎盤の診断は妊娠 20 週以降になされる．

臍帯が胎盤の辺縁に付着している臍帯辺縁付着や，胎盤に直接付着しない卵膜付着は，胎児が大きくなると胎児の陰になって確認しづらくなるため，妊娠中期までに確認する（図Ⅰ-Ⅰ-12）．

4）羊水の診かた

羊水量の異常は胎児の異常の有無を示すことがある．妊娠中期以降の羊水は，大半が胎児尿に由来しており，尿量と嚥下とのバランスで，羊水量が定まっている．慣れた検査者なら，超音波検査で子宮内全体を観察するだけで羊水量が正常か否かを判断できるが，定量的に評価するときは，単胎では 4 ヵ所で計測する AFI（amniotic fluid index）が用いられることが多い（図Ⅰ-Ⅰ-13）．双胎では羊水が一番多く見える 1 ヵ所の羊水の深さ（最大羊水深度）を計測して評価することが多い．

羊水が異常に多い場合は，母体糖尿病などと関連して胎児尿量が増加している，食道閉鎖や上部消化管閉鎖などの形態異常に伴い羊水が胃や腸まで到達できない，中枢神経系の異常や筋ジストロフィーなどにより嚥下そのものが障害されているなどの異常が疑われる．ただし，胎児発育が標準かやや大きめで，超音波検査で胎児の形態異常が見つからず，胎動も活発にある場合は，出生後の胎児に異常がないことが多い．逆に，胎児発育不全（FGR）がある胎児が羊水過多を示した場合は，ほぼ全例で胎児に染色体異常や食道閉鎖などの重篤な異常があると考えられる．

羊水過少の場合，破水が否定されれば，胎児の尿量が減っていることが示唆される．原因としては，胎盤機能不全や胎児発育不全など胎児の状態が悪く尿量が減っている，両側腎臓の異常（無形性，多囊胞性異形成腎，多発性囊胞腎など）で尿の産生が行われない，尿路系の閉鎖などで排尿されないなどが疑われるが，尿路系の閉鎖は超音波検査で比較的容易に発見

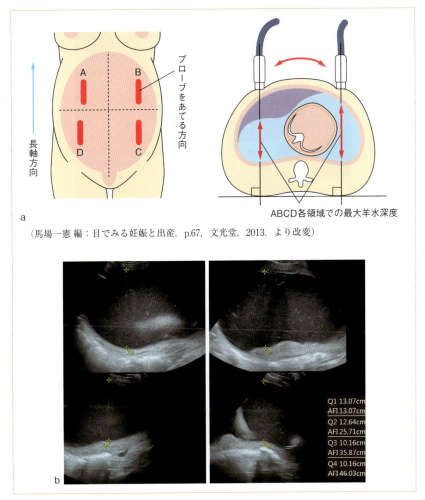

図I-I-13 AFI（amniotic fluid index）の計測
a：計測法．子宮を図のように4等分し，それぞれの部位で胎児や付属物を含まず羊水の深さが最大の部分での深さをcmで測定し，4ヵ所の合計をAFIとする．正常値は5～25である．
b：羊水過多症例における計測例．各測定値は自動的に加算されてAFIが右下に表示されている．

される．羊水過少が重篤な場合は，臍帯圧迫による胎児機能不全や肺の低形成など，二次的な異常の評価も必要である．

5）頸管長の診かた

切迫流産や切迫早産では，子宮収縮や性器出血などの自覚症状がなくても，子宮頸管が短縮している場合がある．妊娠中期に頸管が短縮している場合は早産のリスクが高まることがわかっているので，少なくとも妊娠18～24週に頸管長（図I-I-14）を計測することを考慮することとなっている[4]．

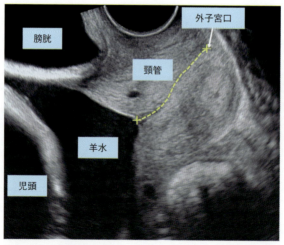

図I-I-14　頸管長の計測
経腟法で，外子宮口から閉じている部分の頸管の長さを計測する．

2. 超音波ドプラ法による検査

　超音波ドプラ法は血流の情報を知ることができる検査法として重要である．ハイリスク妊娠を取り扱う周産期センターでは超音波ドプラ法が可能な超音波診断装置は必須の装置であるが，一般の産婦人科では必ずしも設置されているとは限らない．

1 カラードプラ法，パワードプラ法

　血流のある部分がカラー表示されることから，筋性部の小さな心室中隔欠損のように超音波断層法では見逃されてしまうような異常を発見したり（図I-I-15），総肺静脈還流異常を否定するために肺静脈の血流が左心房に流入していることを確認したり（図I-I-7m）するのに役立つが，一般的な胎児形態異常の一次スクリーニングに必須の手法ではない．

2 パルスドプラ法

　パルスドプラ法では，任意の血管を流れる血流を波形として捉えることができる．血流が直線的に走行している部位では，血流方向を装置に入力することにより血流速度を求めることもできる．しかし，一般に血管は三次元的に蛇行していることが多いため，血流方向に影響されないRI（resistance index）やPI（pulsatility index）を算出して血流評価を行うことが多い．RIもPIも臨床的には同じような意味を持つため，ここではRIで記述する（図I-I-16）．大まかな理解としては，RIは計測している動脈から末梢側に血液が流れていきやすいか，いきにくいかを表す指標と考えられる．すなわち，標準よりRIの値が大きい場合は末梢側に血液が流れていきにくい状態にあり，逆にRIの値が小さい場合は末梢側に血液が流れていきやすい状態にあると解釈される．

I 胎児診断

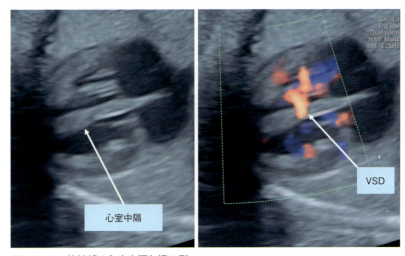

図I-I-15　筋性部の心室中隔欠損の例
妊娠30週の胎児の四腔断面．右図のように血流をカラー表示することにより，左図の超音波断層像では捉えることが困難な小さい心室中隔欠損（VSD）もシャント血流として捉えることができる．

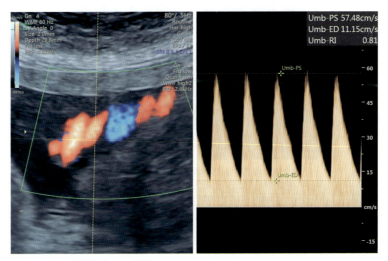

図I-I-16　臍帯動脈のRI計測
臍帯動脈の血流波形が右側に描出されているが，収縮期のピーク（PS）と拡張期末期（ED）の高さにカーソルを合わせると下記の式で産出されるRIは自動的に計算されて右上に表示される．

$$RI = \frac{PS - ED}{PS}$$

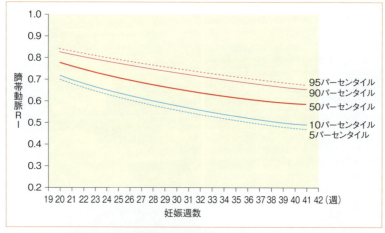

図Ⅰ-Ⅰ-17　臍帯動脈 RI の標準曲線

（文献1）より）

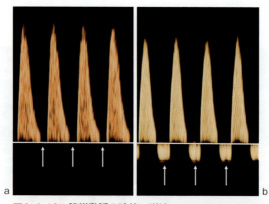

図Ⅰ-Ⅰ-18　臍帯動脈の途絶，逆流
a：拡張期末期に血流が途絶（矢印）している．
b：拡張期末期に血流が逆流（矢印）している．
（神崎徹：胎児胎盤循環系の評価法とその異常．馬場一憲 編，目でみる妊娠と出産．p.69，文光堂，2013．より改変）

1）臍帯動脈の RI

　臍帯動脈のRIの標準域を図Ⅰ-Ⅰ-17に示す．妊娠週数が進み胎盤が発達するにつれて，臍帯動脈のRIは低下する．このRIの値が標準よりも大きい場合は，胎児から胎盤に血液が流れていきにくい状態であると理解されるが，これは胎盤の発育不良や胎盤内の梗塞により実際に流れている血管数が減少しているなどの異常が疑われる．

　臍帯動脈の血流は拡張期にも順方向（胎児から胎盤側）に流れ続けるが（図Ⅰ-Ⅰ-16），胎児発育不全や胎児機能不全などの症例では拡張期末期に血流が検出されない，すなわち拡張期末期の血流途絶（図Ⅰ-Ⅰ-18a）ということが起こり，さらに状況が悪化すると胎盤側から胎児側に逆流（図Ⅰ-Ⅰ-18b）を見ることもある．臍帯動脈の拡張期末期の途絶や逆流が見られた場

I 胎児診断

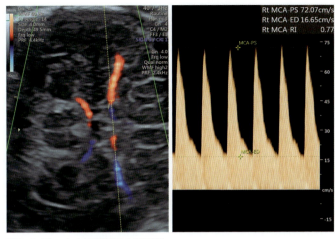

図 I-I-19 中大脳動脈の血流計測
中大脳動脈の血流波形を描出して RI を計測する．この例では，左の画像で中大脳動の直線部分を測定部位に設定し，血流方向を示す短い線を血流方向に合わせているため，右の血流波形の高さから血流速度の絶対値も知ることができる（図 I-I-21 参照）．

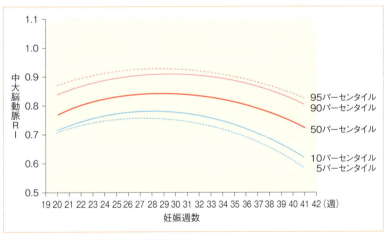

図 I-I-20 中大脳動脈 RI の標準曲線

（文献 1）より）

合は，子宮内胎児死亡や重篤な脳障害を予防するため，NICU の状況が許せば早期娩出が望ましいと考えられている．

2) 中大脳動脈の RI

脳への血流への状況を判断するため，中大脳動脈の血流が計測される（図 I-I-19）．中大脳動脈の RI の標準域を図 I-I-20 に示す．中大脳動脈の RI の値が異常に低いということは大脳に血液が流れていきやすい状況にあることを意味する．これは血中酸素濃度が低下するなど

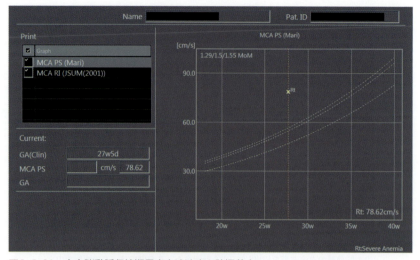

図Ⅰ-Ⅰ-21　中大脳動脈収縮期最高血流速度と胎児貧血
図Ⅰ-Ⅰ-19の方法で中大脳動脈収縮期最高血流速度を計測すると，超音波診断装置の画面上のグラフにプロットして表示される．この例では，血流速が異常に速いことから，胎児に重症の貧血が疑われる．確定診断のためには臍帯穿刺を行う．

胎児にとってよくない状況の代償として，脳に優先的に血液を流す血流再配分が起こっていると解釈される．ただし，代償機能が働かなくなるほど胎児の状況が悪化すると，中大脳動脈のRIは正常域に戻ってしまうため，正常域だから問題ないとは判断できない．

3）中大脳動脈の収縮期最高血流速度

　胎児に重篤な貧血が起こると，中大脳動脈の血流速度が速くなるということが知られており（図Ⅰ-Ⅰ-21），血液型不適合妊娠，伝染性紅斑，母子間輸血症候群，双胎間輸血症候群など，胎児に貧血の可能性が疑われた場合に中大脳動脈の収縮期最高血流速度が計測される．この検査は無侵襲的に何度でも繰り返し行うことができるため，侵襲的検査である臍帯穿刺による胎児採血が必要な症例を選別したり，胎児採血の時期を決定したりするために用いられる．

3. 3次元超音波による検査

　胎児の形態異常の大半は，超音波断層法で発見・診断することができる．しかし，3次元超音波診断装置を用いると，胎児を立体的に描出したり，通常の断層法では得ることが困難な断面を描出したりすることができる[7]．

■1 3次元超音波の原理

　3次元超音波診断装置には，専用の3次元超音波プローブが使われる（図Ⅰ-Ⅰ-22）．このプローブの内部には通常の超音波断層法用のプローブが内蔵されており，3次元走査のスイッチを押すとそれが機械的に振れて，連続した多数の断層像を取り込む仕組みになっている．この3次元超音波プローブは，3次元走査をしていないときは通常の断層法用のプローブとして使うこ

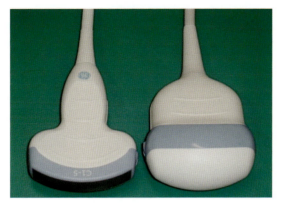

図Ⅰ-I-22　3次元超音波プローブ
左は通常の超音波断層法用のプローブ．右は3次元超音波プローブ．3次元走査のスイッチを入れると内蔵された断層法用の超音波プローブが機械的に振れて多数の断層像を自動的に取り込む仕組みになっている．

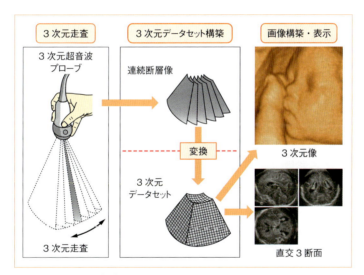

図Ⅰ-I-23　3次元超音波の原理
3次元超音波プローブで収集された多数の断層像から3次元データセットと呼ばれるデジタルデータが作られ，それをもとに3次元像や任意の断面など多彩な画像が構築される．
（馬場一憲：3次元超音波の基礎と使い方のコツ．馬場一憲 編，基礎から学ぶ産婦人科超音波診断．東京医学社，p.27-37，2010．より改変）

とができる．
　取り込まれた多数の断層像から3次元データセットと呼ばれるデジタルデータが構築され，3次元超音波では，この3次元データセットから3次元像や任意の断面を構築して表示する（図Ⅰ-I-23）[8]．したがって，この3次元データセットを保存しておけば，後で診断をやり直すこともできる．

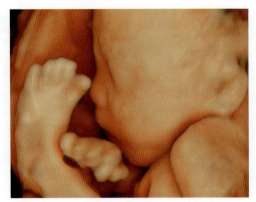

図Ⅰ-Ⅰ-24　3次元超音波による3次元像の例
妊娠26週の正常胎児.

2 3次元像による診断

　胎児の体表を3次元像（図Ⅰ-Ⅰ-24）として表示すると，断層法では診断することが困難な耳介低位などの顔の異常や，overlapping fingerや内反足など四肢の異常などの診断が容易になる．ただし，一般の産科医療施設では胎児の形態異常の診断に使われることよりも，胎児の顔などを立体的に見たいという妊婦や家族の要望に応えるために使われることが多い．
　3次元超音波では，輝度の高い部分の3次元像を構築することによって骨格の3次元像を表示したり，輝度が低い部分の3次元像を構築することによって液体貯留部分の3次元像を表示したりすることもできる．

3 任意断面による診断

　通常の超音波断層法では，超音波検査を行うときの胎児の位置や向きによって，診断に適した断面を表示できないことがある．しかし，3次元超音波では，3次元データセットから任意の断面を構築して表示することができる．通常は，1つの断層像を表示するのではなく，お互いに直角に交わる3つの断面を同時に表示する直交3断面表示や（図Ⅰ-Ⅰ-25），CTやMRIのように平行する多数の断面を同時に表示する平行多断面表示が使われる．

4. 遺伝学的検査

　染色体異常のような遺伝学的異常の有無を調べるための検査であるが，これには無侵襲的（検査に伴う流産の危険性がない）ではあるが罹患している可能性を推定するだけの非確定的検査（超音波検査，母体血検査，それらの組み合わせ）と，侵襲的（流産の危険性を伴う）ではあるが罹患の有無をほぼ確定できる確定的検査（羊水検査，絨毛検査）がある．
　遺伝学的検査は，胎児に少しでも異常が見つかれば大半が中絶されるという現実があるため，医療者側から積極的に勧める検査ではない．また，この検査を希望されるご夫婦には，事前に検査法だけでなく，検査で得られる結果の解釈や倫理的社会的問題などについても十分

I 胎児診断

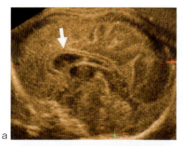
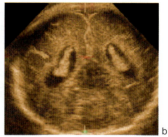
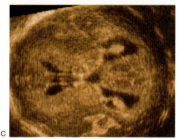

図 I-I-25 3次元超音波による直交3断面表示の例

妊娠28週の正常胎児の頭部．3次元データセットから断面を自由に設定して表示する機能を使い，正中矢状断面(a)，前額断面(b)，横断面(c)のそれぞれ直交する3つの断面を構築して1つの画面に表示している．正中矢状断面には，脳梁（矢印）が明瞭に描出されている．
（「馬場一憲：3次元超音波による画像，超音波胎児病学（竹内久彌 編），p.362, 2009, 南江堂」より許諾を得て改変し転載．）

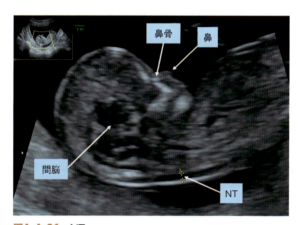

図 I-I-26 NT
妊娠11週0日から13週6日の間に，図のように頭部と胸部が画面いっぱいに描出されるように十分拡大し，正中の矢状断面で，後頸部の黒く見える部分（NT）の厚みを計測する．

な説明を行い理解してもらう必要がある．

1 超音波検査

いわゆるソフトマーカーにより，胎児に染色体異常（多くは21 trisomy）がある可能性を調べるが，可能性が一般の場合よりも高いか否かの判断はできるが，染色体異常の有無は診断できない．

この中で，妊娠11週0日〜13週6日に行われるNT計測（図 I-I-26）は一般にも広く知ら

表Ⅰ-1-7　妊娠中期の胎児染色体異常ソフトマーカー

(1) major structural defect（明瞭な形態異常）
(2) thickened nuchal fold（後頸部軟部組織の肥厚）
(3) short femur（大腿骨の短縮）
(4) hyperechoic bowel（高輝度腸エコー）
(5) choroid plexus cyst（脈絡叢嚢胞）
(6) intracardiac echogenic focus（心臓内の高輝度エコー）
(7) renal pyelectasis（腎盂の拡張）

（岡井崇：妊娠中期における胎児染色体異常のソフトマーカーとカウンセリング．馬場一憲 編，基礎から学ぶ産婦人科超音波診断．p.66-73，東京医学社，2010．より転載）

れるようになったが，不適切な計測方法や不適切な説明によって正常な胎児が染色体異常の"疑い"だけで中絶されているという指摘もある．

妊娠中期には，表Ⅰ-1-7のようなソフトマーカーがある．これらの所見があれば染色体異常の可能性が上がるが，逆になければ可能性が下がるため，1つのソフトマーカーだけであれば染色体異常が強く疑われるということにはならない[9]．

2 母体血検査

母体血を用いて胎児に染色体異常などがある可能性を調べる．母体から採血するだけで検査できるため，安易に検査を受け，結果（罹患しているか否かでなく罹患している確率）を知ってどう受け止めたらよいのか困惑する家族も少なくない．

1）クアトロテスト

妊娠15〜20週に母体血を採血して，AFP（α-フェトプロテイン），hCG（ヒト絨毛性ゴナドトロピン），uE3（非抱合型エストリオール），Inhibin Aの4種を測定し，21 trisomy（Down症候群），18 trisomy，開放性神経管奇形（開放性二分脊椎や無脳症）の3つの疾患に罹患している確率を知ることができる．検査報告書では，予め定められたカットオフ値と比べて陽性，陰性を記載している場合もあるが，これは罹患の有無を意味するものではなく，確定診断のためには羊水検査などの侵襲的検査が必要である．

わが国では，検査会社に提出してから1〜2週間で結果が得られることが多い．

2）NIPT

膨大な量のDNAを高速で調べることができるDNAシーケンサーが出現したため可能になった検査法で，無侵襲で行える出生前検査ということでNIPT（noninvasive prenatal genetic testing）と呼ばれる．当初，ほぼ確定診断に匹敵する検査法と誤解されNIPD（noninvasive prenatal diagnosis）と呼ばれたこともあるが，この呼び方は不適切である．

妊娠10週以降に母体血を採血して，血液中に漂っているDNAの断片の塩基配列を調べて何番目の染色体由来のものであるかを判別し，各染色体のDNA断片の数をカウントする．胎児にtrisomy（染色体が3本）があれば，その分だけその染色体のDNA断片の数が増加する．母体血中には胎児のDNA断片だけでなく母体のDNA断片も漂っているが，膨大な数のDNA断片を調べることにより，微量な増加を検出することができ，21 trisomy，18 trisomy，

13 trisomy の可能性を知ることができる（原理的には他の染色体の数の異常も検出できるが検査の対象としていない）．

陰性的中率は非常に高いため，不必要な侵襲的検査（絨毛検査や羊水検査）を回避することができると考えられているが，陽性的中率は当初いわれていたほど高くないため，陽性の場合は侵襲的検査である確定的検査が必要とされる．

この検査に関しては，安易に検査が行われないよう検査実施施設が限定されている．

3 羊水検査

妊娠15週ないし16週以降に，超音波ガイド下に子宮腔内に穿刺針を挿入して羊水を採取し，羊水中に浮遊する胎児から剝離した細胞の染色体を調べる．培養せずに特定の染色体の数を調べるFISH法では，通常検査会社に提出して1週間以内に結果を得ることができるが，細胞を培養してから検査を行うG-バンド法では2～3週間ほどかかる．

侵襲的検査法であり，実施している施設は少ない．

4 絨毛検査

妊娠11週以降に経腹的あるいは経腟的に超音波ガイド下に穿刺針またはチューブを絨毛部分に挿入して絨毛の一部を吸引して絨毛細胞の染色体を調べる．

羊水検査よりも早い時期に染色体を調べることができるが，羊水検査に比べ手技が煩雑で，胎盤と胎児の染色体が不一致の症例があることなどから，わが国で実施している施設は極めて少ない．

5. 特殊検査

1 MRI

超音波検査は，胎児診断に極めて有用な方法であるが，母体腹壁が厚すぎたり骨の裏側の音響陰影が観察したい部分を隠したりして明瞭な画像を得られないことがある．MRIは，母体腹壁の厚さや骨の影響を受けずに胎児の形態を明瞭に描出できるため，超音波検査で形態異常が強く疑われたにも関わらず，明瞭な画像が得られない場合は，MRIによる検査が行われる場合がある．

特に周囲の骨による音響陰影のために超音波検査で観察しづらい頭蓋内や胸腔内に形態異常が強く疑われた場合に用いられる．

2 3DCT

出生前診断のためにCTが使われることはほとんどないが，骨系統疾患では，全身の骨格の状況が把握できるため，妊娠中でも3DCTが撮られることがある．

3 臍帯穿刺・胸腔穿刺

　超音波ガイド下に臍帯静脈に針を挿入し，胎児血を採取することができる．胎児重症貧血が疑われた場合や一過性骨髄異常増殖症が疑われた場合に貧血や白血球分画を調べるために行われるが，基本的に血液検査で調べられる項目はすべて調べることができる．胎児貧血が重篤な場合は，同様の手技で臍帯静脈から輸血（胎児治療）を行うこともできる．

　胎児に肺低形成を引き起こすほどの大量の胸水がある場合，超音波ガイド下に胸腔に針を挿入して胸水を吸引することができる．これにより胸水の性状を調べることができるが，一度の吸引で胸水が再貯留してこないこともあるため治療的意味もある．胸腔穿刺後，すぐに胸水が再貯留してくる場合は，超音波ガイド下に胸腔・羊水腔シャントチューブ留置術が考慮される．

文　献

1) 日本超音波医学会用語診断基準委員会：「超音波胎児計測の標準化と日本人の基準値」の公示について．超音波医学，30：J415-440, 2003.
2) 馬場一憲 編：目でみる妊娠と出産．文光堂，2013.
3) 馬場一憲：妊娠中の胎児診断（形態異常のスクリーニング）．産婦人科研修の必修知識2013，日本産科婦人科学会編，p.113-117，日本産科婦人科学会，2013.
4) 日本産科婦人科学会/日本産婦人科医会 編：産婦人科診療ガイドライン産科編2014．日本産科婦人科学会，2014.
5) 馬場一憲・市塚清健 編：超音波胎児形態異常スクリーニング．文光堂，2015.
6) 日本産科婦人科学会周産期委員会：超音波による胎児評価に関する小委員会報告．日本産科婦人科学会雑誌，67：1563-1566, 2015.
7) 馬場一憲：3次元超音波による胎児形態異常の診断．超音波胎児病学，竹内久彌 編，p.359-379，南江堂，2009.
8) 馬場一憲：3次元超音波の基礎と使い方のコツ．基礎から学ぶ産婦人科超音波診断，馬場一憲 編，p.27-37，東京医学社，2010.
9) 岡井　崇：妊娠中期における胎児染色体異常のソフトマーカーとカウンセリング．馬場一憲 編，基礎から学ぶ産婦人科超音波診断．p.66-73，東京医学社，2010.

［馬場一憲］

II 分娩時の胎児心拍数モニタリング

> **要点**
>
> ❶ 心拍数の調節は延髄の心臓調節中枢が担う．心臓調節中枢は，頸動脈と大動脈にある化学受容器と圧受容器のシグナルを受け，交感神経と副交感神経の刺激を介し心拍数を調整し，循環動態の恒常性を維持する．
>
> ❷ 子宮内が低酸素環境に曝露されると胎児は酸素消費量を抑え（胎動，一過性頻脈消失），心拍数を増加させ（頻脈），酸素供給を維持しようとする．さらに，この状態が持続すると有害な一過性徐脈（遅発，遷延一過性徐脈）が出現し，酸血症に至れば自律神経系は機能を失い（基線細変動の消失），深刻な徐脈（心機能抑制）に陥る．
>
> ❸ 胎児心拍数陣痛図（CTG）は分娩中これらの情報を与えてくれる唯一のツールで，その判読は極めて重要である．

　胎児にとって出産は，子宮収縮を原動力にした外界への旅である．この人生初めての旅のゴールには，酸素と光と音と祝福の洪水が待ち受けている．しかし，旅は必ずしも安全ではない．強い圧迫を受けたり，狭小な通路に阻まれたり，幾多の困難に出会うこともある．

　この旅の安全を見守ることが，産科医師や助産師の役割で，分娩監視装置による胎児心拍数モニタリングで得られる胎児心拍数陣痛図（cardiotocography：CTG）は，その大きな助けとなる．

　本項では，胎児心拍数（fetal heart rate：FHR）がどのように調節されているか基本から解説し，実際の症例をもとにCTGの判読について述べる．

1. 胎児心拍数の調節

　心拍数の調節は延髄の心臓調節中枢が担う（図I-II-1）．心臓調節中枢から交感神経（星状神経節）刺激を介し，心拍数を増加させ，血圧を上昇させる．一方，副交感神経（迷走神経線維）刺激を介して，心拍数を減少させ，血圧を低下させる．

　身体にはこれらのシステムを作動させるセンサー，すなわち化学受容器と圧受容器がある．これらのセンサーは頸動脈と大動脈に存在し，バイタルオルガンである心臓と脳を保護している（図I-II-1）．

　酸素分圧の低下，二酸化炭素の増加，pHの低下など低酸素状態やアシドーシスになった血液が頸動脈，あるいは大動脈に流入すると，化学受容器が異常を察知し，心臓調節中枢にシグナルを送る．このシグナルに対し，心臓調節中枢は交感神経刺激を介して，心拍数，血圧を上昇させ，少しでも多くの酸素を臓器に提供しようとする．

　一方，急激な血圧増加は，脳や心血管の障害を引き起こすが，それを防ぐため圧受容器が働

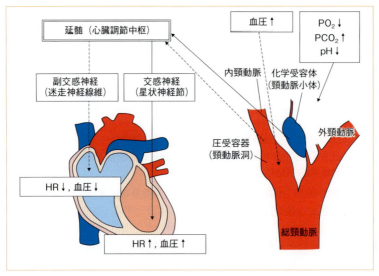

図I-II-1 心拍数の調節（自律神経機能とそのセンサー）

く．血圧が急激に増加すると，圧受容器がその異常を感知し，心臓調節中枢にシグナルを送る．心臓調節中枢では副交感刺激を介し心拍数を減少させ，血圧を下げる．いわゆる迷走神経反射である（図I-II-1）．

また，これら交感神経系および副交感神経系の相互の働きを協関作用と呼ぶが，この協関作用の生理的なゆらぎこそが，CTGで確認される心拍数基線細変動の発生要因となる．したがって心拍数基線細変動が減少，あるいは消失するということは，これら自律神経系の機能が抑制されているか，破綻している状態で，大変深刻であることを認識しなければならない．

2. 胎児が健全な証拠

CTGモニタリングとは，一般に陣痛開始後の胎児心拍数と子宮収縮の記録を指し，子宮収縮を認めないものは，non-stress test（NST）と呼ばれる．胎児が健常であるとする波形の根拠はいずれも同じである．

「産婦人科診療ガイドライン―産科編2014」では，「CTGで心拍基線と基線細変動が正常であり，一過性頻脈があり，かつ一過性徐脈がないとき，胎児は健康であると判断する（CQ411 レベルA）」とされている（図I-II-2）[1])．用語と定義は表I-II-1に示す[1]．

1 胎児心拍数基線（FHR baseline）

基線は，10分間におけるおおよその平均心拍数である．注意点は，一過性徐脈や頻脈など一過性変動の部分と基線細変動（後述）増加の部分は除外することである．また，基線と判読する場合，少なくとも2分間以上持続していることも条件にあげられる．これらが満たされない場合は，その区画の基線は不確定とされる（図I-II-2）．

II 分娩時の胎児心拍数モニタリング

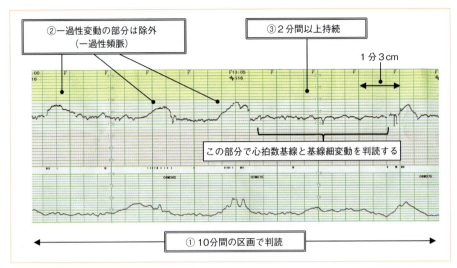

図 I-II-2　正常 CTG―胎児心拍数基線と基線細変動の判読

表 I-II-1　胎児心拍数モニタリング：用語と定義

1．胎児心拍数基線（FHR baseline）：10 分間の平均心拍数であり，5 の倍数で示す 　　1）正常脈 normocardia 110〜160 bpm 　　2）徐脈 bradycardia＜110 bpm 　　3）頻脈 tachycardia＞160 bpm
2．胎児心拍数基線細変動（FHR baseline variability） 　　1）細変動消失：肉眼的に認めず 　　2）細変動減少：5 bpm 以下 　　3）細変動正常：6〜25 bpm 　　4）細変動増加：25 bpm 以上 ＊サイナソイダルパターン sinusoidal pattern：心拍数曲線が規則的でなめらかなサイン曲線を示すもの．持続時間は問わず 1 分間 2〜6 サイクル，振幅は平均 5〜15 bpm．基線細変動には分類しない．
3．胎児心拍数一過性変動 　　1）一過性頻脈 acceleration： 　　　心拍数増加の開始からピークまでが 30 秒未満で，増加開始から頂点まで 15 bpm 以上，元に戻るまでの持続が 15 秒以上 2 分未満のもの．妊娠 32 週未満では，心拍数増加 10 bpm 以上，持続 10 秒以上のもの．

＊日本産科婦人科学会周産期委員会 2003 年
（日本産科婦人科学会・日本産婦人科医会：産婦人科診療ガイドライン―産科編 2014. p.249, 2014 より改変）

心拍数基線は 5 の倍数で，120 bpm（beat per minutes），125 bpm，130 bpm などと表し，123 bpm，131 bpm などとは表現しない．また，胎児心拍数が 110 bpm から 160 bpm を正常脈，110 bpm 未満を徐脈（bradycardia），160 bpm を超える場合を頻脈（tachycardia）とする．

2 胎児心拍数基線細変動（FHR baseline variability）

かつては，1 心拍ごとの間隔の差（beat to beat difference）を short term variability（STV），周波数が低くより変化が遅い 1 分間に 2〜6 回の比較的穏やかな胎児心拍数基線の変

動を long term variability（LTV）と呼び，分類していた．しかし，STV を心拍数図上から肉眼で判読することは困難で，現在では胎児心拍数基線細変動といえば LTV を指すことになる．

振幅の大きさにより，細変動消失，細変動減少（5 bpm 以下），細変動中等度（6～25 bpm），細変動増加（26 bpm 以上）に分類する．また，この分類は肉眼的に判読し，STV，LTV の表現はしない．

なお，当然のことながら基線細変動は，胎児心拍数基線が判読可能な部分（前述）で判読しなければならない（図Ⅰ-Ⅱ-2）．

3 一過性頻脈

胎児が健常であれば，当然，一定の割合で胎動が起こる．胎動により心拍数は増加し，一過性頻脈はその心拍数の増加を反映したものである．その特徴は，「開始からピークまでが 30 秒未満で，増加開始から頂点まで 15 bpm 以上ある」（表Ⅰ-Ⅱ-1）と定義され，比較的急速に 15 bpm 以上心拍数が増加する（図Ⅰ-Ⅱ-2）．緩慢な増加や不十分な増加は一過性頻脈ではなく，ほかの要因による心拍の変動を想起しなければならない．

通常，一過性頻脈は妊娠中，分娩開始早期には多く出現するが，分娩の進行に伴い減少する．そのため分娩中の管理には一過性頻脈に加え，心拍基線と基線細変動の評価が重要になる．基本に忠実に正しくこれらを判読し，児の健全性を評価しなければならない．

3. 一過性徐脈の原因

一過性徐脈は，圧変化（児頭圧迫，臍帯圧迫）と低酸素状態に対する胎児の対応として出現する．

児頭圧迫により早発一過性徐脈が出現する．子宮収縮により児頭が圧迫されると頭蓋内圧が上昇する．頭蓋内圧上昇は頸動脈の圧受容器を刺激し，心臓調節中枢を介して副交感神経を興奮させ（迷走神経反射），心拍数を低下させる．子宮収縮の消退により圧迫は介助され，心拍数はもとの状態に回復する．子宮収縮に合致したこの変化は比較的緩やかなものになる．

臍帯の圧迫では，変動一過性徐脈が出現する．臍帯の圧迫は心臓の前方負荷（血圧）を増加させ，圧受容器を刺激し，副交感神経を介し心拍数を低下させる（迷走神経反射）（図Ⅰ-Ⅱ-3）．心臓や脳を圧変化から守ろうとする，極めて急速な反応である．

一方，低酸素状態は遅発一過性徐脈を招く．過強陣痛や遷延分娩により，母体血の絨毛間腔への流入が減少すると，児への酸素の移行が減少し，化学受容器が作動する．シグナルを受けた心臓調節中枢は交感神経刺激を介し，いったん心拍数や血圧を増加させるが，この血圧増加が圧受容器を刺激し，迷走神経反射による心拍数低下が出現する．手順が多く，心拍数の低下に時間を要することになる（図Ⅰ-Ⅱ-3）．

日本産科婦人科学会周産期委員会では，判読の標準化と再現性の向上を目的に，2003 年この心拍数低下に要する時間を 30 秒で区切る，いわゆる「30 秒ルール」を提唱した（図Ⅰ-Ⅱ-4）．心拍数低下の開始から最少に至るまでに要する時間が 30 秒未満であれば急速と判断し，変動

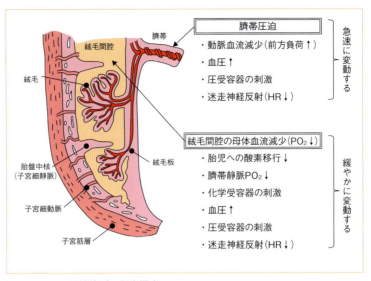

図Ⅰ-Ⅱ-3　一過性徐脈の発生機序

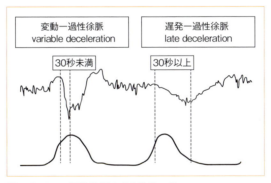

図Ⅰ-Ⅱ-4　一過性徐脈の30秒ルール

表Ⅰ-Ⅱ-2　一過性徐脈 deceleration（2013改定）

> 一過性徐脈の波形は，心拍数の減少が急速であるか，緩やかであるかにより，肉眼的に区別することを基本とする．
> その判断が困難な場合は，開始から最下点に至るまでに要する時間を参考とし，両者の境界を30秒とする．

一過性徐脈と判断する．一方，30秒以上かかるものは，子宮収縮との関係をもとに，遅発一過性徐脈か早発一過性徐脈かを判断するものである．

しかし，30秒に科学的根拠はなく，2013年に，同会は一過性徐脈に対する判読基準を現行のものに改定した（**表Ⅰ-Ⅱ-2**）[1]．この改定で重要なことは，「心拍数の減少が急速であるか，緩やかであるか」を「肉眼的に区別」することを「基本」とした点である．しかし，30秒ルールが消滅したわけではない．急速か，緩やかであるかの判断に迷う場合は「両者の境界を30秒」として判読するよう求めている．

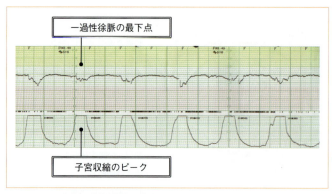

図I-II-5　早発一過性徐脈の特徴

　前述の自律神経系の働きを再確認し，圧受容器が関与しているのか，化学受容器が関与しているのか意識しながら，判読していただければと思う．

4. CTGの判読ポイント

1 早発一過性徐脈の特徴

　心拍数の変化は子宮収縮と同期し，比較的緩やかに心拍は下降し，緩やかに回復する．子宮収縮のピークと一過性徐脈の最下点が一致する（図I-II-5）．

2 変動一過性徐脈の特徴

　2013年の判読基準の改定で，変動一過性徐脈は，「15 bpm以上の心拍減少が急速に起こり，その開始から回復まで15秒以上2分未満の波形をいう．収縮に伴って出現する場合は一定の形を取らず，下降度，持続時間は変動する．」と定義された[1]．

　圧変化により発生し，子宮内の低酸素状態や胎児アシドーシス（酸血症）を示す所見ではない．しかし，繰り返す場合や圧迫の程度が強い場合，低酸素状態が引き起こされることもあり注意しなければならない．以下の3つの特徴に留意し，判読を行う（図I-II-6）．

1）急速に下降する

　圧変化により，速やかに迷走神経反射が出現するため，心拍数の低下は急速である．また，臍帯圧迫の解除により心拍数の回復も急速になる．

2）一定の形（uniform）にならない

　陣痛発作に伴う場合，波形がuniformにならない．きつい臍帯巻絡や卵膜付着など固定された状態を除き，フリーループが体幹や四肢などで圧迫を受ける場合，多くは一過性で，児の回旋や下降により，圧迫の箇所や程度が異なるためである．

3）前後に頻脈を伴うことがある

　一過性徐脈の前後，あるいはどちらか一方に頻脈を伴うことがある．両側の場合，徐脈に肩があるようで，その名のとおりshoulderと呼ばれる．

Ⅱ　分娩時の胎児心拍数モニタリング

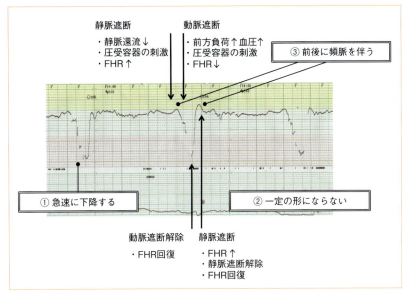

図Ⅰ-Ⅱ-6　変動一過性徐脈の特徴

　子宮収縮などによる臍帯圧迫が急速ではなく，比較的緩徐な場合，動脈より血管壁の薄い静脈が先行して圧迫される．この場合，動脈遮断が起こる前に，静脈血流のみ障害される時相がある．静脈還流量の減少は圧受容器を刺激し，心拍数を増加させる．また，臍帯圧迫の解除が比較的緩徐な場合，動脈遮断解除後に静脈のみ圧迫が残る時相がある．この間も同様に心拍数は増加することになる（図Ⅰ-Ⅱ-6）．

3 遅発一過性徐脈の特徴

　2013年の改定で，遅発一過性徐脈は「子宮収縮に伴って，心拍数が緩やかに減少し，緩やかに回復する波形で，一過性徐脈の最下点が子宮収縮の最強点より遅れているもの」と定義された[1]．

　遅発一過性徐脈は，胎児機能不全の診断に直接関連し，その判読はその後の対応に大きく影響する．判読精度を高めるため，以下の4つの特徴を理解しておくことを勧めたい（図Ⅰ-Ⅱ-7）．

1）緩やかに低下し，緩やかに回復する

　子宮収縮のピークに遅れ，心拍数は緩やかに低下する（図Ⅰ-Ⅱ-3）．この心拍数低下は子宮収縮の消退に伴いより回復するが，その過程もまた時間がかかる．子宮収縮の消退により，絨毛間腔への母体血の流入が回復し，児への酸素移行が増加する．その血液が，化学受容器まで運ばれ，心拍数は回復することになる．したがって，心拍の回復はその低下と同様，緩やかになる．

2）左右対称の波形になる

　原因となる子宮収縮波形が左右対称であるように，心拍数波形変化も，左右対称になることが多い．

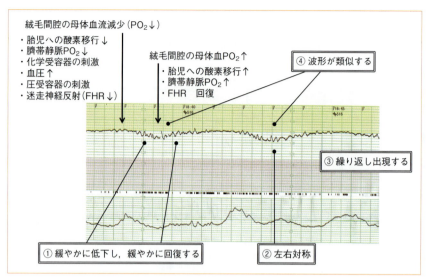

図Ⅰ-Ⅱ-7　遅発一過性徐脈の特徴

3）繰り返し出現する

　通常，子宮収縮は一定の強さで，繰り返しおこる．過強陣痛などにより，絨毛間腔の母体血流入が減少し，遅発一過性徐脈が出現すると，同様の収縮が繰り返すたびに，胎児は同様の対応を示す．過強な収縮がランダムに発生することはまれで，一過性徐脈は収縮ごとに繰り返し起こることになる（図Ⅰ-Ⅱ-7）．

　ただし，わが国には繰り返しに関する定義がなく，しばしば米国のNational Institute of Child Health and Human Development（NICHD）のガイドラインが用いられる[2]．このガイドラインでは，任意の20分間に出現した子宮収縮の50％以上で一過性徐脈が出現する場合，連続的（繰り返す）と判断し，50％未満であれば散発的なものと定義される．

　一過性徐脈が単発か，繰り返すかは胎児の予後に極めて重要で，繰り返す場合，深刻なアシドーシス（酸血症）に陥るリスクがある．

4）波形が類似する（uniform）

　子宮収縮の強さが一定であれば，母体血流入減少の程度は収縮ごとにほぼ一定のものになる．一定に血流量が減少すれば，胎児の対応も一定のものになり，繰り返す遅発一過性徐脈の形態は類似する（uniform）．

5．低酸素環境に対する胎児心拍数所見の変化

　子宮内が低酸素状態に曝されると胎児は低酸素血症になり，やがて，低酸素・酸血症（アシドーシス）に陥る．児を健常に出生させるには，低酸素・酸血症を避けなければならない．

　図Ⅰ-Ⅱ-8に低酸素状態に対するCTGの変化を示す．必ずしもここに示した順に異常波形が出現するわけではないが，深刻度の目安としてこの過程は十分に理解していただきたい．

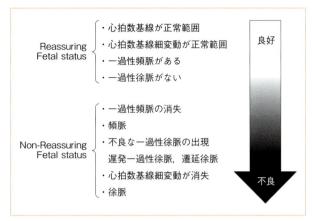

図Ⅰ-Ⅱ-8　低酸素環境に対する胎児心拍数所見の変化

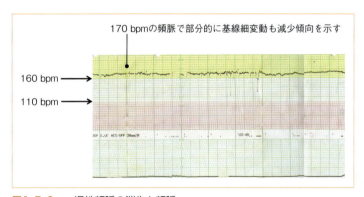

図Ⅰ-Ⅱ-9　一過性頻脈の消失と頻脈
妊娠35週，PIHにて入院管理中のモニター

1 一過性頻脈の消失

　最初に現れる所見は，一過性頻脈の減少・消失である．酸素不足により胎児は，酸素消費量を抑えるために動きを止める（図Ⅰ-Ⅱ-6）．

2 頻　脈

　突然の中等度か強い低酸素や虚血（灌流障害）では一過性徐脈が出現するが，PIHなどによる胎盤機能不全や臍帯過捻転など，慢性的で軽度な低酸素/低灌流状態では頻脈になる．化学受容器のシグナルにより，酸素不足を補うため血流量を増加させている（図Ⅰ-Ⅱ-9）．

3 遅発一過性徐脈の出現

　頻脈に引き続き，遅発一過性徐脈が出現する（図Ⅰ-Ⅱ-7）．
　遅発一過性徐脈は子宮内の低酸素状態に関連し，直接，胎児機能不全の診断につながる

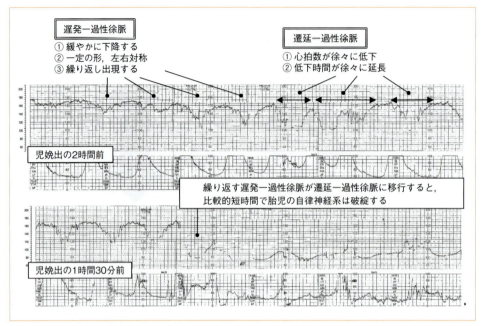

図Ⅰ-Ⅱ-10　遅発一過性徐脈に伴う遷延一過性徐脈
（産科医療補償制度　胎児心拍数モニターに関するワーキンググループ：脳性麻痺事例の胎児心拍数陣痛図─波形パターンの判読と注意点．日本医療機能評価機構，2014．より作成）

が，この波形単独では必ずしも低酸素・酸血症が発症しているとはいえない．化学受容器や圧受容器などのセンサーや自律神経系のシグナル伝達が正常に働き，低酸素状態に胎児の自律神経系が対応している段階ともいえる．

4 遷延一過性徐脈の出現

　遷延一過性徐脈は心拍数減少が 15 bpm 以上で，2 分以上 10 分未満持続する一過性徐脈を指し，直前の心拍数より算出した最下点が 80 bpm 未満で高度と判読する．遷延一過性徐脈は，複数の原因で発生し，それぞれ胎児の状態が異なる．遭遇した場合は，その波形がどのような母体の状態や CTG 波形に引き続き出現したかを慎重に判読し，対応しなければならない．

1) 遅発一過性徐脈に伴う遷延一過性徐脈（図Ⅰ-Ⅱ-10）

　低酸素状態では，多くは繰り返す遅発一過性徐脈に引き続き出現する．遅発一過性徐脈の心拍数低下時間が徐々に延長し，遷延一過性徐脈の定義を満たすようになる．このパタンは極めて深刻で，遷延一過性徐脈出現後は比較的短時間で胎児は低酸素・酸血症に陥る．したがって，遅発一過性徐脈が繰り返し出現し改善がない場合は，遷延一過性徐脈の出現を待つことなく医療介入しなければならない．

2) 変動一過性徐脈に伴う遷延一過性徐脈（図Ⅰ-Ⅱ-11）

　一方，低酸素状態ではなく，変動一過性徐脈に伴い出現することもある．臍帯圧迫でも心拍

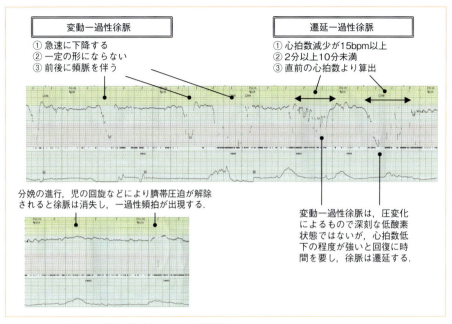

図Ⅰ-Ⅱ-11　変動一過性徐脈に伴う遷延一過性徐脈

数の低下が著しいと、圧迫解除後も血流回復に時間を要し、心拍数回復が遅延する．この場合、多くは分娩の進行や胎児の回旋により、臍帯圧迫が解除されると自然に回復する（図Ⅰ-Ⅱ-3）．しかし、強固な臍帯巻絡などで圧迫が解除されず、そのまま深刻な低酸素・酸血症に陥ることもあり、発生後は慎重に経過を観察する必要がある．

5 心拍数基線細変動の減少，消失（図Ⅰ-Ⅱ-12）

低酸素・酸血症を示唆する所見で、交感神経系と副交感神経系の協関作用が抑制されているか、破綻している可能性がある．遅発一過性徐脈が単独で出現している場合に比較し、心拍数基線細変動の減少・消失を伴うと、その深刻度は格段に高くなる．

6 徐　脈（図Ⅰ-Ⅱ-13）

徐脈は、いうまでもなく最も不良な波形である．胎児は極めて深刻な低酸素・酸血症に陥り、酸素不足から心筋そのものも抑制され、心拍数が維持できない危機的な状態である．

6. 胎児心拍数波形のレベル分類

CTGの主目的は「胎児の健常」と「胎児の危機」の判読である．2008年に日本産科婦人科学会（周産期委員会）が提唱した胎児心拍数波形のレベル分類の導入により（表Ⅰ-Ⅱ-3）、この「胎児の危機」の概念も大きく変化した．胎児仮死から胎児機能不全への転換である[1]．

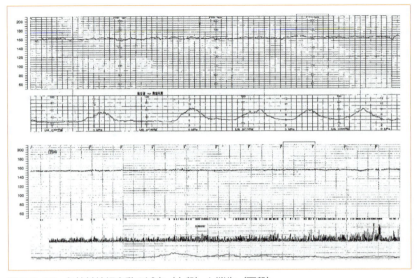

図 I-II-12　心拍基線細変動の減少（上段）と消失（下段）
(産科医療補償制度　胎児心拍数モニターに関するワーキンググループ：脳性麻痺事例の胎児心拍数陣痛図—波形パターンの判読と注意点．日本医療機能評価機構，2014．)

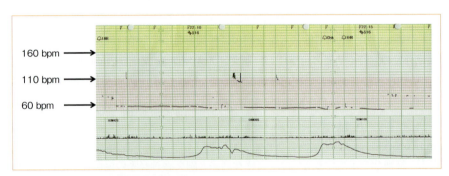

図 I-II-13　徐脈と心拍基線細変動の消失

1 「胎児仮死」から「胎児機能不全」へ

　かつて，われわれは低酸素・酸血症に陥った本当に具合の悪い胎児を，CTGによりみつけ出そうとしていた．いわゆる胎児仮死（あるいはジストレス）の診断である．しかし，CTGには限界があり，胎児が健全であることは証明できるが，どのくらい具合が悪いかを断定することはできない．
　図 I-II-14 にイメージ図を示す．白はほぼ間違えなく白といえるが，黒を明確に切り抜き黒ということは難しい．白に近いグレーから真っ黒に近いグレーまでまちまちなのである．米国では，明確に判読できる白以外の部分を fetal distress から non-reassuring fetal status (NRFS) へと改定した．日本語にするなら「安心できない胎児の状態」なる．苦肉の策のようにも感じるが，2008年，日本産科婦人科学会（周産期委員会）も NRFS とほぼ同意義の胎児の

表 I-II-3　胎児心拍数波形のレベル分類（抜粋）

心拍数波形の判定（基線細変動正常例）

心拍数基線	一過性徐脈							
	なし	早発	変動		遅発		遷延	
			軽度	高度	軽度	高度	軽度	高度
正常脈	1	2	2	3	3	3	3	4
頻脈	2	2	3	3	3	4	3	4
徐脈	3	3	3	4	4	4	4	4
徐脈（<80）	4	4		4	4	4		

基線細変動減少は軽度遅発一過性徐脈を除き1を加える
基線細変動消失は5
（日本産科婦人科学会・日本産婦人科医会：産婦人科診療ガイドライン—産科編2014．p.246, 2014 より転載）

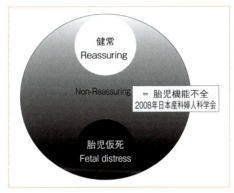

図 I-II-14　胎児仮死から胎児機能不全へ

状態を「胎児機能不全」と命名した．「黒」から「白以外」への転換である．

2 レベル分類は「モノサシ」

　胎児心拍数波形のレベル分類では，レベル3以上が胎児機能不全と診断される（表 I-II-3）（詳細は文献1）を参照）．しかし，このレベル分類が，判読基準ではないことを改めて認識していただきたい．
　実際にCTGを目でみて，一過性徐脈の波形種類が判読できなければ，このレベル分類は何ら役立たない．レベル分類を示す表 I-II-3 は，肉眼的に判読（診断）した波形をあてはめ，胎児の状況を表すスケール（モノサシ）なのである．

3 胎児心拍波形分類に基づく対応と処置（表 I-II-4）

　レベル分類で胎児機能不全と判断（診断）しても，「白以外」と言っているにすぎず，薄いグレーから真っ黒まで，様々な状態が含まれる．そこで，この分類ではレベルに応じた対応を求めている（表 I-II-4）．対応は施設機能に応じ，レベル毎に2段階設けられている．詳細はガイドライン[1]を参照していただきたいが，対応の標準化はこのレベル分類の大きな功績である．

表Ⅰ-Ⅱ-4 胎児心拍波形分類に基づく対応と処置(32週以降)

波形レベル	対応と処置（医師）
1	経過観察
2	経過観察/監視の強化，保存処置の施行，原因検索
3	監視の強化，保存処置の施行，原因検索/ 保存処置の施行，原因検索，急速遂娩の準備
4	保存処置の施行，原因検索，急速遂娩の準備/ 急速遂娩の実行，新生児蘇生の準備
5	急速遂娩の実行，新生児蘇生の準備

保存処置：体位変換，酸素投与，輸液，陣痛促進薬の調節・停止

波形レベル	対応と処置（助産師）
1	経過観察
2	経過観察/連続監視，医師に報告
3	連続監視，医師に報告/ 連続監視，医師立ち会い要請，急速遂娩の準備
4	連続監視，医師立ち会い要請，急速遂娩の準備/ 急速遂娩の実行，新生児蘇生の準備
5	急速遂娩の実行，新生児蘇生の準備

(日本産科婦人科学会・日本産婦人科医会：産婦人科診療ガイドライン―産科編 2014. p.248, 2014 より改変)

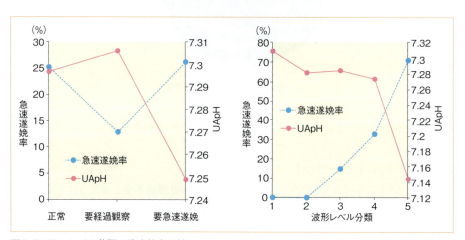

図Ⅰ-Ⅱ-15 レベル分類の臨床的有用性

4 再現性と臨床的有用性

CTGのみならずすべての臨床検査にとって，検査者間と検査者内の再現性を確保することは，重要な課題である．レベル分類の導入は，この難題を解決に近づけている．

主観的判断とレベル分類を比較した著者らの検討を紹介する[4]．図Ⅰ-Ⅱ-15左は主観的判断による分類と実際の現場の対応を比較したもので，判読者は分娩結果を知らずに約100例のCTGを，正常，要経過観察，要急速遂娩の3段階に分類している．驚くことに，正常と判読したうち約25%は急速遂娩されており，急速遂娩が必要と判読したものでも約25%しか急速遂

娩されていなかった．すなわち，判読者の解釈と現場の判断が全く一致していないのである．
　一方，図Ⅰ-Ⅱ-15右側は，同様のCTG判読をレベル分類にあてはめたものである．レベル1，2の症例で，急速遂娩されたものはなく，レベルの増加に伴い急速遂娩率は増加した．また，レベル4までに医療介入することで，臍帯動脈血pHは概ね保たれていた．したがって，レベル分類は主観的判断に比較し，再現性を向上させ，臨床的有用性も高い方法ということができるのである．

＊

　CTGは分娩中の胎児管理に欠かすことのできない検査で，その正確な判読は極めて重要である．産科医師，助産師，産科看護師においては判読のスキルをしっかり身に付け，旅の安全を見守っていただきたい．
　新生児科医師の各位には，産科医師がいかにわずかな情報で分娩中の胎児管理を行わなくてはならないかご理解をいただきたい．SpO_2や血圧はもとより，患者の顔色さえみることができないのである．しばしば，過剰診断や過少診断をし，先生がたにご迷惑をかけていると推察するが，温かい目と優しい気持ちで，新生児のみならず産科医師を見守っていただきたい．

文献

1) 日本産科婦人科学会，日本産婦人科医会 編：産婦人科診療ガイドライン―産科編2014．
2) Macones GA, Hankins GD, Spong CY, Hauth J, Moore T：The 2008 National Institute of Child Health and Human Development workshop report on electronic fetal monitoring. Update on definitions, interpretation, and research guidelines. Obstet Gynecol, 112：661-666, 2008.
3) 産科医療補償制度胎児心拍数モニターに関するワーキンググループ：脳性麻痺事例の胎児心拍数陣痛図（波形パターンの判読と注意点）．公益財団法人日本医療機能評価機構，2014．
4) Hayashi M, Nakai A, Sekiguchi A, Takeshita T：Fetal heart rate classification proposed by the perinatology committee of the Japan Society of Obstetrics and Gynecology：reproducibility and clinical usefulness. J Nippon Med Sch, 79：60-68, 2012.

［中井章人］

Ⅲ 母体の検査と評価

> **要点**
> ❶ 母体に感染した微生物の種類によって胎児,新生児への感染経路および感染時期が異なる.
> ❷ 母子感染の診断には,感染のリスク因子や母体の症状も参考になる.
> ❸ 母子感染ごとにその診断法と診断に関しての留意点を正しく理解して,診断に臨む必要がある.
> ❹ 出生前診断には,非侵襲的・非確定的な検査と侵襲的・確定的検査が存在するため,それぞれの検査の意義を理解する必要がある.
> ❺ 遺伝学的検査の実施においては,医学的・社会的・倫理的な留意課題が存在することを十分に理解する必要がある.

1. 胎児の状態把握のための母体生化学的検査

　胎児機能不全の評価のための母体生化学的検査:エストリオール(E_3)の産生には,胎児副腎と胎盤が関与しているため,E_3の減少が胎児胎盤機能の低下を示すとの理由で,母体血中や尿中のE_3が使用されていた時代があった.しかしながら,偽陽性率が高いことや,判定までに時間を要するためにリアルタイムな検査ではないなどの短所があり,現在では使用されていない.

2. 母子感染に対する母体検査とその評価

　母子感染とは,母体に感染している微生物(細菌,ウイルス,原虫など)が妊娠,分娩,授乳によって胎児・新生児に感染することと定義される.

　母子感染は,胎児期のみならず新生児期をすぎて成人に至るまで影響を及ぼす可能性がある.すなわち母子感染は,流産,早産,胎内死亡,胎児発育遅延の原因となり得るし,心奇形などの催奇形性,新生児感染症,発育,発達障害の原因となることもある.さらに,肝がんや成人T細胞白血病の発症にも関連してくる.

　代表的な母子感染を感染児期および感染経路別に**表Ⅰ-Ⅲ-1**に示す.この中で,主に胎内感染により胎児に感染する微生物の頭文字をとってTORCHという頭字語(acronym)がつくられた.その後,これら以外にも多くの微生物が母子感染を引き起こすことが判り,**表Ⅰ-Ⅲ-2**のような頭字語がつくられている.

　母体感染を発生しても必ずしも胎児・新生児に感染が成立するわけではない.さらに母子感染が成立しても,胎児感染と胎児感染症とは区別して考える必要がある.すなわち,胎児に感染しても,必ずしも胎児に何らかの症状がでるとは限らない.このことを念頭において,母親や

表Ⅰ-Ⅲ-1 主な母子感染とその感染経路

		胎内感染	産道感染	母乳感染
ウイルス	風疹ウイルス	◎		
	サイトメガロウイルス	◎	◎	◎
	パルボウイルスB19	◎		
	水痘・帯状疱疹ウイルス	△	◎	
	単純ヘルペスウイルス	△	◎	
	コクサッキーウイルス	△?		
	B型肝炎ウイルス	○	◎	
	C型肝炎ウイルス		○?	
	成人T型白血病ウイルス	△		◎
	エイズウイルス（HIV）	○〜△	◎	◎
クラミジア	クラミジア・トラコマティス		◎	
細菌	梅毒	◎	◎	
	淋菌		◎	
	B群溶血レンサ球菌		◎	
真菌	カンジダ・アルビカンス		◎	
原虫	トキソプラズマ・ゴンディ	◎		

◎：主な経路，○・△：頻度は低い

（川名尚：総論．川名尚ほか編：母子感染．p.2-14, 金原出版，2011. より一部改変）

表Ⅰ-Ⅲ-2 母子感染と頭文字（acronym）

```
T   Toxoplasma（トキソプラズマ）
O   Others
R   Rubella（風疹ウイルス）
C   Cytomegalovirus（サイトメガロウイルス）
H   Herpes simplex virus（単純ヘルペスウイルス）

E   Enterovirus（エンテロウイルス）
S   Syphilis（梅毒）

C   Chicken pox
L   Lyme disease（ライム病）
A   AIDS（HIV）
P   Parvovirus B19（パルボウイルスB19）
```

家族への説明を行うことが大切である．

母子感染において，感染のリスク因子や母体の症状も補助診断となるため，以下に代表的な母子感染の検査とその解釈とともに概説する．

1 トキソプラズマ

1）リスク因子

トキソプラズマ症は，胞子虫類に属する細胞内寄生性の病原性原虫である*Toxoplasma gondii*が原因で，人獣共通感染症（zoonosis）の一種である．

妊婦が感染するリスク因子を表Ⅰ-Ⅲ-3に示す[2]．この中で，猫の飼育が意外にもリスクでなかったとする報告がある[3]．これは，通常，猫が初感染した場合に，糞中にオーシストを排出するのは1〜3週間のみであるが，土中でオーシストとなれば1年間の感染性を有するようになるこ

表 I-Ⅲ-3　妊娠中のトキソプラズマ感染のリスク因子

1. 不完全な加熱処理した肉の摂取
2. 土との接触（ガーデニング，ペットの顔舐めなど）
3. 海外旅行・在住（フランスなどのヨーロッパ，アフリカ，ブラジルなど）
4. 頸部リンパ節腫脹，倦怠感，不明熱の既往
5. 水洗いの不十分な野菜の摂取
6. 井戸水の摂取
7. ネコの飼育

（小島俊行：1-1．トキソプラズマの母子感染．川名尚ほか編，母子感染．p.136-154，金原出版，2011．より一部改変）

とから土のほうが感染する機会が増えるためと説明されている．

これらのリスク因子を医療面接で聴取することによって感染の時期を推定する一助となる．

2）母体症状

初感染の症状は，疼痛や化膿を伴わない頸部，後頸部，鎖骨窩，腋下，鼠径部リンパ節腫脹，倦怠感，筋肉痛を伴う発熱などであるが，症状を有する妊婦は約6％である[4]．

3）母子感染率

母体の抗体陽転時期による母子感染率は，妊娠週数が進むにつれて上昇する[5]．しかしながら，妊娠初期に感染するほうが，重症胎内感染のリスクが高くなる．

4）血清学的検査

トキソプラズマIgG抗体，IgM抗体，IgG抗体のアビディティ（avidity：抗原結合力）がある．抗体価の比較において，測定キットの同一性を確認する必要がある．また，同一キットであっても，ペア血清の同時測定でなければ厳密には比較できない．

①IgG抗体：初感染後2週間ほどで血中に出現し，2～3ヵ月でピークに達し，その後次第に低下する．血清中の抗体濃度を測定するために採血前の水分摂取による希釈や脱水による濃縮などで値が変動する可能性がある．

②IgM抗体：通常，陽性の場合は急性感染を示す．しかしながら，キットの陽性の標準血清が低い値で設定されているために慢性感染状態でも弱陽性や判定保留が出現しやすい．また，長期間にわたり陽性を示す（リウマトイド因子などによる偽陽性を除外）persistent IgM症例も存在するので，判定には注意を要する．

③IgG抗体アビディティ：一般に微生物に感染した場合に，感染の初期には抗原に対する結合力の低いIgG抗体を産生するが，感染からの時間の経過とともにaffinity maturationが起こり，抗原に対する結合力の高いIgG抗体を産生する．本検査では，この原理を応用して初感染からの時期を推定することができる（図I-Ⅲ-1）．IgM抗体陽性の場合には，本検査を行うことにより急性感染か否かを判定する．すなわち，アビディティが低値の場合は，急性感染を示唆することになり，アセチルスピラマイシンの母体投与を開始する．

2 風疹（rubella）

1）先天性風疹症候群

白内障などの眼症状，感音性難聴，先天性心疾患の三徴を主症状とする．精神や身体の発

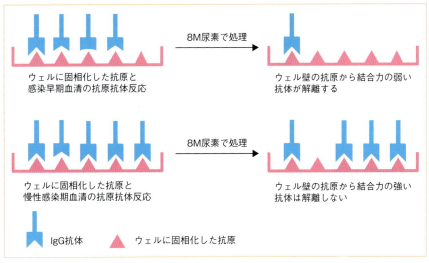

図 I-Ⅲ-1　IgG アビディティの測定原理

達の遅れを伴うこともある．予防接種は，本症候群を予防することを最大の目的としている．

2）母体症状

患者の唾液などから飛沫感染する．潜伏期間は約 2〜3 週間．発疹，発熱，リンパ節腫脹，関節痛を呈する．成人では，症状が長引いたり，関節痛が重症化したりすることがある．不顕性感染もまれでなく，診断に苦慮することもある．

3）リスク因子

ワクチン接種歴なし，罹患歴なし，前回妊娠時の HI 抗体価が陰性あるいは 16 以下の妊婦が感受性者となる．

4）妊婦風疹の診療フローチャート

妊娠初期の抗体スクリーニングにて風疹を疑われた場合の取扱いが，「風疹流行および先天性風疹症候群の発生抑制に関する緊急提言」に記載されている[6]．妊婦自身に何ら症状がなく，風疹患者との接触がなければ，抗体検査のみで風疹を疑われても先天性風疹症候群の発生は認められることはほとんどない（図 I-Ⅲ-2）．

5）抗体検査

わが国では，赤血球凝集抑制試験（HI 抗体価）が一般に用いられている．発症直後と 2〜4 週間後の血清（ペア血清）を同じ基準で同時に測定して抗体価の 4 倍以上の上昇あるいは下降を認めた場合に，風疹に罹患したと推定される．風疹特異的 IgM 抗体は感染の初期に上昇するが，偽陽性や 1 年以上の期間陽性を示す症例が存在するので解釈には注意を要する．

3 サイトメガロウイルス

1）疫　学

胎内サイトメガロウイルス（CMV）感染症は，乳幼児に神経学的後遺症を引き起こす最も頻

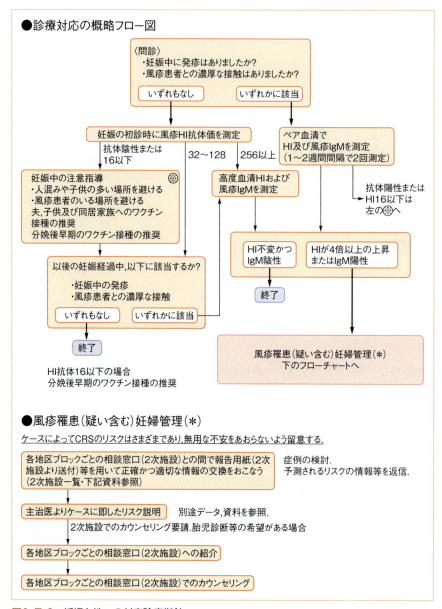

図 I-Ⅲ-2　妊娠女性への対応診療指針

（文献 6）より一部改変）

度の高い周産期ウイルス感染症である．近年，若年者における CMV 抗体保有率の低下に伴い，妊娠初期に妊婦が CMV に感染する機会が増え，その結果として，将来の胎内 CMV 感染症の発生の増加につながることが懸念されている．CMV に胎内で感染する頻度は，全出生の 0.4〜1% であると報告されている．図 I-Ⅲ-3 に示すように胎内感染した児のうち，85〜90% は出生時に無症状で 10〜15% は出生時に様々な程度の臨床症状を呈している．感音性難聴，

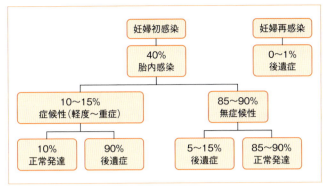

図Ⅰ-Ⅲ-3　妊娠中のCMV感染の転帰

（文献7）より一部改変）

表Ⅰ-Ⅲ-4　胎内CMV感染症を疑う母体・胎児・新生児の非特異的所見

母　体	原因不明の発熱，発疹，肝機能障害，羊水量の異常
胎　児	子宮内胎児死亡，子宮内発育遅延，脳室拡大，胎児水腫腹水，小頭症，肝脾腫大，腸管高輝度エコー像
新生児	点状出血斑，肝脾腫大，脳室拡大，小頭症，上衣下嚢胞 light for date

（文献8）より）

運動障害，知能障害などの続発症状は，出生時症候性感染児の90%，出生時非症候性感染児の5～15%にみられる[7]．

2）妊婦スクリーニング

胎内サイトメガロウイルス（CMV）感染症を，効率よくスクリーニングする方法は確立されていない．また，胎内CMV感染症の胎内治療法も確立されていないために，妊婦スクリーニングは推奨されていない．現在のところCMVに関する妊婦血清学的検査を行う意義は，CMV感受性者（IgG抗体陰性妊婦）をみつけ，衛生環境に注意を促すことだけである．

3）CMV胎内感染を疑う所見

表Ⅰ-Ⅲ-4に示すような母体・胎児・新生児の非特異的所見で第1段階のスクリーニングを行い，陽性者に第2段階のウイルス学的検査を行うことによって効率的に胎内感染児を診断できるとの報告がある[8]．

4）血清学的検査

CMV IgG抗体，IgM抗体，IgG抗体のアビディティ（avidity：抗原結合力）がある．基準値は，各臨床検査機関で測定法，検査キットが異なる．したがって，臨床検査機関ごとに，陽性と陰性を区別するための基準値を確認する必要がある．IgM抗体の検査結果の解釈において，母体再感染や回帰感染（再活性化）のときでも陽性となる．また，長期間にわたってIgM陽性を示す症例（persistent IgM）も存在するので，IgM抗体陽性の場合の臨床的解釈には注意を要する．IgG avidity（avidity index）は，トキソプラズマ感染症の場合と同様に，妊娠中の初

感染を判断するうえでの補助診断となる．しかしながら現時点でIgG avidity indexの標準化は行われていない．

5）羊水を用いたウイルス学的診断

ウイルス分離・同定法やpolymerase chain reaction（PCR）を用いて胎内診断をする．適応は，血清学的検査や胎児超音波検査などで胎内感染が強く疑われる場合である．しかし，羊水採取に伴う流産などの危険性があるために，十分なインフォームドコンセントを行う必要がある．

4 ヘルペスウイルス

1）母体症状

臨床的には初発と再発に分けられている．初発とは初めて発症した場合で，大小陰唇や外陰部を中心に浅い潰瘍性，時に水疱性病変が多発し，疼痛を伴う．鼠径リンパ節の腫脹性疼痛，発熱，全身倦怠感がみられることもある．また，初発にも関わらず比較的軽い症状を呈するものや無症状のこともある．再発は，身体的，精神的ストレス，月経や妊娠を契機に症状を呈する．一般に症状は初発に比べて軽く，病変も数個の水疱や浅い潰瘍で4～5日くらいで自然治癒することもある．

2）新生児ヘルペス

年間14,000～20,000出生に1例程度と試算されている[9]．全身型の新生児ヘルペスの約30％は死亡し，生存しても重篤な後障害を残す可能性がある[9]．

3）血清診断

1～2週間おいて2回測定して，初感染・非初感染初発・再発の臨床型に分類するが，血清診断は困難なことが多い．理由として，初感染の急性期では血清抗体が陰性のため7～10病日にIgM抗体が出現するまで診断ができない．また，再発や非初感染初発では発症時から抗体が陽性であったり，回復期にも抗体の上昇がみられなかったり，あってもわずかな上昇のため血清抗体の変動をみることが困難になることがある．

IgG抗体が高い値を示している場合には，児に移行して受動免疫を付与することになるので検査することには意義がある．

4）病原診断

真菌，接触皮膚炎，細菌感染などでも性器ヘルペスの皮膚・粘膜の病変と似た像を呈することがある．これらを鑑別するためにヘルペスウイルスを直接検出する病原診断が必須である．病原診断には，ウイルス分離培養，ウイルスDNA検出，感染細胞の検出がある．

5 パルボウイルス

1）疫　学

冬季から春季にかけて流行し，その周期は4～6年であると報告されている．日本における抗体保有率は20～50％のため，妊婦の半数以上に感染のリスクがあることになる．また，B19感染による伝染性紅斑は就学前から学童期の小児に好発する．したがって，流行期には，保育士，小学校の教師，小児科勤務の看護師や医師，育児中の妊婦は感染のハイリスク群となる．

2）臨床像

5〜10日間の潜伏期を経て，数日間のウイルス血症の時期に発熱，倦怠感，頭痛，筋肉痛などを呈することがあるが，軽微なことが多い．10日目頃から特異的IgM抗体が検出され，数日遅れてIgG抗体も上昇してくる．その頃に紅斑や関節痛などの臨床症状がみられ，数日間で消失する．小児では，伝染性紅斑が代表的な臨床像で，頬部に特徴的な紅斑が出現するが，成人での出現頻度は低く，左右対称性の手，手首，膝などの関節痛，四肢の網目状やレース状の紅斑がみられることが多い．母体が重篤な貧血になることはほとんどない．

3）母子感染について

経胎盤感染による胎児水腫，胎児死亡，流産，死産が問題となる．母体症状発現と胎児死亡・胎児水腫の発生の間には関連がないといわれており，症状が発現した母体の約1/3〜2/3の児は無症候性である[10]．胎児の肝造血が盛んな妊娠9〜16週の時期の母体感染が胎児への影響を与えるリスクが高いとされている[11]．

4）診　断

母体感染の診断は，典型的な発疹を認めた場合や流行期に感染の疑いがある場合は，母体血清中のIgMおよびIgG抗体測定をELISA法などで行う．IgM抗体が陽性ならば胎内感染のハイリスク群となる．両抗体がともに陰性の場合は，未感染と考えられるが，患者との接触が2週間以内であれば，感染直後のため抗体が陽性となっていない可能性もあるため，2週間以上経過の後に抗体価を再検査する必要がある．胎児感染の診断は，臍帯血中のIgM抗体が陽性となるのは50％程度であるため，陰性の場合はB19ウイルスDNAを胎児血などから直接証明することになる．

❻ ヒト免疫不全ウイルス（HIV）感染症

1）疫　学

日本における患者数は，減少傾向にある欧米とは異なり，年間の報告数は約1,500人で増加傾向にある．若年層にその傾向は顕著で，特に20〜39歳が全体の70％を占める．また，女性が占める割合は全年齢層において10％前後である[12]．このような社会背景下に，全国の妊婦HIV検査実施率は，病院施設において99％以上，診療所施設でも約98％である[13]．効果的な薬剤が開発され，HIV感染者の後天性免疫不全症候群の発症を長期間にわたって抑制できるようになってきている．また，HIV母子感染においても，妊娠中から適切な予防策を講じることによって回避できるようになった．

遺伝学的系統分類ではHIVは世界の大半で蔓延しているHIV-1と，西アフリカやこの地域と交流のあるヨーロッパで発見されるHIV-2の2つのタイプに分けられる．

2）HIV検査の実際

妊娠初期にスクリーニングすることが推奨されている．原則として，HIV-1抗原とHIV-1/2抗体の同時測定系の検査を用いたスクリーニング検査，すなわち，IgG抗体とIgM抗体を検出する検査にp24抗原の検出を加えた抗原抗体同時検査法（ELISA法）を行う[14]．

HIV抗体検査陽性の場合は，HIV-1ウエスタンブロット法（HIV抗体価精密測定法）とHIV-

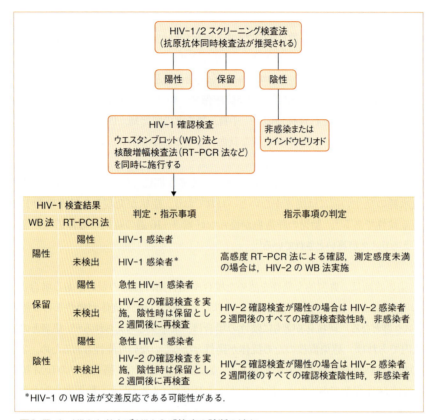

図 I-Ⅲ-4　HIV-1 および HIV-2 感染症の診断の流れ

（文献 12, 14）をもとに作成

1 PCR 法（HIV 核酸増幅定量精密検査）の両者による確認検査を同時に行う[14]．診断法の流れを図 I-Ⅲ-4 に示す．

3）留意点

　HIV 感染が成立した後，最初に血中から検出されるのは HIV-RNA であり，その後に p24 抗原，IgM 抗体，IgG 抗体の順で検出されるようになる．HIV 抗原抗体の出現時期に伴い，HIV 検査試薬によるウインドウピリオド（感染後検査結果が陽性となるまでの時期）が異なる．上記で示した抗原抗体同時検査法は第 4 世代の検査にあたり，この検査によってのみ検出が可能な極初期の感染者は 5％程度である[12]．最近の第 4 世代検査試薬の改良によりウインドウピリオドは最短 11 日程度になっている[12]．

　確認検査前の説明に際しては，陽性を告知された妊婦の心理に配慮し，スクリーニング検査陽性例の約 95％が偽陽性であることを説明した後に，確認検査を行うようにする．

表 I-Ⅲ-5　GBS 垂直感染予防に用いられる薬剤の用法・用量

ペニシリン過敏なし
・ampicillin を初回量 2 g 静注，以後 4 時間ごとに 1 g を分娩まで静注

ペニシリン過敏症あり
アナフィラキシーの危険が低い妊婦の場合 ・cefazolin を初回量 2 g 静注，以後 8 時間ごとに 1 g を分娩まで静注
アナフィラキシーの危険が高い妊婦の場合 GBS が clindamycin や erythromycin に感受性あり ・clindamycin 900 mg を 8 時間ごとに分娩まで静注 ・erythromycin 500 mg を 6 時間ごとに分娩まで静注 GBS が clindamycin や erythromycin に抵抗性あり ・vancomycin 1.0 g を 12 時間ごとに分娩まで静注

（文献 19）を一部改変）

7 B 群溶連菌（*Streptococcus agalactiae*, group B *streptococcus*：GBS）

1）疫　学

　GBS は約 10〜30％の妊婦腟や便中から検出され[15]，母児垂直感染症（肺炎，敗血症，髄膜炎など）の原因となる．予防法を行わない場合に，英国では 0.5/1,000 出生程度[16]，米国では 1.7/1,000 出生程度[17]の早発型 GBS 感染症発症（生後 7 日未満の発症）があるとされている．いったん，新生児が発症すると死亡や後遺症を残すことがあり，その重篤性を考慮して全妊婦に対するスクリーニング検査が勧められる[18]．

2）スクリーニング法の実際

　培養検査を用いるが，時期に関しては欧米では妊娠 35〜37 週である．日本においては，「産婦人科診療ガイドライン—産科編 2014 年版」では，妊娠 33〜37 週となっている[18]．妊娠 33 週未満に，腟内に GBS が陽性であることがわかっても，妊娠 35〜37 週に再度検査して，結果が陰性ならば分娩中の抗菌薬の投与は省略できる．培養のための検体採取法は，綿棒で腟入口部を軽く擦過する．この際にクスコ鏡を使用する必要はない．次に同じ綿棒で肛門周囲と肛門内 1 cm 程度を擦過して検体を採取する[18]．

3）母子感染予防の対象

　①前児が GBS 感染症であった場合（今回のスクリーニング陰性であっても投薬の対象となるため，今回の妊娠中の培養検査を省略できる），②妊娠 33〜37 週の腟周辺培養で GBS が検出された場合（未破水の陣痛のない予定帝王切開の場合には不必要），③週数を問わず今回の妊娠中に尿培養で GBS が検出された場合（ただし，全妊婦を対象とした尿培養を行う管理指針の有効性は実証されていない），④GBS 保菌状態不明かつ，妊娠 37 週未満の早産，破水後 18 時間以上経過，38℃以上の発熱のいずれかを認める場合，⑤GBS 陽性妊婦や GBS 保菌状態不明の早産期前期破水である[18]．

4）GBS 母児垂直感染予防に用いられる薬剤の用法・用量

　米国で推奨されている方法を示す（表 I-Ⅲ-5）[19]．

3. 出生前診断

1 概　念

　妊婦は，妊娠が安全に経過し，分娩に至ることと，同時に児の健康の向上や，適切な養育環境を提供することを目標として妊娠の管理を受ける．出生前に行われる検査や診断は，基本的にはこのような目的をもって実施される．しかし，遺伝学的検査や診断の実施においては，医学的にも社会的および倫理的にも多くの留意すべき課題が存在する[20]．

　遺伝学的検査は，妊娠中に胎児が何らかの疾患に罹患していると思われる場合に，その正確な病態を知る目的で行われるものであり，ヒト生殖細胞系列における遺伝子変異もしくは染色体異常，先天異常に関する検査であり，染色体検査，遺伝生化学的検査，遺伝子診断・検査などが該当する．

　日本産科婦人科学会の見解では，出生前に行われる遺伝学的検査および診断は，十分な遺伝医学の基礎的・臨床的知識のある専門職（臨床遺伝専門医など）による適正な遺伝カウンセリングが提供できる体制下で実施すべきであり，関係医療者はその知識の習熟，技術の向上に努めなければならないとしている[21]．

2 出生前診断の区分

　確定診断を目的とする検査と非確定的な検査がある．それらの技術・手法は多様化しかつ急速に発展している．実施する医師はその意義を十分に理解したうえで，妊婦および夫（パートナー）にも検査の特性，得られる情報の診断的評価，遺伝医学的診断意義などについて検査前に十分に説明し，適切な遺伝カウンセリングを行った上で，インフォームドコンセントを得て実施する[21]．

3 non-invasive prenatal genetic testing（NIPT）

　非侵襲的・非確定的な検査である．母体血中の胎児遊離 DNA 断片（cell free DNA：cf-DNA）を利用して，胎児の常染色体数の変化（異数性，異常）を解析する．

　1）対　象
　(a) 高年妊娠：日本産科婦人科学会用語集では，「高年妊婦」の定義はなされていない．対象年齢に関しては，患者説明と NIPT 検査施設とのやり取りなどで，行き違いなどがないように注意を要する[22]．
　(b) 13 trisomy，18 trisomy，21 trisomy を有するお子さんを妊娠あるいは分娩したことがある妊婦[22]．
　(c) 他の出生前検査で，罹患確率の推定検査で可能性の高い場合[22]

　2）検査原理
　母体血漿中に 10～15% 存在する cf-DNA を，分子生物学的方法（massively parallel sequence：MPS）にて塩基配列を決定し，各染色体 DNA 量をカウントする．各染色体の DNA 濃度は染色体の大きさに依存している．染色体数に異常がある場合は，正常核型の場合より

表 I-Ⅲ-6　絨毛採取の適応

1. 夫婦のいずれかが，染色体異常の保因者である場合
2. 染色体異常症に罹患した児を妊娠，分娩した既往を有する場合
3. 高齢妊娠の場合
4. 妊婦が新生児期もしくは小児期に発症する重篤なX連鎖遺伝病のヘテロ接合体の場合
5. 夫婦の両者が，新生児期もしくは小児期に発症する重篤な常染色体劣性遺伝病のヘテロ接合体の場合
6. 夫婦の一方もしくは両者が，新生児期もしくは小児期に発症する重篤な常染色体優性遺伝病のヘテロ接合体の場合
7. その他，胎児が重篤な疾患に罹患する可能性のある場合

（日本産科婦人科学会・日本産婦人科医会：産婦人科診療ガイドライン―産科編2014．p.82，2014．より改変）

DNA量が増加するが，それを捉える検査である[22]．

3）留意点

妊娠10週以降から全妊娠期間を通じて測定は可能である．常染色体13，18，21番についてのみ対象である．すべての異常がわかるわけではなく，羊水検査や絨毛検査などの確定検査で判明する染色体異常の約60%が判定されるにすぎない．

検査を希望する妊婦は，遺伝カウンセリングが義務づけられ，さらに検査できる施設は，産婦人科専門医と臨床遺伝専門医が常勤している施設に限定されている[22]．

4 母体血清マーカー

非侵襲的・非確定的検査である．母体血清中のα-フェトプロテイン，ヒト絨毛ゴナドトロピン，エストリオールの3つのマーカーの組み合わせはトリプルマーカーと呼ばれ，これにインヒビンAを加えた4つのマーカーの検査はクアトロテストと呼ばれる．

1）実際の方法

妊娠15週0日〜妊娠21週6日の間に母体採血が行われる．結果が判明するのに約1週間を要する．妊娠18週頃までに実施すると，診断検査に基づく精査やカウンセリングなどに要する時間に余裕ができる．妊婦の人種の基準値に基づいてMoM値が算定され，対象疾患の確率算定が行われる．対象となる染色体異常は，18，21 trisomyである．胎児二分脊椎の診断につながる可能性もある[23]．

2）留意点

検査結果は確率（危険率）で示されるため，単に「陽性，陰性」と伝えるような誤解を招きやすい説明を避け，わかりやすく具体的に説明する必要がある．本検査の意義や解釈の理解が難しいことから，本検査に関わる医師は，内容や解釈に対する十分な知識，説明能力，遺伝カウンセリング能力を備える必要がある．

5 絨毛検査

侵襲的・確定的検査である．経腟的または経腹的に絨毛を採取し，染色体分析が行われる．

1）適　応

表I-Ⅲ-6に該当する場合に，夫婦からの希望があり，検査の意義について十分な遺伝カウンセリングによる理解の後に，同意が得られた場合に実施される．表に示された「その他，胎

児が重篤な疾患に罹患する可能性のある場合」とは，例えば，超音波検査により胎児に形態的または機能的異常が認められ，遺伝学的検査が考慮される場合である[21]．

2）時　期

妊娠10週未満で施行された場合に，四肢彎曲などの胎児奇形の発生率や流産率が有意に上昇する可能性があり，安全性に問題がある．そのために，妊娠10週以降14週までが標準的な実施時期である[24]．

3）注意点

絨毛採取では約1％に染色体モザイクが検出される．そのほとんどは染色体異常が絨毛組織や胎盤に限局した胎盤限局性モザイクであり，胎児の染色体は正常である[23]．このような場合には，羊水検査による胎児染色体の再確認が必要となる．

文　献

1) 川名　尚：総論．川名　尚 他編，母子感染．p.2-14，金原出版，2011．
2) 小島俊行：トキソプラズマの母子感染．川名　尚 他編，母子感染．p.136-154，金原出版，2011．
3) Cook AJC, Gilbert RE, Buffolano W. et al.：Sources of toxoplasma infection in pregnant women：European multicentre case-control study. BMJ, 321：142-147, 2000.
4) 小島俊行，野田俊一，佐藤俊則 他：トキソプラズマの母子感染の診断・予防に関する研究．周産期学シンポジウム No. 18，メジカルビュー社，9-19，2000．
5) Montoya JG, Liesenfeld O：Toxoplasmosis. Lancet, 364：579, 2004.
6) 厚生労働科学研究「風疹流行にともなう母児感染の予防対策構築に関する研究」（班長：平原史樹）：風疹流行および先天性風疹症候群の発生抑制に関する緊急提言，2004．
7) Stagno S, Whiley RJ：Herpesvirus infections of pregnancy 2. Herpes simplex virus and varicella-zoster virus infection. N Engl J Med, 313：1327, 1985.
8) Kaneko M, Sameshima H, Ikenoue T, et al.：A two-step strategy for detecting intrauterine cytomegalovirus infection with clinical manifestations in the mother, fetus, and newborn. Jpn J Infect Dis, 59：363-366, 2006.
9) 森嶋恒雄，川名　尚，平山宗宏：新生児ヘルペスの全国調査．日小児会誌，93：1990-1995，1989．
10) 中島彰俊，米田　哲，齋藤　滋：パルボウイルスB19の母子感染．川名　尚 他編，母子感染，p.241-247，金原出版，2011．
11) 八重樫伸生：パルボウイルスB19の母子感染：胎児水腫の発生機転を中心に．日産婦誌，50：569-580，1998．
12) 喜多恒和，外川正生，塚原優巳，和田裕一：HIVの母子感染とHIV陽性妊婦の管理．川名　尚 他編，母子感染，p.290-297，金原出版，2011．
13) 平成23年度厚生労働省エイズ対策研究事業「HIV感染妊婦とその出生児の調査・解析及び診療・支援体制の整備に関する総合的研究」班：平成21～23年度総合研究報告書，2012（II）．
14) 日本産科婦人科学会・日本産婦人科医会 編集・監修：CQ610 HIV感染の診断と感染妊婦取り扱いは？．産婦人科診療ガイドライン—産科編2014，p.322-324，2014．
15) Usui R, et al.：Vaginal lactobacilli and preterm birth. J Perinat Med, 30：458-466, 2002.
16) Colbourn T, et al.：An overview of the natural history of early onset group B streptococcal disease in the UK. Early Hum Dev, 83：149-156, 2007.
17) Van Dyke MK, et al.：Evaluation of universal antenatal screening for group B streptococcus. N Engl J Med, 360：2626-2636, 2009.
18) 日本産科婦人科学会・日本産婦人科医会 編集・監修：CQ603 B群溶血性レンサ球菌（GBS）保菌診断と取り扱いは？．産婦人科診療ガイドライン—産科編2014，p.295-297，2014．
19) ACOG Committee Opinion（No. 279）：Prevention of early-onset group B streptococcal disease in newborns. Obstet Gynecol, 100：1405-1412, 2002.
20) 日本産科婦人科学会・日本産婦人科医会 編集・監修：CQ106-1 胎児異常の有無（出生前診断）について問われたら？．産婦人科診療ガイドライン—産科編2014，p.81-83，2014．
21) 日本産科婦人科学会・日本産婦人科医会 編集・監修：CQ106-5 出生前診断として染色体検査・遺伝子検査の実施

　　　　上の留意点は？．産婦人科診療ガイドライン―産科編 2014，p.99-102，2014．
22) 石川浩史，大鷹美子，木戸道子 他：NIPT 基礎知識．一次診療施設のために．p.20-23，公益法人日本産婦人科医会 編集・監修，2014．
23) 恩田威一，和田誠司，種元智洋 他：母体血清マーカー．産婦人科検査マニュアル．産科と婦人科 増刊号，77，p.178-185，産科と婦人科，2010．
24) Monni G, Ibba RM, Zoppi MA：Prenatal genetic diagnosis through chorionic villus sampling, In Genetic disorders and the fetus, diagnosis, prevention and treatment(6th edn), Milunsky A Milunsky J ed., Wiley-Blackwell, West Sussex, UK, p.161-193, 2010.

［金子政時］

Ⅳ 母体合併症の新生児への影響

> **要点**
> ❶ 高血圧合併妊娠では加重型妊娠高血圧腎症や早産，常位胎盤早期剥離，さらに胎児発育遅延の頻度も高く，未熟で小さな出生児の管理が必要となることがある．
> ❷ 耐糖能異常では胎児形態異常，巨大児出生の可能性があり，出生後には低血糖に注意する．
> ❸ 自己抗体が胎児や新生児に影響を与える疾患として，全身性エリテマトーデス，抗リン脂質抗体症候群，特発性血小板減少性紫斑病，Basedow病や橋本病に代表される甲状腺疾患があり，自己抗体の胎児・新生児移行の特徴とともに，それぞれの疾患の特殊性も理解する必要がある．

1. 高血圧

　妊娠中に確認される高血圧は，妊娠高血圧症候群（pregnancy induced hypertension：PIH）と高血圧合併妊娠に分類される．妊娠高血圧症候群の定義・分類を**表Ⅰ-Ⅳ-1**に示すように，高血圧合併妊娠との鑑別は臨床症状の出現時期で行う．妊娠前あるいは妊娠20週未満に140/90 mmHg以上の高血圧が認められるものは，高血圧合併妊娠と診断する．妊娠20週以降に初めて高血圧が認められた妊婦については，産褥12週までに正常化すれば妊娠高血圧症候群と診断し，12週以降も高血圧が持続すれば高血圧合併妊娠と最終診断する．高血圧合併妊娠と診断されていた症例が妊娠20週以降にタンパク尿を伴うようになった場合，タンパク尿の存在する高血圧合併妊娠の症例が妊娠20週以降に高血圧やタンパク尿が増悪してきた

表Ⅰ-Ⅳ-1　妊娠高血圧症候群の定義・分類

定義	妊娠20週以降，分娩12週までに高血圧がみられる場合，または高血圧に蛋白尿を伴う場合のいずれかで，かつこれらの症状が単なる妊娠の偶発合併症によるものではないものをいう．
病型分類	①妊娠高血圧腎症（preeclampsia） 　妊娠20週以降に初めて高血圧が発症し，かつ蛋白尿を伴うもので分娩後12週までに正常に復する場合をいう． ②妊娠高血圧（gestational hypertension） 　妊娠20週以降に初めて高血圧が発症し，分娩後12週までに正常に復する場合をいう． ③加重型妊娠高血圧腎症（superimposed preeclampsia） 　1）高血圧症（chronic hypertension）が妊娠前あるいは妊娠20週までに存在し妊娠20週以降蛋白尿を伴う場合． 　2）高血圧と蛋白尿が妊娠前あるいは妊娠20週までに存在し，妊娠20週以降，いずれかまたは両症状が増悪する場合． 　3）蛋白尿のみを呈する腎疾患が妊娠前あるいは妊娠20週までに存在し，妊娠20週以降に高血圧が発症する場合． ④子癇（eclampsia） 　妊娠20週以降に初めて痙攣発作を起こし，てんかんや二次性痙攣が否定されるもの．痙攣発作の時期により，妊娠子癇，分娩子癇，産褥子癇と称する．

表 I-IV-2 高血圧合併妊娠と妊娠予後

	頻度（%）	相対危険度（対正常妊娠）
妊娠高血圧症候群発症（加重型妊娠高血圧腎症）	25.9	7.7
帝王切開	41.1	2.7
早産（<37 週）	28.1	2.7
低出生体重（<2,500 g）	16.9	2.7
児の NICU 入院	20.5	3.2
新生児死亡	4.0	4.2

（Bramham K：BMJ, 348, 2014 より）

場合には加重型妊娠高血圧腎症と診断される（表 I-IV-1 参照）．
　このように両疾患は一部オーバーラップする部分があるが，本項では高血圧合併妊娠について概説する．高血圧合併妊娠は母集団の年齢や高血圧の診断基準によりその発症頻度は異なるが，およそ 0.5～5％程度とされている．

1 新生児への影響

　高血圧合併妊娠の妊娠予後については古くから多くの報告がされてきた．2014 年に Bramham K らが報告したシステマティックレヴューのまとめを表 I-IV-2 に示す．高血圧合併妊娠では胎児発育遅延（fetal growth restriction：FGR）の可能性，緊急な高血圧による母体救命や胎児の状態悪化による胎児救命のための突然の早産となる可能性もあり，新生児はその大きさや未熟性に注意し管理を行う必要がある．

1）加重型高血圧腎症

　高血圧合併妊婦の加重型妊娠高血圧腎症発症頻度は，正常血圧妊婦が妊娠高血圧腎症を発症するリスクと比較して調整オッズ比 7.7 や 11.3 との報告がある．当然，母体救命のためのターミネーションによる人工早産児となる可能性も上昇する．

2）胎児発育不全

　Sibai らは高血圧合併妊娠 763 例を検討し，FGR の発生率は約 11％であり，妊娠早期からタンパク尿を合併した場合にはその頻度が 23％と上昇することを報告している．

3）常位胎盤早期剥離

　単胎 221,090 妊娠における検討では，1,000 例あたり 7.3 例の高血圧合併妊娠が認められ，高血圧合併例での常位胎盤早期剥離の頻度は 1,000 例あたり 15.6 例であり，高血圧を伴わない妊婦に比較し相対リスクは 2.4 との報告があり，胎盤早期剥離により予期せぬ分娩となる可能性も高い．

4）早産，低出生体重児

　高血圧合併妊婦では高血圧を合併していない妊婦に比較し，妊娠 37 週未満の早産の相対リスクは 2.7，2,500 g 未満の低出生体重児の相対リスクは 2.7 との報告がある．

表Ⅰ-Ⅳ-3　耐糖能異常における母児の合併症

母　体	胎児・新生児
妊娠高血圧症候群 羊水過多症 低血糖 ケトアシドーシス 糖尿病性網膜症	子宮内胎児死亡 胎児形態異常 巨大児 肩甲難産・分娩外傷 呼吸窮迫症候群 低血糖 多血症

5) NICU入院, 新生児死亡

高血圧合併妊娠では, 児のNICU入院率および新生児死亡率の相対リスクはそれぞれ3.2, 4.2と高値であったとの報告がある.

2. 耐糖能異常

妊娠中の耐糖能異常は, 妊娠中に初めて診断された糖尿病（overt diabetes in pregnancy）, 妊娠糖尿病（gestational diabetes mellitus：GDM）に分けられる. 妊娠中の耐糖能異常は, ブドウ糖の胎盤移行性などにより児に様々な影響を及ぼす（表Ⅰ-Ⅳ-3）.

妊娠初期の耐糖能異常では後述する胎児形態異常のリスクが増大することが最大の問題点となる. また, 妊娠中後期で高血糖であった場合は胎児発育に影響し, 巨大児や低出生体重児どちらの発生頻度も上昇するほか, 低血糖, 呼吸窮迫症候群, 多血症, 黄疸, 電解質異常などの合併症が新生児期に発生しやすい. その他, 耐糖能異常妊婦では妊娠高血圧症候群, 早産, 子宮内胎児死亡, 初産婦における帝王切開率が高くなることなどが知られている.

妊娠初期に正常血糖であっても, 妊娠中期からは胎盤から産生される抗インスリンホルモンの影響などで一部の妊婦では高血糖となりGDMを発症する. 従来GDMの診断基準は母体の将来の糖尿病発症リスクをもとに設定されており, 周産期予後との関連は不明瞭であった. しかし, 2008年に25,000人を超える妊婦を対象とした多施設・多国籍研究（HAPO Study）により新生児合併症（巨大児, 低血糖）, 母体合併症（初回帝王切開率, 肩甲難産, 妊娠高血圧腎症）などの周産期合併症が母体の血糖値の上昇に伴って有意に上昇することが明らかとなった. HAPO Studyの結果を受けて, 2010年に国際糖尿病学会から, 妊娠糖尿病に関する新基準が提唱され, わが国でもほぼそれを受け入れる形で診断基準の改定が行われた（表Ⅰ-Ⅳ-4）. 新基準ではGDMの頻度は従来の2.9％から約12％程度に上昇するとされており, GDM母体から出生する児の管理方針に関する重要性を再認識する必要がある.

母児の合併症のリスク減少のために妊娠中の母体の血糖コントロールを適切に行うことはもちろん重要であるが, 耐糖能異常の母体から出生した新生児は以下に示すような合併症の発症頻度が多いことを念頭に置いて管理する必要がある.

表Ⅰ-Ⅳ-4　妊娠中の耐糖能異常診断基準

1．妊娠糖尿病（GDM）
　①妊娠初期の空腹時血糖 126 mg/dL 以上
　②妊娠 24～28 週における 75 g OGTT で次の基準の 1 項目以上を満たした場合に診断する
　　1）空腹時血糖値≧92 mg/dL
　　2）1 時間値≧180 mg/dL
　　3）2 時間値≧153 mg/dL

2．妊娠中に発見された明らかな糖尿病
　　1）空腹時血糖値≧126 mg/dL
　　2）HbA1c≧6.1％
　　3）随時血糖*≧200 mg/dL
　　4）確実な糖尿病性網膜症の存在

＊：随時血糖 200 mg/dL の場合は空腹時血糖または HbA1c で確認する．

表Ⅰ-Ⅳ-5　妊娠初期の HbA1c 値と胎児形態異常の割合

HbA1c（％）	4.6～7.6	7.7～8.6	8.7～9.9	10.0～10.5	10.6～
胎児形態異常（％）	1.89	1.69	6.25	9.10	25.0

（Kizmiller JL：JAMA, 265, 1991 より）

1 新生児への影響

1）巨大児

　耐糖能異常がある母体から出生する児は，相対的に巨大児の頻度が多いことが知られている．糖尿病母体から出生する巨大児は胴回りや肩が大きくなるという特徴的な体格となりやすいとする報告があり，非耐糖能異常の妊婦から出生した巨大児よりも肩甲難産になるリスクが高い可能性がある．肩甲難産となった場合には鎖骨骨折，上腕神経麻痺などの分娩外傷の頻度が高く，巨大児の疑いがある分娩では新生児科医の立ち会いを依頼される可能性も高い．新生児診察時には分娩外傷の有無についても注意が必要である．

2）胎児形態異常

　妊娠初期，特に器官形成期（妊娠 4～8 週）の血糖コントロールが悪いほど先天奇形の出現率が高くなることが知られている．妊娠初期の HbA1c と胎児形態異常発生率を表Ⅰ-Ⅳ-5 に示す．形態異常は心形態異常，口唇・口蓋裂，中枢神経系異常，骨形成異常などの発生頻度が高いとされている．現在では妊娠中の胎児超音波で出生前診断されている場合も多いが，妊娠初期の血糖コントロールが不良であった妊婦の出生児を診察する際には，上記の形態異常に注意し診察にあたる必要がある．

3）新生児低血糖

　母体耐糖能異常の胎児は，子宮内では常に母体からの高血糖に暴露されていることになる．その影響を受けて，胎児のインスリン分泌は亢進しているため，出生とともに母体からの糖の供給が遮断されると，残存した胎児高インスリン血症の影響で低血糖となりやすい．低血糖の対応については他項に譲るが，低血糖はその後の新生児の発達に影響を及ぼすため症状が出現する前に低血糖をスクリーニングする必要がある．耐糖能異常合併妊娠では，生後 1 時間の血

糖値が最も低い値を呈することが報告されており，1時間値の血糖測定が望まれる．また，その後も必要時に採血を行うなど，慎重な経過観察が必要である．

4）呼吸窮迫症候群，低カルシウム血症，高ビリルビン血症，多血症

その他，耐糖能異常妊婦から出生した児では上記に示すような合併症を発症しやすい．低血糖以外の合併症については，特別なスクリーニングは必要なく，通常の新生児と同様のルーチンケアでよいとされている．しかし，呼吸障害や易刺激性，振戦など何らかの異常症状を認めたときはこれらの合併症を念頭に置いて管理する必要がある．

3. 膠原病

膠原病は皮膚・筋・関節などの結合組織を主体として炎症・変性が起こり，膠原線維が増加する慢性疾患として提唱され，現在ではその原因は自己抗体にあるとされていることから，膠原病は自己免疫疾患の一部として位置づけられている．この自己抗体は妊娠経過や胎児，新生児の予後に大きく影響するものとしないものがある．妊娠中には母体から胎児に抗体は移行する（特にIgG抗体の胎盤移行性）が，移行した自己抗体は出生時から数ヵ月で消失するため，移行抗体により新生児に生じる症状は可逆的であると考えられる．しかし一部の症状は胎児期に完成され不可逆的となることも知られている．本項では胎児や新生児に影響する代表的な膠原病として全身性エリテマトーデス（systemic lupus erythematosus：SLE）と抗リン脂質抗体症候群（anti-phospholipid syndrome：APS）を取り上げる．

特発性血小板減少性紫斑病（idiopathic thrombocytopenic purpura：ITP）や甲状腺疾患の一部（Basedow病や橋本病など）も自己免疫疾患に分類されるが，通常は膠原病の分類ではないことから別項にて取り上げる．

① 新生児への影響

1）全身性エリテマトーデス（SLE）

抗SS-A抗体はSLEやSjögren症候群をはじめとする膠原病患者の血清中に認められる抗体であり，新生児ループス（neonatal lupus erythematosus：NLE）を引き起こすことがある．また，SLEは早産，妊娠高血圧症候群と関連することが知られており，出生児はその大きさや未熟性にも注意して管理する必要がある．

①新生児ループス（NLE）

亜急性皮膚ループス様皮疹や血小板減少，自己免疫性溶血，先天性心ブロックを主症状とする症候群であり，皮疹や血小板減少，溶血は母体からの移行抗体の消失とともに自然に軽快することが多い．一方，抗SS-A抗体陽性妊娠の約1%に起こる先天性心ブロックは，胎児心不全から胎児水腫を来し子宮内胎児死亡に至ることがあり，出生後も心ブロックは不可逆性のことが多い．妊娠16週未満からのステロイド投与が先天性心ブロック発症予防に有効であるとする報告もあるが，ステロイドは早産や胎児発育遅延のリスクを上昇させることも知られており，限られた症例で予防的投与が行われることがある．高度の心ブロックに対しては，新生児期からペースメーカー治療を考慮する必要がある．

表I-Ⅳ-6　抗リン脂質抗体症候群診断基準

臨床症状
①血栓症
　1回以上の動脈もしくは静脈血栓症の臨床的エピソード
②妊娠合併症
　a）妊娠10週以降で，ほかに原因のない正常形態胎児の死亡
　b）重症妊娠高血圧症候群，子癇または胎盤機能不全による妊娠34週以前の正常形態胎児の早産
　c）妊娠10週以前で，ほかに原因のない3回以上続けての流産（習慣流産）

検査項目
①lupus anticoagulant が陽性
②抗カルジオリピン抗体 IgG または IgM が中等度力価以上
③抗カルジオリピン β_2GP1 抗体 IgG または IgM が中等度力価以上

注：臨床症状と検査項目のそれぞれ1つ以上を満たした場合に診断

②早　産

Yasmeen らは，SLE 合併妊娠での早産率は正常妊娠と比較して6倍高かったことを報告している．SLE 合併妊娠における早産のリスクファクターとして，SLE 自体の活動性やステロイド内服量，高血圧合併などが知られている．

③妊娠高血圧症候群（PIH）

SLE 合併妊娠において，妊娠高血圧症候群の発症頻度は優位に高いとの報告が多い．高血圧やタンパク尿の症状が SLE の悪化によるものか，妊娠高血圧症候群によるものかの鑑別は治療法の選択に重要であるが，臨床上での鑑別が困難な症例も多く経験する．

2）抗リン脂質抗体症候群（APS）

抗リン脂質抗体は細胞表面リン脂質に結合したリン脂質結合タンパクを認識する抗体であり，凝固活性化や血栓形成を引き起こすことから，産科領域では古くから流産との関連性が認識されていた．近年では流産以外にも PIH や胎盤機能不全（FGR の原因）による早産との関連や，原因不明の胎児死亡との関連が示唆されるようになり，抗リン脂質抗体症候群の診断基準は，表I-Ⅳ-6 に示すような多彩な臨床症状を含む診断基準となっている．また，診断基準に含まれる抗リン脂質抗体以外にも流産や妊娠合併症を引き起こす抗体の存在も徐々に明らかとなっている．母体の抗リン脂質抗体も胎児移行することが知られているが，出生後の新生児に影響することはないとされており，新生児管理は FGR や PIH に関連した出生児の大きさや未熟性に注意して管理を行う必要がある．

①妊娠高血圧症候群（PIH）

APS の診断基準抗体が陽性である妊婦の場合 PIH の発症頻度が高いとされるが，特に抗体価が高値の場合や複数抗体が陽性である場合にはその傾向は強くなる．前向き研究の一部では，APS 診断基準抗体が陽性であることと PIH 発症に因果関係がないとの報告もあるが，抗体の測定方法や陽性とする力価基準にばらつきがあるためと考えられる．PIH 発症により前述のように母体や胎児適応による人工早産率も増加する．

②胎児発育不全（FGR）

APS 合併妊婦に PIH とともに発症しやすいのが FGR である．対象の取り方にもよるが，APS 合併妊婦における FGR 発症率は 30% 前後といわれている．重症な FGR で出生した児の一部

は，短期予後・長期神経学的予後が悪化することが知られており，注意深く経過観察する必要がある．FGR の最重症例では子宮内胎児死亡に至ることもあり，妊娠中の管理にも十分な注意が必要である．

4. 特発性血小板減少性紫斑病（idiopathic thrombocytopenic purpura：ITP）

妊娠中にみられる血小板減少症（血小板数<15 万/μL）の頻度は 5～10％と報告され，その原因の中で最も多いのは妊娠中の血液希釈や血小板産生低下・消費亢進に伴う病的意義の少ない妊娠性血小板減少症（gestational thrombocytopenia：GT）である．妊娠合併症である PIH や HELLP 症候群に関連した血小板減少や，産科出血やそれにより播種性血管内凝固（DIC）を発症したことを原因とする血小板減少症では，それ自体胎児に影響することはないため母体の出血リスク評価と出血管理を行うことが重要である．

ITP 合併妊娠は妊婦の血小板減少症の 3～5％を占めるとされており，妊娠中に増悪することがある．一般に妊娠中の血小板数の目標は，出血傾向を認めない場合 3 万/μL 以上であり，治療が必要な場合には副腎皮質ステロイド療法か免疫グロブリン大量療法を行う．分娩時に必要な母体血小板数は局所麻酔での帝王切開では 8 万/μL，経腟分娩では 5 万/μL が目安とされている．ITP 合併妊娠では胎児の血小板減少症も来すことがあり，出生後の経時的な血小板数の変化や出血傾向に注意が必要となる．

1 新生児への影響

ITP の多くは抗血小板抗体（PAIgG）が陽性である．PAIgG が妊娠中に胎盤を通過し胎児移行すると，胎児血小板の破壊から胎児血小板減少症を来す可能性があり，ITP 合併妊娠から産まれた新生児において，25～40％が血小板数 15 万/μL 以下，約 4％が血小板数 2 万/μL 以下であったとの報告がある．母体血小板数や PAIgG 抗体価から胎児の血小板数は予測できないことが知られているが，胎児採血などによる血小板数測定はリスクが高く推奨されていない．血小板数が低下している胎児では妊娠中や分娩時に出血のリスクが高まるが，帝王切開により出血が回避できるというエビデンスはなく，分娩方法は産科的適応に従う．出生した児は出血症状の有無に関わらず，臍帯血や新生児末梢血を用いて血小板数の評価を行い，必要があれば経時的に経過観察（一般的に出生後数日が血小板減少のピーク）を行う．新生児期に治療が必要な場合には，ステロイドや免役グロブリン療法，血小板輸血を適宜行う．

5. 甲状腺疾患

甲状腺疾患は妊娠可能年齢の女性に多い疾患で，日常臨床でも甲状腺疾患合併妊娠に遭遇する機会は多いといえる．甲状腺機能亢進症では妊娠中に流早産や死産，PIH，FGR，子宮内胎児死亡の割合が多いことが知られ，新生児には低出生体重，甲状腺機能異常を引き起こすことが知られている．一方，甲状腺機能低下症でも妊娠中の流早産，PIH，FGR，新生児には呼吸窮迫症候群，発達障害，甲状腺機能異常を引き起こすことが知られている．

胎児の甲状腺に作用する因子を考える場合，妊娠という特殊な環境からそれらの胎盤通過性を念頭に置く必要がある．図Ⅰ-Ⅳ-1 にその模式図を示しているが，Basedow 病や橋本病の原

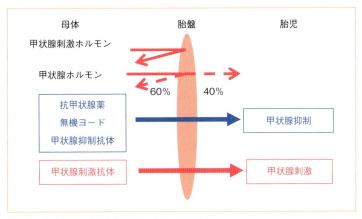

図I-Ⅳ-1　各種甲状腺作用因子の胎盤移行

因とされる母体の甲状腺自己抗体は容易に胎盤を通過し，妊娠中期以降の胎児甲状腺をその特性により刺激または抑制することが知られている．母体甲状腺ホルモン（thyroxine：T_4）は一部胎盤を通過するが，甲状腺刺激ホルモン（thyroid stimulating hormone：TSH）は胎盤を通過しない．母体に投与した抗甲状腺薬や無機ヨードは胎盤を容易に通過し母体より胎児甲状腺を強く抑制する．これら特殊性により母体採血による母体甲状腺機能と胎児甲状腺機能は必ずしも一致しないことがあり，母体の甲状腺機能管理だけではなく詳細な超音波検査を用いた胎児の甲状腺機能の評価も重要である．妊娠中に胎児甲状腺機能異常が高度となった場合には，胎児甲状腺腫の発症や胎児水腫，胎児死亡となることがある．

1 新生児への影響

1）母体甲状腺機能亢進症（Basedow病，腺腫性甲状腺機能亢進症）

母体Basedow病による甲状腺機能亢進症では，甲状腺自己抗体である抗TSH受容体抗体（TRAb）が胎盤を通過し胎児に移行するため，1〜2％の新生児に一過性甲状腺機能亢進症が認められる．移行抗体が消失する2〜3ヵ月後にはこの影響も消失することが多いため一過性となる．妊娠後半となってもTRAbが高値持続，特に刺激型抗TSH受容体抗体（TSAb）が高値持続する場合には，胎児期より甲状腺機能亢進症となる可能性もあり，母体への抗甲状腺薬の増量やヨウ化カリウム投与などによる胎児甲状腺管理が必要となり，出生直後より新生児の慎重な甲状腺機能評価・管理が必要となる．

腺腫性甲状腺機能亢進症では自己抗体の影響を考慮する必要はないが，コントロール不良な母体甲状腺機能亢進に対し過量の抗甲状腺薬を投与すると，その抗甲状腺薬が胎児により強く影響し胎児甲状腺機能低下症を来すことがある．それによる胎児甲状腺腫を来した場合，胎児治療としてT_4の羊水腔内投与の報告も散見される．出生後は胎児移行していた母体投与抗甲状腺薬は速やかに新生児より消失し，甲状腺機能は正常化することが多いが，経時的な甲状腺評価が必要となる．

2）母体甲状腺機能低下症（橋本病）

妊娠中の甲状腺機能低下症の原因の多くは慢性甲状腺炎である．妊娠初期は甲状腺ホルモ

ンの需要が増加することから，非妊時以上の甲状腺ホルモンの補充が必要なことが多い．血液中TSH濃度を妊娠初期には2.5 mIU/L以下，妊娠中後期には3.0 mIU/L以下を目安として甲状腺ホルモン補充を行うのが一般的である．また，TRAb陽性で阻害型抗TSH受容体抗体（TSBAb）が強陽性である場合，母体からの移行抗体による胎児甲状腺機能低下症や新生児一過性甲状腺機能低下症を呈する可能性があり，より注意深い経時的な新生児甲状腺機能評価が必要である．

文献

1) 日本妊娠高血圧学会編：妊娠高血圧症候群の診療指針2015，p.30，p.108，Medical view社，2015.
2) Bramham K：Chronic hypertension and pregnancy outcomes：systematic review and meta-analysis. BMJ, 348：g2301, 2014.
3) Samadi AR, et al.：Pleeclampsia associated with chronic hypertension among Africal-american and White woman. Hypertension in pregnancy, Ethen Dis, 11：192-200, 2001.
4) Sibai BM, et al.：Risk factors for preeclampsia, abruption placentae, and adverse neonatal outcomes among women with chronic hypertension, National Institute of Child Health and Human Development Network of Maternal-Fetal Medicine Units, N Engl J Med, 339（10）：667-671, 1998.
5) Ananth CV, et al.：Chronic hypertension and risk of placental abruption. Am J Obste Gynecol, 197：273. e1-7, 2007.
6) 佐中眞由実 他：糖代謝異常妊娠全国調査の概要―1996年～2002年．糖尿病と妊娠，5：37-41, 2005.
7) 日下秀人 他：妊娠糖尿病のスクリーニングに関する多施設共同研究．糖尿病と妊娠，5：74-78, 2005.
8) Miller E, et al.：Elevated maternal Hemoglobin A1c in early pregnancy and major congenital anomalies in infants of diabetic mothers. N Engl J Med, 304：1331-1334, 1981.
9) 和栗雅子：妊娠中に発見された糖尿病症例にみる先天奇形の出現頻度．Diabetes Frontier, 10（5）：685-689, 1999.
10) Yogev Y, et al.：Diurnal glycemic profile in obese and normal weight momdiabetic pregnant woman. Am J Obstet Gynecol, 191：949-953, 2004
11) Crowther CA, et al.：Effect of treatment of gestational diabetes mellitus on pregnancy outcomes. N Engl J Med, 352：2477-2486, 2005.
12) The HAPO study Cooperative Research Group：Hyperglycemia and adverse pregnancy outcomes. N Engl J Med, 358：1991-2002, 2008.
13) O'Sullivan JB：In carbohydrate metabolism in pregnancy and the newborn, 4：287-294, Springer-Verlag, London, 1989.
14) Boney CM, et al.：Metabolic Syndrome in Childhood：Association with birth weight, maternal obesity, and gestational diabetes mellitus. Pediatrics, 115：e290-296, 2005.
15) Shinohara K, et al.：Neonatal lupus erythematosus：results of maternal corticosteroid therapy, Obstet Gynecol, 93（6）：952-957, 1999.
16) Yasmeen S, et al.：Pregnancy outcomes in women with systemic lupus erythematosus. J Matern Fetal Med, 10：91-96, 2001.
17) 山田秀人 他：妊娠中毒症と抗リン脂質抗体．産婦人科の実際，54（4）：567-578，金原出版，2005.
18) Branch DW, et al.：Outcome of treated pregnancies in women with antiphospholipid syndrome：an update of the Utah experience. Obstet Gynecol, 80：614-620, 1992.
19) 塚田唯子：内分泌内科―血小板減少がみられる妊婦を紹介されたら―．レジデント，5（2）：63-67，医学出版，2012.
20) Boehlen F：Thronbocytopenia during pregnancy-Importance, diagnosis and management. Hamostaseologie, 26：72-74, 2006.
21) 宮川義隆 他：妊娠合併特発性血小板減少性紫斑病診療の参照ガイド．臨床血液，55（8）：934-947，日本血液学会，2014.
22) 荒田尚子：内分泌内科―甲状腺機能異常のある妊婦を紹介されたら―．レジデント，5（2）：40-46，医学出版，2012.

［梅原永能］

Ⅱ 新生児の観察と処置

A 正常編

Ⅰ 分娩室での観察と処置

> **要点**
> ① 分娩立ち会いの際には，娩出前に妊婦情報（産科歴，妊娠経過など），胎児情報を収集し，出生時の状況をイメージする習慣をつけ，立ち会いスタッフで共有できるようにする．
> ② 出生した児の状況と，出生前のイメージとの差を振り返り，次のイメージの修正に努める．
> ③ 出生後，蘇生が必要な場合には，日本版新生児蘇生法（NCPR2015）に準じて蘇生を行う．
> ④ 出生後，安定した新生児の診察では，チェックリストなどを用いて見逃しがないように系統的に行う．
> ⑤ 蘇生の有無にかかわらず，蘇生記録に始まる新生児の診療録を作成する．

　妊娠経過が順調であり正期産となった場合，90％の新生児は元気に出産する．しかし，残りの10％の新生児は出生時に何らかのサポートを必要とし，約5％はマスクバックなどによる積極的な蘇生を必要とする．このような新生児のために，分娩を扱う施設においては，常に的確な対応ができるように準備をしておかなくてはならない．この章では，正常に生まれるべき児への対応について述べる．なお，新生児蘇生法は国際蘇生協議会（ILCOR）によって5年ごとにコンセンサスとして公表されたものに基づいて，各国が国々の諸事情に合わせたものとして公表されている．この項では，ILCORコンセンサス2015に基づいて作成された，日本版新生児蘇生法2015（NCPR2015）に準じて述べる[1,2]．ただし，新生児蘇生は，講習を受ければできるわけではなく，実際の分娩立ち会いの経験が必要不可欠であることから，NCPR前後の対応についても述べる．

1. 分娩立ち会いに際して

　すべての分娩に，新生児蘇生の講習を受け，新生児蘇生の知識・技術をもつスタッフが立ち会うことが望まれる．しかし，実際の現場では人員不足などから，常に新生児蘇生を行えるスタッフが立ち会うことが困難な場合も多い．そんな場合には，分娩状況に応じて立ち会いをす

表Ⅱ-A-Ⅰ-1　立ち会い時に必要な情報

母体情報	母体年齢 既往歴（内分泌疾患，糖尿病など） 産科歴（過去の妊娠経過，分娩経過など） 妊娠経過（飲酒，喫煙の有無，感染の有無，体重変化，高血圧など）
胎児情報	在胎週数 胎内発育状況，羊水量，推定体重，奇形の有無 胎児モニタリングデータ（胎児心拍数変化など） 胎位，胎児数
分娩情報	分娩方法（吸引分娩，鉗子分娩，骨盤位分娩など），分娩時間

る基準をもうけ，リスクが高いときは最初から，経過中に何らかの問題が起きた際にはそのときにスタッフが駆けつけて立ち会うなど，施設毎の工夫が必要となる．このように，チームとして行う場合には，その連絡基準，連絡方法などを，チームで共有し，分娩室，看護室，医師室などに明記しておくことも重要である．

1 分娩前の情報収集

　分娩に立ち会う場合には，その分娩がどのような状況で行われるのかイメージできるように，必ず妊婦情報（母体年齢，産科歴，妊娠経過，分娩時の在胎週数など），胎児情報（児の推定体重，奇形の有無など）を十分に収集する．そして，これらの情報とその後の分娩経過を合わせて考えることで，児がどのような状態で出生するかを常にイメージすることが重要であり，分娩に立ち会うすべてのスタッフが同じようなイメージを共有できることが最終目標となる（**表Ⅱ-A-Ⅰ-1**）．

2 分娩時に必要な備品，物品

　分娩に立ち会う場合，常に最悪の場合を想定し，準備をしておく．そのためには，次にあげるような器材，物品を準備しておく（**表Ⅱ-A-Ⅰ-2**）．

2. 出生直後の新生児の観察

1 出生直後の新生児の観察のポイント

　分娩時には，分娩の直接介助者が抱え上げた児の，皮膚色（赤い？　紫色？　白い？），体の緊張状態（手足が動いている？　背筋が伸びている？　ぐったりしている？　だらんと垂れ下がっている？），啼泣状況（元気に泣いている？　泣いているが，ガラガラしている？　泣かない？）などを瞬時に見て，聞いてその状況を判断することになる．そして，蘇生台に児が乗せられたときには，すでに，児の状態が，良い，悪い，その中間，程度の判断ができていることが望ましい．この間はモニターもなく，客観的な数字で表せるものは存在しない．一つ一つの児の様子を，丁寧に観察して経験を重ねることが重要である．なお，分娩後に児が安定したら，出生前にイメージした児と，実際に出生した後の児との差を常に皆で振り返り，そのずれを修正するよう検討することが大切である．

表Ⅱ-A-Ⅰ-2 準備すべき備品，物品

	備品・物品名
備品	ラジアントウォーマー 酸素配管/酸素ボンベ（流量計） 圧縮空気配管（流量計） ブレンダー 吸引器/吸引配管（吸引ボトル） Tピース・リサジテーター パルスオキシメーター （心電計）
物品	タオル（大，小） マスク（2～3サイズ） 自己膨張式/流量膨張式バッグ（マノメーター） 喉頭鏡/ブレード（0，00） （スタイレット） 吸引カテーテル（6 fr，8 fr，10 fr，12 fr）* 気管挿管チューブ（2.5，3.0，3.5）* カプノメーター 聴診器 パルスオキシメータの新生児用プローベ* 心電計の新生児用電極* 注射器（1 mL，2.5 mL，5 mL，10 mL）* 薬剤（アドレナリン，生理食塩水，ブドウ糖水）* 臍カテーテル* 静脈留置針* 固定用テープ （ラリンジャルマスク*）

＊ 消耗品は，使用期限があるので，在庫管理には注意を要する．

2 児に対する分娩時侵襲のチェック

分娩現場で侵襲の程度を判断するのは，まず出生直後の皮膚色と筋緊張であり，前述したとおりである．その後は後述する蘇生法により，蘇生を開始するか，ルーチンケアに向かう．回復が速やかであれば侵襲は少なく，回復が遅れるようなら侵襲は大きいと判断するのが妥当であり，後者の場合には，蘇生後のケアとしてより慎重な対応が必要となる場合が多い．

3 Apgar スコアの意義

Apgar スコアとは，1950 年代に麻酔科医であった Apgar 氏によって提唱された，新生児の出生直後の評価指数である（表Ⅱ-A-Ⅰ-3)[3]．

表Ⅱ-A-Ⅰ-3 に示すように，Apgar スコアは，通常，生後 1 分後，5 分後に判定することが決められている．そして，5 分後の評価スコアが，児の神経的長期予後によく相関するといわれている．また近年では，脳低体温療法の適応基準の観点から，生後 1 分，5 分の Apgar スコアが低い場合には，生後 10 分の Apgar スコアの測定も重要視されている．後述する NCPR においては，生後 1 分，5 分という節目はないことから，Apgar スコアの判定は必要ないと誤って判定しない場合が散見されるが，Apgar スコアは，現在でも重要な指標の一つであり，NCPR による蘇生中であっても判定を怠ってはいけない．

表Ⅱ-A-Ⅰ-3　Apgar スコア

	0点	1点	2点
皮膚の色	全身が蒼白，青紫色	体幹が淡紅色，四肢にチアノーゼ	全身が淡紅色　チアノーゼがみられない
心拍数	60回/分未満	60回/分以上，100回/分未満	100回/分以上
反射	反応しない	顔をしかめる，弱く泣く	強く泣く
筋緊張	弛緩	少しだけ四肢を動かす	活発に四肢を動かす
呼吸数	呼吸しない	弱い呼吸	強く呼吸する

生後1分後と5分後に上記スコアを判定し，
0～3点：重症仮死，4～6点：軽度仮死，7～10点：正常　と判定する

3．新生児蘇生の実際

　現在，日本では日本版新生児蘇生法（NCPR2015）に則って，臨床現場での新生児蘇生を行うことが求められている．この新生児蘇生法の実際の項は，このNCPR2015に準じて述べる．

1 ILCOR コンセンサス 2015 に基づく新生児蘇生法とは

　日本においては，2007年に日本周産期新生児学会主催による，ILCORコンセンサス2005に準じた第1回新生児蘇生法講習会（NCPR）が開催されたのが，ILCORコンセンサスに準じた蘇生法の始まりである．その後，ILCOR2010の改訂によりNCPRでも，羊水混濁時の対応の除外，空気での人工呼吸の導入，パルスオキシメータの使用，CPAPの導入など大きな変化がみられた．そして，ILCOR2015においては，2010での改訂はすべて継承され，新たに蘇生中の体温管理の重要性，蘇生が必要となった場合の人工呼吸を行うまでの時間軸の確認（60秒以内），心拍数確認法としての心電図の使用，換気の重要性の再確認，胸骨圧迫中の酸素濃度などが変更点として挙げられた．これらの中では，蘇生が必要と判断された場合の速やかな人工呼吸開始，そして，その換気の重要性の強調が，最も重要とされ，これは蘇生の基本でもある．

2 新生児蘇生法の手順

　新生児蘇生の手順は，NCPR2015のアルゴリズムに準ずる（図Ⅱ-A-Ⅰ-1）．アルゴリズムは，出生直後のチェックポイントで，いずれかを認めた場合に，蘇生の初期処置に向かい，その後，心拍数100回/未満か自発呼吸がない場合は，図の左側の「**蘇生の流れ**」へ，心拍数100回/分以上かつ自発呼吸ありの場合は，図の右側の「**安定化の流れ**」へ進む．この2つの流れの理解が最も重要となる．

1）出生直後のチェックポイント

　早産児，弱い呼吸・啼泣，筋緊張低下の3つのチェックポイントをすべて認めない場合は，母親のそばでルーチンケアに向かい，一つでも認めれば蘇生の初期処置に向かう．実際には，ほとんどの場合は，前述したように妊婦情報から早産児かどうかは出生前にわかっているので，出生直後のチェックポイントは呼吸と筋緊張の2つということになる．ルーチンケアには，保温，気道開通，皮膚乾燥と蘇生の初期処置と同様の項目が並ぶが，これは児の状態をみて適宜必

A 正常編　I　分娩室での観察と処置

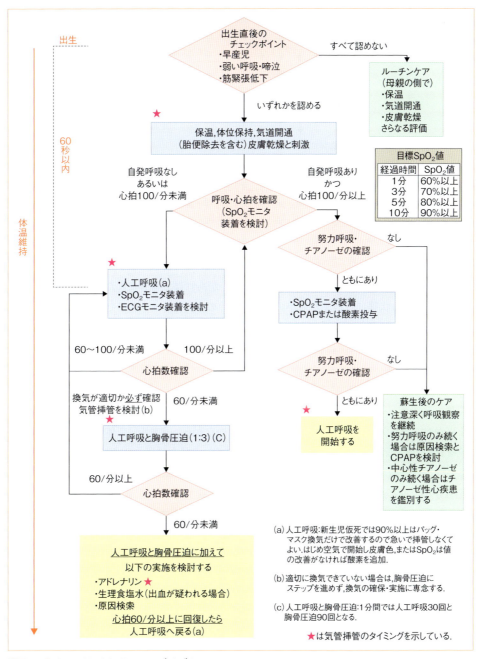

図Ⅱ-A-I-1　NCPR2015　アルゴリズム
★は気管挿管のタイミングを示している.
（日本蘇生協議会：新生児の蘇生．JRC蘇生ガイドラインオンライン版．p.6, 2015. より一部改変）

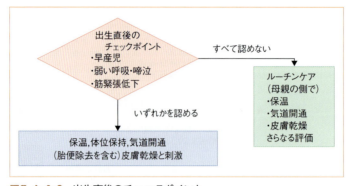

図Ⅱ-A-Ⅰ-2　出生直後のチェックポイント
実際に出生後に判断するチェックポイントは2つである．ルーチンケアに進んでも，児は安定しているわけではない．さらなる評価が重要である．

要ならば行うと考える．たとえば強く泣いているのに，あえて刺激や吸引をする必要はないと判断できるし，泣いているときに分泌物が絡んだ様子があれば，泣き止んだときに速やかに吸引を行うなど，児の状態に合わせた最小の処置を行うのが，ルーチンケアである．ただし出生直後の児は，まだ，状態が不安定であることから，定期的な呼吸，心拍数の確認を怠ってはならないし，この状態から，逆に蘇生の初期処置に向かう場合もあることを忘れてはならない（図Ⅱ-A-Ⅰ-2）．

2）蘇生の初期処置

　出生直後のチェックポイントを一つでも認めれば，蘇生の初期処置に進む．まず，蘇生台に児を寝かせ，ラジアントウォーマーにより保温を行いながら，タオルにて体を拭いて乾燥させ，体位を保持して，気道吸引を口⇒鼻の順で行う．また，十分な呼吸が出ないようなら背部刺激，あるいは足底刺激による呼吸刺激を行う．この間に明らかに状態が悪く，自発呼吸が出ない，心拍数が100回/分未満であれば，パルスオキシメータを装着しつつ，速やかに「**蘇生の流れ**」，すなわち人工呼吸に進んでも構わない．なお，この際の心拍数の確認は聴診器による聴診で行う．逆に，蘇生の初期処置施行中に，児が強く泣きだす，四肢を激しく動かすなどの反応が認められれば，「**安定化の流れ**」に進み，努力呼吸の有無の確認と中心性チアノーゼの有無の確認を行い，両者を認めれば，CPAPあるいは酸素投与に向かい，どちらも認めない，あるいは，片方のみ認めた場合には蘇生後のケアに向かう（図Ⅱ-A-Ⅰ-3）．

3）人工呼吸

　蘇生の初期処置を行っても自発呼吸が出ない，心拍数が100回/分未満の場合には，ただちに人工呼吸を開始する．人工呼吸は，自己膨張式マスクバックを使用する場合には，リザーバーをつけず，酸素チューブもつけずに開始し，流量膨張式マスクバックを使用する場合は圧縮空気とブレンダーを準備し，最初は空気のみで開始する．実際のマスクバック法は，まず，適正サイズのフェイスマスクを選択し，正しい持ち方（ICクランプ法）で正しく当てることで始まる（図Ⅱ-A-Ⅰ-4, 5）．マスクを当てた後は，マスクを持った手を動かさないように固定し，もう一方の手でバックをゆっくり加圧，開放を繰り返す．人工呼吸開始時には30～40 cmH$_2$O，ある

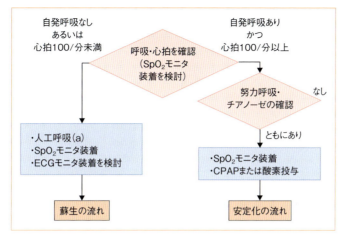

図Ⅱ-A-Ⅰ-3　蘇生の流れと安定化の流れの分岐点
左側の「蘇生の流れ」, 右側の「安定化の流れ」の分岐点で最も重要なのは心拍数である. 呼吸の判断で迷ったときは心拍数だけで判断して構わない.

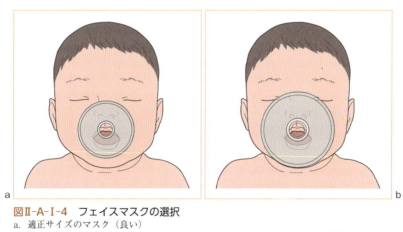

図Ⅱ-A-Ⅰ-4　フェイスマスクの選択
a. 適正サイズのマスク（良い）
b. 大きすぎるマスク（悪い）

（文献2）より作成）

いはそれ以上の圧を必要とする. その後は, 次に示すような効果判定を行いながら, 40〜60回/分の回数で継続する.

　開始された人工呼吸が有効であるかの判断は, 徐脈の改善, 前胸部の皮膚色の変化である. 教科書的にはマスクバックにより胸が上がるといわれているが, 実際には, 徐脈, 皮膚色の改善が最も信頼性のあるわかりやすい指標となる. NCPR2015 では, 心拍数が 100 回/分以上に回復, あるいは呼吸が始まる（泣き始める）場合には, **安定化の流れ**に進み, 逆に人工呼吸を行っても, 前述したような効果がみられず, マスクの当て方, 気道確保の体位, 十分な換気圧かなどの再確認を行っても, 反応が十分ではなく, 心拍数が 60 回/分以上 100 回/分未満であれば人工呼吸を継続し, 心拍数が 60 回/分未満なら人工呼吸に加え, 胸骨圧迫を開始する. なお,

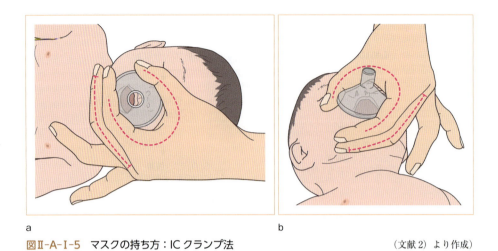

a　　　　　　　　　　　　　　　　　　　　b

図Ⅱ-A-Ⅰ-5　マスクの持ち方：IC クランプ法　　　　　　　　　　（文献 2）より作成

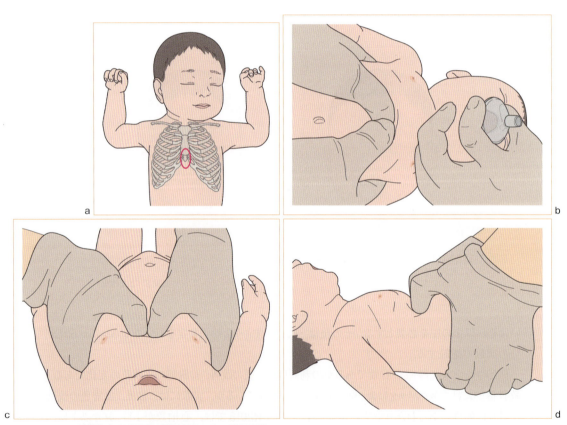

図Ⅱ-A-Ⅰ-6　胸郭包み込み両母指圧迫法による胸骨圧迫
a．親指，2 本の指の位置． ⭕圧迫部位
　　・胸骨の下部 1/3 の所を両母指で圧迫
　　・他の指は背中に回す
　　・圧迫期は胸壁の厚さの 1/3 程度がへこむ
b．上方からみた母指の位置
c．児頭の方向からみた母指の位置
d．横からみた胸骨圧の深さ

（文献 2）より作成

A 正常編　Ⅰ　分娩室での観察と処置

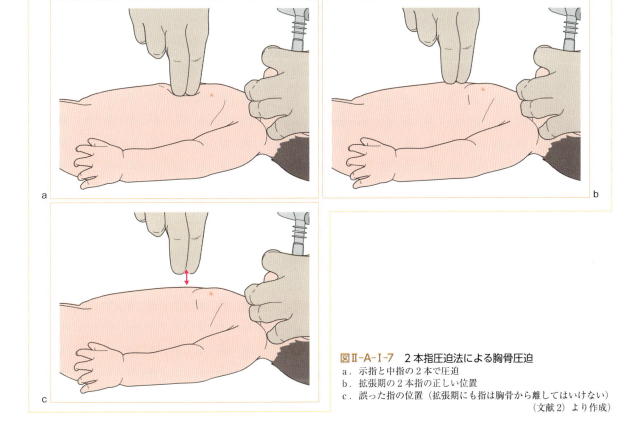

図Ⅱ-A-Ⅰ-7　2本指圧迫法による胸骨圧迫
　a．示指と中指の2本で圧迫
　b．拡張期の2本指の正しい位置
　c．誤った指の位置（拡張期にも指は胸骨から離してはいけない）
（文献2）より作成）

このときには，人工呼吸中の酸素濃度を高濃度まで上げて対応することが推奨されている．

4）胸骨圧迫

　胸骨圧迫は，人工呼吸を開始しても効果がみられず，マスクの当て方，気道確保の体位，十分な換気圧かなどの再確認を行っても，なお効果がみられず，心拍数が60回/分未満の場合に開始する．蘇生者が二人の場合には人工呼吸と胸骨圧迫に担当を分け，胸骨圧迫の担当者が『イチ，ニイ，サン，バック』と掛け声をかけながら，胸骨圧迫対人工呼吸を3対1で開始する．この場合，胸骨圧迫は両母指圧迫法を用い，胸骨下1/3を，胸郭の約1/3の深さまで圧迫する（図Ⅱ-A-Ⅰ-6）．もし臍カテーテル挿入を行うなど，腹部側で圧迫できない場合には，二本指法で胸骨圧迫を行うが，その際には，圧迫位置がずれないように圧迫解除のときも指を皮膚から離すことなく，次の圧迫に進むように注意する（図Ⅱ-A-Ⅰ-7）．胸骨圧迫は心拍が再開し，心拍数が60回/分を超えるまで，人工呼吸とともに絶え間なく継続する．

5）薬物投与

　確実な人工呼吸と胸骨圧迫を行っても，なお心拍数の回復が認められない場合には，蘇生を続けながら臍カテーテルを挿入し，経臍静脈的にアドレナリン（ボスミン®）を投与する．通常は，1 mLのアドレナリンを9 mLの生理食塩水で10倍に希釈した溶液を用いて，0.1〜0.3 mL/kg

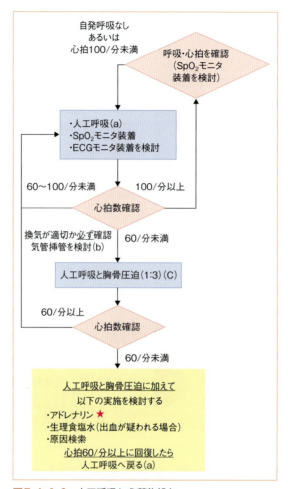

図Ⅱ-A-Ⅰ-8　人工呼吸から薬物投与へ
常に人工呼吸が効果的であるか意識することが重要．有効な換気ができなければほかの処置の意味はない．

(0.01〜0.03 mg/kg) を使用する．臍静脈路の確保が難しい場合で，気管挿管がされている，あるいは容易に気管挿管ができる場合には，経気管チューブ的に，同様のアドレナリン希釈溶液を，0.5〜1.0 mL/kg (0.05〜0.1 mg/kg) を投与する．薬物投与は，あくまでも適切な蘇生（人工呼吸と胸骨圧迫）が行われていることが前提であり，薬剤投与のために蘇生を中断しないように注意する（図Ⅱ-A-Ⅰ-8）．

6）気管挿管の適応とタイミング

気管挿管は，気道確保という点ではその確実性は高い処置であるが，一方では，気管チューブ留置のためには，喉頭展開，気管チューブ挿入という侵襲的処置も必要とするために，手技に精通しているスタッフが立ち会っている，あるいは介助できる状態で行うべきである．気管挿管の適応は，次に挙げる4つが主なものとなる．①羊水混濁があり，胎便が気道を閉塞している場合，②マスクバック換気で十分な効果が得られない場合，③蘇生が長引き，より安定した

表Ⅱ-A-Ⅰ-4　在胎週数・出生時体重別の気管チューブの太さと固定長

体重（kg）	在胎週数	チューブサイズ（mm）	口角までの挿入長 6＋体重（kg）cm
<1.0	<28	2.0・2.5	6.5〜7.0
1.0〜2.0	28〜34	2.5・3.0	7.0〜8.0
2.0〜3.0	34〜38	3.0・3.5	8.0〜9.0
3.0<	38<	3.5	9.0<

気道確保が必要なとき，④薬物投与の経路として気管を選択したとき．これらの気管挿管のタイミングは，アルゴリズム内の星印で示してある．気管挿管は侵襲的処置でもあることから，その準備を確実に行う必要がある．準備すべき物品は**表Ⅱ-A-Ⅰ-2**に示すとおりである．なかでも気管チューブ，喉頭鏡のブレードなどのサイズがいくつかあるものは予想サイズに加え，その前後のサイズも必ず準備する．気管チューブの適正サイズは**表Ⅱ-A-Ⅰ-4**に示す．また，気管チューブは先端から約1.5〜2 cmにあるマーク（声帯指標線）が声門にくるように挿入する．

口角からの挿入長は，**挿入長（cm）＝6＋体重（kg）（cm）**が目安となる．

7）気管挿管の手順

①バッグ・マスクによる酸素化を十分に行う．

②挿管時の新生児の基本的体位は，バッグ・マスク換気のときと同様である（平坦な表面に正中位に頭部を置き，わずかに頸部を伸展する；sniffing position）．

③左手で喉頭鏡を持ち，右手で児の顔を保持し開口する．この際，小児，成人のように喉頭鏡グリップを手全体ではなく，母指，第1指，第2指の3本程度で持つほうが，無駄な力が入らずに児にやさしい処置となる．

④通常用いる直型ブレードの場合は，先端をちょうど舌の基部の奥で，直接喉頭蓋を押さえる位置までブレードを進める．カーブ型ブレードを使用する場合は，喉頭蓋谷にブレードの先端を位置するまで進めなくてはならないが，新生児の場合は解剖学的に難しい．

⑤わずかにブレードを持ち上げ，咽頭領域を露出させるために舌を持ち上げる．ブレードを持ち上げるとき，ハンドルが示している方向にブレード全体を持ち上げる．くぎ抜きを使うように手関節をこねたり，ハンドルを手前に引くことによってブレード先端のみを上げたりしてはいけない．

⑥解剖学的指標を探す．ブレードの先端が喉頭蓋を正しく押さえていれば，その下に喉頭が開いているのが見えるはずである．また声帯が喉頭の両側に縦縞として，または逆位のV字として見えるはずである．これらの構造（解剖学的指標）がはっきり見えない場合，確実に構造が見えてくるまでブレードの位置を調整する．輪状軟骨（喉頭を覆う軟骨）に下方へ押すことは，喉頭が視野に入ることを助けることがある．術者自身が小指あるいは薬指で，または介助者によって押すことによる．また分泌物を認めれば吸引し，視野を改善させる．喉頭が十分に見えていないのに挿管を試みることが，挿管失敗の最大の原因である．

⑦右手にチューブを保持して，水平面に位置しているチューブのカーブに沿って新生児の右口角から挿入する．チューブが喉頭の視野を邪魔せずに，喉頭が見えるように保ち，声帯が開い

たとき声帯指標線が声帯の位置に入るまで，気管チューブの先端をゆっくりと挿入する．声帯の位置に声帯指標線が一致した長さでチューブを口角に抑える．これで，チューブ先端が声帯と気管分岐部のほぼ中間に位置するはずである．

⑧挿管後，チューブをしっかり右手で固定したまま注意深く喉頭鏡を抜去し，チューブをテープまたは固定器で固定する．なお，挿管操作は必ずパルスオキシメータ装着下で行い，心拍数低下，チアノーゼ増強などに十分注意し，無理な操作は行わず，バッグ・マスクで十分に換気を行ってから実施する．20秒以内に挿管できなければ，再びバッグ・マスクで換気を行ってから再施行する．

8）蘇生中止の判断

出生後に適切な蘇生が行われたにもかかわらず反応せず，生後10分たってもApgarスコアが0点で自己心拍が確認できない場合は，科学的には蘇生を続けるか，中止するかの判断を考慮してもよいと考えられる．しかしこのときには，必ず蘇生の適切性，低体温療法などの集中治療を受けられる可能性の有無，分娩前の特殊な状況の有無，家族の要望などの様々な因子を検討することが重要で，これは，個々の児によって全く違った対応となる場合もあることを理解しなくてはならない．

9）安定化の流れ（CPAPと酸素投与）

蘇生の初期処置を行っている間に，元気に泣き出す，四肢を動かしだす，などの反応が認められ，心拍数が100回/分以上，かつ，自発呼吸がある場合には，アルゴリズムの右側の「安定化の流れ」に向かう．そこで，まず，努力呼吸の有無，中心性チアノーゼの有無の確認を行う．努力呼吸とは，具体的には陥没呼吸・呻吟・多呼吸（60回/分以上）を指す．あえぎ呼吸（無呼吸と同義と考える）と努力呼吸との判別は困難だが，あえぎ呼吸の場合は徐脈を伴うために，心拍数によってこの両者はすでに鑑別されていると考えてよい．また，鼻翼呼吸も比較的よく認められる努力呼吸の所見の一つではあるが，これ単独であれば呼吸障害の程度は軽度で自然軽快することが多い．

これらの努力性呼吸と中心性チアノーゼの両者を認めた場合には，空気によるCPAP，あるいは100%酸素によるフリーフロー酸素投与を行う．どちらを選択するかは施設の設備，人員状況にあったもので構わない．そして効果が認められ，努力性呼吸，あるいは中心性チアノーゼが改善した場合には，蘇生後のケアに向かう．しかし，両者に改善が認められない場合には，バックマスクによる人工呼吸の適応となり，アルゴリズムでは左側の「蘇生の流れ」に向かうことになる（図Ⅱ-A-Ⅰ-9）．

4．新生児蘇生後の新生児の観察

ここではNCPR2015に準じて，「ルーチンケア」，あるいは何らかの蘇生を経て，「蘇生後のケア」の段階にきた新生児に対して行う観察について述べる．ここでの新生児の観察は，出生直後に行う蘇生が必要か不要かの判断のように瞬時に行う必要はなく，逆に見逃しがないように，一つ一つ丁寧にもれなく観察することが重要である．

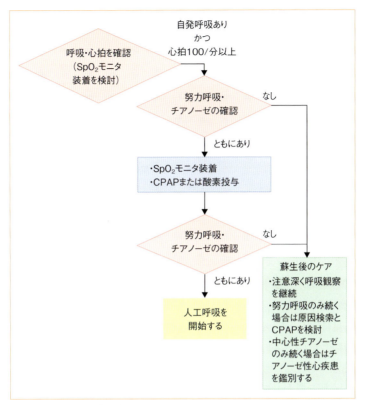

図Ⅱ-A-Ⅰ-9　安定化の流れ
安定化の流れは施設によって，対応が変わってくる．それぞれの施設での方法をスタッフ間で統一しておくことが重要である．

1 診療記録の作成

新生児が出生した瞬間から，NCPR2015に準じた蘇生処置あるいはルーチンケアなどの記録を経時的に行うことが重要である．そして，その蘇生記録に引き続き，安定した状態の新生児の継続的な診察記録も欠かしてはいけない．ただし，記載の負担を減らすためにも，出生後の身体的異常の有無などはチェックリスト的な診療録を作成し，簡単で漏れがないように工夫することも重要である．

2 出生時，出生後の児の扱い

NCPRに準じた蘇生を行っている最中でも，Apgarスコアを用いて評価し，すべての児に1分後と5分後の値を記録する．5分後が7点以下の場合は，その後も状態が安定するまで記録する．新生児が安定したら，全身計測，個人標識，点眼を行う．これらは母子接触を考慮しながら実施する．その後，児の状態（呼吸，心拍数，体温，皮膚色，活気・筋緊張）が安定していることを経時的に確認する．この間，母子の状態に問題なければ，安全に配慮しながら早期母子接触と初回授乳を考慮する．

表Ⅱ-A-Ⅰ-5　新生児の診察のチェックポイントシート（例）

項　目			項　目		
頭部：血腫	有（	）無	胸部：呼吸音	異常（	）正常
大泉門	×（	）	心音	異常（	）正常
皮膚異常	有（	）無	副乳	有（	）無
顔面：血管腫	有（	）無	腹部：肝腫大	有（	）無
副耳	有（	）無	脾腫大	有（	）無
耳介形成	有（	）無	腹直筋ヘルニア	有（	）無
耳瘻孔	有（	）無	背部：髄膜瘤	有（	）無
眼球異常	有（	）無	皮膚洞	有（	）無
口唇・口蓋裂	有（	）無	鼠径部：ヘルニア	有（	）無
頸部：血管腫	有（	）無	停留睾丸	有（	）無
鰓弓遺残物	有（	）無	陰嚢水腫	有（	）無

3 新生児診察の実際

1）新生児の観察のポイント

新生児の観察で重要なのは，見逃しをしないことである．そのためには診察する際に，たとえば「頭側から足に向かって」など，いつも同じ診察方法で行うことが重要で，これに加え見逃しをしないためにチェックリストを用いるのも一つの良い方法である（表Ⅱ-A-Ⅰ-5）．

2）診察の方法

新生児をまず衣服を脱がせて寝かせ，その状態での児の四肢の動き，表情，皮膚色などを観察する．全体像をみた後に頭から診察を始め，頭髪内皮膚，顔面（耳，眼，鼻，口），頸部と徐々に体を足の方に向かって進む．口腔内など，診察で児が泣きだしてしまう可能性がある場合は，その部位を避け，他の診察を優先する．診察の漏れを防ぐためには前述したようなチェックリストを用いることも有用である．生死にかかわることではない小さなあざであっても，家族にとっては大きな心配となることもある．小さい異常も見逃さず，確実に診断し記録に残すことが大切である[4]．

文　献

1) 日本蘇生協議会：新生児の蘇生．JRC蘇生ガイドラインオンライン版．2015．
（http://jrc.umin.ac.jp/pdf/20151016/4_NCPR.pdf）
2) 細野茂春 監：日本版救急蘇生ガイドライン2015に基づく 新生児蘇生法テキスト．改訂第3版，メジカルビュー社，2016．
3) Apgar V：A proposal of a New Method of Evaluation of the Newborn Infant. Current Researches in Anesthesia and Analgesia, 32：261-267, 1953.
4) 佐藤和夫，林　時仲 他：正期産新生児の望ましい診療・ケア．日本未熟児新生児学会雑誌，24（3）：419-441，2012．

［草川　功］

出生時のチェックポイント

> **要点**
> ❶ 新生児室で行うチェックは，児の状態が落ち着いた時点で行う．
> ❷ 出生時のチェックで行えなかった細かい点を確認する．
> ❸ 新たに出現した症状はないかチェックする．
> ❹ 黄疸，哺乳状況，活気などをみる．

　出生時，分娩室で新生児仮死の有無，呼吸障害，チアノーゼ，外表奇形の異常のチェックを行う．その後児の状態が安定した時点で詳しい診察を行う．詳しい診察は，初回の分娩室でのチェックの程度，各施設の実情に合わせて行う．
　診察にあたり，母体の妊娠分娩時の情報を十分に把握しておくことが大切である．
　在胎週数は胎児超音波検査により正確に求められるようになったが，出生後，児の神経学的所見と外表所見から成熟度を判定する方法があり，Dubowitz 法（図Ⅱ-A-Ⅱ-1）やこれを簡略化した Ballard 法が用いられている．

1. 新生児の診察

　診察は児が安静にしているときに，姿勢，動き，皮膚色，顔つきなどを観察し，泣き出さないようそっと衣類を脱がせ，胸部，腹部の聴診を行う．その後，頭部，頸部，腹部などの触診，股関節脱臼のチェック，神経学的検査を行う．決まった順番に行わなくてもよいが，児が嫌がって泣き出しそうなものは後回しにし，静かにしないとわからない心音や呼吸音の聴診を先に行うようにする．
　新生児の意識障害の有無の判定は難しいが，Volpe は外的刺激に対する反応から意識レベルを次の3段階に分け判定している．
　①正常 (normal)：覚醒刺激（光を当てる，ベルを鳴らす，軽く揺する，つねるなど）に対し在胎週数相当の反応をする．
　②昏迷 (stupor)：刺激に対し覚醒反応が減弱または欠如している．
　③昏睡 (coma)：覚醒反応が欠如し，運動反応が低下・欠如している場合である．また重度の昏迷との区別は，昏睡では反応性に常同性があり，潜時が不明確，日常的な動作がないことで行われる．
　刺激に対する反応，泣いたときの動きや泣き声にも注意する．かん高い泣き声は脳性啼泣 (cephalic cry) と呼ばれ，頭蓋内出血など中枢神経系の異常の特徴とされている．

項目　　　　　　　　　　　　点数	0点	1点	2点	3点	4点	5点
1. 姿勢　posture 仰臥位，安静	腕と脚を伸展	股関節，膝関節でわずかに屈曲，腕は伸展	脚が，より強く屈曲，腕は伸展	腕がわずかに屈曲，脚は屈曲外転	腕と脚が完全に屈曲	
2. 角窓　square window 検者の母指と示指で，児の手を前腕の方向へ十分屈曲させるように圧力を加える	90° 前腕と小指球の角度90°	60°	45°	30°	0°	
3. 足首の背屈　ankle dorsiflexion 検者の母指を児の足蹠に，他の指を児の脚の背面におき，足を脚の前面に向けて屈曲させる	90°	70°	45°	20°	0°	
4. 腕の戻り反応　arm recoil 仰臥位．児の腕を5秒間屈曲させたのち，手をひっぱって十分に伸展させ，それから手をはなす	180° 伸展，または無目的の運動	90〜180° 屈曲不完全または反跳ゆっくり	<90° 迅速，完全に屈曲			
5. 脚の戻り反応　leg recoil 仰臥位．股関節と膝関節を完全に屈曲（5秒間），ついで足をひっぱって脚を伸展したのち手をはなす	180° 屈曲（−），またはわずか	90〜180° 不完全な屈曲	<90° 股関節および膝関節で完全に屈曲			
6. 膝窩角　popliteal angle 検者の左の母指と示指で，児の上腿を胸壁につけたのち（膝胸位），右の示指で足関節の後部を圧して，脚を伸展させる	180° 肘窩角 180°	160°	130°	110°	90°	<90°
7. 踵-耳　heel to ear maneuver 児の足を持って頭部に近づける．足と頭の距離，膝の伸展の度合いを観察						
8. スカーフ徴候　scarf sign 仰臥位．児の手を持って，頸部の前を通過して他側の肩へ，そして後方に向けて，できるだけひっぱる	肘が他側の腋窩線に達する	肘が正中線と腋窩線との間	肘が正中線の位置	肘が正中線に達しない		
9. 頭部の遅れ　head lag 仰臥位．児の両手（小さな児では腕）を握り，ゆっくりと坐位に引き起こす．頭頸と体幹の位置関係を観察	頭部が完全に後方に垂れる	頭部が不完全ながら体幹の動きについていく	頭部を体幹の線に保つことができる	頭部を体幹より前に出す		
10. 腹位水平宙づり　ventral suspension 腹臥位．検者の手を児の胸の下において児を持ち上げる．背部の伸展度，腕と足の屈曲，頭部と体幹の位置関係を観察						

図Ⅱ-A-Ⅱ-1①　Dubowitz法（神経学的所見による成熟度の採点基準）

項目　　　点数	0点	1点	2点	3点	4点
浮腫	手足に明らかな浮腫 脛骨部圧痕（＋）	手足に明らかな浮腫 脛骨部圧痕（＋）	なし		
皮膚の構造	非常に薄くゼラチン様（gelatinous）の感じ	薄く滑らか	滑らか，厚さは中等度，発疹または表皮剝脱	わずかに厚い．表在性の亀裂と剝脱（特に手足）	厚く羊皮紙様．表在性または深い亀裂
皮膚の色	暗赤色	一様にピンク	うすいピンク，体の部分により変化あり	蒼白：耳，唇，手掌，足底のみピンク	
皮膚の（不）透明度（体幹）	多数の静脈，細静脈がはっきりと見える（特に体幹で）	静脈とその支流が見える	腹壁で，数本の大きい血管がはっきりと見える	腹壁で，数本の大きい血管が不明瞭に見える	血管が見えない
うぶ毛（背部）	なし	多数：背中全体に多数，密生	まばら（特に背面下部で）	少ない．うぶ毛のない部分あり	背中の少なくとも1/2は，うぶ毛なし
足底のしわ（plantar crease）	なし	足底の前半分にかすかな赤い線	前半分より広い領域にはっきりした赤い線．前1/3より狭い領域にはっきりした陥凹線	前1/3より広い領域に陥凹した線	前1/3より広い領域にはっきりと深く陥凹した線
乳頭の形状	乳頭がほとんど見えない．乳輪なし	乳頭がはっきりと見える．乳輪：平坦で滑らか 直径<0.75 cm	乳輪：点刻状（つぶつぶ），辺縁隆起せず 直径<0.75 cm	乳輪：点刻状（つぶつぶ），辺縁隆起 直径<0.75 cm	
乳房の大きさ	乳腺組織を触れない	一側または両側に乳腺組織を触れる 直径<0.5 cm	両側に乳腺組織 一側または両側の直径 0.5～1.0 cm	両側に乳腺組織 一側または両側の直径>1.0 cm	
耳の形	耳介が平坦で，形の形成不十分，辺縁の巻き込み（内彎曲）は（−）またはわずか	耳介辺縁の一部分巻き込み	耳介上部全体が不完全ながら巻き込み	耳介上部全体が十分に巻き込み	
耳の硬さ	耳介は軟らかく，容易に折り曲げることができる．反跳的に元の形に戻ることができない	耳介は軟らかく，容易に折り曲げることができる．ゆっくり反跳して元の形に戻る	耳介の辺縁まで軟骨（＋），しかし軟らかい．反跳的に元の形に戻る	耳介は硬く辺縁まで軟骨（＋），瞬間的，反跳的に元の形に戻る	
性器　男児	両側とも睾丸下降を認めず	少なくとも1個の睾丸が陰囊内にある（ただし高位）	少なくとも1個の睾丸が完全に下降		
性器　女児（股関節で半分外転）	大陰唇が広く離開し小陰唇突出	大陰唇は小陰唇をほとんどおおう	大陰唇が小陰唇を完全におおう		

図Ⅱ-A-Ⅱ-1②つづき　（外表所見による成熟度の採点基準）
神経学的所見，身体学的所見の評価合計所見（X）から在胎週数（Y）が $Y = 0.2462X + 24.595$ で算定される

2. 皮膚の診察

1 出生後の皮膚色の変化

健康新生児の皮膚は赤みのあるピンク色をしており，全身あるいは頸部，腋窩，鼠径部など部分的に白色の胎脂が付着している．子宮内で胎便の排泄による羊水混濁が存在した場合には黄色から緑色に着色した胎脂がみられ，臍帯，皮膚，爪なども着色している．35〜36週以前の早産児では胎脂は多く全身を覆っており，また皮膚は薄く透き通り，皮下に血管が透けて見える．成熟してくるにつれ胎脂は少なくなり，皮膚の厚みは増し，予定日を過ぎると胎脂はほとんどなくなり，皮膚には落屑やしわがみられ，爪も伸びている（図Ⅱ-A-Ⅱ-1〜3）．

2 蒼　白

皮膚色が蒼白の場合は重篤な貧血，ショックによる循環不全などが考えられる．いずれにしても重篤な疾患が疑われることが多いので注意して観察し，原因を見つける．貧血は出生時の臍帯からの失血，母児間輸血症候群，双胎間輸血症候群などの失血性貧血，Rh不適合などの血液型不適合による溶血性貧血が考えられる．循環不全による蒼白の原因としては胎児ジストレスや新生児仮死による低酸素，虚血によるもの，先天性心疾患，敗血症などが考えられる．

3 チアノーゼ

チアノーゼは血液中の還元ヘモグロビンが増加し，その色を反映して皮膚色が暗紫色を帯びる状態である．還元ヘモグロビンが5 g/dL以上になるとチアノーゼが出現する．新生児期，特に出生直後は多血気味でヘモグロビン量が多いことからチアノーゼが出現しやすい．口腔粘膜，舌，全身の皮膚がチアノーゼを呈しているとき（中心性チアノーゼ）は，循環器疾患，呼吸

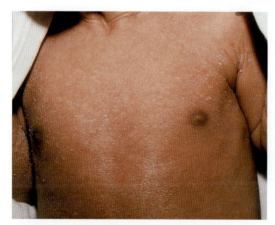

図Ⅱ-A-Ⅱ-2　皮膚の落屑

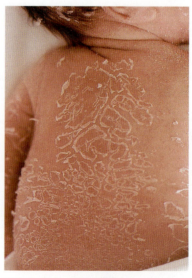

図Ⅱ-A-Ⅱ-3　層状の落屑

器疾患，血液疾患（メトヘモグロビン血症）など病的なものによると考える（図Ⅱ-A-Ⅱ-4）．手掌や足蹠にだけ認められるチアノーゼは末梢血管の血流が遅いため出現するもので，生後6〜24時間の新生児には時々認められる．寒い季節に多く，手足に触れると体幹に比べ冷たい．

　皮膚色の変化が病的なものかどうかの判定が困難な場合は，パルスオキシメーターにより酸素飽和度（SpO_2）を測定することで判別できる．SpO_2が100％近い値を示していれば，中心性チアノーゼではないと判定する．ただしメトヘモグロビン血症の場合，パルスオキシメーターの機種によっては認識できないものもあるので注意する．

　頸部に臍帯巻絡がみられた児では，顔面のうっ血が著明でチアノーゼと間違われることがある．この場合は皮膚色の変化が顔面に限局し，他の部位に存在しないことから鑑別できる．大理石様のまだらな皮膚色の変化は新生児期にはよくみられるもので，病的なものではない．

4 黄　疸

　黄疸は，血液中に増加したビリルビンにより皮膚や粘膜などが黄染された状態である．胎児期には体内で産生されたビリルビン処理の大部分は胎盤を介し母体の肝臓により行われており，出生直後には正常新生児では黄疸は認められない．しかし出生後，自らの肝臓での処理能力が産生されたビリルビンの処理に追いつかず徐々に血液中のビリルビンが増加すると，生後2〜3日ごろより黄疸が認められるようになる．黄疸は4〜5日頃ピークに達し，ビリルビンの処理能力の成熟とともに10日〜2週間で消失する（新生児生理的黄疸）．

　生後24時間以内に認められる可視性の黄疸（早発黄疸）の大半は血液型不適合によるもので，まれに赤血球膜の異常症や子宮内感染による黄疸など他の原因のものもある．早発黄疸が認められた場合は早急に原因を明らかにし，治療する．早発黄疸を含め重症の黄疸は核黄疸の危険があり，治療の機会を逸すると重篤な後遺症を残す危険があるので，採血しビリルビンのチェックを行い，治療するか治療可能な施設に搬送する．目で見た黄疸の程度は観察者，光の状況により異なるため，経皮黄疸計などを使用し，血中ビリルビンの測定が必要かどうかをスクリーニングする．

5 点状出血，出血斑

　局所的な点状出血，出血斑は分娩による物理的な力により生じたものが多く，臨床上は問題にはならない．全身に存在する場合は血小板減少症，血小板機能不全などの可能性があり，精査が必要である（図Ⅱ-A-Ⅱ-5〜7）．

6 稗粒腫（milia）

　顔面，特に鼻，頬，前額などにみられる黄色または白色の1mm大の丘疹で，皮脂腺の開口部にみられる小嚢胞である（図Ⅱ-A-Ⅱ-8, 9）．治療の必要はない．

7 一過性脂腺過形成（Sebaceous hyperplasia）

　皮脂腺の多い鼻に認められる黄白色の嚢胞状の丘疹で，皮脂腺の過形成による．1〜2週で

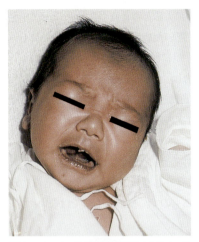

図Ⅱ-A-Ⅱ-4　先天性心疾患の児にみられる中心性チアノーゼ

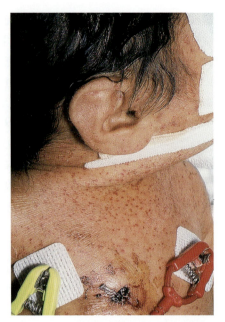

図Ⅱ-A-Ⅱ-7　子宮内感染症（サイトメガロウイルス）にみられた点状出血

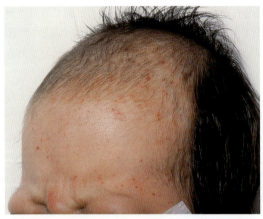

図Ⅱ-A-Ⅱ-5　血小板減少症で頭部に認められた点状出血

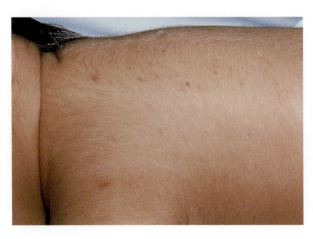

図Ⅱ-A-Ⅱ-6　体幹の点状出血
物理的な力により生じたと思われる．

A 正常編　Ⅱ　出生時のチェックポイント

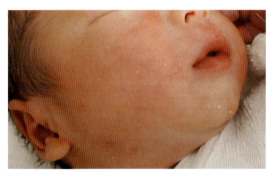

図Ⅱ-A-Ⅱ-8　稗粒腫
頬，下顎に認められる白色の丘疹．

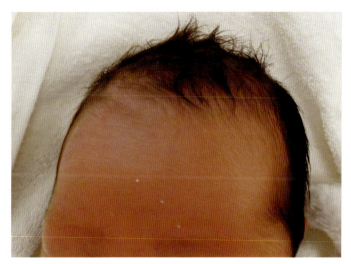

図Ⅱ-A-Ⅱ-9　稗粒腫
額に認められる白色の丘疹．

消失する（図Ⅱ-A-Ⅱ-10）．

8 新生児中毒性紅斑

　成熟児で生後2～3日に出現する3～4 mmの紅斑で，中央部に1～2 mmの黄色の丘疹あるいは水疱が存在する（図Ⅱ-A-Ⅱ-11）．自然に消失する．水疱には多数の好酸球が認められる．

9 皮下脂肪壊死

　仮死，難産，低体温などがみられた成熟児に発症する．大腿，上腕，背中などに境界の明瞭な硬結を触れ，皮膚は赤紫色をしていることが多い（図Ⅱ-A-Ⅱ-12）．X線写真で石灰化がみられることもある．1ヵ月くらいで消失する．

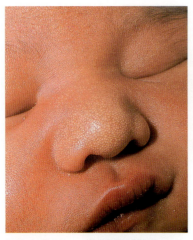

図Ⅱ-A-Ⅱ-10　一過性脂腺過形成
鼻尖部にみられる多数の白色の点（鼻翼横，下眼瞼，頰の白色丘疹は稗粒腫）．

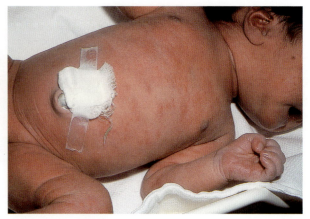

図Ⅱ-A-Ⅱ-11　新生児中毒性紅斑

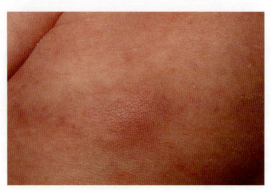

図Ⅱ-A-Ⅱ-12　皮下脂肪壊死
写真中央部の色の変わった部分．触れると硬い．

10 蒙古斑（mongolian spots）

　殿部や背部にみられる境界鮮明な青色，青灰色の色素沈着である．四肢にもみられることがある（異所性蒙古斑）．日本人には多くみられる．6～7歳頃消失するが，成人になっても残るものもある．

11 大理石様皮膚（cutis marmorata）

　寒さにさらされると皮膚に一過性に網目状の模様が出現する．病的なものではなく自然に消失する．

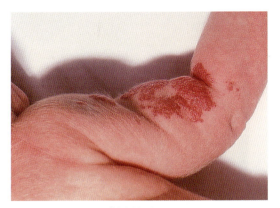
図Ⅱ-A-Ⅱ-13　イチゴ状血管腫

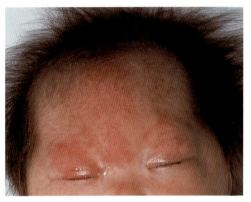
図Ⅱ-A-Ⅱ-14　染色体異常児にみられた前額部の火炎状血管腫

12 ハーレキン現象（harlequin color change）

片半身は通常の皮膚色あるいは蒼白，反対側は赤い色調の皮膚が突然出現し，短時間で消失する一過性の現象である．正中部を境とし境界は解明である．病的なものではない．

13 イチゴ状血管腫（strawberry navi）

出生時は小さな赤い斑点として存在するが，後日しだいに大きくなって膨隆しイチゴ状となってくる（図Ⅱ-A-Ⅱ-13）．1年くらいで退色し消失する．大きさ，場所によってはレーザー治療の適応となる．

14 単純性血管腫，ポートワインステイン（portwine stain）

皮膚から隆起していない赤紫色の母斑（血管腫）で，顔面に多くみられる（図Ⅱ-A-Ⅱ-14）．早期に行えばレーザー治療の効果があるとされている．三叉神経第1枝領域にみられるものはSturge-Weber症候群を考慮する（図Ⅱ-A-Ⅱ-15）．また四肢に認められるものは，患側の肥大（Klippel-Weber症候群）に注意する（図Ⅱ-A-Ⅱ-16）．

15 サーモンパッチ（salmon patch）

上眼瞼，眉間などにみられる紅色斑で毛細管性血管腫である（図Ⅱ-A-Ⅱ-17）．多くは乳児期に消失する．

16 ウンナ母斑（unna nevus）

項部にみられる紅色の母斑で，小児期に退色することが多いが，成人でも認められるものもある（図Ⅱ-A-Ⅱ-18）．

17 海綿状血管腫（cavernous hemangioma）

境界が不鮮明で青みがかった色の血管腫で，大きなものはKasabach-Merrit症候群を発症

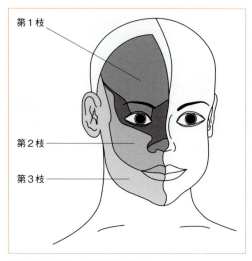

図Ⅱ-A-Ⅱ-15　三叉神経の分布
最も濃い色の部分は，第1枝，第2枝のオーバーラップ部位．
(Eichenfield, LF, Frieden, IJ and Esterly, NB編：Neonatal Dermatology（W.B. Saunders）．p.332, 2001. より一部改変)

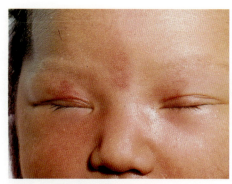

図Ⅱ-A-Ⅱ-17　サーモンパッチ

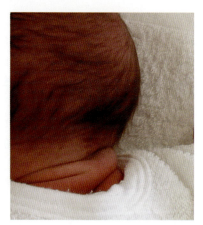

図Ⅱ-A-Ⅱ-18　ウンナ母斑

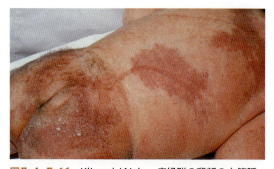

図Ⅱ-A-Ⅱ-16　Klippel-Weber症候群の背部の血管腫

することがあるので血小板数，皮膚の点状出血に注意する（図Ⅱ-A-Ⅱ-19）．

18 脂腺母斑（nevus sebaceus）

　頭部や顔面に認められるわずかに黄色味を帯びた境界鮮明な母斑である（図Ⅱ-A-Ⅱ-20）．オレンジの皮のようにぶつぶつ疣状にみえる．頭部のものは毛髪が欠落していることから気づかれる．良性と考えられていたが，将来腫瘍の発生母地となることから切除手術が勧められている．

A 正常編　Ⅱ　出生時のチェックポイント

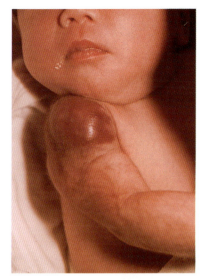

図Ⅱ-A-Ⅱ-19　海綿状血管腫
大きなものは血小板数に注意する．

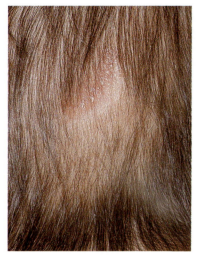

図Ⅱ-A-Ⅱ-20　脂腺母斑

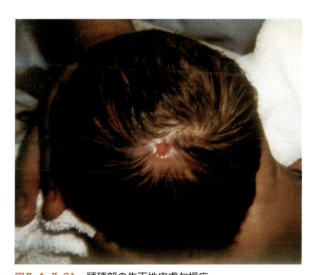

図Ⅱ-A-Ⅱ-21　頭頂部の先天性皮膚欠損症

19 先天性皮膚欠損症

　頭頂部正中線上に多くみられるもので，出生時表皮を欠いた円形の肉芽組織として存在し，治癒して平坦な瘢痕となる（図Ⅱ-A-Ⅱ-21）．

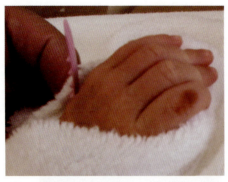

図Ⅱ-A-Ⅱ-22　sucking blister（左手第 2 指）
水疱が破れ痂皮が認められる．

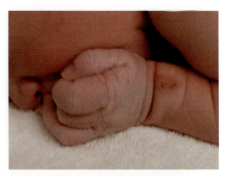

図Ⅱ-A-Ⅱ-23　sucking blister（左手首）

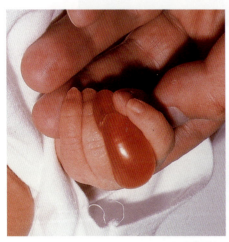

図Ⅱ-A-Ⅱ-24　先天性表皮水疱症
このような水疱が全身に多数認められる．

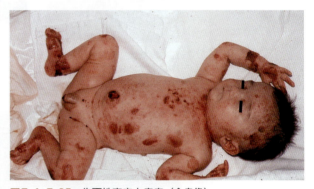

図Ⅱ-A-Ⅱ-25　先天性表皮水疱症（全身像）

20 先天性水疱（congenital bulla），sucking blisters（おしゃぶり水疱）

　出生時，水疱が頭皮，大腿，手指などに 1 個だけ存在するもので，数日で消失する．特に手の水疱は胎児期の指しゃぶりによりできたものと考えられており，sucking blisters と呼ばれる．両側性にみられることもあり，水疱が破れるとびらんし痂皮状となる（図Ⅱ-A-Ⅱ-22，23）．

21 先天性表皮水疱症（epidermolysis bullosa hereditaria）

　出生時より皮膚に水疱が存在し，以後摩擦の生じた部分にも発生してくる重篤な水疱症である．遺伝性の疾患である（図Ⅱ-A-Ⅱ-24，25）．

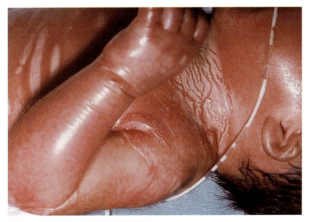

図Ⅱ-A-Ⅱ-26　先天性魚鱗癬①
全身が光沢のある薄い膜で覆われており，膜の乾燥，収縮により眼瞼が外反したり四肢の運動の制限を来す．

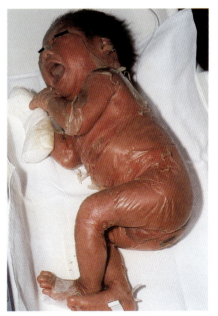

図Ⅱ-A-Ⅱ-27　先天性魚鱗癬②
数日後の全身像．落屑が始まる．

22 先天性魚鱗癬（congenital ichthyosis）

ケラチン生合成異常による先天性角化異常で，遺伝性のものが多い．出生時に全身がコロジオン様の薄い光沢のある膜で覆われた状態をコロジオン児（collodion baby）という（図Ⅱ-A-Ⅱ-26, 27）．24時間以内に膜に亀裂が入り，大葉性の落屑を生じる．

23 色素失調症（incontinentia pigmenti）

出生時より体幹や四肢に線状の紅斑が出現し，その上に小水疱が認められる（図Ⅱ-A-Ⅱ-28, 29）．水疱は痂皮となり，丘疹期，色素沈着期を経て成人するまでに色素の消退がみられる．女児に多い．眼，骨，中枢神経系などの奇形を伴うことがある．出生時に重篤な網膜変化が認められる例が稀に存在するので，本疾患の疑いのある場合は早目に眼底検査を行う．

24 母斑症（phacomatosis）

母斑に皮膚以外の臓器の疾患を合併する症候群である（図Ⅱ-A-Ⅱ-30）．神経系の異常を合併することが多い．

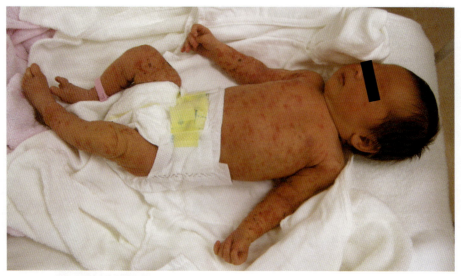

図Ⅱ-A-Ⅱ-28　色素失調症

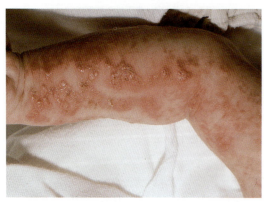

図Ⅱ-A-Ⅱ-29　色素失調症
紅斑の上に水疱が線状に存在する．

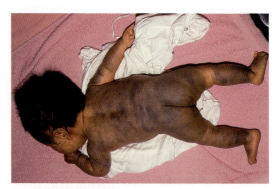

図Ⅱ-A-Ⅱ-30　母斑症

25 浮　腫（edema）

　成熟児では明らかな浮腫は認められないが，低出生体重児には頸骨前面にみられることがある．また頭部や背部などの浮腫はしばしばみられる．Turner症候群では足背に浮腫がみられる．出生時の胸水や腹水を伴う全身性の浮腫は胎児水腫と呼ばれ，血液型不適合による免疫性胎児水腫，先天性心疾患，子宮内感染，胎便性腹膜炎などに伴う非免疫性胎児水腫がある（図Ⅱ-A-Ⅱ-31～33）．また重篤な感染症では硬性浮腫を合併することもあり，さらに低出生体重児の敗血症では全身の皮膚が硬くてつまめない新生児皮膚硬化症（sclerema neonatorum，図Ⅱ-A-Ⅱ-34）もみられる．

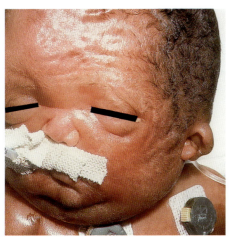

図Ⅱ-A-Ⅱ-31　非免疫性胎児水腫①
浮腫のため耳介が下がったようにみえる．

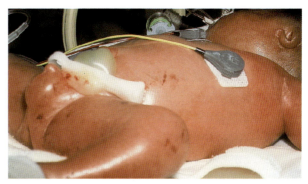

図Ⅱ-A-Ⅱ-32　非免疫性胎児水腫②
全身に著明な浮腫がみられる．

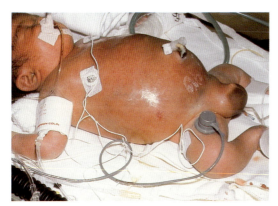

図Ⅱ-A-Ⅱ-33　非免疫性胎児水腫③
胎便性腹膜炎による非免疫性胎児水腫．
腹部が一部変色している．

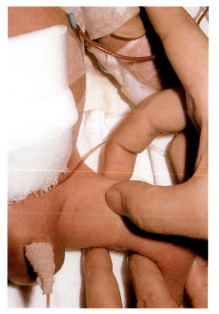

図Ⅱ-A-Ⅱ-34　新生児皮膚硬化症
　　　　　　　（sclerema neonatorum）
低出生体重児で敗血症合併の児．全身が硬く，下肢の皮膚をつまむがつまめない．

3. 頭部の診察

　出生時，産道を通過してきたため頭蓋の変形が認められる．この変形は1〜2日で改善する．産瘤は経腟分娩で産道通過の際に先進部に認められる浮腫で，軟らかい瘤として触れる．縫合線を越えて存在し，出生後大きさを増すことはない．

　頭血腫は骨膜と頭蓋骨の間に血液が貯留したもので，波動が触れる．縫合を越えない．先進部以外にも存在することにより産瘤と鑑別できる（図Ⅱ-A-Ⅱ-35）．生後2〜3日から大きくなることがある（図Ⅱ-A-Ⅱ-36）．

　帽状腱膜下出血は帽状腱膜と骨膜の間に出血が生じたもので，大きな産瘤のように軟らかい膨隆が認められ，触れると痛がる（泣く）こともある（図Ⅱ-A-Ⅱ-37）．頭血腫と異なり縫合を越え存在する．時間がたつと血液は重力で下に降りてくるため，耳の上付近に青色の腫瘤がみられる．また眼の上にも青い変色した皮膚が認められる（図Ⅱ-A-Ⅱ-38）．大量の出血によりショック状態となったり，重篤な黄疸を来す（図Ⅱ-A-Ⅱ-39）．発生原因として難産，吸引分娩，児の凝固異常の存在が考えられる．

　大泉門はひし（菱）形のように触れることが多く，児によってその大きさは異なる．大泉門の計測法は図Ⅱ-A-Ⅱ-40に示すように行われることが多い．クレチン症では大きく開いており，

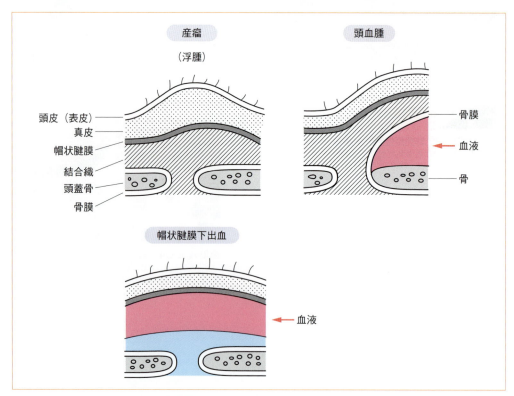

図Ⅱ-A-Ⅱ-35　産瘤，頭血腫，帽状腱膜下出血

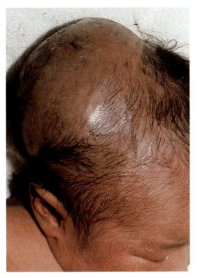

図Ⅱ-A-Ⅱ-36　巨大な頭血腫

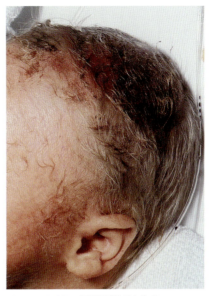

図Ⅱ-A-Ⅱ-37　帽状腱膜下出血①
左後頭部が腫脹しており，うっすらと青味がかってみえる．耳介も軽度腫脹している．触れると痛がって泣くこともある．

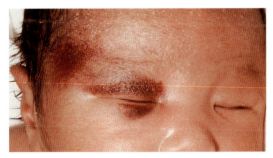

図Ⅱ-A-Ⅱ-38　帽状腱膜下出血②
血液が重力に従って降りて目の周りにたまり，アイシャドウのようになる．

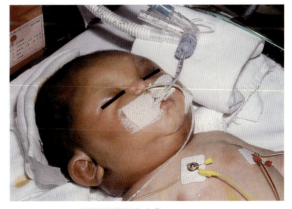

図Ⅱ-A-Ⅱ-39　帽状腱膜下出血③
大量の出血でショック状態となった症例．輸血を行っても頭部の出血が増すだけで，頭部は赤黒くなり，対照的に体幹は貧血のため白っぽい．

　触知できない場合は頭蓋骨縫合早期癒合症（craniosynostosis），小頭症を疑う．頭蓋内出血，重篤な仮死で頭蓋内圧が上昇している場合は膨隆している．小泉門は大泉門に比べると小さく，触れにくい．矢状縫合，人字縫合をたどったところにある．

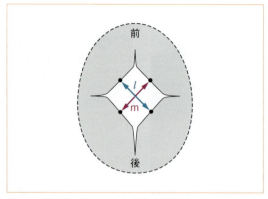

図Ⅱ-A-Ⅱ-40　大泉門の大きさの測定法
相対応する辺の中点（・）間の距離の和を二分したものを泉門径（泉門直径）とする（Elsässer法）
$$泉門径 = \frac{l+m}{2}$$

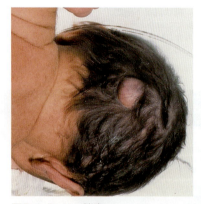

図Ⅱ-A-Ⅱ-41　脳瘤

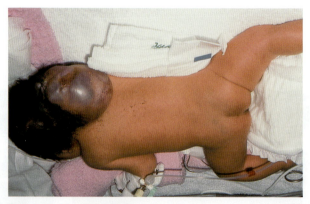

図Ⅱ-A-Ⅱ-42　巨大な脳瘤

1 正中部の腫瘤

正中部に頭蓋より突出して存在する腫瘤は脳瘤の可能性が高く，CTなどの検査が必要である（図Ⅱ-A-Ⅱ-41，42）．

2 縫合の閉鎖

縫合は出生時開いており，脳の発達に従って頭蓋骨は拡大するが，頭蓋骨縫合が早期に骨性癒合すると縫合線に垂直方向への成長が障害され，代償的に縫合線に沿った方向で骨成長が生じ，頭蓋骨の変形が起こる（頭蓋骨縫合早期癒合症，図Ⅱ-A-Ⅱ-43〜45）．頭蓋骨癒合の判定の困難なときの診断の一助として，大泉門近くで左右あるいは前後の骨の一方を圧迫し段差ができれば癒合はないと考えられる．頭蓋骨縫合早期癒合症は表Ⅱ-A-Ⅱ-1のように分類されている．

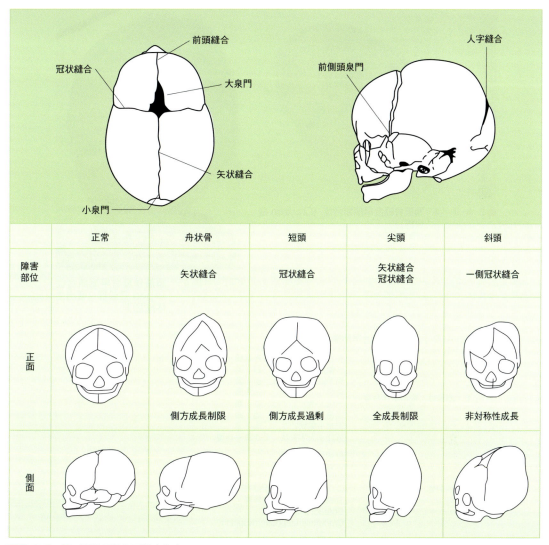

図Ⅱ-A-Ⅱ-43　頭蓋骨縫合早期癒合症　　　　　　　　　　　　　　　　　　　　（松田幸久：1996 より）

3 小頭症（microcephaly）

小頭症は染色体異常や多発奇形の一症状として，あるいは子宮内感染などで認められる（図Ⅱ-A-Ⅱ-46，47）．

4 縫合の離開

縫合が開いており，大泉門が膨隆するか緊張が認められるときは頭蓋内出血，脳浮腫，水頭症（図Ⅱ-A-Ⅱ-48）など頭蓋内圧の上昇の可能性を考える．

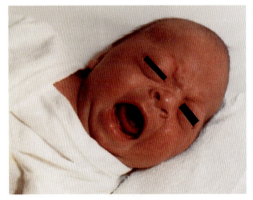

図Ⅱ-A-Ⅱ-44 頭蓋骨縫合早期癒合症（Crouzon症候群）

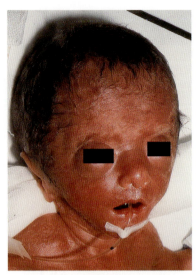

図Ⅱ-A-Ⅱ-45 頭蓋骨縫合早期癒合症〔Apert症候群（低出生体重児）〕

表Ⅱ-A-Ⅱ-1 頭蓋骨縫合早期癒合症の分類

1．原発性：奇形を伴わない	矢状 一側冠状 両側冠状 前頭 一側人字 両側人字 冠状＋矢状 冠状＋人字矢状	舟状頭（長頭） 斜　頭 短　頭 三角頭 斜　頭 短　頭 尖　頭 クローバ型
2．原発性：奇形を伴う	Apert症候群 Carpenter症候群 Crouzon症候群 Laurence-Moon-Biedl-Bardet症候群 Treacher-Collins症候群 Conradi症候群 Craniotelencephalic dysplasia	
3．続発性	くる病，低フォスファターゼ血症 特発性高カルシウム血症，ムコ多糖症 術後停止性水頭症，縫合部を横断する外傷， その他：甲状腺機能低下症，軟骨形成不全症，骨幹端骨異形成症， 先天性溶血性貧血，多赤血球症	

（文献2）より改変）

5 頭蓋癆（craniotabes）

出生後間もなく頭蓋骨，特に頭頂骨を圧迫するとペコペコとピンポン球のように凹むことがある．正中線の両側に左右対称に認められる頭蓋癆は病的なものではなく，放置すれば数日で消失する．

6 脂腺母斑，先天性皮膚欠損

皮膚の診察の項（p.90, 91）参照．

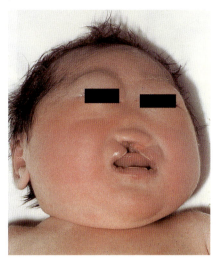

図Ⅱ-A-Ⅱ-46　小頭症
多発奇形に伴ったもので，全前脳胞症と診断された．

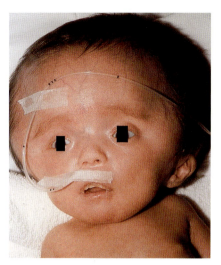

図Ⅱ-A-Ⅱ-48　先天性水頭症

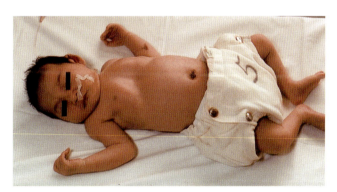

図Ⅱ-A-Ⅱ-47　子宮内感染による小頭症
サイトメガロウイルスによる先天性巨細胞性封入体症．胸囲に比較すると，頭囲が小さいことがわかる．

4. 顔面の診察

　出生した直後の児の顔面は，産道を通過した影響でむくんでいたり，左右対称でなく変形がみられたりする．またうっ血，うっ血による点状出血などが認められることもある．

　末梢性の顔面神経麻痺が一過性にみられることがある．顔面神経麻痺では麻痺側の筋肉が動かないことから眼が閉じず，泣くと麻痺側は動かず反対側の口角が動くことから左右非対称となる（図Ⅱ-A-Ⅱ-49）．鉗子分娩，分娩中に骨盤により児の顔面神経が圧迫されたため発症する．1〜2時間で消失するものもあり，大半は1〜2日で改善する．口角下制筋麻痺（口角下垂筋麻痺）は顔面神経麻痺とよく間違われるが，口角の症状だけで眼の症状はない（図Ⅱ-A-Ⅱ-50）．

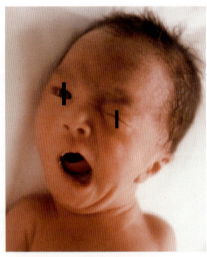

図Ⅱ-A-Ⅱ-49　末梢性顔面神経麻痺（右）
右側は閉眼できず，泣いても口角は動かない．

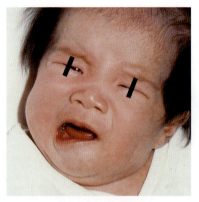

図Ⅱ-A-Ⅱ-50　口角下制筋欠損（左）
末梢性顔面神経麻痺と異なり，眼は両側ともに閉じることができる．

心疾患に伴うものもある（cardiofacial syndrome）．

　染色体異常やPotter症候群などでは特異な顔貌（odd-looking）から診断可能なことも多い（「第Ⅴ章　先天異常・遺伝性疾患」参照）．糖尿病母体より出生した児（infant of diabetic mother：IDM）は巨大児で，赤くて丸い特有の顔をしておりトマトベビーとも呼ばれる（図Ⅱ-A-Ⅱ-51）．血管腫は皮膚の診察の項（p.89）参照．

1　眼

　出生の影響で産瘤と同じような機序で眼瞼に浮腫が認められることがあるが，翌日には改善する．出生後間もない新生児は閉眼していることが多く，眼の異常の発見は難しい．また，診察したいときに眼を開いて観察するのは難しい．眼を開かせる方法としては，手で眼の周りを覆って暗くする．また直立して抱いてそっと後ろに倒すと眼を開くことがあるので，このような処置を行って眼球の観察を行う．

　眼球結膜に虹彩に沿うように出血（結膜下出血）がみられることがある．分娩による圧迫の影響と考えられ，自然に消失する．

　落陽現象は，眼球が下方に偏位するため虹彩の下部が下眼瞼に隠れ，夕日が地平線に沈むように見えるためこのように呼ばれる（図Ⅱ-A-Ⅱ-52）．核黄疸の症状として有名であるが，その他，頭蓋内出血，脳浮腫，水頭症など中枢神経疾患の症状としても出現する．また中枢神経系に全く異常が見つからない児に観察されることもある．頭をそっと後ろに倒すと誘発されることがある．誘発しなくても繰り返し出現するもの，下方偏位の時間の長いものなど種々の形で出現する．長期間出現するもの，他の神経症状を有するものは脳障害を考え精査を行う．

　眼球の突出は緑内障を疑う．白色の瞳孔は先天性白内障（図Ⅱ-A-Ⅱ-53）などの可能性がある．両者とも早期に眼科を受診させる．青色強膜は骨形成不全症などに認められ，くすんだ青

A 正常編　Ⅱ　出生時のチェックポイント

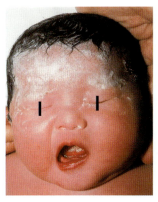

図Ⅱ-A-Ⅱ-51　母体糖尿病児
（IDM）

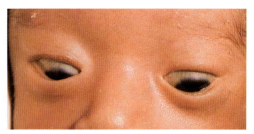

図Ⅱ-A-Ⅱ-52　落陽現象

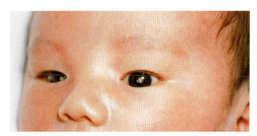

図Ⅱ-A-Ⅱ-53　先天性白内障（右）
小眼球症も伴っている．

黒い色をしている．なお新生児では強膜が薄く，正常でも青味がかって見えるので注意する．

2 眉毛，眼裂

　濃い眉毛はdeLange症候群に特徴的である．
　眼裂の傾斜異常は染色体異常，多発奇形などでみられる．つり上がった目は蒙古様眼裂（mongoloid slant, upward slant）でDown症候群にみられ，逆にたれ目は反蒙古様眼裂（anti-mongoloid slant）と呼ばれ，Treacher Collins症候群，Apert症候群，DiGeorge症候群などにみられる．両眼開離（hypertelorism），内眼角贅皮（epicanthal fold）はDown症など多くの症候群に認められる．

3 鼻

　分娩時の圧迫で変形がみられることもある．鼻根部が扁平で内眼角間の鼻部が隆起している鞍鼻や，鼻翼低形成などの奇形がみられる．鼻尖部に存在する白い斑点は一過性脂腺過形成で，鼻の汗腺が増殖したものである（皮膚の診察の項p.85参照）．新生児は鼻で呼吸しているため鼻腔の閉鎖，狭窄時には呼吸困難症状が認められる．後鼻孔閉鎖は鼻の形は正常であるが片側または両側の後鼻孔が閉鎖しているもので，睡眠時に著明な呼吸困難症状を呈する

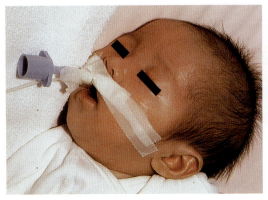

図Ⅱ-A-Ⅱ-54　後鼻孔閉鎖の児
鼻に異常はみられない．挿管を行うと呼吸困難は消失した．

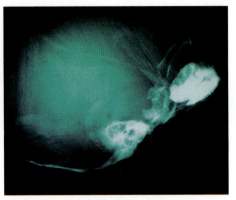

図Ⅱ-A-Ⅱ-55　後鼻孔閉鎖児の造影
造影剤が流れず閉鎖と診断した．

（図Ⅱ-A-Ⅱ-54，55）．鼻腔に栄養カテーテルが挿入可能かどうかで診断する．完全に閉塞していない総鼻道狭窄でも呼吸困難を呈する．分泌物の増加で症状は悪化する．

4 口

　唇裂は痕跡の残る軽度のものから，重篤なものまである（図Ⅱ-A-Ⅱ-56）．口蓋裂は，硬口蓋に存在するものは比較的診断が容易であるが，軟口蓋のものは見落としやすい．二分口蓋垂は口蓋裂の軽症のものと考えられており，比較的多くみられる．

　歯齦の外縁に直径1～2mm大の丸く白い嚢腫が認められる．上皮真珠（epithelial pearl）と呼ばれている．嚢腫は自然に脱落するので治療の必要はない．硬口蓋の口蓋縫線のあたりに白い嚢腫がみられることがあり，Epstein's pearlと呼ばれる．1～2ヵ月で消失する．出生時に歯が生えていることがある．これは先天性歯（魔歯）と呼ばれる．乳児期に萌芽するはずのものが萌芽したものが多く，そのまま観察する．歯根が弱く授乳中などに自然に脱落するものもある．

　正中部の上口唇と歯肉をつなぐ上唇小体は小さく，通常みえないことが多いが，Prader-Willi症候群では目立つので診断の一助となる．舌の先端と下顎稜を結ぶ粘膜のひだは舌小帯で，短いと舌が中央部分で下に引っ張られたようにみえる．舌小帯短縮症で哺乳障害や言語に障害を来すことはなく，切断は行わない．

　舌が口からはみだすようにみえる児にはDown症候群，クレチン症（図Ⅱ-A-Ⅱ-57），Wiedemann-Beckwith症候群（図Ⅱ-A-Ⅱ-58）などがある．Wiedemann-Beckwith症候群では臍帯ヘルニアを伴い，難治性の低血糖症を併発するので注意が必要である（図Ⅱ-A-Ⅱ-59）．

　口腔内に唾液が貯留し流れ出してくる場合は食道閉鎖を考え，栄養カテーテルが胃に挿入できるかどうか試してみる．

5 下顎

　下顎が小さく口蓋裂を合併しているPierre-Robin症候群では，舌根の沈下により呼吸困難を来す（図Ⅱ-A-Ⅱ-60）．下顎の低形成は第1・第2鰓弓症候群でもみられる（図Ⅱ-A-Ⅱ-61）．

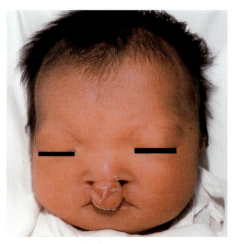

図Ⅱ-A-Ⅱ-56　唇裂

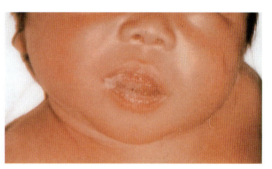

図Ⅱ-A-Ⅱ-57　巨舌（クレチン症）

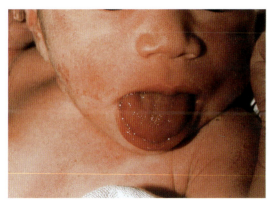

図Ⅱ-A-Ⅱ-58　巨舌（Wiedemann-Beckwith 症候群）

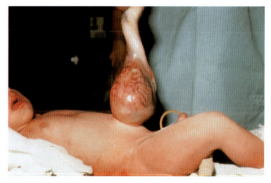

図Ⅱ-A-Ⅱ-59　Wiedemann-Beckwith 症候群の児の臍帯ヘルニア

6 耳

　耳介の奇形，耳介低位は種々の染色体異常や多発奇形の際に認められる．耳介低位は，横顔で外眼角から顔の側面に直角に引いた線よりも耳介が低いものである．小耳症は耳介の先天性形成不全で，多くは外耳道閉鎖や狭窄，中耳の低形成を伴う．埋没耳は，耳介の上半が側頭骨の皮膚に埋もれこんだ状態で，聴力には問題ないが，マスクや眼鏡がかけられないため治療の対象となる．耳介前部の瘻孔（図Ⅱ-A-Ⅱ-62），乳頭腫 tag はしばしば認められる奇形である．小さな有茎性の乳頭腫は糸で結紮すると壊死となり脱落する．大きなもので内部に軟骨が認められるものは外科的な処置が必要となる．

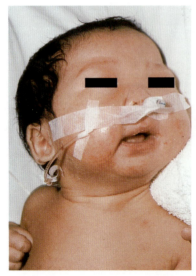

図Ⅱ-A-Ⅱ-60　Pierre-Robin 症候群
舌根の沈下による呼吸障害のため airway の挿入を行っている.

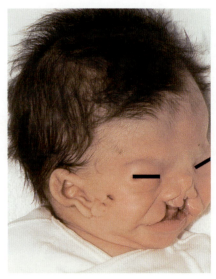

図Ⅱ-A-Ⅱ-61　第1・第2鰓弓症候群
下顎の低形成. 唇裂, 口蓋裂, 耳の異常も認められる.

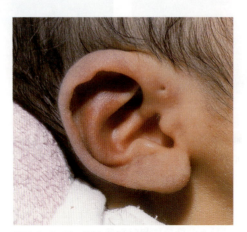

図Ⅱ-A-Ⅱ-62　耳介前部の瘻孔

5. 頸部の診察

　新生児の頸は短い. 後ろに余剰の皮膚がみられるのは翼状頸(図Ⅱ-A-Ⅱ-63)と呼ばれ, Turner 症候群, Noonan 症候群, Down 症候群などにみられる.
　頸部外側にはリンパ血管腫(図Ⅱ-A-Ⅱ-64), リンパ管腫などの腫瘤が認められることがある. リンパ血管腫は巨大化すると気道を圧迫し急激に呼吸窮迫症状を来すので, 頸部の巨大な腫瘤は出生時呼吸障害がみられなくとも早期に検査し診断しておく.

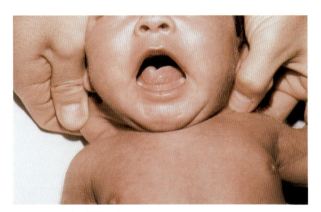

図Ⅱ-A-Ⅱ-63　翼状頸
頸部の余剰の皮膚.

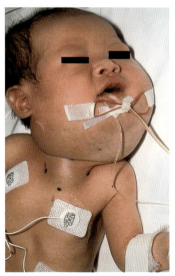

図Ⅱ-A-Ⅱ-64　頸部のリンパ血管腫

6. 胸部の診察

1 視　診

　肺低形成や神経筋疾患では胸郭は小さく釣り鐘型（bell-shaped）をしていることが多い．視診でははっきりせず，胸部X線写真を撮って気づくことも多い．

　胸郭の膨隆は気胸，気縦隔などのエアリーク（air leak），胎便吸引症候群でair-trappingがみられると出現する．air leakによる膨隆とair-trappingによるものは透光試験により鑑別する．横隔膜ヘルニアでは腹部の臓器が胸腔内に脱出するため，胸郭が膨隆しており，腹部が陥凹している（図Ⅱ-A-Ⅱ-65，66）．

　新生児の胸郭は軟らかいため呼吸障害があると胸郭は変形しやすく，左右差も出現する．

　乳房の肥大は，母体のエストロゲンが胎盤を通過して児に移行したためと考えられ，数日して乳汁の分泌（魔乳）がみられることもある（図Ⅱ-A-Ⅱ-67，68）．

　鎖骨骨折は外見上わからないことが多い．局所腫脹やMoro反射の異常が認められることもある．触診で鎖骨を触れると骨折側で不連続性があり，圧迫で捻髪音が認められる．

　新生児は胸郭が脆弱であるため陥没呼吸が出現しやすい（図Ⅱ-A-Ⅱ-69）．陥没呼吸は，胸腔内の強い陰圧のため肋骨と肋骨の間の軟らかい軟部組織が引き込まれる肋間の陥没呼吸や同様の機序で生ずる胸骨上の陥没呼吸と，横隔膜の強い収縮のため横隔膜の付着している部位の胸骨や肋骨が内側に引き込まれるため生ずる陥没呼吸がある（図Ⅱ-A-Ⅱ-70）．

　胸壁が薄いため，特に低出生体重児では心尖部の拍動がみえることがある．著しいものは，動脈管開存症の症状でもあり（precordial hyperactivity），ドパミンなどの薬剤使用時にもみられる．

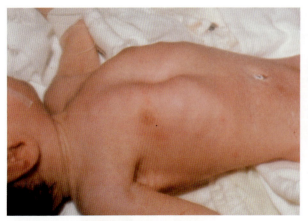

図Ⅱ-A-Ⅱ-65　横隔膜ヘルニア
腹部は陥凹している．

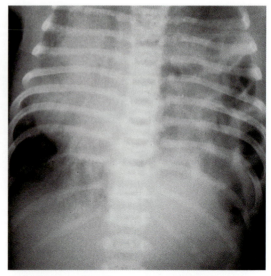

図Ⅱ-A-Ⅱ-66　横隔膜ヘルニアのX線写真
左胸郭内に腸管が入り込んでいる．

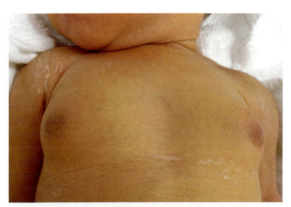

図Ⅱ-A-Ⅱ-67　乳房の腫脹

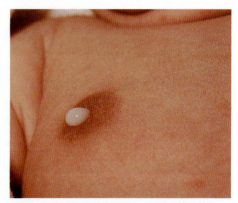

図Ⅱ-A-Ⅱ-68　魔乳

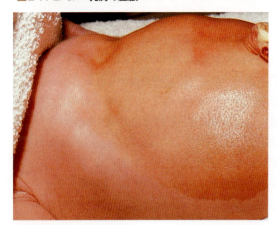

図Ⅱ-A-Ⅱ-69　陥没呼吸
横隔膜付着部位の肋骨・胸骨が内に引き込まれ陥没がみられる．

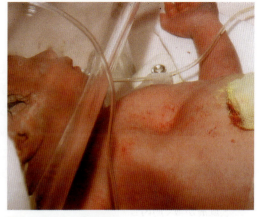

図Ⅱ-A-Ⅱ-70　陥没呼吸
胸骨下部，肋間の陥没がみられる．

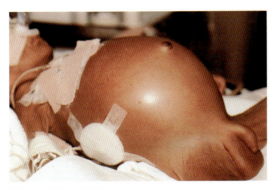

図Ⅱ-A-Ⅱ-71　腹満
消化管穿孔による.

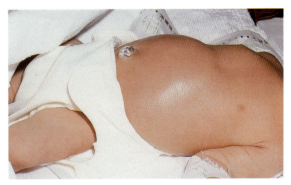

図Ⅱ-A-Ⅱ-72　腹満（Hirschsprung病）

2 打診

　新生児の診察で，打診での診断が可能な疾患は少ない．しかし気胸では，患側がtympaniticとなり左右差が出現するため有用である．片側に胸水が貯留すると患側がdullとなり，この場合も左右差から判定できることもある．

3 聴診

　肺野の聴診は呼吸音の減弱（air entry の低下），ラ音（rales, crackles）の有無に注意して行う．成人，小児のように肺胞音（vesicular sound）ははっきりせず，気管支音と一緒に聞こえることが多い．新生児は腹式呼吸を行っているので吸気には腹部が上がることを念頭に置き，腹部の動きを見ながら聴診する（腹部が上昇するとき吸気音が聞こえる）と聞きやすい．

7. 腹部の診察

1 視診

　腹部の膨満は消化管閉鎖，消化管穿孔（図Ⅱ-A-Ⅱ-71）の際に認められるが，出生直後にみられることはまれである．出生直後の腹満は腹水の貯留，出血，腹腔内の腫瘤（多発性腎嚢胞，水腎症など）を疑う．消化管穿孔，特に胃穿孔では著明な腹満が認められる．消化管の閉鎖でも，十二指腸閉鎖など上部消化管の閉鎖では著明な腹満は認められず，Hirschsprung病（図Ⅱ-A-Ⅱ-72），鎖肛（図Ⅱ-A-Ⅱ-73，74）など下部の消化管では時間の経過とともに腹満が目立ってくる．なお，鎖肛でも瘻孔が認められる場合は腹満がみられないこともある．
　麻痺性イレウスの場合の腹満も時間経過とともに出現する．mask & bagで蘇生後に胃，腸管にガスが入り腹満を呈することがある．胃カテーテルの挿入，肛門ブジーによる脱気で改善する．
　腹部の陥凹は横隔膜ヘルニアを疑う．呼吸器疾患で肺にair trappingがみられる際，腹部が陥凹してみえることがある．
　皮膚が薄く筋肉も少ないため，腸管の輪郭や蠕動運動も認められることがある．腸管の輪郭は腸閉鎖やHirschsprung病で消化管が拡張したときによくみられる．

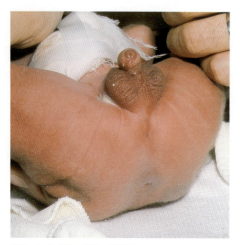

図Ⅱ-A-Ⅱ-73　鎖肛（男児）

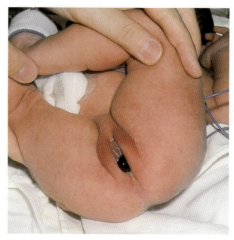

図Ⅱ-A-Ⅱ-74　鎖肛（女児）
瘻孔があり，外陰部より胎便が排泄されている．

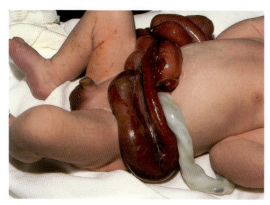

図Ⅱ-A-Ⅱ-75　腹壁破裂
脱出した腸管．

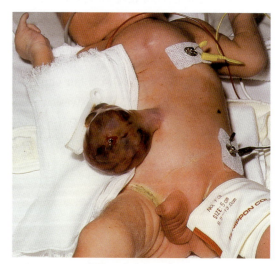

図Ⅱ-A-Ⅱ-76　臍帯ヘルニア

　腹壁の欠損により出生時に腸管が脱出していることがある（腹壁破裂，図Ⅱ-A-Ⅱ-75）．臍帯ヘルニアでも同様に腸管の脱出がみられることがある（図Ⅱ-A-Ⅱ-76）．干しすもも腹（prune-belly）症候群は腹壁の筋の欠損により生ずる．

1）臍　帯

　臍帯には通常2本の動脈と1本の静脈がみられる．動脈は細くて厚くこりこりした感じの厚い壁があり，静脈の血管壁は薄く軟らかく，太いことから鑑別できる．出生時，臍帯は白色で軟らかい．羊水混濁があれば黄色あるいは緑黄色に染まっている（図Ⅱ-A-Ⅱ-77）．子宮内発育遅延（intrauterine growth retardation：IUGR）の児では臍帯は細い．臍帯動脈が1本（単一臍帯動脈）の場合は尿路奇形を合併することがあり，注意が必要である．

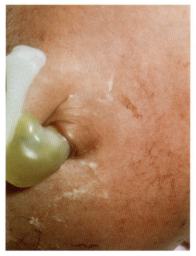

図Ⅱ-A-Ⅱ-77　羊水混濁のため緑色に着色した臍帯

2）腹直筋離開

　正常新生児の中にも両側の腹直筋の筋鞘の癒合がなく離開しており，腹腔内圧が上がると両筋の間の正中部で縦に腹壁が盛り上がってくることがある．自然に治癒するので経過をみればよい．

2 触　診

　正常児でも肝臓は右肋骨弓下2 cmぐらいで触知する．肝臓自体は異常がないので軟らかく大きさがわかりにくいこともある．肝臓が左側に触知される場合はX線写真や超音波検査にて確認し，他の奇形の合併についても検査する．肝臓の肥大は心不全，血管腫，皮膜下出血，胎児水腫，溶血性疾患，腫瘍などでしばしば認められる．脾臓は触知しないか，下端のみ触れることがある．先天性感染，溶血性疾患などで脾腫がみられることがある．

　腎臓は両手で上下から包むように触診すると触知できることが多い．水腎症など腎腫大がみられるときは比較的容易に触知可能である．その他腎静脈血栓，多発性腎嚢胞などで腫大がみられる．著明な腹満を伴い腹腔内いっぱいに広がり，両側に触知される腫瘤は多発性嚢胞腎（polycystic kidney）を疑う．神経芽細胞腫，奇形腫などの腫瘍も触知される．副腎出血でも腫瘤が触知されることがあり，後日著明な黄疸，電解質異常などがみられる．

3 打　診

　腹満の原因が腹水の貯留によるものであれば腹部の打診所見はdullとなり，腸管の拡張や穿孔によるガスによるものとの鑑別が可能である．

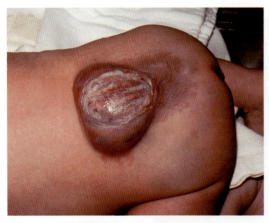

図Ⅱ-A-Ⅱ-78　髄膜瘤

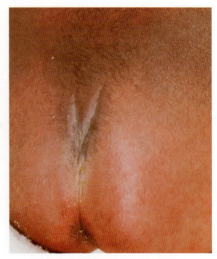

図Ⅱ-A-Ⅱ-79　毛巣洞
殿部を左右に拡げ盲端であることを確認.

8. 背部の診察

　背部は視診により側彎の有無を調べる．正中部に髄膜瘤（図Ⅱ-A-Ⅱ-78），異常な生え方をしている毛，凹みなどがないかをチェックする．

　腰仙部の皮膚陥凹は先天性皮膚洞，毛巣洞（pilonidal sinus），coccygeal pit などと呼ばれるが，定義が明確でなく診察時にどの用語を用いるか難しい．凹みがあれば，よく開いて底があるかどうかをチェックする（図Ⅱ-A-Ⅱ-79）．臀裂内にあるなだらかな浅い凹みは正常なことが多く特に検査の必要がない．臀裂内でも深い陥凹や盲端のはっきりしない場合，上部（頭側）にある場合は超音波検査やMRIで精査を行う．臀裂外にある場合は，硬膜（脊髄腔）との交通など異常があることが多いので精査が必要である（図Ⅱ-A-Ⅱ-80）．

　仙骨部の毛髪，母斑，脂肪腫は脊椎の異常を伴うことがある．また仙骨部には巨大な腫瘍（奇形腫）が認められることがある（図Ⅱ-A-Ⅱ-81）．

9. 四肢の診察

　体全体のプロポーションを見て，手足の長さ，太さのバランスがとれているかどうかをチェックする．非対称性（asymmetric）の子宮内発育遅延の児では頭が大きく，体幹，四肢は細く小さい．左右対称か，奇形はないかも調べる．四肢短縮症では頭部や体幹に比べ手足が短く，骨形成不全症，軟骨異形成症などが疑われる（図Ⅱ-A-Ⅱ-82）．奇形では尺骨や橈骨の欠損なども認められる．手足の指の奇形にも注意する（図Ⅱ-A-Ⅱ-83，84）．

　新生児Marfan症候群やBeals症候群では長い指のくも状指がみられる（p.114，図Ⅱ-A-Ⅱ-85）．18trisomyの指は拘縮し重なって（overlapping）いる（図Ⅱ-A-Ⅱ-86）．合指症，多指

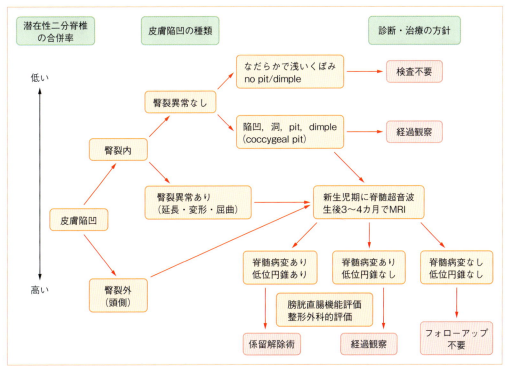

図Ⅱ-A-Ⅱ-80　腰仙部皮膚陥凹の診断・治療アルゴリズム（自治医科大学とちぎ子ども医療センター小児脳神経外科）

（五味玲：腰仙部皮膚陥凹．小児科診療，74（4）：664，2011より転載）

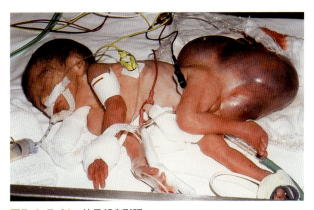

図Ⅱ-A-Ⅱ-81　仙骨部奇形腫

症，指の欠損，形の異常などがある（図Ⅱ-A-Ⅱ-87～89）．多指症の場合，一見，5本に見間違えることもあるので注意する．羊膜索は子宮内での羊膜の破裂に伴う索の形成による圧迫・切断が原因の外表奇形で，四肢，指趾に認められる（図Ⅱ-A-Ⅱ-90，91）．

　四肢は通常蛙足状をしている．四肢の曲げ方からトーヌスの異常が見つかることもある．

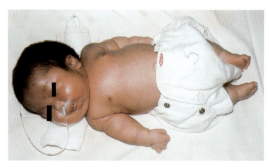

図Ⅱ-A-Ⅱ-82 四肢短縮症
頭，体幹に比し四肢が短い．

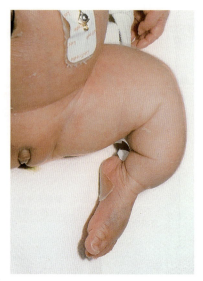

図Ⅱ-A-Ⅱ-83 骨形成不全症
骨折により下肢の変形が認められる．

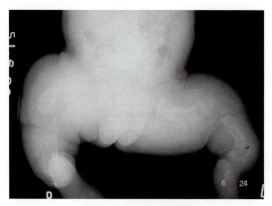

図Ⅱ-A-Ⅱ-84 骨形成不全症のX線写真
多発骨折がみられる．

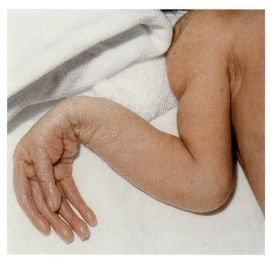

図Ⅱ-A-Ⅱ-85 新生児Marfan症候群のくも状指

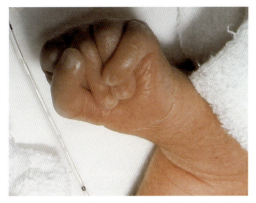

図Ⅱ-A-Ⅱ-86　18 trisomy の児の指（overlapping）

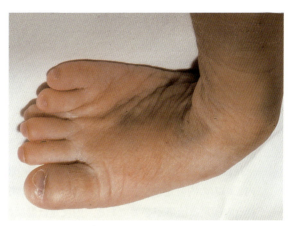

図Ⅱ-A-Ⅱ-87　多指症

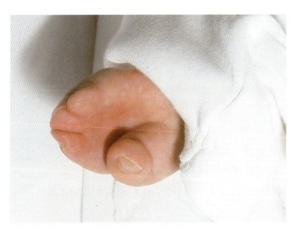

図Ⅱ-A-Ⅱ-88　合指症（Apert 症候群）

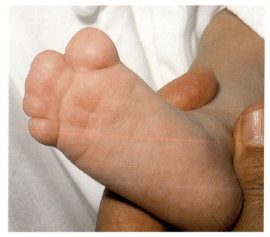

図Ⅱ-A-Ⅱ-89　合指症（Apert 症候群）

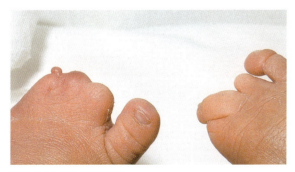

図Ⅱ-A-Ⅱ-90　羊膜索①
指の切断

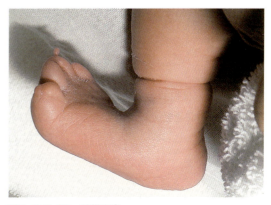

図Ⅱ-A-Ⅱ-91　羊膜索②
下肢のくびれ

1 股関節脱臼

左右の非対称，皮膚のひだの数が異なるなどから疑うが，診察は骨盤を床につけ水平にし両膝を立てた位置で見て，膝の高さに左右差がないかどうかを検査する．脱臼側で低くなる．また股関節の開排制限，Orthorani法でクリック音が認められることから診断される．（第Ⅲ章p.291参照）

2 内反足

足首が内側に曲がる変形の中には，子宮内の肢位の影響と考えられる内反変形や，前足部の内転のみの内転足など予後良好のものもある．しかし前足部の内転，踵足の内反および尖足を伴う内反足は治療が必要である．内反足は髄膜瘤など脊髄の異常にも併発する．

3 外反踵足

足関節が背屈し，足背が脛部にくっついた状態で，胎内における肢位の影響と考えられる．自然に治癒する．

10. 外陰部の診察

外陰部の異常で男女の区別がつかない性分化異常の場合は，外性器からだけで男女どちらかの結論を出すのは慎重に行い，必要によっては染色体などの検査の結果が出るまで判定は保留する．副腎過形成では外性器異常（仮性半陰陽）が認められることがある（図Ⅱ-A-Ⅱ-92, 93）．成熟女児では陰核や小陰唇は大陰唇に覆われていることが多いが，在胎週数が短いと露出している．

出生時に処女膜が浮腫状に肥大し突出していることがある (vaginal tag)．放置しておくと自然に消退する（図Ⅱ-A-Ⅱ-94）．母体のホルモンの影響で性器出血が認められることがある（新生児月経）．男児では精巣は陰嚢内に下降していないことがある．男児では尿道下裂の有無，陰茎の大きさなどに注意する．出生時に認められる鼠径ヘルニアはまれである（図Ⅱ-A-Ⅱ-95）．

11. 肛門の診察

鎖肛は視診ではわからないことが多い．体温測定時肛門計で確かめる．泌尿生殖系への瘻孔があると胎便の排泄がみられる（腹満の項 p.109 参照）．

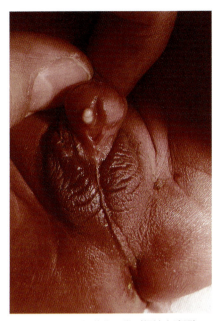

図Ⅱ-A-Ⅱ-92　性分化異常（仮性半陰陽）
副腎過形成の児．女児であるが，一見男性の外陰部にみえる．

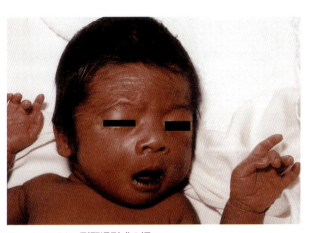

図Ⅱ-A-Ⅱ-93　副腎過形成の児
全身の色素沈着が著明である．

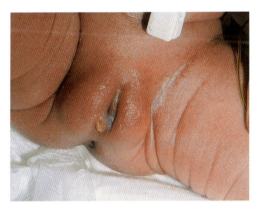

図Ⅱ-A-Ⅱ-94　処女膜の浮腫性変化
陰唇の間より処女膜の粘膜がポリープ状に突出してみえる．

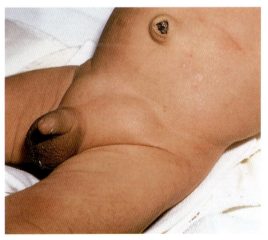

図Ⅱ-A-Ⅱ-95　鼠径ヘルニア

12. 呼吸器系の診察

　出生後一過性に呻吟，呼吸数の増加，陥没呼吸などが認められることがある．生後すぐに呻吟が認められても徐々に改善し，30分以内で消失するものがほとんどである．30分を過ぎて呻吟があれば異常の可能性があるので，原因を検索する．呼吸数は，正常児で35～45/分である．60/分以上は多呼吸とされている．呻吟がなく多呼吸のみの児は一過性多呼吸のことが多い．

　新生児の呼吸は横隔膜優位の呼吸で，腹式呼吸である．胸郭が脆弱であるため陥没呼吸が出現しやすい．陥没呼吸は，横隔膜の強い収縮のため横隔膜の付着部が内側に引き込まれるものと，胸腔内圧の低下のため胸骨上窩や肋間の軟部組織が引き込まれるものがある．上気道の狭窄の場合は胸骨上窩の陥没が目立つことが多い．

　正常児でも呼吸が深くなったり浅くなったりし，短時間呼吸が停止することがある（周期性呼吸）．20秒以上の呼吸停止やチアノーゼを伴うものは異常である（無呼吸発作）．在胎34週以前に出生した低出生体重児では無呼吸発作の出現は異常とはいえないが，34週以降に出生した児の無呼吸発作は未熟性以外の原因があると思われるため原因の検索が必要である．

　呼吸状態は睡眠のパターンによっても異なってくる．non REM睡眠期は規則正しい呼吸のことが多く，REM睡眠期には不規則で，胸郭が不安定で吸気時に胸郭が吸い込まれるような運動を来すことが多い．出生時の呼吸パターンは麻酔などの影響もある（sleeping baby）．

13. 循環器系の診察

　正常の新生児の心拍数は110～160/分である．90/分以下の洞性徐脈は正常児にもみられることがあり，特に仮死で出生した児ではしばしば認められる．

　正常児の大半で生後1日以内は心雑音が聴取されることがある．雑音が2/6程度で呼吸の異常，心不全の徴候がなければ経過をみると消失する．動脈管が閉鎖する際のものと考えられている．

　多呼吸，呼吸困難，心拍数の増加などは心不全の徴候であるので見逃さないよう注意する．チアノーゼ，肝腫大，浮腫（体重の異常な増加）などにも注意する．不整脈，徐脈，頻脈は心電図による検査が必要である．

14. 消化器系の診察

　初回の便は生後間もなく排泄されることが多い．便は暗緑色をした胎便で，ビリルビンを含んだ胆汁，腸管から落屑した細胞などを含んでいる．生後2～3日で移行便となり，黄色の便へと変わっていく．生後24時間以内に排便のないものは消化管閉鎖などの異常を考え検査する．

15. 尿路系の診察

初回の排尿は出生直後に認められることが多い．生後24時間以上排尿のないものは異常と考えられている．腎低形成，後部尿道弁などの尿路系の奇形で排尿のない児では，呼吸障害，顔面や四肢の奇形，腹部の膨満など他の症状を伴っていることがほとんどである．それ故，24時間排尿がない場合，他に異常がなければ超音波で膀胱に尿の貯留があるかどうかを確認し，貯留が認められればしばらく様子をみる．

16. 体温の調節

通常の環境下では着衣で体温は37℃前後に保たれている．37.5℃以上を発熱と考える．新生児は体温の調節が未熟であるため，室温が高かったり，ヒーターや湯たんぽなど熱源が近くにあると体温は上昇する．適当な環境に戻せば体温は下降する．感染症，脱水でも発熱は認められるので注意が必要である．反対に体温が下がると低体温となり，重症例ではアシドーシス，播種性血管内凝固（disseminated intravascular coagulation：DIC）症候群の併発もみられるので注意する．また低出生体重児では感染で体温が低下する症例もある．

17. 神経系の機能

神経学的検査：原始反射，筋緊張の検査
1 哺乳反射
1）追いかけ反射（十字反射，rooting reflex，図Ⅱ-A-Ⅱ-96）

児の口角，口唇などを指で触れると，口を開き指を捕えようと指の方向へ顔を向け追いかけていく反射である．この反射により母親の乳首を探し口に含む．満腹時，睡眠時にはみられない．1ヵ月までに消失する．

2）吸啜反射（sucking reflex，図Ⅱ-A-Ⅱ-97）

乳首や検者の指を口に入れると規則的な吸啜運動がみられる．生後1～2日はあまり強くない．また満腹時には認められない．反射がみられないときは中枢神経の障害を疑う．

2 把握反射
1）手掌把握反射（palmar grasp reflex，図Ⅱ-A-Ⅱ-98）

仰臥位で上肢を軽く曲げ，児の指を開いた状態にし，検者の指を児の手掌に当てると児は指を握りしめる．検者が指を離そうとするとさらにしっかり握ってくる．欠如する場合は重篤な脳障害や上部脊髄障害を疑う．3ヵ月頃消失する．

2）足底把握反射（plantar grasp reflex）

仰臥位で下肢を軽く屈曲させ，児の拇趾球を検者の指で圧迫すると足指が屈曲する．欠如する場合には下位脊髄神経あるいは末梢神経の障害を疑う．重篤な脳障害ではいつまでも消失

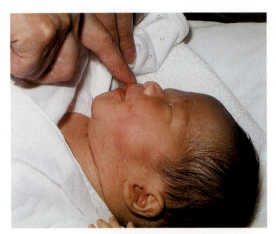
図Ⅱ-A-Ⅱ-96　追いかけ反射

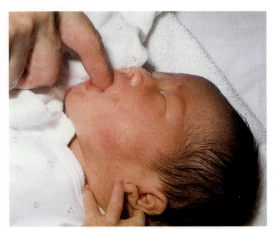
図Ⅱ-A-Ⅱ-97　吸啜反射

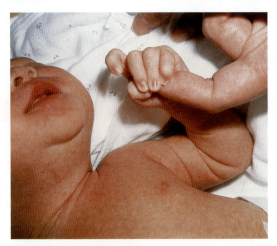
図Ⅱ-A-Ⅱ-98　手掌把握反射

せず亢進した状態が続く．独歩開始後数ヵ月で消失する．

3 Moro反射（Moro reflex, 図Ⅱ-A-Ⅱ-99）

　Moroの原法では，仰臥位で児のベッドの近くを叩いて誘発する．その他に上肢を軽く引き上げて急に離す誘発法，背部を一方の手で支え，他方の手で頭部を前屈させて急に頭部を下に数cm落とす誘発法がある．児は肘関節と指関節を軽く曲げ，上肢を伸展外転し（第1相），次に抱きつくように上両肢を内転，屈曲させる（第2相）．生後6週以降は第1相のみとなり，4ヵ月で消失する．

　反射の減弱，消失は重篤な中枢神経障害を示す．非対称な場合は腕神経叢麻痺（Erb麻痺）を疑う（図Ⅱ-A-Ⅱ-100）．

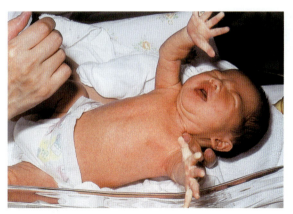

図Ⅱ-A-Ⅱ-99　Moro反射

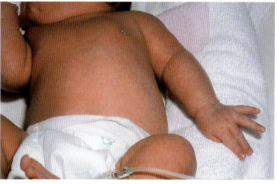

図Ⅱ-A-Ⅱ-100　Erb麻痺（左手）
Moro反射を誘発しても左上肢は動かさない．

❹ 非対称性緊張性頸反射（asymmetric tonic neck reflex）

　仰臥位で児の頭をゆっくり肩まで回すと，顔が向いたほうの上肢，下肢を伸展させ，反対側の上肢は肘関節で屈曲する．児の姿勢からフェンシングの肢位（fencing posture）といわれる．著明に出現する場合は脳障害を疑う．6ヵ月で消失する．

❺ 交差伸展反射（cross extension reflex）

　一側の下肢を伸展させ膝関節で固定し，その足底を刺激すると反対側の下肢を屈曲し，次に刺激している手を払い除けるように足を屈曲して内転する．脊髄損傷，末梢神経障害で欠如する．1ヵ月までに消失する．

❻ 背反射（incurvation of the trunk, Galant reflex）

　児を腹臥位または腹位にて支え，脊柱の側方を脊柱に沿って指でゆっくり肩から殿部方向へこすると，刺激に向かって体幹が彎曲する．脳脊髄障害で欠如する．6ヵ月頃までに消失する．

❼ 自動歩行（automatic walking，図Ⅱ-A-Ⅱ-101），歩行反射（stepping reflex）

　児の両脇を支えまっすぐに保ち，足蹠を床につけ上体を軽く前方に傾けると両足を交互に出す歩行様運動がみられる．1ヵ月頃消失する．

❽ 筋緊張の検査

1）引き起こし反射（traction reflex，図Ⅱ-A-Ⅱ-102）

　上肢の筋緊張をみる反射である．仰臥位にした児の手首を握ってゆっくりと引き起こす．児は肘を屈曲し，半屈位で維持する．頭は後方に遅れるが，上体が垂直位になると持ち上がり，一瞬首が座った状態になる．筋緊張が低下していれば肘，腕は完全に伸展し瞬間的な首の座りもみられない．6ヵ月を過ぎても首が体軸の延長線上になく下方にあり，首の座りがみられないと

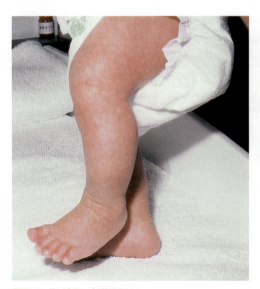

図Ⅱ-A-Ⅱ-101　自動歩行

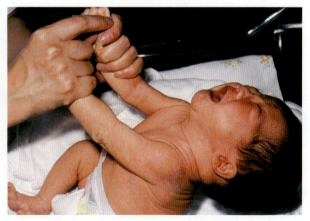

図Ⅱ-A-Ⅱ-102　引き起こし反射

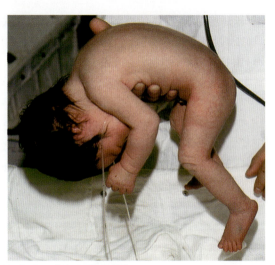

図Ⅱ-A-Ⅱ-103　腹位懸垂
筋トーヌスの低下がみられる．

きも筋緊張の低下によることが多い．

2）腹位懸垂（ventral suspension，図Ⅱ-A-Ⅱ-103）

筋のトーヌスをみるために行う．

文 献

1) 松田幸久:小児内科,28:162-165,1996.
2) 熊谷公明:小児科診療,54:2188-2195,1991.
3) 五味玲:小児科診療,74:661-665,2011.
4) 特集"新生児の扱い方":周産期医学,29(1):1999.
5) 特集"新生児のプライマリーケア.異常徴候のみかた":周産期医学,32(3),2002.
6) 特集"新生児入院中および健診時のチェック":周産期医学,33(1):2003.
7) 特集"周産期の皮膚疾患・形成外科疾患"周産期医学,41(6):2011.
8) 竹内徹訳:ロバートン正常新生児ケアマニュアル.メディカ出版,1997.
9) Klaus and Fanaroff's:Care of the high-risk neonate, 6th ed. ELSEVIER, 2012.
10) Eichenfield, L. F., Frieden, I. J.:Neonatal and infant Dermatology, 3rd ed. Elsevier, 2015.

[河野寿夫]

生後 2 日以内の問題点

> **要点**
> ① 経験を積んだ産科医・小児科医および助産師が診察を必ず行う．
> ② 出生時のチェックで特に問題とならなかった児が，しばらくして異常がみられることがある．早発黄疸の発見は特に重要である．
> ③ この時期から生後 2 日以降にかけ出現してくる疾患もあり，チアノーゼ，呼吸障害，嘔吐，腹満，胎便排泄遅延などを中心に注意する．
> ④ "何となく元気がない"，"何となくおかしい"の症状には注意を払う．
> ⑤ 入院中に出生後早期と退院前の 2 度以上の診察を行う．
> ⑥ 心配な点があれば再度診察を繰り返す．

　出生後一定期間（特に 6〜12 時間）は呼吸循環動態の適応過程にあり，児の状態が安定していることを確認する．呼吸，心拍，体温，皮膚色，覚醒状態，活気・筋緊張を一定間隔で観察し記録する（図Ⅱ-A-Ⅲ-1）．

　出生時のチェックとは別にできるだけ早期（24 時間以内）に，経験を積んだ産科医・小児科医および助産師が系統的診察を行う．出生後早期の診察は，出生に伴う適応過程が順調であることの確認と疾患の早期発見がポイントである．この際，チェックシートによる診察が行われることが多い．チェックシート（図Ⅱ-A-Ⅲ-2）をもとに行って見落としがないように心がける．

1. 皮膚の異常

　チアノーゼ，黄疸，発疹などの早期発見・鑑別が重要である．チアノーゼは先天性心疾患や呼吸器疾患の症状として出現する場合が多いが，多血症でも認められる．

2. 呼吸の異常

　出生直後に呼吸の異常が認められず，しばらくして出現してくるものがある．気胸，気縦隔，新生児一過性多呼吸，呼吸窮迫症候群（RDS）などで出生直後の症状に気づかれない場合もある．特に早発型の敗血症などの重症感染症，頭蓋内出血などの中枢神経疾患，先天性心疾患，多血症，低血糖症，低体温で呼吸障害が前面に発症するものもある．成熟児でも周期性の呼吸が認められることがあるが，チアノーゼや徐脈を伴う無呼吸発作はモニタリングを行い，その原因の究明を行う．新生児期の突然死症候群（sudden infant death syndrome：SIDS）の報告もあるので，呼吸の不安定な児は特に注意を払う．

新生児24時間観察記録

@PATIENT ID _____
@PATIENT BIRTH _____   _____ Baby

強…＋＋
該当…＋
軽…±
該当なし…無

日付						日付					
時間		直後	2時間後	6時間後	12時間後	時間		直後	2時間後	6時間後	12時間後
サイン						サイン					
呼吸症状	肺雑					皮膚	淡紅色				
	air入り 良, 不						新生児紅斑				
	不規則						黄染				
	鼻翼呼吸						発疹				
	呻吟						その他				
	頻数呼吸					浮腫	眼瞼				
	無呼吸発作					顔貌	正常				
	シーソー呼吸						その他				
	陥没呼吸					外傷					
	剣状突起陥没					頭部	産瘤				
循環症状	リズム不整						部位				
	心雑音						頭血腫				
	チアノーゼ 全身						部位				
	四肢					腹部	膨満				
	口鼻周囲						腸雑音				
	爪床						腫瘤				
	冷感 全身					臍	単一臍帯動脈				
	四肢					股関節	開排制限				
神経筋症状	筋緊張					外陰部	停留睾丸				
	痙攣										
	振戦										
	過敏										
	後弓反張										
	大泉門膨隆										
	麻痺										
	モロー反射										
	啼泣										

☐自然　☐吸引　☐圧出　☐誘導　☐促進　☐帝王切開
☐AFD　☐LFD　☐HFD　☐ルテオニン・マグセント使用後

	直後	30分後	1時間後	1.5時間後	2時間後	時間後	時間後	6時間後	8時間後	12時間後
時間										
体温（℃）										
心拍数（回/分）										
呼吸数（回/分）										
SpO$_2$（％）										
血糖（mg/dL）										
看護記録										

図Ⅱ-A-Ⅲ-1　新生児24時間観察記録
（日本未熟児新生児学会医療提供体制検討委員会：正期産新生児の望ましい診療・ケア．日本未熟児新生児学会雑誌，24：3, p.430, 2012. より転載）

〈新生児健診シート〉

氏名 ＿＿＿＿＿＿＿＿＿＿＿ ○男性 ○女性　母体：年齢＿＿＿歳・血型：A, B, AB, O　Rh（+, −）

感染症　　○全て陰性
　　HBsAg（+－未），HCVAb（+－未），HTLV-Ⅰ（+－未），HIV（+－未），GBS（+－未）

妊娠分娩歴　　G＿＿＿　P＿＿＿

産科歴　切迫早産（−, +）　妊娠高血圧症候群（−, +）　その他（分娩異常等）

既往歴（−, +）；＿＿＿＿＿＿＿＿＿＿＿＿＿＿＿＿＿＿＿＿＿＿＿＿＿＿＿＿＿＿＿

内服薬（−, +）；＿＿＿＿＿＿＿＿＿＿＿＿＿＿＿＿＿＿＿＿＿＿＿＿＿＿＿＿＿＿＿

分娩予定年月日　20＿＿年＿＿月＿＿日

生年月日　　　20＿＿年＿＿月＿＿日　　出生時刻＿＿時＿＿分

在胎週数　　　　　　＿＿＿＿週＿＿日

分娩様式　　□自然頭位　□吸引　□圧出　□誘導　□促進
　　　　　　□帝切（既往帝切　骨盤位　その他　　　　　　　　　　　）

出生体重＿＿＿＿＿g　身長＿＿＿＿＿cm　頭囲＿＿＿＿＿cm　胸囲＿＿＿＿＿cm

（　○ light-for-dates，　○ AFD，　○ heavy-for-dates）

アプガースコア　1分　＿＿＿点　5分　＿＿＿点

出生後健診	＿＿＿月　＿＿＿日（日齢　　　）			
啼泣	□異常なし	□他		
皮膚	□異常なし	□サーモンパッチ	□ウンナ母斑	□他
チアノーゼ	□なし	□末梢	□全身（軽度　中等度　重度）	
黄疸	□なし	□あり（軽度　中等度　重度）		
毛髪と爪	□異常なし	□他		
頭部	□異常なし	□産瘤	□頭血腫	□他
大泉門	□未閉鎖	□他		
顔貌	□異常なし	□他		
目	□異常なし	□他		
耳	□異常なし	□他		
鼻，口，咽頭	□異常なし	□他		
頸部	□異常なし	□他		
胸郭	□異常なし	□他		
心音	□異常なし	□他		
呼吸音	□異常なし	□他		
大腿動脈触知	□異常なし	□他		
腹部・臍	□異常なし	□他		
外性器	□異常なし	□他		
脊柱・背部	□異常なし	□他		

図Ⅱ-A-Ⅲ-2　新生児健診シート
（日本未熟児新生児学会医療提供体制検討委員会：正期産新生児の望ましい診療・ケア．日本未熟児新生児学会雑誌，24：3，p.431〜432，2012．より転載）

四肢・股関節	□異常なし	□他			
神経学的所見					
安静時姿勢	□異常なし	□他			
自発運動	□異常なし	□他			
トーヌス	□異常なし	□軽度低下	□低下	□軽度亢進	□亢進
反射					
吸てつ反射	□異常なし	□なし	□他	□未施行	
追いかけ反射	□異常なし	□なし	□他	□未施行	
手掌把握反射	□異常なし	□なし	□他	□未施行	
足底把握反射	□異常なし	□なし	□他	□未施行	
緊張性頸反射（ATNR）	□異常なし	□なし	□他	□未施行	
モロー反射	□異常なし	□なし	□他	□未施行	

印象
　身体所見　　　　　□異常なし　□軽度異常　□異常あり
　神経学的所見　　　□異常なし　□軽度異常　□異常あり
コメント_____
_____　健診医師署名_____/_____

A-ABR ： (　/　) 右 (パス，refer，未完了)，(　/　) 左 (パス，refer，未完了)

退院前健診 ____月____日（日齢　　）
　体重 (　　) g　□OK
　黄疸計 (　　)　□OK　T. Bil (　　) mg/dL
　母乳育児　　□要指導　□OK
　臍脱　　　　□済　□未
　便色　　　　□移行便　□黄色
　全身状態　　□良
　心雑音　　　□なし　□あり
　股関節の所見　□なし　□あり
　神経学的所見　□異常なし

□黄疸フォロー（　　　　　　）
□体重フォロー（　　　　　　）
□問題点　他

□退院前健診リーフレットを用いて説明
指導項目：□頻回授乳　□乳房ケア　□母乳外来　□同胞への対応　□他（　　　）

次回　1か月健診　　　　　健診医師署名_____

図Ⅱ-A-Ⅲ-2　つづき

3. 循環の異常

　先天性心疾患の症状は，動脈管の閉鎖や出生後の肺血管抵抗の低下などに従って出現することが多く，生後間もなくより始まり数日で認められるようになる．心雑音のない心疾患，チアノーゼのはっきりしない心疾患もあり注意が必要である．特に重篤な先天性心疾患（critical congenital heart disease）のスクリーニングとしてパルスオキシメトリが有用であり，生後24時間以降退院までに下半身のSpO$_2$を測定することが望ましい．先天性心疾患が疑われた際は，超音波など詳しい検査が必要となる．不整脈や脈拍数が90以下もしくは180以上であるときは心電図検査などの精査を行う．

4. 消化器系の異常

　生後1～2日の嘔吐は正常新生児にもよくみられる．胆汁（緑色のもの）を含まない（非胆汁性）嘔吐で，全身状態が良好であれば初期嘔吐と考え経過をみる．母体に羊水過多の既往がある場合，著明な体重減少を伴う場合，血液や胆汁が混入した吐物の場合の嘔吐は病的であるため，外科的疾患などを考え精査を行う．感染症や先天性副腎過形成（congenital adrenal hyperplasia：CAH）などの消化器疾患以外でも嘔吐がみられる．初期嘔吐や胃軸捻転など非胆汁性の嘔吐で全身状態がよいものは，モニタリングや十分な観察下で右側臥位あるいは腹臥位とすると，胃から十二指腸への胃内容物の移動が速やかとなり嘔吐が減少する．嘔吐以外に，哺乳障害もしばしばみられる異常である．生後時間があまりたっていない場合で，全身状態が良好であれば経過をみる．感染症，先天性代謝異常症，内分泌疾患，神経疾患，筋疾患で哺乳障害を呈するものがあるので念頭に置く．

5. 血液の異常

　出生後，真っ赤あるいは赤黒い皮膚色をしており，中心静脈血のヘマトクリット（Ht）値が65％以上で，呼吸障害や心不全などの症状があれば多血症と診断し治療する．分娩時の出血や出生後の臍帯からの大量出血などの失血性貧血で，生後間もなくより症状が出ることもある．原因のわからない貧血では，母児間輸血症候群を疑い検査をする．メレナ（消化管出血）はしばしばみられる症状である．（図Ⅱ-A-Ⅲ-3, 4）．生後早期に起きる出血の原因には母体血液の嚥下（仮性メレナ）や急性胃粘膜病変によるものが多い．

6. 感染症

　発熱で気づかれることもあるが，数は少ない．"何となく元気がない"，"何となくおかしい"（not doing well）といった状態で発見されることが多い．逆にこのような症状があれば感染症を積極的に疑い，血算やCRPなどにより感染症の有無をチェックする．呻吟などの呼吸器症状で発症することもある．B群溶連菌（group B *streptococcus*：GBS）に代表される生後間もなく発症する早発型敗血症は予後が悪い．

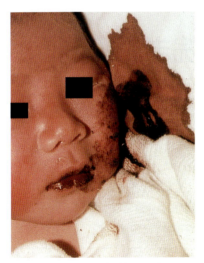

図Ⅱ-A-Ⅲ-3 吐血（真性メレナ）

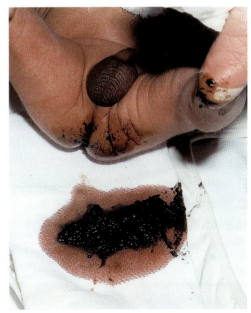

図Ⅱ-A-Ⅲ-4 下血（真性メレナ）

7. 黄疸

　生後24時間以内に発症する早発黄疸は，血液型不適合に代表される新生児溶血性疾患よるものの可能性が高く，注意が必要である．生後24時間以降でも注意深く検査・観察を行い，治療のタイミングを逸しないようにする．早発黄疸の場合，児の直接Coombs試験が重要で，陽性に出れば血液型不適合と考えられる．RhD不適合がなく直接Coombs試験が陽性の場合は，Rhの亜型の不適合，特殊な血液型不適合を疑い精査を行う．ABO不適合の場合は直接Coombs試験が陰性のことが多いので注意する．吸啜力低下，筋緊張低下，Moro反射の減弱など核黄疸のⅠ期症状が出現した症例は交換輸血を行う．

8. 神経系の異常

　神経系の症状として明らかな痙攣発作がみられることもあるが，多くは，凝視，口をもぐもぐさせる，四肢の不自然な動き，無呼吸発作など，一見痙攣発作にみえないような微細な自動症（微細発作）の頻度が高いので見落とさないよう注意する．成熟児にみられる微細発作の多くは，脳波上の発作波を伴わないことが分かっている．

文献
1) 日本未熟児新生児学会：正期産新生児の望ましい診療・ケア．日本未熟児新生児学会雑誌，24；419-441, 2012.

［大場邦弘］

Ⅳ 生後2日以降退院までの問題点

> **要点**
> ❶ 生後48時間を過ぎると，呼吸・循環動態は安定してくる．
> ❷ 授乳量も増加し，活動性も増えてくる．
> ❸ しかし，心疾患，感染症などは，この時期になって症状が出現することも多い．
> ❹ "何となく元気がない"，"何となくおかしい"の症状には注意を払う．
> ❺ 経験を積んだ産科医・小児科医および助産師が退院前診察を必ず行う．

1. 呼吸の異常

　生後2日以降に初めて呼吸障害が出現することは少なく，それまでに認められた疾患が遷延して呼吸器症状を呈していることが多い．生後2日までに見落とされていたような軽微な呼吸器症状が徐々に悪化することもある．先天性心疾患で呼吸器症状が前面に出てくるものも多い．肺炎でこの時期に症状が出現するものもある．感染症で徐々に呼吸が速くなったり，無呼吸発作が出現したりすることもあるので注意が必要である．

2. 循環の異常

　心室中隔欠損症はこの時期に心雑音が聴取され始めることが多い．動脈管依存性の先天性心疾患は動脈管が閉鎖することにより，チアノーゼや呼吸状態が急激に悪化する．肺動脈閉鎖，重症肺動脈狭窄，三尖弁閉鎖，完全大血管転位などではチアノーゼが増強，心不全の進行がみられ，大動脈離断，大動脈縮窄では，下半身の血流が減少しショック状態となる．これらの重篤な先天性心疾患のスクリーニングとして，パルスオキシメトリが有用であり，生後24時間以降退院までに下半身のSpO_2を測定することが望ましい．先天性心疾患が疑われた際は，超音波など詳しい検査が必要となる．

3. 消化管の異常

　下部消化管の狭窄・閉鎖ではこの時期に出現するものがある．最近あまりみられなくなったが，胃穿孔は生後2～3日頃に急激な腹満で発症する．腸回転異常症でこの時期に症状の出現するものがある．腹満のほかに嘔吐の性状（胆汁性かどうか），体重減少，尿量，活気の有無，排便の有無などに注意し，必要なら消化管造影を行い診断する．最近，これらの外科疾患と鑑別が必要になる消化管アレルギーが増えている．ミルクまたは母乳を開始した後に，嘔吐（胆汁性の場合もある），血便，体重増加不良などの症状が日齢7頃までに出現することが多い．

4. 血液の異常

ビタミン K 欠乏による真性メレナ，胃粘膜病変による出血はこの時期に多い．退院前後に出現する消化管出血は，消化管アレルギーによることがある．出生時の母体血嚥下による仮性メレナは時期的に少なくなってくるが，乳房からの出血による母体血嚥下による仮性メレナがみられることもある．

5. 黄　疸

血液型不適合などの新生児溶血性疾患以外による特発性高ビリルビン血症では，この時期にビリルビンの高値がみられる．ビリルビンの値だけではなく，哺乳状況，活気などもよく観察する．

6. 体重増加

生理的体重減少はほとんどの児で 10% 以内であるが，しばしば出生時の浮腫などの影響で数字の上でこれを超えるものもある．嘔吐や脱水の有無，哺乳量などを検討し，全身状態がよければ経過をみる．頻回の嘔吐など病的な症状があれば検査をする．退院までに出生体重に戻らない児もあるが，検査や治療が必要かどうかは個別に検討する．

7. 感染症

この時期に発症する感染症は，分娩前後の垂直感染と生後の水平感染がある．垂直感染の場合，早発型の感染症として重篤なものがある．髄膜炎では発熱のみの症状で発症するものもあるので，血算や CRP から重症感染症の疑いがあれば腰椎穿刺を行い，髄膜炎を鑑別する．水平感染では，最近，メチシリン耐性黄色ブドウ球菌（methicillin-resistant *Staphylococcus aureus*：MRSA）による感染症も見られる．また，インフルエンザや夏風邪を引き起こすウイルスの感染症もみられる．

文　献

1) 日本未熟児新生児学会：正期産新生児の望ましい診療・ケア．日本未熟児新生児学会雑誌，24；419-441, 2012.

［大場邦弘］

V 処置

> **要点**
> ❶ 出生後，児が安定した状態で個人標識，点眼を行う．
> ❷ 臍処置は清潔に行う．
> ❸ 原則として出生直後の沐浴（産湯）は避ける（B型肝炎ウイルス，C型肝炎ウイルス，HIVキャリア母体児を除く）．
> ❹ ビタミンK_2製剤2 mgを出生後，生後1週間（産科退院時），1ヵ月健診時に投与する．
> ❺ 病的黄疸の危険がなくなるまで経時的に黄疸のスクリーニングを行う．
> ❻ 先天代謝異常症等マススクリーニングを産科退院前に行う．
> ❼ 聴覚スクリーニングを産科入院中に行う．
> ❽ 感染予防に配慮する．
> ❾ B型肝炎母子感染予防にHBIGとHBワクチンの接種（初回接種は生後12時間以内）を行う．
> ❿ RSウイルス流行期には，対象児に対してRSウイルス感染症重症化予防目的で産科退院前にパリビズマブ初回投与を考慮する．

1. 母児標識

　児の取り違え防止のために児に個人識別標識（母親の氏名，性別，出生日）を必ず行う．分娩室から出るまでに標識をすることが重要である．市販の新生児用標識を使用する，マジックインク等で児の足底に記入する等の方法を用いる．多胎児を管理する際は，混同に特に注意を払う．

2. 臍処置

　臍帯は容易に感染経路となりうるので清潔にして乾燥を促す．WHOでは，臍帯に触れる前は石けんで手を洗う（図Ⅱ-A-V-1）こと，臍帯は開放するか，ガーゼなどで緩く包みおむつの外に出すことを推奨している．臍帯を清潔に保つことは臍炎のリスクを減少させるが，消毒薬の積極的な使用で感染のリスクを減らすかどうかは結論が出ていない．新生児室やNICUで管理される新生児においては，クロルヘキシジン，ヨードチンキ，ポビドンヨード，スルファジアジン銀，triple dyeによる消毒（1日1回，3日間）を推奨している．乾燥を遅らせるアルコールの使用は推奨していない．世界をみても臍処置の方法は多様であり，最終的には施設の方針による．

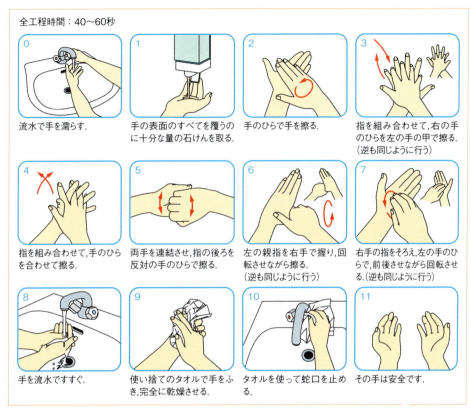

図Ⅱ-A-V-1　石けんと流水での手指衛生の技術

(文献3)より

3. 点眼

　新生児眼炎予防のために，出生時にエリスロマイシン（製造中止予定）もしくはテトラサイクリンの点眼薬を両目に点眼する．特に淋菌性眼炎の予防に重要である．新生児眼炎が放置されると角膜潰瘍から全眼球炎まで進行することがある．抗菌薬の点眼によるクラミジア性眼炎の予防に対する有効性は結論が出ていない．クラミジア感染と診断された場合は経口抗菌薬投与が必要となる．以前使用されていた1%硝酸銀の点眼は，90%に化学性結膜炎を起こすことから使用されない．

4. 沐浴

　わが国では，出生直後に産湯と呼ばれる温水浴が風習として行われてきた．沐浴（図Ⅱ-A-V-2）はこの流れを汲み，身を清めるという儀礼的な要素も含まれる．体温調節が不安定な出生直後に行われる沐浴によって児の体温が低下することが報告されており，WHOでは，風習として沐浴が必要とされる場合であっても，呼吸循環動態が安定した生後6時間以上経ってか

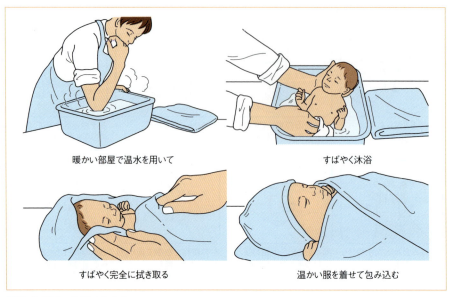

図Ⅱ-A-V-2 沐浴のしかた

(文献4)より

ら，できれば生後2〜3日以降に行うことを推奨している．しかし，母親がB型肝炎ウイルス，C型肝炎ウイルス，HIVのキャリアからの出生児は母体血を除去する必要があるのでこの限りではない．

5. ビタミンK製剤の投与

　新生児期および乳児期に発症するビタミンK欠乏性出血症を予防するために，1988年の厚生省研究班の指針（いわゆる2-2-2方式）に従って，ビタミンK_2製剤2 mgを出生後（経口哺乳確立時），生後1週間（産科退院時），生後1ヵ月（1ヵ月健診時）の3回経口投与する．具体的には，ビタミンK_2シロップ1 mLを経口的に1回投与する（図Ⅱ-A-V-3）．なお，ビタミンK_2シロップは高浸透圧のため，出生後と産科退院時の2回は滅菌水で10倍に薄めて投与するのもひとつの方法である．また，早産児など経口哺乳の確立が期待できない場合は，静脈内注射，筋肉注射が選択肢となるが，通常，静脈内投与が選択される．厚労省研究班の指針どおりの投与が行われなかった場合や，新生児肝炎や胆道閉鎖症などの肝胆道系疾患の基礎疾患をもつ児に，乳児期のビタミンK欠乏性出血症が散発しており，依然注意が必要である．2011年に発表された日本小児科学会の「新生児・乳児ビタミンK欠乏性出血症に対するビタミンK製剤投与の改訂ガイドライン（修正版）」においては，いわゆる2-2-2方式の基本方針は変わっていないが，助産院もしくは自宅で娩出された新生児へのビタミンK_2シロップ投与の遵守が明記された．また，1ヵ月健診の時点で完全母乳栄養の場合には，母親にビタミンKを豊富に含有する食品（納豆，緑葉野菜など）を積極的に摂取するよう勧めること，および生後3ヵ月までは

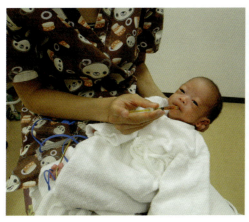 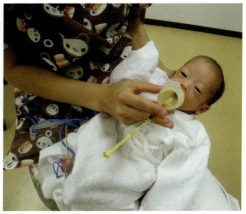

シリンジでそのまま飲ませる場合は，少量（0.2〜0.3 mL）ずつ児の口に入れる．	シリンジに入ったシロップを全量乳首（哺乳瓶の先）に入れて飲ませる．

図Ⅱ-A-V-3　ビタミン K_2 シロップ1 mL の飲ませ方

ビタミン K_2 製剤2 mg を週1回投与する方法も選択肢として提案している．

6. 黄疸のスクリーニング

　核黄疸の予防のために，新生児の皮膚色を1日1回診察する．経皮黄疸計は非侵襲的測定が可能であり，経時的に検査し病的黄疸の危険がなくなるまでフォローする．必要があれば採血（図Ⅱ-A-V-4）し，血清総ビリルビン値を検査する．特に生後24時間以内に見られる早発黄疸は病的黄疸であり，見逃すと侵襲的な交換輸血療法が必要となる症例が多いため，出生後12時間にも経皮黄疸計で検査するとよい（第Ⅱ章 p.153参照）．

7. 先天代謝異常症等マススクリーニング

　放置されると重度の障害者となる危険性が高い先天性代謝異常症の新生児スクリーニングを産科退院時の生後5〜7日に実施する．検査の必要性を説明し同意を得る．検査結果が要精密検査の場合は，専門医療機関に紹介する（第Ⅱ章 p.155参照）．

8. 聴覚スクリーニング

　1〜2/1,000出生の発症とされる先天性聴覚障害を新生児期に発見し早期療育につなげるために聴覚スクリーニングを実施する．聴覚障害は，早期に発見され適切な支援が行われれば聴

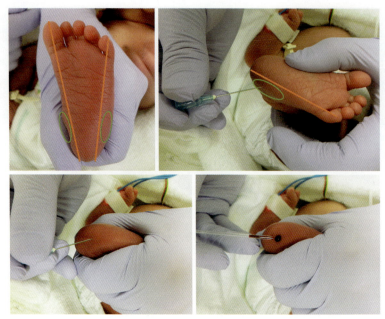

図Ⅱ-A-V-4　足底穿刺法による採血（◯穿刺部位）

覚障害による影響が最小限に抑えられ，コミュニケーションや言語の発達が促進され，社会参加が容易になる．検査の必要性を説明し同意を得る．自動聴性脳幹反応検査（AABR）もしくは耳音響放射検査（OAE）により産科退院までに行う．生後 24 時間以内の検査は「要再検」率が高い．産科入院中の検査で「要再検」となった場合には，複数回の検査を実施する．この結果，「要再検」である場合には，日本耳鼻咽喉科学会が指定した精密検査機関（http://www.jibika.or.jp/citizens/nanchou.html）へ紹介する．「要再検」例への説明は必ず医師が行う．特にスクリーニング検査は，精密検査の必要性を判定する為の検査であり，難聴の有無を判定するものではないことを説明する．また，聴覚スクリーニングで異常が見つからない場合でも，後天性の発症があることを保護者に説明する（第Ⅱ章 p157 参照）．

9. 感染予防

特に医療従事者は擦式アルコール製剤を使用した手指衛生（図Ⅱ-A-V-5）を徹底し，聴診器や体温計などの物品は個別化し，体重測定は児ごとに清潔なシーツに交換して交叉感染を予防する．面会は必要に応じて制限する．特に幼児はウイルス感染症に罹患していることがあるため，感染の有無を確認するなど配慮が必要である．面会基準は施設の方針に従う．

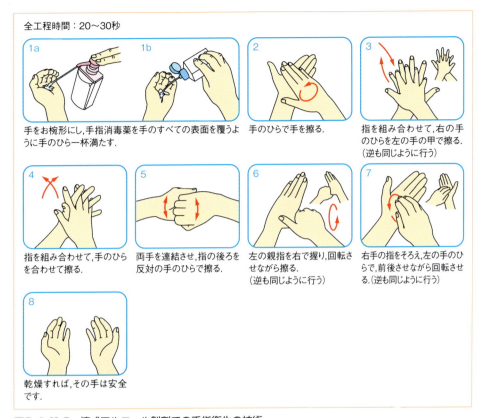

図Ⅱ-A-V-5　擦式アルコール製剤での手指衛生の技術

（文献3）より）

10. B型肝炎母子感染予防

　2014年3月に日本小児科学会から「B型肝炎ウイルス母子感染予防のための新しい指針」が公表された．今回の変更点は，①生後2ヵ月の抗HBs人免疫グロブリン（HBIG）注射を省くことができる，②母体のHBe抗原の有無にかかわらず，HBs抗原陽性の母親から出生した児に対しては同じスケジュールで予防対策を行う，③HBIGとB型肝炎ワクチン（HBワクチン）の接種時期が変更となり，初回の接種が生後12時間以内となった．以前の感染予防のプロトコールでは約5％がキャリア化しており，その一部が予防処置の不徹底など人為的なミスが原因とされている．この新しい方式により，予防処置の不徹底による母子感染の防止を期待できる．具体的なHBIGとHBワクチンの接種方法は（図Ⅱ-A-V-6），出生直後（12時間以内が望ましいが，もし遅くなった場合も生後できる限り早期に行う）に，HBグロブリン1 mL（200単位）を2ヵ所に分けて筋肉注射し，HBワクチン0.25 mLを皮下注射する（図Ⅱ-A-V-7）．生後1ヵ月と生後6ヵ月にHBワクチン0.25 mLを皮下注射する．生後9〜12ヵ月を目安にHBs抗原とHBs抗体検査を実施し，HBs抗原陰性かつHBs抗体が10 mIU/mL以上であれば予防処置終了とし，HBs抗原陰性かつHBs抗体が10 mIU/mL未満であればHBワクチンを追加接種

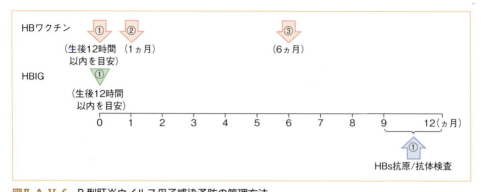

図Ⅱ-A-V-6　B型肝炎ウイルス母子感染予防の管理方法
（日本小児科学会：B型肝炎ウイルス母子感染予防のための新しい指針．2013．より一部改変）

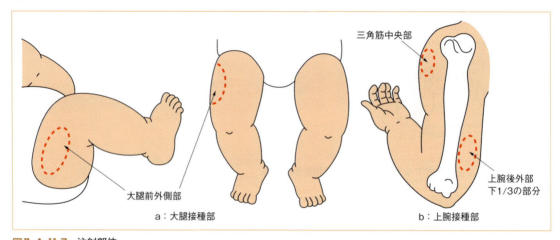

図Ⅱ-A-V-7　注射部位
皮下注射部位として上腕外側ならびに大腿前外側，筋肉注射部位として大腿前外側が推奨されている．

（文献8）をもとに作成）

（HBワクチン 0.25 mL 皮下注射を同じ接種間隔で更に3回接種）する．HBs抗原陽性の場合は，B型肝炎ウイルス感染の精査が必要となるため，専門医療機関へ紹介とする．

11．RSウイルス感染症の重症化予防

　早産，気管支肺異形成症，先天性心疾患，免疫不全，Down症候群ではRSウイルス感染重症化のハイリスクであり，これらの疾患を有する24ヵ月齢以下の小児はパリビズマブ（RSウイルス特異的ヒト化モノクローナル抗体）投与によるRSウイルス感染重症化予防の対象となっている（表Ⅱ-A-V-1）．具体的には，下表の新生児，乳児及び幼児が対象となる．パリビズマブ

表Ⅱ-A-V-1　RSウイルス予防の対象者

RSウイルス流行初期において
・在胎期間28週以下の早産で，12ヵ月齢以下の新生児及び乳児
・在胎期間29週～35週の早産で，6ヵ月齢以下の新生児及び乳児
・過去6ヵ月以内に気管支肺異形成症（BPD）の治療を受けた24ヵ月齢以下の新生児，乳児及び幼児
・24ヵ月齢以下の血行動態に異常のある先天性心疾患（CHD）の新生児，乳児及び幼児
・24ヵ月齢以下の免疫不全を伴う新生児，乳児及び幼児
・24ヵ月齢以下のDown症候群の新生児，乳児及び幼児

として15 mg/kgを，RSウイルス流行期を通して月1回，筋肉注射（図Ⅱ-A-V-7）する．注射量が1 mLを超える場合には分割して投与する．RSウイルス流行期に対象児が退院する際は，退院前に初回投与を考慮する．

文　献

1) 日本未熟児新生児学会：正期産新生児の望ましい診療・ケア．日本未熟児新生児学会雑誌 24；419-441，2012.
2) WHO：Care of the Umbilical Cord：a review of the evidence. WHO/RHT/MSM/98.4, 1998.
3) WHO：WHO guidelines on hand hygiene in health care. WHO/IER/PSP/2009.07, 2009.
4) WHO：Thermal protection of the newborn：a practical guide. WHO/RHT/MSM/97.2, 1997.
5) 日本小児科学会：新生児・乳児ビタミンK欠乏性出血症に対するビタミンK製剤投与の改訂ガイドラン（修正版）．（https://www.jpeds.or.jp/uploads/files/saisin_110131.pdf.）
6) 厚生労働科学研究費補助金　新生児聴覚スクリーニングの効率的実施および早期支援とその評価に関する研究班：新生児聴覚スクリーニングマニュアル．（http://www.aiiku.or.jp/~doc/houkoku/h18/70774004.pdf.）
7) 日本小児科学会：B型肝炎ウイルス母子感染予防のための新しい指針．2013．（http://www.jpeds.or.jp/uploads/files/HBV20131218.pdf.）
8) 日本小児科学会：日本小児科学会の予防接種の同時接種に対する考え方．2014．（https://www.jpeds.or.jp/uploads/files/saisin_1101182.pdf.）

　　　　　　　　　　　　　　　　　　　　　　　　　　　　　　　［大場邦弘］

検　査

> **要点**
> ❶ 新生児期の検査値は，年長児・成人の基準値とは異なる．
> ❷ 痛みを伴う検査に際しては，痛みの軽減にも配慮する．
> ❸ 年長児にとって低侵襲な検査であっても新生児にとっては侵襲的となりうるため，必要最低限の検査を心がける．

1. 採血法

　新生児の採血に使用される血液には臍帯動脈血，臍帯静脈血，毛細血管血，静脈血，動脈血がある．特に臍帯血管からの採血は新生児特有の手技であり，毛細血管血に関しても血糖測定を除いて年長児や成人では通常行われない手技である．これらの検査には，一般の静脈採血とは異なった注意が必要となるため，正確な検査結果を得るためにも採取方法を習得しておく必要がある．

　また，新生児は痛み刺激に対して泣くことしかできないため，痛みに対するケアが軽視されがちであるが，痛みの軽減のために処置前の糖水の摂取や母親に抱っこされた状態での採血も考慮されるべきである．

1 臍帯血

【適　応】　血液ガス測定による胎内および分娩時の児の状態の評価，IgM による胎内感染の評価，母体自己免疫疾患における移行抗体の評価や多量の検体量を必要とする場合に臍帯血が用いられる．

【方　法】　臍帯には2本の臍帯動脈，1本の臍帯静脈があり血液ガスなどの評価が可能となる．
　血液ガスに含まれる pH, base excess（BE），lactate は新生児の神経学的予後との関連性が指摘されているが，**表Ⅱ-A-Ⅵ-1** のように動静脈血で較差があるため，児の状態を評価する場合には臍帯動脈血を採取するのが望ましい．これは臍帯静脈血が母体の状態の影響を受けるためである[1]．臍帯動脈において pH7.0 未満は神経学的予後不良の指標として用いられることが多い．また，わが国における新生児仮死に対する低体温療法の基準は **図Ⅱ-A-Ⅵ-1** のとおりとなっている．臍帯動脈血における乳酸値は生後 20 分以降，特に臍帯をクランプしていない場合は急速に上昇し，一方 BE は急速に低下する．クランプされた臍帯における動脈血 pH は 60 分の時点でも有意な低下はないが，クランプされていない場合は生後 40 分以降有意に低下する[2]．このため臍帯血液ガス採取の注意点は，

表Ⅱ-A-Ⅵ-1　臍帯血における血液ガス値[2]

対象	臍帯動脈								臍帯静脈							
	pH		base excess		P_{O_2}		P_{CO_2}		pH		base excess		P_{O_2}		P_{CO_2}	
	Mean	SD	Mean	SD	Mean	SD	Mean	SD	Mean	SD	Mean	SD	Mean	SD	Mean	SD
健常正期産児，単胎[1]	7.24	0.07	−5.60	3.00	NA	NA	NA	NA	7.33	0.06	−4.50	2.40	NA	NA	NA	NA
早産児含む，アプガースコア8以上[2]	7.26	0.07	−4.00	3.00	16.95	6.00	52.88	9.98	7.34	0.06	−3.00	3.00	28.95	6.98	40.88	6.98
正期産児，未経産[3]	7.24	0.07	−3.60	2.70	17.85	6.90	56.18	8.55	7.32	0.07	−2.90	2.40	28.65	7.28	43.73	7.28
正期産児，単胎，経腟分娩[4]	7.27	0.07	−2.70	2.80	18.38	8.18	50.18	11.10	7.34	0.06	−2.40	2.00	28.43	7.65	40.58	7.65
早産児，胎児心拍陣痛図正常[5]	7.26	0.08	−3.20	2.90	18.98	7.88	52.88	9.98	7.33	0.07	−2.60	2.50	29.10	9.68	43.28	9.68

1) Vicrory (2004), 2) Helwig (1996), 3) Thorp (1989), 4) Riley (1993), 5) Dickinson (1992)

（文献1）より一部改変）

- 生後直ちに臍帯の胎児側と胎盤側の2カ所をクランプする．
- 生後20分以内に採取する．
- 血液の凝固を防ぐためにヘパリン入りのシリンジを用いる．

　生化学検査における臍帯動静脈血の使用は，血液ガスほど利用されていないのが現状である．これは母体の影響を受ける検査項目もあり，生後に値が大きく変動することが多いために評価が困難になることがあげられる．しかしながら子宮内感染の指標となるIgM高値や血液型不適合によるビリルビンの評価にはよく用いられている．表Ⅱ-A-Ⅵ-2に示すように血液ガスと異なり動静脈間での値の差は少ない[3]．

2 毛細血管血採血法（足底採血法）

　足底採血法の目的は最低限の痛み，最低限の傷，感染症のリスクを減らしつつ，正確な検査結果を得ることである．新生児では血算，生化学検査のほかに血液ガス（P_{O_2}の評価を除く）や新生児代謝異常マススクリーニング検査にも利用される．

【適　応】　適応は血液ガス測定，血算，生化学検査，新生児代謝異常マススクリーニング検査であるが，血液ガスの酸素分圧は動脈血の代用とならない．禁忌は採血部位の浮腫，採血部位の損傷，奇形，頻回の採血によるあざ，損傷，採血部位周囲の感染，末梢循環が悪化している場合などである．足底採血よりも動静脈穿刺による採血が好まれるものとしては，血液培養検査，凝固検査，大量の血液量を必要とする検査などである

【方　法】　採血方法は一般的にランセット，23Gなどの注射針などで行うが，特に手技の経験が浅い場合は穿刺の深さが一定であるランセットを用いるのが好ましい．穿刺部位は図Ⅱ-A-Ⅵ-2の青で示した部分で行う．踵骨が存在する赤で示した中央部で穿刺を行うと踵骨の炎症，ひいては骨髄炎のリスクがあるため注意が必要である．ランセットを用い，かつ穿刺部位を守れば表で示した皮膚から踵骨までの距離を超えることはなく（表Ⅱ-A-Ⅵ-3），わが国で利用可能なBDマイクロティナ®クイックヒール™ランセットにおいてもピンク（早産児用）で0.85 mm，グリーン（正期産児用）1.0 mmであり，安全に使用可能なことがわかる[5]（図Ⅱ-A-Ⅵ-3）．

　また，足底採血は血液の採取に熟練を要するが，手技の重要なポイントは絞りすぎず，足全

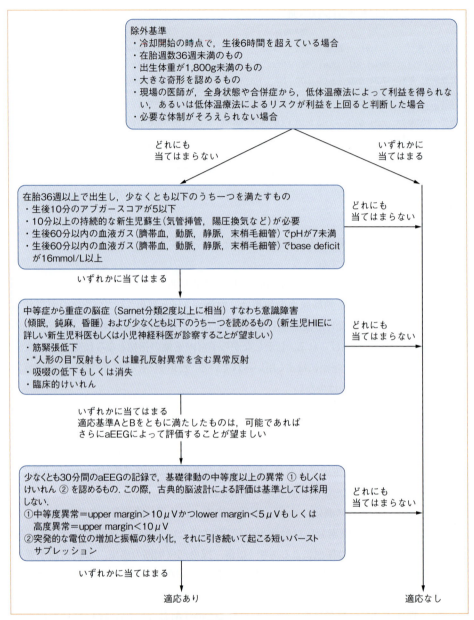

図Ⅱ-A-Ⅵ-1　わが国における低体温療法の基準
（武内俊樹：エントリー基準フローチャート．田村正徳ほか：CONSENSUS2010に基づく 新生児低体温療法実践マニュアル，p.133，東京医学社，2011．より転載）

体の血液を優しく穿刺部位に集めることである．経験が浅い場合，絞りすぎが逆効果となり却って採取量が十分とれない場合がある．やみくもに絞るのではなく，血液の再充満時間を十分に設けて，採取部位の皮膚の色調が白色からピンク色に戻るまでは絞らないことである．また，母親が抱っこした状態であれば採取部位である足が下方に位置するため重力によって血液

表Ⅱ-A-Ⅵ-2　出生時の臍帯動静脈血における生化学検査の基準範囲（95パーセント信頼区間）

	単位	臍帯動脈 n=179	臍帯静脈 n=390
Na^+	mmol/L	135〜143	135〜143
K^+	mmol/L	3.7〜6.4	3.8〜6.8
Cl^-	mmol/L	102〜111	102〜112
グルコース	mmol/L	2.3〜6.7	2.9〜7.4
尿素	mmol/L	1.8〜5.6	1.8〜5.4
クレアチニン	μmol/L	45〜96	51〜97
尿酸	μmol/L	186〜480	200〜456
リン	mmol/L	1.23〜2.94	1.31〜2.18
Ca^{2+}	mmol/L	2.16〜2.94	2.32〜2.99
アルブミン	g/L	26〜40	30〜41
総タンパク	g/L	43〜67	46〜68
アルカリホスファターゼ	mmol/L	77〜285	87〜302
ALT	U/L	4〜24	4〜27
AST	U/L	16〜63	17〜59
クレアチニンキナーゼ	U/L	71〜475	82〜528
LDH	U/L	206〜580	201〜494
γ-GTP	U/L	20〜302	27〜339
トリグリセリド	mmol/L	0.10〜1.04	0.13〜0.97

（文献3)より一部改変）

図Ⅱ-A-Ⅵ-2　足底採血における穿刺部位

穿刺禁
穿刺部位

表Ⅱ-A-Ⅵ-3　穿刺部位別の踵骨まで距離[5]

	早産児	正期産児	全例	範囲
外側 (mm)	3.61 (0.66)	4.58 (0.81)	4.11 (0.88)	2.3〜6.9
中央 (mm)	3.53 (0.62)	4.21 (0.69)	3.89 (0.74)	2.1〜6.3
内側 (mm)	3.58 (0.65)	4.51 (0.74)	4.06 (0.84)	2.2〜6.4

平均（標準偏差）

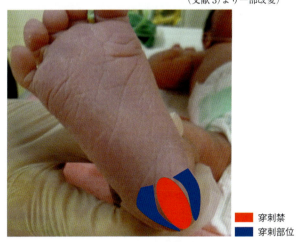

（文献5)より）

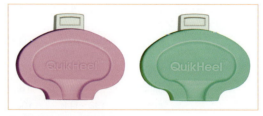

紫：早産児，緑：正期産児
製品名：BD マイクロティナ® クイックヒール™ランセット
販売名：BD クイックヒールランセット
医療機器認証番号：20100BZY00107000

図Ⅱ-A-Ⅵ-3　クイックヒール™ランセット

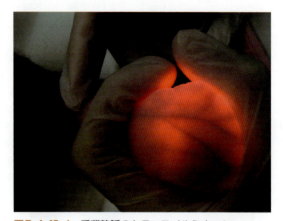

図Ⅱ-A-Ⅵ-4　手背静脈のトランスイルミネーション

の採取量が増え，さらに児の痛みに対する反応も軽減するといわれている[6]．また，処置の前にショ糖やグルコースを新生児に投与すると痛みを軽減する作用があることが示されている[7]．

③ 静脈血採血法（針滴下法）

【適　応】　必要とされる採血量が多い場合，多血症におけるヘマトクリット，高カリウム血症におけるカリウム値の測定を目的とする場合，足底採血に比べ静脈血採血法が望ましい．

【方　法】　新生児の静脈血採取は 23 G の注射針を使用し手背の静脈を穿刺し，針滴下法で行うのが一般的であるが，血液培養を目的とする場合は，汚染を防ぐために 23 G の翼状針や直針にシリンジを接続して血液を採取するべきである．血管が視認できない場合は，血管穿刺用のライトを用い，光を静脈周囲の皮膚に透過させ血管を描出し，穿刺する方法もある（トランスイルミネーション）（図Ⅱ-A-Ⅵ-4）．

　また，痛みに対する評価では，静脈穿刺のほうが足底採血法よりも優れているという報告がある[8]．

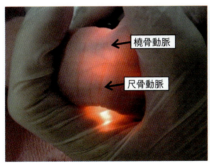
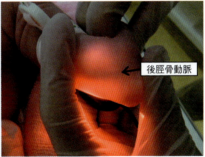

図Ⅱ-A-Ⅵ-5　新生児の動脈穿刺で利用される部位のトランスイルミネーション

4 動脈穿刺採血法

【適　応】　動脈血酸素分圧を知りたいとき，高カリウム血症や多血症における正確な値を把握したい場合に動脈穿刺による採血を行う．また，動脈圧の持続モニタリングを必要としていて，すでに動脈ラインが挿入されている場合には，不必要な児の痛みを避ける目的で動脈ラインからの逆流採血を行う．

【方　法】　動脈穿刺による採取方法は針滴下法ではなく，シリンジに23～27 G翼状針もしくは直針を接続して行う．静脈穿刺の項で述べた針滴下法は大量に失血する危険があるため，動脈採血時には行うべきではない．穿刺部位は橈骨動脈，足背動脈，後脛骨動脈などの末梢動脈が望ましい．上腕動脈はその他の末梢動脈，臍帯動脈からの採血が不可能で緊急の場合に限られる．新生児の場合，血管が細く血圧も低いため年長児や成人のように触診によって血管を認識し，穿刺部位を決定するのは比較的困難である．動脈が視認できない場合は，静脈穿刺と同様にトランスイルミネーションを用いて動脈の位置を同定する方法が勧められる．動脈を投光すると静脈に比べて辺縁が明瞭でない血管として認識され，拍動を伴っていれば動脈であると判断できる（図Ⅱ-A-Ⅵ-5）．

2. 一般血液検査

1 赤血球数，ヘモグロビン，ヘマトクリット

【適　応】　貧血，多血症が疑われる児が対象となる．多血症の場合，足底採血では値が高値をとなることが多いため太い静脈もしくは動脈血で評価する．溶血性黄疸が疑われる児では同時に網状赤血球も測定する．

【経時推移と評価】　ヘマトクリット，ヘモグロビン値は出生週数とともに増加傾向となるが（図Ⅱ-A-Ⅵ-6），生後は出生週数によらず低下傾向となる[9]（図Ⅱ-A-Ⅵ-7）．在胎40週の児ではヘモグロビン値約14 g/dL，22 g/dLが5, 95パーセンタイルに相当する．ヘマトクリット値では約43％，65％が5, 95パーセンタイルに相当する．

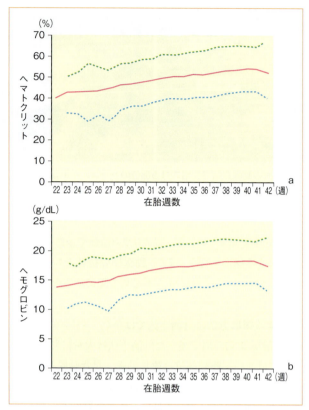

図Ⅱ-A-Ⅵ-6 在胎22〜42週の児（N＝25464）における血中ヘマトクリット値（a）と血中ヘモグロビン値（b）
図中の点線は95パーセンタイル，5パーセンタイルを示す
(文献9)より)

2 白血球数と分画

【適　応】　感染症が疑われる児，母体B群溶連菌（GBS）陽性など感染症のリスクを有する児，Down症候群における一過性骨髄増殖症（TAM）の否定などのために行う．

【経時推移と評価】　健常な正期産児の出生直後の白血球数は，24,060 mm^{3}と年長児や成人と比較して高値となるため[10]，細菌感染症の診断に際しては高値ではなく，白血球数低値が敗血症の判定に用いられることが多い．白血球数の中でも細菌感染症と関連性の高い生後の好中球数の生後の推移は生後6時間で最大値となり，以後漸減していく（図Ⅱ-A-Ⅵ-8）[11]．また，敗血症の診断には好中球数だけでなく好中球数に占める桿状球数の割合（IT比）を用いることもあるが，感度特異度ともに高くはないため，臨床症状，血液培養，CRPなどから総合的に評価する必要がある[12]（表Ⅱ-A-Ⅵ-4）．

3 血小板数

【適　応】　感染症が疑われる児，出血傾向のある児もしくはリスクのある児．

【経時推移と評価】　血小板は出生週数が進むにつれて増加するが（図Ⅱ-A-Ⅵ-9），生後は鋸

歯状のグラフとなり，生後2〜3週，6〜7週にピークがある．血小板数は在胎週数によらず約10/μLが5パーセンタイルとなる[11]（図Ⅱ-A-Ⅵ-10）．日本赤十字社の新生児への血小板濃厚液の適正使用の指針は以下のとおりである．

①限局性の紫斑のみないしは，出血症状がみられず，全身状態が良好な場合は，血小板数

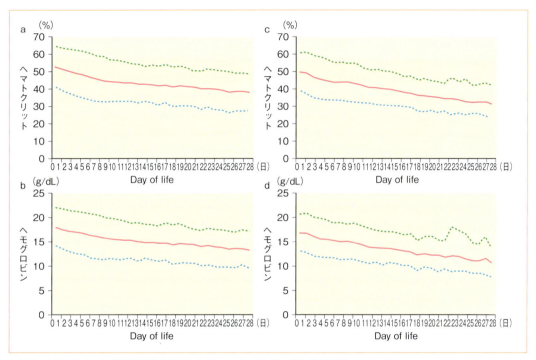

図Ⅱ-A-Ⅵ-7　生後28日までのヘマトクリット，ヘモグロビン値の推移
a：在胎35〜42週，b：在胎29〜34週
図中の点線は95パーセンタイル，5パーセンタイルを示す

（文献9）より）

表Ⅱ-A-Ⅵ-4　敗血症の診断に用いる白血球数，好中球数，IT比のカットオフ値

	すべての週数				在胎<34週			
	感度(%)	特異度(%)	陽性尤度比	陰性尤度比	感度(%)	特異度(%)	陽性尤度比	陰性尤度比
白血球数(/mm³)								
<1,000	0.3	>99.9	19.4	1	0.3	>99.9	8.4	1
<5,000	17.7	96.3	4.7	0.9	24.3	91.4	2.8	0.8
>20,000	18.4	79.3	0.9	1	12.6	91	1.4	1
>50,000	0.5	99.6	1.3	1	1.4	99.4	2.3	1
好中球数(/mm³)								
<100	0.8	>99.9	45.2	1	1.6	>99.9	34.2	1
<1,000	11.7	97.8	5.4	0.9	20.4	94.5	3.7	0.8
<1,500	18.8	95.2	3.9	0.9	30	88.1	2.5	0.8
I/T比								
>0.20	54.6	73.7	2.1	0.6	65.1	74.7	2.6	0.5
>0.25	47.9	81.7	2.6	0.6	56.2	82.3	3.2	0.5
>0.50	21.9	95.7	5	0.8	28.5	95	5.7	0.8

が3万/μL未満のときに血小板濃厚液の投与を考慮する.
② 広汎な紫斑ないしは紫斑以外にも明らかな出血（鼻出血，口腔内出血，消化管出血，頭蓋内出血など）を認める場合には，血小板数を5万/μL以上に維持する.
③ 肝臓の未熟性などにより凝固因子の著しい低下を伴う場合には，血小板数を5万/μL以上に維持する.
④ 侵襲的処置を行う場合には，血小板数を5万/μL以上に維持する.

3. 血 糖

血糖値も生後経時的に変動する検査項目の一つであり，基準値は年長児，成人と比較して低値となる．30〜50 mg/dL未満を低血糖の定義とすることが多いが，症状のない児に対して治療を行うかどうかについては議論の余地が残る．

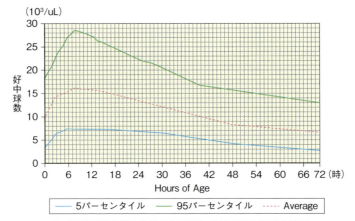

図Ⅱ-A-Ⅵ-8 健常正期産児の生後72時間における好中球数の推移

（文献11）より）

在胎34〜36週				在胎>36週			
感度(%)	特異度(%)	陽性尤度比	陰性尤度比	感度(%)	特異度(%)	陽性尤度比	陰性尤度比
0.3	>99.9	19.4	1	0.4	>99.9	85.4	1
17.7	96.3	4.7	0.9	15.4	99.1	17.2	0.9
18.4	79.3	0.9	1	23.7	61.9	0.6	1.2
0.5	99.6	1.3	1	0.1	99.7	0.3	1
0.8	>99.9	45.2	1	0.5	>99.9	229	1
11.7	97.8	5.4	0.9	7.6	99.6	19.2	0.9
18.8	95.2	3.9	0.9	13.8	99.2	16.4	0.9
54.6	73.7	2.1	0.6	52.1	68.9	1.7	0.7
47.9	81.7	2.6	0.6	46.8	77.6	2.1	0.7
21.9	95.7	5	0.8	20.2	94.9	3.9	0.8

（文献12より）

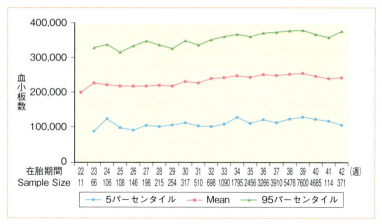

図Ⅱ-A-Ⅵ-9　在胎 22～42 週における出生後（日齢 3 以内）の血小板数

（文献 11）より）

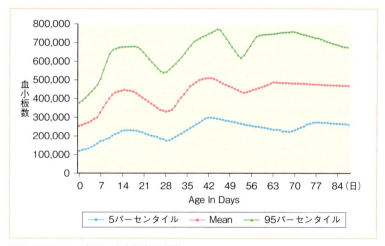

図Ⅱ-A-Ⅵ-10　生後の血小板数の推移

（文献 11）より）

【適　応】　リスクのない児，症状のない児に対してルーチンで血糖測定を行う必要はない．生後の血糖測定が推奨されるリスクを表Ⅱ-A-Ⅵ-5 に示す．

【生後の経時変化と評価】　血糖値は生後 1～2 時間で最低値となり（表Ⅱ-A-Ⅵ-6)[13]，以後漸増するため低血糖の risk を有する児では生後 1～2 時間で初回の測定を行う．血糖測定は少なくとも 2 回 45 mg/dL 以上に安定するまでの間授乳前に測定を繰り返す．低血糖を認めた児，低血糖の症状（表Ⅱ-A-Ⅵ-7）を認めた児に対する管理は以下のとおりである[14]．

　1）臨床症状を伴わない低血糖の管理[14]

　　①1～2 時間毎の授乳，搾乳 1～5 mL/kg，代替栄養（もらい乳，エレメンタルフォーミュラ，加水分解乳，一般的な人工乳）．

表Ⅱ-A-Ⅵ-5　血糖測定もしくはグルコース投与を要する児

- small for date infant
- large for date infant
- 体重差のある双胎児
- 糖尿病の母体から出生した児
- 低出生体重児
- 在胎 35 週未満の早産児，臨床症状や哺乳不良の 35 週以上 37 週未満の早産児
- 仮死
- 低温ストレス
- 多血症（ヘマトクリット 70％以上）
- 胎児赤芽球症
- Beckwith-Wiedemann syndrome
- 小陰茎または正中線上の異常
- 呼吸障害
- 代謝，内分泌異常
- 母体薬物投与（テルブタリン，βブロッカー，血糖降下薬）
- 低血糖に伴う症状を有する児

表Ⅱ-A-Ⅵ-6　血糖値（mg/dL）5 パーセンタイル

生後時間	1～2h	3～23h	24～47h	48～72h
血糖値	28	40	41	48

（文献 13）より）

表Ⅱ-A-Ⅵ-7　低血糖に伴う症状

- 易刺激性
- 振戦
- ちく搦
- 過剰な moro 反射
- 甲高い鳴き声
- 痙攣
- ミオクローヌス
- 活動性低下
- 筋緊張低下
- 昏睡
- チアノーゼ
- 無呼吸，多呼吸
- 低体温
- 哺乳不良

②血糖値が許容範囲かつ安定化するまで授乳前に再検．
③無理な授乳を避ける．
④授乳にもかかわらず低血糖が持続する場合，グルコース静注を開始．
⑤グルコース静注を行っている間も授乳を継続．
⑥治療への反応性を注意深く観察する．

2）臨床症状あり，または血糖値 20～25 mg/dL 未満の管理[14]

①10％グルコースのボーラス静注．
②高度もしくは臨床的に明らかな低血糖を改善するために経口，経管による経腸栄養に頼らない．

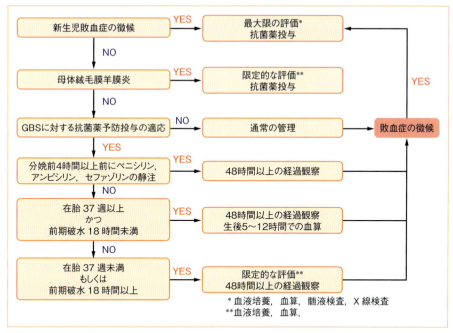

図Ⅱ-A-Ⅵ-11 新生児における早発型 GBS 感染症の二次予防のアルゴリズム

（文献 15）より一部改変）

③臨床症状を有する児の血糖値は 45 mg/dL 以上を維持する．
④血糖値によって静注量を調節する．
⑤グルコース静注療法を漸減中は授乳前に血糖値を測定する．
⑥治療への反応を注意深く観察する．

4. CRP（C-reactive protein）

　わが国において CRP は細菌感染症を診断するための検査として最も利用されている検査項目の一つである．

【適　応】　細菌感染症のリスクもしくは疑われる新生児．リスクのない患児へのルーチンの採血は推奨されない．

　B 群溶連菌（GBS）感染予防のための CDC ガイドライン[15]では母体 GBS 陽性から出生した児に対して CRP 測定の推奨はないが，図Ⅱ-A-Ⅵ-11 に示す最大限の評価，限定的な評価を行う時に CRP を評価するのが一般的である．

【生後の経時変化と評価】　新生児の敗血症をはじめとした細菌感染症は早期の症状が乏しいことがあるため，早期診断のために CRP のカットオフ値を検討した研究がなされているが，感度，特異度ともに良好であるとは言いがたいのが現状である．また CRP は，在胎週数，日齢，分娩方法によって変動するために様々な要因を考慮して評価する必要がある．経腟分娩における生後の CRP 値は生後 36 時間で最高値となり以後漸減していく．一方帝王切開の場合，ピー

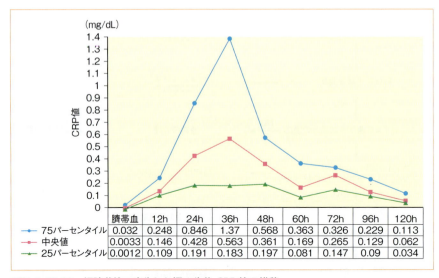

図Ⅱ-A-Ⅵ-12　経腟分娩で出生した児の生後 CRP 値の推移

（文献 16）より一部改変）

表Ⅱ-A-Ⅵ-8　新生児の敗血症の診断を目的とした場合の臍帯血 CRP のカットオフ値

著者	N	カットオフ値（mg/dL）	感度（%）	特異度（%）
Janota J（Czech）	32	1.00	25	90.0
Kordek A（Poland）	187	0.25	97	22.0
Joram N（France）	197	0.50	50	97.0
Kordek A（Poland）	286	0.10	74	77.9
Cernada M（Spain）	128	0.10	60	79.0

（文献 17）より一部改変）

クが遅れ生後 60 時間で最高値となり，経腟分娩に比較して最高値も 0.312 mg/dL（中央値）と低値である[15]（図Ⅱ-A-Ⅵ-12）．新生児の敗血症の診断を目的とした場合の臍帯血 CRP のカットオフ値について表Ⅱ-A-Ⅵ-8 に示す[17]．また，生後（平均測定日齢 14）の CRP 値のカットオフ値は 0.58 mg/dL で感度 71%，特異度 97% という報告がある[18]．

上記のように感度，特異度からも CRP のみで敗血症を診断するには限界があるため，細菌感染症のリスクや児の活動性低下，呼吸障害，頻脈などの症状がある場合は，血算，CRP，血液培養などで総合的に評価するとともに疑わしい場合は，培養結果を待たずに抗菌薬の投与を開始するべきである．

5. 血液型判定

ABO 式血液型の検査には，オモテ試験とウラ試験があり，年長児では必ずこの 2 つの検査によって血液型の判定を行う．オモテ試験では児の赤血球に抗 A 抗体（A 型，AB 型と反応）を，あるいは抗 B 抗体（B 型，AB 型と反応）を加え，赤血球が凝集するかを観察し凝集があ

A 正常編 Ⅵ 検査

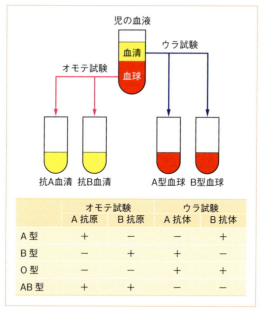

図Ⅱ-A-Ⅵ-13　血液型判定のためのオモテ試験，ウラ試験

れば陽性となる．ウラ試験では児の血清を使い，血清に標準赤血球（血液型判定用のA型もしくはB型赤血球）を加えて，赤血球が凝集するかを判定する．A型ではB型赤血球と反応し，B型ではA型赤血球と反応する．O型では両者の赤血球と反応し，AB型では，どちらとも反応しない（図Ⅱ-A-Ⅵ-13）．ABO式血液型の決定には，オモテ試験とウラ試験の検査結果が一致することが重要だが，新生児では血球上の抗原量が十分でなく成人の抗原の1/3程度の量である．この抗原量は2～4歳頃に成人レベルに達する．一方，血清中の抗体である抗A抗体と抗B抗体の量も新生児では十分ではなく，生後数カ月以降から産生されるようになる．このようなことから，1歳未満の乳幼児のABO血液型検査では，抗A抗体と抗B抗体の産生が不十分なため，「オモテ検査」と「ウラ検査」の一致率は約50％である．このため新生児および1歳未満の乳児では，「ウラ検査」は行わず，「オモテ検査」だけで，ABO血液型を判定している．以上のことから血液型の確定は，「オモテ検査」と「ウラ検査」の両方が可能となる1歳以降に行う．

6．経皮的ビリルビン測定

　経皮ビリルビン測定は血中のビリルビン値を非侵襲的に測定でき，新生児の採血回数を減らすことができる非常に優れた検査法である．わが国ではミノルタ黄疸計（JM-105）（コニカミノルタ株式会社）がよく用いられている．

【適　応】　出生児全例が対象となる．測定回数は1日1回以上の測定が望ましいが，血液型不適合による黄疸を早期に発見するために日齢2程度までは1日2回の測定を行ってもよい．

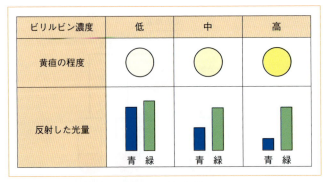

図Ⅱ-A-Ⅵ-14 ミノルタ黄疸計の測定原理
（黄疸計 JM-105 添付文書より）

【方　法】

　原理：皮下組織内のビリルビンは青色光をよく吸収し，緑色光をほとんど吸収しない．上記のミノルタ黄疸計 JM-105 は，皮下組織に存在するビリルビンの黄色味の度合を，青色と緑色光の2波長域の光学濃度差として評価する．照射した光は，皮膚中で散乱と吸収を繰り返しながら受光側ファイバーに戻ってくる．黄疸が強いほど，つまりビリルビンが多いほど青色光は組織でより吸収されるため，受光部に戻る光の強さは弱くなっている．一方，緑色光はビリルビンで吸収されないため，黄疸の強さにかかわらず受光部に戻ってくる．この受光部に戻ってくる青色光と緑色光の濃度差が血清ビリルビン濃度と直線的な比例関係を示すため，血清ビリルビン値が評価可能となっている（図Ⅱ-A-Ⅵ-14）．

【測定方法】
　測定プローブをアルコール綿で消毒後，受光部を児の前額もしくは前胸部に垂直に当て，発光するまで軽く押しつける．測定誤差の影響を考慮し3回程度測定し，平均値もしくは中央値をとるとよい．測定の注意事項を下記に記す．

- 周囲の光（照明灯，蛍光灯，赤外線加熱ランプ，直射日光など）が強すぎない環境で測定する．
- 光線療法中は光をあてている部分の経皮ビリルビン濃度が血清総ビリルビン濃度に先行して低くなるため，背面からの光線療法機器の使用時に限定するか，胸骨部，前額部の測定部に遮光パッチを貼るなどの方法をとる．

【解　釈】
　現在のミノルタ黄疸計は2光路型となっており，メラニン色素や皮膚の成熟度による影響を最小限におさえて測定することができるようになった．このため現在のミノルタ黄疸計（JM-103，105）においては指数表示ではなく濃度表示が可能となっている．

　最も重要なことである血中ビリルビンとの相関では，前額部，胸骨部ともに良い相関が得られるが，前額部では血中ビリルビンよりも若干低値となる[19]（図Ⅱ-A-Ⅵ-15）．

　光線療法の実施については経皮ビリルビン値ではなく，採血による血中のビリルビン値で判断する．実際には，経皮ビリルビンが光線療法の基準よりも 1.0 mg/dL 低い値で採血を行い血中ビリルビン値を評価することが推奨される．

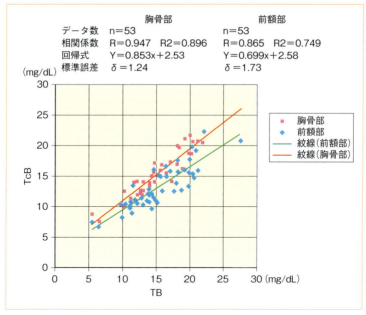

図Ⅱ-A-Ⅵ-15　経皮ビリルビン値と血中ビリルビン値の相関

(文献19)より)

7. 先天代謝異常症マススクリーニング

【適　応】　わが国におけるすべての新生児を対象に行われる．新生児マススクリーニングは放っておくと神経学的障害や死に至るような疾患を新生児期に発見し，児の障害発生を予防するものであり，対象疾患は集団検診のための Wilson & Junger の基準がもとになっている．

　◆Wison & Junger の基準
　①健康について重要な問題となる．
　②早期に発見した場合の治療法が存在する．
　③陽性者を確定診断する手段と施設が存在する．
　④潜伏期，無症状期がある．
　⑤費用対効果，精度の面においても適切なスクリーニング検査法がある．
　⑥検査方法が集団に対して適用可能である．
　⑦目的とする疾患の自然歴が判明している．
　⑧フォローアップのシステムが確立している．
　⑨費用対効果が成立する．
　⑩スクリーニングの意味，内容が受診者に周知されている．

　わが国では1977年から全国で実施され2011年までフェニルケトン尿症，メープルシロップ尿症，ホモシスチン尿症，ガラクトース血症，先天性甲状腺機能低下症，先天性副腎過形成の6疾患の検査が行われてきたが，2014年よりタンデムマスによるスクリーニング検査が始まり，対

表Ⅱ-A-Ⅵ-9 新生児代謝異常マススクリーニングの対象疾患

分類	疾患名
アミノ酸代謝異常 （5疾患）	フェニルケトン尿症
	メープルシロップ尿症
	ホモシスチン尿症
	シトルリン血症1型
	アルギニノコハク酸尿症
有機酸代謝異常 （7疾患）	メチルマロン酸血症
	プロピオン酸血症
	イソ吉草酸血症
	メチルクロトニルグリシン尿症
	ヒドロキシメチルグルタル酸血症（HMG血症）
	複合カルボキシラーゼ欠損症
	グルタル酸血症1型
脂肪酸代謝異常 （4疾患）	中鎖アシルCoA脱水素酵素欠損症（MCAD欠損症）
	極長鎖アシルCoA脱水素酵素欠損症（VLCAD欠損症）
	三頭酵素/長鎖3-ヒドロキシアシルCoA脱水素酵素欠損症（TFP/LCHAD欠損症）
	カルニチンパルミトイルトランスフェラーゼ-1欠損症
糖質代謝異常 （1疾患）	ガラクトース血症
内分泌疾患 （2疾患）	先天性甲状腺機能低下症（クレチン症）
	先天性副腎過形成症

（東京都福祉保健局ホームページ：「先天性代謝異常等検査について 検査の対象となる疾患」より）

象疾患が19疾患へ拡大された（表Ⅱ-A-Ⅵ-9）．東京都が実施したスクリーニング検査での各疾患の発見率を表Ⅱ-A-Ⅵ-10に示す．

【方　法】

採血時期：体重にかかわらず原則として日齢5～7に採血を行い，可能であれば哺乳2時間前後，沐浴後に実施する．入院期間が短い場合は哺乳量が十分であれば日齢4でも実施可能である．2,000g未満の低出生体重児においては，上記のほかに「生後1カ月後」もしくは「体重が2,500g」のどちらか早い時期に達したら初検査が異常の有無にかかわらず再検査を行う．

採血方法：穿刺については測定採血の項を参照されたい．濾紙への採取方法は穿刺部位からの血液を直接濾紙に染みこませるか，もしくは抗凝固剤でコーティングされていない毛細管で血液を採取した後に，毛細管の血液を濾紙に染みこませる方法もある．濾紙への血液の染みこませ方の具体例を図Ⅱ-A-Ⅵ-16に示す．また，注意すべき点を以下に示す．

- 1回の滴下で1つの円を埋めるようにし，裏側にもしっかり染みこませるようにする（複数回の滴下はしない）．
- 毛細管などで血液を採取する場合，抗凝固剤でコーティングしたものを使用しない．
- 濾紙の血液滴下部位に皮脂をつけないようにする．
- 薬品，アミノ酸を含んだ液，ステロイド軟膏が付着した手指で滴下部位に触れない．
- 濾紙は高温多湿，直射日光は避け室温で2～4時間水平位に保って乾燥する．

表Ⅱ-A-Ⅵ-10　東京都における対象疾患の発見率

病　名	平成23年度 発見患者数	発見率	平成24年度 発見患者数	発見率	平成25年度 発見患者数	発見率	合計 発見患者数	発見率
	人		人		人		人	
先天性副腎過形成症（＊1）	62	1/18,000	70	1/15,600	69	1/15,800	1,787	1/16,700
クレチン症（＊2）	584	1/1,900	626	1/1,700	634	1/1,700	14,347	1/3,000
ガラクトース血症	23	1/48,400	18	1/60,800	35	1/31,200	1,220	1/37,600
フェニールケトン尿症	20	1/55,700	20	1/54,800	25	1/43,600	635	1/72,200
楓糖尿症	2	1/556,500	3	1/365,100	3	1/363,600	90	1/509,300
ホモシスチン尿症	3	1/371,000	1	1/1,095,200	4	1/272,700	206	1/222,500
シトルリン血症1型（＊3）	2	1/151,000	1	1/583,100	2	1/493,200	5	1/374,300
アルギニノコハク酸尿症（＊3）	1	1/302,000	0	―	1	1/986,400	2	1/935,700
メチルマロン酸血症（＊3）	3	1/100,700	1	1/583,100	6	1/164,400	10	1/187,100
プロピオン酸血症（＊3）	3	1/100,700	8	1/72,900	15	1/65,800	26	1/72,000
イソ吉草酸血症（＊3）	0	―	0	―	1	1/986,400	1	1/1,871,400
メチルクロトニルグリシン尿症（＊3）	2	1/151,000	1	1/583,100	3	1/328,800	6	1/311,900
ヒドロキシメチルグルタル酸血症（＊3）	0	―	0	―	0	―	0	―
複合カルボキシラーゼ欠損症（＊3）	1	1/302,000	0	―	0	―	1	1/1,871,400
グルタル酸血症Ⅰ型（＊3）	1	1/302,000	0	―	3	1/328,800	4	1/467,900
MCAD欠損症（＊3）	3	1/100,700	5	1/116,600	4	1/246,600	12	1/156,000
VLCAD欠損症（＊3）	1	1/302,000	0	―	9	1/109,600	10	1/187,100
三頭酵素欠損症（＊3）	0	―	1	1/583,100	1	1/986,400	2	1/935,700
CPT-1欠損症（＊3）	0	―	0	―	1	1/986,400	1	1/1,871,400
その他	14	―	8	―	37	―	832	―
合　計	725		763		853		19,197	

（＊1）先天性副腎過形成症検査（昭和63年度～）
（＊2）クレチン症検査（昭和54年度～）
（＊3）タンデムマス法による代謝異常検査（平成23年度～）
　　　　　　　　　（厚生労働省雇用均等・児童家庭局母子保健課：先天性代謝異常等検査実施状況（平成25年度）より）

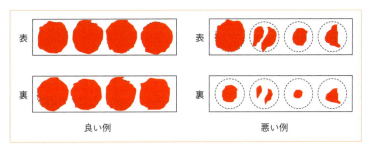

図Ⅱ-A-Ⅵ-16　濾紙への滴下の具体例

・当日投函できない場合は乾燥後，ビニール袋に入れて冷蔵保存する．
　スクリーニング検査の流れ：東京都における新生児代謝異常スクリーニング検査の流れを図Ⅱ-A-Ⅵ-17に示す．

8. 聴覚スクリーニング

　言語発達には臨界期があるために，適切な時期までに聴覚障害を発見し，適切な管理が受けられないと十分な言語力を得ることが困難になる．このため聴覚障害児のQOLを高めるため

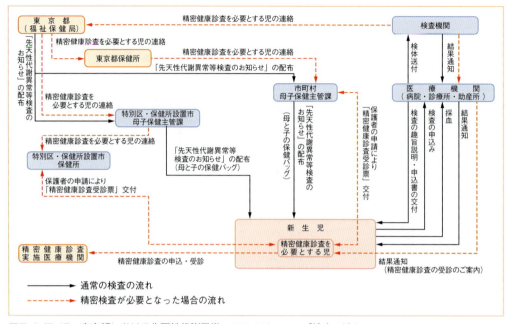

図Ⅱ-A-Ⅵ-17　東京都における先天性代謝異常マススクリーニング検査の流れ
（東京都福祉保健局ホームページ：先天性代謝異常等検査について　先天性代謝異常等検査の流れより）

には，早期発見と適切な管理を行うことが重要である．
【適　応】　全新生児が対象となるが，自費診療となるため両親への説明と同意が必要となる．
【方　法】　新生児の聴覚スクリーニング検査は自動聴性脳幹反応検査（AABR）もしくは耳音響放射検査（OAE）で行う．

OAE：スクリーニング用のOAEは歪成分耳音響放射（DPOAE），誘発耳音響放射（TEOAE）のいずれか，もしくは両方のモードで40 dB以上の難聴の発見が可能となる．OAEではスピーカーとマイクのついたイヤホンを児の耳に挿入し，入力した音刺激が有毛細胞を経て外耳内にこだまのように返ってくる音を記録し判定を行う．判定はPASS（パス），REFER（要再検）で示される．PASSであれば40 dBの聴力はあると考えてよい．

OAEは検査上のエラーも少なく簡便でありスクリーニング検査として有用であるが，auditory neuropathyの児ではOAEが正常となるため後迷路性難聴のスクリーニングは困難である．中枢性の神経障害のリスクを有する児ではAABRを用いてスクリーニングを行うのが望ましい．

AABR：OAEと同様にスピーカーのついたイヤホンを外耳内に挿入し，スピーカーから35 dBの音をインプットすることによって，脳幹から発する聴性脳幹反応を前額部と後頭部に貼付した電極で記録する．判定はOAEと同様にPASS（パス），REFER（要再検）で示される．
【測定上の注意点】
　　・測定は35〜40 dB以下の静かな環境で実施する．
　　・外耳道にプローベが密着するようにする．
　　・耳垢を確認し，あれば除去する．

・日齢1以降の耳内に羊水などの液体が吸収された時期に実施する．

【要再検となった場合の管理】 OAEで要再検となった場合はAABRで再検査を行う．「要再検」は直ちに聴覚障害があることを意味するものではなく，再検査の必要があることを意味している．御両親には「反応が不十分であるが，偽陽性のこともあり，聴覚障害があるか否かは現時点では不明であるので，聴覚の専門医で，精密検査を受けることが必要」であることを説明し，日本耳鼻咽喉科学会が指定した精密検査機関へ紹介する（http://www.jibika.or.jp/citizens/nanchou.html）．

文 献

1) L Armstrong：Use of umbilical cord blood gas analysis in the assessment of the newborn. Arch Dis Child Fetal Neonatal Ed, 92：F430-F43, 2007.
2) L Armstrong：Effect of delayed sampling on umbilical cord arterial and venous lactate and blood gases in clamped and unclamped vessels. Arch Dis Child Fetal Neonatal Ed, 91：F342-F345, 2006.
3) Sherry L：Reference Intervals for 21 Clinical Chemistry Analytes in Arterial and Venous Umbilical Cord Blood. CLIN CHEM, 39/6：1041-1044, 1993.
4) 武内俊樹：エントリー基準フローチャート．田村正徳 監：CONSENSUS2010に基づく新生児低体温療法．実践マニュアル，東京医学社，p.133，2011.
5) J Arena：Skin to calcaneus distance in the neonate. Arch Dis Child Fetal Neonatal Ed, 90：F328-F331, 2005.
6) Johnston C：Skin-to-skin care for procedural pain in neonates. Cochrane Database Syst Rev, 23：1：CD008435, 2014.
7) Stevens B：Sucrose for analgesia in newborn infants undergoing painful procedures. Cochrane Database Syst Rev, 20：(1)：CD001069, 2010.
8) S Ogawa：Venepuncture is preferable to heel lance for blood sampling in term neonates. Arch Dis Child Fetal Neonatal Ed, 90：F432-F436, 2005.
9) Jeffery Jopling：Reference Ranges for Hematocrit and Blood Hemoglobin Concentration During the Neonatal Period：Data From a Multihospital Health Care System. Pediatrics, 123：e333-e337, 2009.
10) Schelonka RL et al.：Peripheral leukocyte count and leukocyte indexes in healthy newborn term infants. J Pediatr, 125（4）：603-606, 1994.
11) Robert D：The CBC：Reference Ranges for Neonates. Seminars in Perinatology. 33（1）：3-11, 2009.
12) Hornik CP et al：Use of the Complete Blood Cell Count in Early-onsetNeonatal Sepsis. Pediatr Infect Dis J, 31：799-802, 2012.
13) Alkalay AL：Population meta-analysis of low plasma glucose thresholds in full-term normal newborns. Am J Perinatol, 23（2）：115-119, 2006.
14) Nancy Wight：BM Clinical Protocol #1：Guidelines for Blood Glucose Monitoring and Treatment of Hypoglycemia in Term and Late-Preterm Neonates, Revised, 2014.
15) Verani JR et al.：Prevention of Perinatal Group B Streptococcal Disease：Revised Guidelines from CDC, 2010. MMWR Recomm Rep, 59（RR10）：1-36, 2010.
16) Midori Ishibashi：C-Reactive Protein Kinetics in Newborns：Application of a High-Sensitivity Analytic Method in Its Determination, Clinical Chemistry, 48, No. 7, 2002.
17) Su H：Inflammatory markers in cord blood or maternal serum for early detection of neonatal sepsis-a systemic review and meta-analysis. J Perinatol, 34（4）：268-274, 2014.
18) Celik IH：What are the cut-off levels for IL-6 and CRP in neonatal sepsis? J Clin Lab Anal, 24（6）：407-412, 2010.
19) 森　茂：遷延性黄疸に対する2画面型経皮ビリルビン濃度測定器の有用性．外来小児科，6（3）：280-283, 2003.

［髙橋重裕］

入院中の管理

> **要点**
>
> ❶ 正期産で特別な治療を要さない児では出生直後から24時間母子同室を行う．
> ❷ 母子同室のメリットは母親の退院後の不安が少ない，母乳育児に有利，母子の絆が深まる，水平感染を防げる，災害時・緊急時に安全に避難しやすいなど数多く知られている．
> ❸ 出生直後は呼吸・循環動態がダイナミックに変化する時期であり，急変する可能性がある．早期母子接触の有無にかかわらず母子の観察を怠ってはならない．
> ❹ 早期母子接触は日本周産期・新生児医学会など8団体から出された留意点を参考に各施設に適した方法で行う．

1. 産科病棟での新生児の環境

　正期産で特別な治療を要さない児では産科病棟内で母親と過ごす．多くの病院では母親のベッドが壁についていない，ベッド柵が不十分であるために落下の危険があるなどの理由から添い乳の時以外は同床を避け，児をコットに寝かせてベッドサイドに置くというスタイルが取られている．コットを置く場所は地震などの振動で上から物が落下してこない場所，直射日光が当たらない場所，冬季では窓際の気温が低くなりやすい場所を避けるなどの注意は必要である．これは産科病棟入院中だけでなく自宅に帰ってからも当てはまることである．

　施設環境としては，室温は外気温に関係なく20〜22℃程度で乾燥しすぎない環境がよいといわれている．照度についてはJIS照度基準では分娩室で300〜750ルクスと比較的高く，病棟で150〜300ルクス程度となっている[1]．夜間は消灯するが母子の観察など必要時にはその場所のみ点灯できるようにしておくとよい．

　感染対策としては正期産新生児においてもスタンダード・プリコーションを行う必要がある．新生児集中治療室(neonatal intensive care unit：NICU)とは異なり処置や採血の機会は少ないが，胎脂，唾液，尿，便などの分泌物に曝露される機会が多くあり，医療従事者の曝露，ほかへの伝播を予防しなければならない．具体的には患者に触れる前，触れた後に流水もしくはアルコールにより手指衛生を行う．聴診器や体温計はできる限り個別に配置し共有しないようにする．十分な個数がない場合には新生児ごとにアルコールなどで消毒し，新生児間の感染を防ぐなどしなければならない．エビデンスはないが診察時などでコットが並べられるときには，コットとコットの間を30〜60cm以上離しておくとよいといわれている．しかし本来は母子を訪床できるのであれば訪床し，母親から児を離すことなく診察をしたほうが感染予防の観点からもよい．

2. 早期母子接触中の管理

　かつては出生直後に児と母親が肌と肌の触れ合いをすることも，NICUに入院している児が母親と肌と肌の触れ合いをすることもカンガルーケアと呼ばれていた．しかし様々な混乱をもたらしたため，出生直後に行う肌と肌の触れ合いを「早期母子接触（early skin-to-skin contact：STS）」，NICUにて行わる触れ合いを「カンガルーケア（kangaroo-care：KC）」と区別するようになった．

　STSでは母子が五感のすべてで交流し，その効果はコクラン・レビューにおいても証明されている[2]．STSを行った児では心拍数，呼吸数，体温，血糖値が安定する．また生後1〜4ヵ月での母乳育児率が高くなることも知られており，STSを行う時間は意義の大きい大切な時間である．その一方でSTSを行う時間帯は児が体外環境に適応してゆくために呼吸・循環動態がダイナミックに変化するときであり，よく観察しなければならない時間帯でもある．出生前までは正常と思われていた児であっても出生後に心疾患，呼吸器疾患，代謝疾患などを発症し重篤な状態になる児がいる．

　2008〜2009年の全国調査によると「出生時（生後1分まで）医学的問題なしと判断されたにもかかわらず，その後退院までに予期せず状態が変化し死亡もしくは蘇生が必要であった例で，乳児突然死症候群（sudden infant death syndrome：SIDS），乳幼児突発性危急事態（apparent life-threatening event：ALTE）のほか，軽快例でも状況によっては生命の危険が予測されたケース」の頻度は0.176〜0.233/1,000出生であった．そのうちの32%は生後2時間以内，82%は48時間以内の発症であった[3]．また日本母乳の会が行った調査では，STS導入前の心肺停止事例が0.055/1,000出生であったのに対し，STS導入後では0.039/1,000例とSTSにより事例が増加しているわけではないことがわかった[4]．以上のことから正常と思われていた児においても，SIDS，ALTEのような事象は起こり得ると認識し観察することが大切だといえる．なお近年，STS中に事故が起こったことで，STSは危険なものであるとする報道が相次いだが，その中にはこれらの先天性疾患であった事例や明らかにSTSが原因とは考えられない事例が少なからず含まれているため，情報の内容には注意しなければならない．

　2012年に日本周産期・新生児医学会など8団体の共同提言として「早期母子接触」実施の留意点が発表されたが，これをそのまま用いるのではなく参考にして各施設に応じたマニュアルを作成することが大切である．早期母子接触のメリットと，早期母子接触の有無にかかわらず，その時期は急変しやすいため，いずれにても注意して見守ってあげる必要があることを伝える．STSの実施方法について一例を示した（表Ⅱ-A-Ⅶ-1，図Ⅱ-A-Ⅶ-1）．

3. 母子同室と母子異室

　健康な正期産新生児のための新生児室は不要である．しかしまだ日本の多くの施設では，治療や観察の必要のない新生児のための新生児室を設置している．その理由で最も大きいのは，スタッフのマンパワーがないという医療者側の理由だろう．

表Ⅱ-A-Ⅶ-1　早期母子接触の実施方法（一例）

産前準備
・バースプランを行う際にSTSの説明を行い希望を聞いておく．

手順
①環境
・部屋を25〜28℃にしておく．
・照明は児がまぶしくない程度，しかし顔色がわかるように暗すぎないようにする．
②母親
・STSが可能な状態か判断する．
・母親の上体を30度程度に挙上する．これにより児は動きやすくなり呼吸もしやすくなる．母親は児を観察しやすくする．
③新生児
・STSが可能な状態か判断する．
・ドライアップする．
・パルスオキシメーターを下肢に装着する．
・おむつだけ着ける．
・児を母親の腹部から胸部のあたりに腹臥位にして乗せる（体位は図Ⅱ-A-1を参照）
・背中に保温のためのタオルをかける（児の顔を覆ってはならない）．

STS適応基準
・すべての母子に適応がある．
・ただし早産児，先天性の疾患を有する場合には個別に検討を行う．

STS不適応基準
①環境
・スタッフが見守ることができないとき
②母親
・母親が希望しないとき
・眠いとき
・疲労しているとき
・スタッフが中止と判断するとき
③新生児
・呼吸障害があるとき（多少の多呼吸でスタッフが観察可能であれば行ってもよい．）
・SpO_2が90％未満になるとき
・ぐったりしていて活気がないとき
・スタッフが中止と判断するとき

その他の注意点
・出生後できるだけ早期に開始する．
・静かでおだやかな環境を提供できるように努める．
・パルスオキシメーターを装着していたとしても母子をよく観察できるようにそばにいる．
・時間の制限はないが，母親が眠たくなった場合には終わりにする．
・呼吸状態，バイタルサイン（心拍数，呼吸数，体温），母子の様子を観察し記録する．
・無理やりおっぱいに吸い付かせたりしない．

1 母子同室

　母子同室とは生まれてから24時間ずっと一緒に過ごすことである．24時間と聞くと母親が大変だと感じるかもしれないが，家に帰れば24時間365日育児をするのであり特別なことではない．もちろんトイレやシャワーなどで児から目を離すときには家族もしくはスタッフに見てもらわなければならないが，母親は児と過ごす時間が長いため容易に児の様子を把握できる．母子同室をした母親はもぞもぞ動きだせばおっぱいが欲しいようだとすぐわかり，時々びくっとするのはよくあることなのだ，しゃっくりをよくする子なのだなどを知ることができるため，家に帰ってから初めて見て驚いたり不安になったりすることが少なくなる．母親には入院しているうちにわからないことや不安なことはすぐにスタッフに聞いて解決してもらうよう伝えておく．また同室をしている意味を伝えておけば「全然預かってくれない」「きびしい病院だ」など，強いられたなど

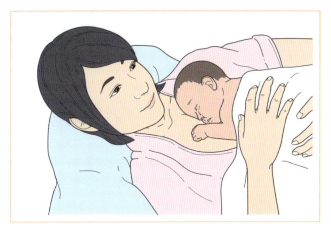

図Ⅱ-A-Ⅶ-1　早期母子接触
＜新生児の体位＞
・顔がよく見えている
・顔は横を向いていて鼻や口はふさがれていない
・気道が開通した sniffing position
・体はまっすぐで手足は適度に屈曲した状態
＜母親の体位＞
・上体が30度程度挙上している状態

とは受け止めず積極的に育児に取り組める．産前クラスなどで伝えておくことも重要である．
　母子同室のほかのメリットとしては母乳分泌がよくなる，母乳育児継続期間が長くなる，母子の絆が強まる，母親の細菌叢が移りやすい，母親がわが子のお世話のみするため，スタッフや医療器具などを介してのほかの児からの水平感染のリスクが低くなるなどが挙げられる．災害時，緊急時であっても避難経路などについて伝えておけば母児ともに安全に避難しやすい．
　母子同室のデメリットはほとんど医療者側にしかない．母児に対して個別に診察，支援するため医師，看護師，助産師のマンパワーが必要となる．ただ個別に支援を行うことでスタッフの満足度，達成感が得られやすい．大変だがやりがいのある仕事となる．日本では生まれた新生児は入院患者として数えられないため母親の人数に対しての看護師・助産師しか配置されない．そのため十分な母子の看護を行うことは難しく，理想と現実がかけ離れたものになりがちである．ここにスタッフはジレンマ，ストレスを感じることが多い．アメリカでは AAP（American Academy of Pediatrics）/ACOG（American College of Obstetric Practice）が健康な新生児6～8名に対して1名の，母子3～4組に対して1名の看護師・助産師を配置するように勧告している[5]．日本においても長年改善されていない人員配置を改善するべきであると2012年に出された「正期産新生児の望ましい診療・ケア」[6]においても述べられているが，いまだに改善されていない．
　ほかのデメリットとしては個室でない場合は，児が夜中に啼泣した際に周囲の人に気を遣うことである．しかし皆同じ状況であり，入院した際などにスタッフが紹介をしてあげるなど挨拶をしておくと気持ちが緩和されるだろう．
　母子同室では児の異常に気付きにくいといわれることがある．しかし新生児室で何人もの児

が並べられスタッフ一人が見ているよりははるかに観察がなされている．ただし，頻回に訪床し母親に何か気になることがないかなどと声掛けをして，母親が尋ねやすい環境をつくることは大切である．

2 母子異室

母子同室では行えないような治療が児に必要となったとき，母親が重篤でありMFICU, ICUなどにいるときには母子異室にせざるを得ない．メリットとしては児の治療やモニタリングができることのほかにルーチンに行う診察が効率よく行えることである．デメリットは母子同室で得られるメリットが得られないことである．児の治療のために母子異室となる場合には24時間の面会を可能にし，搾乳方法を伝えるなど母子同室をしているとき以上に母親の心情に配慮し，支援しなければならない．

4. リスクマネージメント

1 個人識別標識

出生時に蘇生を要したり，同時に複数の児が出生するなど多忙な時には児を取り違えるリスクがある．特に蘇生のために母親から見えない所へ運ぶ場合にはよりリスクが高い．対策としては以下のような項目が挙げられる．

①分娩直後に氏名，番号を母親と確認して装着する．
②母児標識をつける前には母親の見えない所へ児を連れて行かない（体重を含む身体計測もその場で行う）．
③母児標識は脱落しないように装着する．簡単に外せないものを使用する．
④治療を要するために分娩室（LDR）のスタッフから新生児室のスタッフへ申し送るときにはスタッフ間で母子標識を確認する．母児標識の確認では氏名，番号を読み上げる．

2 連れ去り防止

2001年に鳥取県米子市で，2006年には宮城県仙台市で新生児の連れ去り・誘拐事件が起こっている．ほかにも連れ去り事件は散見されており，各医療機関は対策が必須となっている．2005年度厚生労働科学特別研究事業「医療機関における安全管理体制のあり方に関する調査研究」[7]では様々な対策が検討されている．対策としては以下のような項目が挙げられる．

①新生児室，母児同室エリアなどの出入り口をできるだけ少なくする．
②新生児室，母児同室エリアは，ナースステーションの前を通らなければ行けない構造にする．
③新生児室での面会は，両親もしくは祖父母らの親族では，両親どちらかと一緒に行ってもらう．
④ガラス張りの新生児室では，通常は児の姓名などがわからないようにシェードをかけ，親族や友人などが来院し両親からの要望があった場合には，その児の部分だけシェードをあげるようにする．

⑤新生児室には施錠をする．ただし災害時，緊急時の避難の妨げにならないように内部からは開けられるが外部からは鍵が開かないタイプのものとする．火災報知器などと施錠が連動して，通常は施錠をしていても警報が鳴った場合には，自動でドアが開くパニックオープンシステムもある．

⑥面会者に首からさげる面会許可証を使用している場合には，不定期にひもの色を変える．これだけでも第三者の侵入を防ぐ効果がある．

地域での犯罪を守るには防犯カメラなどの設備も重要だが，地域の人がお互いに挨拶をするなど普段からのコミュニケーションが大事だといわれている．病院においても外部からやってきた人に「こんにちは」「何かお手伝いしましょうか？」といった普段からの声かけが重要である．

文 献

1) 日本工業標準調査会 JISC（Japan Industrial Standards Committee）．照度基準 Z9110．
2) Moore ER, et al.：Early skin-to-skin contact for mothers and their healthy newborn infants. Cochrane Database Syst Rev, 2012.
3) 日本未熟児新生児学会利用提供体制検討委員会：出生後分娩施設での新生児急変に関する全国調査．未熟児新生児学会雑誌，24（1）：73-81，2012．
4) 日本母乳の会：分娩直後に行う母子の皮膚接触に関する日本母乳の会の見解．2012 年 5 月．
5) American Academy of Pediatrics/American College of Obstetricians & Gynecologists Jointly developed by the AAP Committee on Fetus and Newborn and ACOG Committee on Obstetric Practice：Guidelines for Perinatal Care, 6th Edition, 25-33, 2008.
6) 日本未熟児新生児学会 医療提供体制検討委員会：正期産新生児の望ましい診療・ケア．日本未熟児新生児学会雑誌，24（3）：419-441，2012．
7) 井部俊子 他：厚生省労働科学研究費補助金厚生労働科学特別研究事業 医療機関における安全管理体制のあり方に関する調査研究：総括研究報告書，2006．

［和田友香］

Ⅷ 栄養法

要点

1. 新生児に最適な栄養は母乳であり，母乳は栄養であるだけではなく感染防御や神経発達にも重要な働きをしている．
2. 授乳支援を行う際には授乳姿勢とラッチ・オンの観察が大切である．
3. 母乳を十分摂取できているかどうかは排尿回数がわかりやすい．
4. 母親が感染症に罹患した際には，児が重篤になる感染症でなければ母子分離することなく，その感染症に対する抗体が含まれる母乳を与え続けるほうがよい．
5. 人工栄養は無菌的に製造することが不可能であるため，調乳の際には必ず70℃以上のお湯を用いて *E. sakazakii* などを死滅させなければならない．

1. 新生児の栄養

1 新生児に最適な栄養とは

　新生児に最適な栄養とは母乳である．2002年にWHO/UNICEFは乳幼児の栄養状態改善，健康状態改善，成長発達改善そして生存率の向上を目的として「乳幼児の栄養に関する世界的な運動戦略」を作成し，2003年に具体的な「運動戦略」を発表している．そしてその中で「すべての母親が生後6ヵ月間は母乳だけで赤ちゃんを育てられるようにしましょう，そのために出産直後から母乳を飲ませ，それを続けられるよう支援しましょう，生後6ヵ月以降は適切な補完食（いわゆる離乳食のこと）を与えながら，2歳かそれ以上母乳育児を続けることができるようにしましょう」と明記している[1]．

　日本では戦後に欧米から入ってきた人工栄養が近代的で優れたものである，赤ちゃんには必要なものであるとの考えが一般化し，1970年頃には母乳栄養率は30％ほどと最低となっていた．母乳栄養は発展途上国でのみ大きなメリットがあり，先進国ではあてはまらないなどという認識違いもあった．しかし近年になって母乳栄養が先進国においてもメリットが多く，理想的な栄養であることが科学的に証明されるとともにその重要性が再認識されてきた．世界的には1989年にUNICEF/WHOは「母乳育児成功のための10か条」(表Ⅱ-A-Ⅷ-1)を発表し，2005年にアメリカ小児科学会（American Academy of Pediatrics：AAP）は母乳育児推進を提言し，母乳育児推進に大きな影響を与えた．日本においては1989年に国立岡山病院（現 岡山医療センター）の山内逸郎によりUNICEF/WHOの10か条が紹介され，1992年にはラ・レーチェ・リーグ（母親たちが相互に支援して"赤ちゃんを母乳で育てたい"お母さんを支援するボランティア団体．1956年にアメリカで誕生し世界へ広まった）が，1999年には日本ラクテーショ

表Ⅱ-A-Ⅷ-1　「母乳育児成功のための10か条」

1. 母乳育児について基本方針を文書にし，関係するすべての保健医療スタッフに周知徹底しましょう
2. この方針を実践するのに必要な技能を，関係するすべての保健医療スタッフにトレーニングしましょう
3. 妊娠した女性すべてに母乳育児の利点とその方法に関する情報を提供しましょう
4. 産後30分以内に母乳育児が開始できるよう，母親を援助しましょう
5. 母親に母乳育児のやり方を教え，母親と赤ちゃんが離れることが避けられない場合でも母乳分泌を維持できるような方法を教えましょう
6. 医学的に必要でないかぎり，新生児には母乳以外の栄養や水分を与えないようにしましょう
7. 母親と赤ちゃんが一緒にいられるように，終日，母子同室を実施しましょう
8. 赤ちゃんが欲しがるときに欲しがるだけの授乳を勧めましょう
9. 母乳で育てられている赤ちゃんに人工乳首やおしゃぶりを与えないようにしましょう
10. 母乳育児を支援するグループづくりを後援し，産科施設の退院時に母親に紹介しましょう

ン・コンサルタント協会（母乳育児支援にかかわる専門家のための非営利団体．1999年1月に設立され，2007年にNPO法人となった）が発足し，母乳育児推進に貢献してきた．また2001年には厚生労働省から「すこやか親子21」が発表され，国をあげての母乳育児も推進されるようになった．

これほどまでに推進されている母乳育児であるが，母乳のメリット・母乳分泌の機序・授乳支援方法などについてよく知らない人は，母乳が出ない人もいるのに母乳，母乳というのはお母さんがかわいそうだと言う．しかし実際には母乳が出ない母親はごくまれにしかおらず，出ないのではなく適切に授乳できていないだけ，適切な授乳支援を受けられていないだけである．このごくまれにしか存在しない母親のためにすべての母親へ母乳育児を勧めないということはおかしなことである．また一方では，母乳育児支援やその後のフォローをしないにもかかわらず母乳，母乳と言い続けるような母乳狂？もいる．母乳がいいとだけ言うのでは母親は追い詰められるだけである．そうではなく母親の気持ちに寄り添いながら母乳育児支援することが大切である．ではなぜ母乳が最適な栄養であるのか，どうすれば母乳育児支援ができるのかについて述べたい．

2. 母乳栄養

1 母乳が生成，分泌される仕組み

乳汁産生は産生と分泌の状態から乳汁産生Ⅰ期，Ⅱ期，Ⅲ期の3つの期間に分けられる．乳汁産生Ⅰ期は妊娠16週から分娩後2日頃までの期間をいい，乳汁分泌の準備時期にあたる．乳汁分泌細胞が分化し少量ではあるが乳汁が産生されている．

乳汁産生Ⅱ期は分娩後3日目頃から10日目頃までの期間でいわゆる「おっぱいが張る」時期である．この時期は胎盤の娩出によりヒト胎盤性ラクトーゲン（human placental lactogen：hPL）とプロゲステロンが急激に低下し，プロラクチンやオキシトシンの血中濃度が上昇し乳汁産生が著明に増加する．インスリンやコルチゾルなどのホルモンも乳汁産生に関与していること

表Ⅱ-A-Ⅷ-2　母乳の成分（g/100 g）

水	88
乳　糖	7
脂　肪	3.8
ホエイタンパク	0.6
カゼイン	0.4
その他	0.2

（文献2）より）

から，この乳汁分泌調整はエンドクリン・コントロール（内分泌的調節）と呼ばれている．

　乳汁産生Ⅲ期は分娩10日以降の乳汁分泌が確立された時期である．十分乳汁が分泌されていて「おっぱいが張らなくなる」時期であるが，張らなくなったことから出なくなったと勘違いする母親が多い．母親の不安や心配を避けるためにあらかじめ伝えておくとよい．この時期の乳汁分泌は乳房から飲み取られた分だけ産生しようとする調整に変わる．つまり飲み取られた分だけ産生される仕組みとなっているため，飲ませれば飲ませるほど乳汁は増えるのである．この乳汁分泌調整はオートクリン・コントロール（非内分泌的調節，局所的分泌）と呼ばれている[2]．

2 母乳の成分[2]

　表Ⅱ-A-Ⅷ-2のように母乳は約88％の水分と炭水化物（乳糖，オリゴ糖など），脂肪，タンパク質，ビタミン，ミネラル，細胞成分などの固形成分で構成されている．人工的には作ることのできない成分が多く，まだ分析されていない未知の物質も含まれているといわれている．母乳は栄養であるだけではなく感染防御や神経発達にも重要な働きをしている．

1）炭水化物

　乳糖は炭水化物の中で最も多く含まれている成分で，分解されてガラクトースとグルコースとなる．エネルギー源になるが，それ以外にもカルシウムの吸収を促すことで，くる病予防にも寄与しているといわれている．また分解されたガラクトースは脳神経細胞の発育に必要なガラクト脂質の原料ともなっている．面白いことに様々な動物において母乳中の乳糖濃度と相対的な脳容積を調べたところ，乳糖濃度が高い母乳を分泌する動物のほうが脳容積が大きかったという報告がある[3]．乳糖のほかにも腸内細菌叢を整えることで腸管感染症を予防するオリゴ糖，糖タンパクなど様々な炭水化物の含有が知られている．

2）脂　肪

　脂肪は成長と発育に重要であり母乳中のエネルギー量の約50％を占めている．脂肪酸，コレステロール，リン脂質などがあり，脂肪酸は二重結合の数により一価不飽和脂肪酸，多価不飽和脂肪酸（polyunsaturated fatty acids：PUFA），飽和脂肪酸に分類されている．母乳は多価不飽和脂肪酸が多く含まれているのが特徴的で，多価不飽和脂肪酸であるドコサヘキサエン酸（docosahexaenoic acid：DHA），アラキドン酸（arachidonic acid：AA）は中枢神経，視神経の発達に重要な役割を果たしている．コレステロールも脳神経細胞の成熟化に重要な働きをしている．

3）タンパク質

タンパク質は酸，熱，酵素などによって固まるカゼインとそれ以外のホエイに分けられる．ホエイに含まれる α ラクトアルブミンは母乳中タンパクの 25〜35％ を占め，脂肪酸と結合して抗がん作用を持つ物質に変化する．タウリンは胆汁酸と結合して働くほか，大脳や網膜にある神経伝達物質，神経調節物質に作用したり，他の多くの代謝にも関与している．免疫グロブリンは分泌型 IgA（sIgA）の形で母乳中に分泌される．胃酸のような強酸やタンパク分解酵素によっても分解されず安定しており特に初乳に多く含まれている．腸管全体に広く分布して細菌やウイルスの感染を防御している．同じくホエイに含まれるラクトフェリンは，生育に鉄を必要とする細菌から鉄を奪うことで静菌的に感染防御を行っている．また炎症性サイトカイン抑制作用や免疫調整機能も知られている．

4）ビタミン，ミネラル

脂溶性ビタミン（A, D, E, K），水溶性ビタミン（C, B_1, B_6, B_{12}），カルシウム，リン，マグネシウム，鉄，亜鉛などのミネラルが含まれている．母乳中のカルシウム，マグネシウム，鉄は人工乳中のそれらよりも吸収されやすい．たとえば人工乳中の鉄は 0.3〜0.4 mg/100 mL となるように調整されているが，母乳中の鉄は 100 μg/100 mL である．しかし母乳中の鉄の吸収率は 49％ もあるため，母乳栄養児は通常貧血にならない．ただし早産児，低出生体重児などでは出生時に十分な鉄を貯蓄できていない可能性があり，鉄の補足を考慮しなければならない．

5）細胞成分

細胞成分としてはマクロファージ，リンパ球，好中球，上皮細胞などが含まれている．時期によって細胞数は異なるが，初乳では 1,000,000〜3,000,000 個/mL 程度含まれ 90％ がマクロファージで細菌を貪食したり C3, C4，ライソソーム，ラクトフェリンなどの産生に関与して児を感染から防御している．母乳中のリンパ球は初乳で特に多く（約 100,000 個/mm^3），その 80％ が T 細胞である．これらは活性化されており抗原に対してすぐに免疫応答できる状態である．好中球は初乳中の白血球の 40〜60％ を占めるが，その後は 20〜30％ に減少し生後 6 週間ではほとんど見られなくなってしまう．動物のデータからは乳腺は授乳早期に感染にさらされやすく，乳腺炎になれば好中球が増加すること，重篤な乳腺炎となっているときには末梢血好中球が増加することなどから，好中球は児を感染から防御するためにあるのではなく乳腺組織を守るために存在しているのではないかと推測されている[4]．

6）その他

そのほかにもインスリン，プロラクチン，ソマトスタチン，コルチコステロイド，ゴナドトロピン，TSH, TRH などのホルモン，インスリン様成長因子（insulin-like growth factor：IGF-I），抗炎症作用を持つリゾチーム，ペルオキシダーゼ，カタラーゼ，サイトカイン，ヌクレオチド，マイクロ RNA など数えきれない物質が含まれている．これらの人工的に精製できない物質を含むすべての成分が相互作用を及ぼしながら児の成長，発達に貢献していると推察される．

表Ⅱ-A-Ⅷ-3 母乳の児へのメリット

疾　患	人工栄養児（対象）と比較して○％リスクが低下する（％）	母乳栄養の詳細	オッズ比	95％ CI
急性中耳炎	23	母乳栄養の期間，量はさまざま	0.77	0.64〜0.91
	50	3〜6ヵ月間以上の完全母乳	0.50	0.36〜0.70
上気道感染症	63	6ヵ月以上の母乳栄養，混合栄養	0.30	0.18〜0.74
下気道感染症	72	4ヵ月以上の母乳栄養，混合栄養	0.28	0.14〜0.54
喘息（家族歴*あり）	40	3ヵ月以上の完全母乳栄養	0.60	0.43〜0.82
喘息（家族歴*なし）	26	3ヵ月以上の完全母乳栄養	0.74	0.6〜0.92
アトピー性皮膚炎（家族歴あり）	27	3ヵ月以上の完全母乳栄養	0.84	0.59〜1.19
アトピー性皮膚炎（家族歴なし）	42	3ヵ月以上の完全母乳栄養	0.58	0.41〜0.92
胃腸炎	64	母乳栄養の期間，量はさまざま	0.36	0.32〜0.40
炎症性腸疾患	31	母乳栄養の期間，量はさまざま	0.69	0.51〜0.94
肥満	24	母乳栄養の期間，量はさまざま	0.76	0.67〜0.86
1型糖尿病	30	3ヵ月以上の完全母乳栄養	0.71	0.54〜0.93
2型糖尿病	40	母乳栄養の期間，量はさまざま	0.61	0.44〜0.85
急性リンパ性白血病	20	6ヵ月以上	0.80	0.71〜0.91
急性骨髄性白血病	15	6ヵ月以上	0.85	0.73〜0.98
SIDS	36	1ヵ月以上の母乳栄養，混合栄養	0.64	0.57〜0.81

＊：喘息，アトピー性皮膚炎の家族歴

（文献5）より一部改変）

3 母乳のメリット

1）児へのメリット

　先進国においても胃腸炎，肺炎，下気道感染症，中耳炎，細菌性髄膜炎，尿路感染症などの感染症，気管支喘息，アトピー性皮膚炎などのアレルギー疾患，1型糖尿病，2型糖尿病，潰瘍性大腸炎，クローン病，白血病などのリスクが母乳で低くなることが明らかにされている．この母乳のメリットは完全母乳栄養でなければ得られないのではなく混合栄養であっても母乳を飲んだ量だけ得られている[5,6]（**表Ⅱ-A-Ⅷ-3**）．

　乳幼児突然死症候群（sudden infant death syndrome：SIDS）については，2011年にHauckらがメタアナリシスを行った結果，少しでも母乳を飲んでいる児ではオッズ比が0.55［95％CI 0.35〜0.44］，2ヵ月以上飲んでいた児では0.38［0.27〜0.54］，母乳だけを飲んでいた児では0.27［95％ CI：0.24〜0.31］であったことから，母乳によりSIDSのリスクが低くなることが示された．この効果は混合栄養であっても予防効果が得られる[7]．

　認知能力（intelligence quotient：IQ）についても母乳栄養児ではそうでない児と比較して高くなるというデータがいくつか出ている．母乳中に含まれるDHAや多価不飽和脂肪酸などの脳神経発達に重要な物質が母乳中に多いためなのか，授乳という行為により自然と母子の接触が多くなり話かけも多くなることからなのかなどと推測されている[8]．

2）母親へのメリット

　産後の出血が減る，子宮復古が促進される，産後の体重減少が促進される，閉経前の乳が

ん・卵巣がん・子宮体がん，高血圧，脂質異常症，心筋梗塞などに罹患するリスクが減少するなど長期的な疾患予防効果がある[9~13]．

3）社会的メリット

母乳育児をすると子どもが疾患に罹患しにくくなり，両親の欠勤が減るため企業も損失が少なくなる．また医療費削減にもなる．人工乳の缶，哺乳びん，洗剤などの廃棄物が少なくなり環境にやさしいといえる．また人工栄養が安全に与えられなくなるような災害時にも有利である．アメリカにおいて90％の児が6ヵ月間母乳だけで育てられるようになると年間130億ドルもの経費が削減でき，911人もの乳幼児死亡を避けることができると試算されている[14]．

4 授乳のタイミングと授乳支援

泣いたらおっぱいとよく言われていたが，正しくは「泣く前におっぱい」である．児がおっぱいを探すかのように口を動かす，手を口にもっていく，目を覚ましてもぞもぞ動いているなどのサインを出すため，そのタイミングで飲ませるとよい．サインは児によって違って当然であるが，母親は児と終日一緒に過ごすことでわかるようになる．この意味からも母子同室は大切なことである．

1）授乳支援での観察ポイント

効果的に授乳するには，①母親が長時間授乳しても楽な姿勢であること，②児は耳・肩・腰が一直線になっていること，③お腹が母親のお腹に向いてぴったりとくっついていること，④児の鼻と乳頭が向き合っていること，⑤児が口を大きく開けたときに深くまでしっかり吸着させることが大切である．この5つだけが観察ポイントではないが，まずはこれに注目すると観察しやすい．飲ませ方，吸い付き方をラッチ・オンと呼んでいる．

このようにして乳頭に吸い付いた児は最初はこきざみにチュッチュッチュッと吸い始め，やがてごくんごくんと飲み始める．初めの吸啜で乳頭が刺激され射乳反射＊が起こり，乳汁が大量に分泌され始めるとごくんごくんと飲むようになる．児はストローで吸うかのように飲むのではなく，乳輪周りに存在する乳管を圧迫することにより乳管内の乳汁を乳頭から分泌させそれを飲み取っている．図Ⅱ-A-Ⅷ-1に児の吸啜を助ける方法を示した．ただしこれらが完璧にできていなくとも母子が何の問題もなく授乳できているなら矯正する必要はない．

2）ハンズ・オフ支援

乳頭が痛い，飲んでくれないなど，母子が困っている場合には支援が必要である．支援は支援者自らが児を持って吸い付かせるのではなく，赤ちゃん人形やおっぱい模型などを使用して説明するほうがよい．それを見て母親自らができるようになることで次回からは母親一人で授乳ができるようになり，また自分でできたという自信にもつながる．これをハンズ・オフ支援という（図Ⅱ-A-Ⅷ-2）．ここで支援者が直接手を出して手伝うとたとえ授乳がスムーズにできたとしても母親は自分一人ではできなかった，やはり難しいので自分には無理だと感じてしまうだろう．

＊**射乳反射**：乳頭が吸啜されると刺激が視床下部に伝わり，下垂体後葉からオキシトシンが分泌される．オキシトシンは乳腺組織の筋上皮細胞を収縮させるため乳汁が勢いよく出る．これが射乳反射である．児のにおいや声，児のことを思うだけでも起こる．

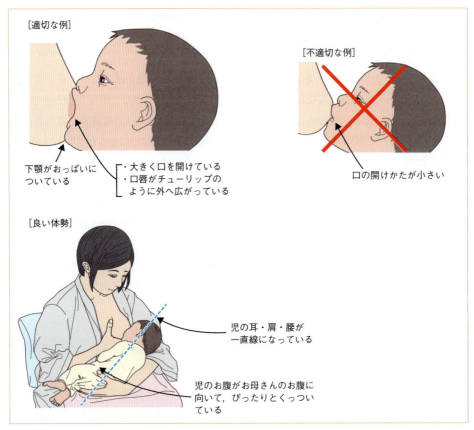

図Ⅱ-A-Ⅷ-1 児の吸啜を助ける方法

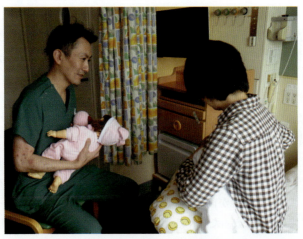

図Ⅱ-A-Ⅷ-2 おっぱい模型と赤ちゃん人形を用いたハンズ・オフ支援

表Ⅱ-A-Ⅷ-4 母乳を十分摂取できているときの尿，便（めやす）

生後時間	尿の回数	便の性状
<24時間	1回	胎便
1日目	2〜3回	胎便，移行便
2日目	4〜5回	移行便，普通便
3日目〜	6回〜	

この方法ではその後の授乳も母親自身で行えない可能性があり，真の支援とはいえない．

3）授乳回数

授乳は赤ちゃんが欲しがるときに欲しがるだけ行うものであり，生後1ヵ月までは1日に8〜12回授乳しているのが平均的な回数である．授乳時間も20分などと決める必要はなく児がやめるまで行う．母乳を十分摂取できていれば生後24時間までは1回/日，1日目までは2〜3回/日，2日目までは3〜4回/日，それ以降は6回/日出ていることが目安としてわかりやすい．便は生後2日程度で胎便から移行便，普通便となる（表Ⅱ-A-Ⅷ-4）．これらの目安を母親に伝えると，母親は足りていないのではないかと不安に思うことなく授乳できるだろう．

5 母体の感染症と母乳育児

母親が感染症に罹患した際には，すでに児も感染源に曝露されている可能性が高い．そして母親はすでにその感染に対する抗体を産生し，分泌型IgAとして母乳へ分泌を始めていると考えられる．児が重篤になるリスクが高い感染症を除き，感冒などであればあえて母子を分離することなく授乳を続けるほうがよい．ただし母子分離が必要な場合は搾乳し，ほかの哺育者があげるようにする．直接授乳ができない場合には，乳腺炎を予防するためにも搾乳をしなければならない．いずれにしても周囲の援助が必要である．よく遭遇する感染症について詳細を記す．HIV，HTLV-1については後述する．

1）かぜ症候群

原因ウイルスにはライノウイルス，アデノウイルスなど種々が知られているが手洗い，必要があればマスク着用にて授乳可能である．母親が解熱薬（アセトアミノフェン，イブプロフェン，ロキソプロフェン，ジクロフェナクナトリウム），感冒薬（母親に強い眠気を生じるものは避けたほうがよいと言われている）を内服する必要があっても授乳は可能である．乳汁中には母親が罹患したウイルスに対する抗体が含まれており，児への有効な薬になり得る．

2）ウイルス性胃腸炎（ロタウイルス，ノロウイルス）

ロタウイルス，ノロウイルスともに便より排泄され，経口感染する．ロタウイルスが母乳中に検出された報告はなくよく手洗いをして授乳を続けることで発症が予防，もしくは発症しても軽症ですむことが期待できる．

3）インフルエンザ

インフルエンザウイルスは飛沫感染する．母親が発症する24時間前から感染性があり，発症時にはすでに児は曝露されていると考えられる．したがって授乳を続け抗体を児に飲ませるほ

うがよい．解熱鎮痛薬，抗ウイルス薬（オセルタミビル，ザナミビル水和物，ラニナミビル）を使用しても乳汁中にはほとんど分泌されないため授乳を続けてよい[15,16]．

4）単純ヘルペス

接触感染であり，児と直接接触しない部位なら授乳に制限はない．治療薬であるアシクロビル，バラシクロビルを使用しても乳汁中にはほとんど分泌されないため授乳を続けてよい[17,18]．

5）帯状疱疹

水痘罹患後にウイルスが神経節に潜伏感染し，再活性化することで帯状疱疹を発症する．接触感染であり児の体が直接接触しないようにして授乳する．

6）B型肝炎

母子感染はほとんどが出生時に起こるといわれており，母子感染予防がなされている．授乳によって母子感染率が上昇したという報告はなく授乳に制限はない．ただし乳頭に明らかな傷があったり，出血している場合にはウイルスが児の口腔粘膜から血液中に入り感染する可能性があるためその間は搾乳をしてもらい，授乳を控えることが望ましいといわれている[19]．

7）C型肝炎

主に血液を介して感染する．ワクチンや免疫グロブリンのような有効な母子感染予防方法はない．授乳により感染したという報告はなく授乳に制限はない．ただし乳頭に明らかな傷があったり，出血している場合にはB型肝炎ウイルスと同様に感染する可能性があるためその間は搾乳をしてもらい，授乳は控えることが望ましいといわれている[19]．

6 母乳栄養児の体重増加

1）新生児期の体重増加

出生後の生理的な体重減少は出生体重の7％以内にとどまり，14日頃までに出生体重に戻るといわれている．体重減少が7％を超えたときにはまず児の全身状態を確認するとともに飲んでいる様子，授乳回数，母親の乳頭が痛くなっていないか（痛いときにはラッチオンが不適切であることが最も多く，それを改善するだけで哺乳量が増加し解決する）などを観察し，必要に応じて改善できるように支援する．新生児期の体重増加の評価では出生体重からではなく，生理的な体重減少が起こった最低体重もしくは退院時（直近で測定された）の体重からの増加で考える．新生児期には25〜35g程度である[20,21]．

2）乳児期の体重増加

乳児期の体重増加の評価には体重増加曲線を用いるとわかりやすい．2006年にWHOは母乳だけで育っている児（少なくとも生後4ヵ月まで母乳だけで育ち，少なくとも生後12ヵ月まで母乳を飲んでいた児）の体重増加曲線を発表した．1997年から2003年にブラジル，ガーナ，インド，ノルウェー，アメリカの6ヵ国において調査した8,440人のデータである．この体重増加曲線はアメリカ疾病予防管理センター（Centers for Disease Control and Prevention：CDC）から発表されていた人工栄養児，混合栄養児が含まれている体重増加曲線と比較すると生後6ヵ月までは小さめ，その後は追い越して大きめになっている．これらの体重曲線は体格の異なる日本人にはそのまま当てはめられないが，日本の母子健康手帳に載っている体重曲線と比較

表Ⅱ-A-Ⅷ-5　「体重がゆっくり増える児」と「体重増加不良の児」の鑑別

体重がゆっくり増える児	体重増加不良の児
・覚醒していて健康そうである ・筋緊張が良好 ・皮膚ツルゴールの低下なし ・少なくとも1日に6回おむつが濡れる ・尿は淡黄色で濃縮されていない ・便が頻回に出ている ・授乳は8回以上で，1回当たり15〜20分である ・射乳反射がある ・体重増加はゆっくりだが着実にある	・無欲様，もしくは泣いてばかりいる ・筋緊張が低下している ・皮膚ツルゴールの低下あり ・おむつがあまり濡れない ・尿は濃縮されて濃い色である ・便の回数，量が少ない ・授乳は8回未満で，1回当たりの時間が短い ・射乳反射がない ・体重増加があったりなかったり，時に減る

(文献2）より)

すると，男児では生後6ヵ月まではほぼ同じでそれ以降は小さく，女児では生後6ヵ月までは大きめでそれ以降は小さくなっている．日本の母乳栄養児のデータは2001年に加藤らが494人を調査し発表しているが，それによると男児は生後6ヵ月以降は，女児は生後3ヵ月以降は小さめになっている[22]．2013年にTanakaらが2施設，647人からにおける母乳栄養児の体重曲線を発表しているが，男女ともにWHOのものより小さめであるというものであった[23]．

体重曲線のみを見ていると数字にとらわれがちであるが個人差があることを忘れてはならない．曲線よりも小さめであっても元気に発達し徐々に曲線に近づいている児では心配ないだろうし，曲線内ではあるものの体重が横ばいであれば原因がないか見る必要があるだろう．

3）「体重がゆっくり増える児」と「体重増加不良」の違い

体重が少ない児の中には病的ではない「体重がゆっくり増える児」がいる．このような児は明らかに元気そうでよく飲んでおり，その証拠におむつが1日に6回以上濡れ，尿は薄い色の尿であり，ゆっくりだが体重が増えている児である．それに対して「体重増加不良」の児では元気がなさそうであったり，泣いてばかりいたり，おむつもあまり濡れない，体重が減ったりすることもあるなどの特徴がある．これらの児では哺乳状況だけでなく児に疾患が隠れていないか出生児からの問診，先天性代謝異常スクリーニング結果の確認などを含めた検索が必要である．「体重がゆっくり増える児」と体重増加不良の児の鑑別は表Ⅱ-A-Ⅷ-5に示した．

7 母乳栄養が勧められないケースとは

母乳があげられない，もしくはあげないという選択をする母親がいる．これらの母親にはより丁寧なフォローアップが必要である．

1）母親がHIV陽性

日本ではHIV感染妊娠は年間数十例程度と少ないが，母乳で感染することが知られているため日本では授乳が禁忌である．ただし日本のように安全な人工栄養が比較的安価に手に入らないような地域では母乳栄養が推奨されている．混合栄養児は母乳栄養児よりも感染率が高くなることが知られており注意が必要である[24]．

2）母親がHTLV-1陽性で人工栄養を選択したケース

HTLV-1（human T lymphotropic virus type Ⅰ，ヒトT細胞白血病ウイルスⅠ型）は成人T細胞白血病（adult T cell leukemia：ATL），HTLV-1関連脊髄炎（HTLV-1 associated myelopathy：HAM），HTLV-1関連ぶどう膜炎などの原因ウイルスであり，主にTリンパ球に感染して長期間胎内に潜伏している．母乳中に分泌されるリンパ球により母子感染が起こることが知られているが，完全に人工栄養としても母子感染が起こる例があること，90日以内の短期間のみ授乳された児では人工栄養児よりも母子感染率が低かったとするデータ（十分な根拠が得られるほどの症例数がない）があることなどから母子感染予防に最適な栄養方法が不明である．そのため2011年よりコホート研究（「HTLV-1母子感染予防に関する研究：HTLV-1抗体陽性妊婦からの出生児のコホート研究」（板橋班））が開始され，児の栄養方法について検討がなされているが2015年9月現在で結論は出ておらず，①人工栄養，②90日以内の短期母乳，③凍結母乳から母親に栄養方法を選択してもらうことが一般的である．そのため人工栄養を選択した母親ではその選択を尊重し支持，支援を行う．

3）児がガラクトース血症

先天性代謝異常検査（新生児マス・スクリーニング）の検査項目になっている代謝異常症である．エネルギー源である乳糖はガラクトースとグルコースに分解され代謝されるが，その代謝過程に異常があるためガラクトースが貯留する．哺乳不良，下痢，嘔吐などの消化器症状，体重増加不良，黄疸などの症状が出る．診断された場合には乳糖摂取を避けるために母乳を中止し特殊ミルクを飲ませる．

3. 人工栄養

人工栄養は日本では消費者庁によりその組成や必要表示事項が示されており，「乳児用調整粉乳」と表現されている．

1 人工栄養の成分

表Ⅱ-A-Ⅷ-6に組成の基準を示した．これに適合するものが乳児用調整粉乳として販売が許可されている．ただし書きとして乳児にとって母乳が最良である旨の記載を行うこと，医師・管理栄養士らの相談指導を得て使用することが適当であることも必要表示事項とされている．

2 人工栄養に潜む病原体

人工栄養はその製造過程で無菌にすることが困難であり，また開封後に病原菌に汚染されるおそれもある．そのため2007年に世界保健機関（World Health Organization：WHO），国連食糧農業機関（Food and Agriculture Organization：FAO）が「乳児用調整粉乳の安全な調乳，保存及び取扱いに関するガイドライン」を作成し，厚生労働省が日本語訳を発表した[26]．ガイドラインでは最新の衛生基準に沿って製造された製品であっても無菌の製品ではなく，重篤な疾病の原因となりうる病原菌を含んでいる可能性があることを指摘している．中でも*E. sakazakii*，*Salmonella enterica*が最もリスクが高いと結論している．

*E. sakazakii*については2004年にニュージーランドにてアウトブレイクが報告され，5例が発症，そのうち1例が死亡している．またフランスにおいてもアウトブレイクが報告されており，

表II-A-VIII-6　乳児用調整粉乳の許可基準

	標準濃度の熱量（100 mL 当たり）
熱　量	60～70 kcal

成　分 （窒素換算係数 6.25 として）	100 kcal 当たりの組成
タンパク質	1.8～3.0 g
脂　質	4.4～6.0 g
炭水化物	9.0～14.0 g
ナイアシン[*1]	300～1,500 μg
パントテン酸	400～2,000 μg
ビタミン A[*2]	60～180 μg
ビタミン B_1	60～300 μg
ビタミン B_2	80～500 μg
ビタミン B_6	35～175 μg
ビタミン B_{12}	0.1～1.5 μg
ビタミン C	10～70 mg
ビタミン D	1.0～2.5 μg
ビタミン E	0.5～5.0 mg
葉　酸	10～50 μg
イノシトール	4～40 mg
亜　鉛	0.5～1.5 mg
塩　素	50～160 mg
カリウム	60～180 mg
カルシウム	50～140 mg
鉄	0.45 mg 以上
銅	35～120 μg
ナトリウム	20～60 mg
マグネシウム	5～15 mg
リ　ン	25～100 mg
α-リノレン酸	0.05 g 以上
リノール酸	0.3～1.4 g
カルシウム/リン	1～2
リノール酸/α-リノレン酸	5～15

[*1]　ニコチン酸およびニコチンアミドの合計量
[*2]　レチノール量

（文献 25）より）

9 例が発症し 2 例が死亡している．フランスのアウトブレイクが起こった病院では調乳および哺乳びんの取り扱いや保存が定められた方法で行われていなかったこと，調乳済みのミルクが不適切に冷蔵庫で 24 時間保存されていたことが判明した[27]．

Salmonella enterica についても 1995 年以来，アウトブレイクだけでも 6 件報告されている．フランスでは 2005 年の 1 月から 4 月に生後 12 ヵ月未満の児 104 人においてサルモネラ感染が確認されており，そのうち 37％が入院している[27]．

このほかにも多くの感染例が確認されており，感染のリスクを最小限に抑えるために安全な調乳方法，取り扱い方法，保存方法が必要となりガイドライン作成に至っている．

3 調乳について

E. sakazakii, Salmonella enterica は乾燥状態では増殖しないが長期間生存することが知られている．しかし調乳された後では病原菌が増殖しやすい状態となる．調乳後は5℃以下であれば増殖を抑えることができる．調乳の温度については，以前は熱湯を使用することとされていたが，熱によりビタミン類が破壊されてしまうこと，セレウス菌（Bacillus cereus）や他の芽胞を活性化してしまうこと，調乳者がやけどをしてしまうことなどのリスクと，E. sakazakii は70℃以上で十分死滅することなどから70℃以上とされるようなった．手順を以下に示す．

1）調乳方法
① 調乳場所，手指をきれいにする．
② 洗浄，滅菌した哺乳びんに70℃以上のお湯を注ぐ．
③ 粉ミルクを加える．
④ やけどをしないように清潔なふきんなどでビンを持ち，ゆっくり振るまたは回転させて中身を混ぜる．
⑤ 調乳者の腕の内側に少量のミルクを垂らして適温になったか（ひと肌程度）確かめてから与える

2）注意事項
・調乳後は2時間以内に使用すること．
・ただちに使用しない場合には5℃未満の冷蔵庫へ入れ，24時間以内に使いきること．

4 フォローアップミルク

フォローアップミルクは牛乳の代用品であって，前述の基準を満たすような乳児用調整粉乳ではない．そのため亜鉛，銅の添加が認められておらず，フォローアップミルクのみの栄養ではこれらの欠乏症が危惧される．フォローアップミルクという名称から，乳児期後期から飲まさなくてはならないミルクであるかのような誤解を生じやすいが，飲ませる必要はない．1989年にWHOが，1990年に日本小児科学会がフォローアップミルクは不要であると明言している[28]．

5 補足の方法

医学的に体重減少，脱水など母乳が十分に飲めていないサインを認めた場合には，適切な授乳ができているかを確かめることが大前提ではあるが，必要だと判断される場合には，生後24時間以内は2～10 mL/回，24～48時間は5～15 mL/回，48～72時間は15～30 mL/回，72～96時間は30～60 mL/回，それ以降は150～160 mL/kg/日程度を参考に哺乳状況，尿量などから総合的に補足量を決定して与える[29]．

補足の第一選択は母親の搾母乳である．授乳後や授乳と授乳の間に搾乳を加えることで搾母乳が得られる．また母乳分泌が不十分であるときには頻回に乳房から母乳を出すことで乳汁

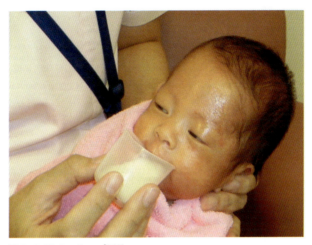

図Ⅱ-A-Ⅷ-3　カップ授乳
【方法】
1. 目が覚めている状態のとき，縦抱き気味にする
2. 児の手がカップにあたってこぼれないように気をつける（写真では手も一緒にタオルでくるんでいる）
3. カップを下唇に乗せ，ふちが上唇に触れるようにする
4. カップの中身が唇に触れるくらいに保持して，児が自ら飲むようにする（飲ませるのではない）

産生が促進される．

　第二選択は人工栄養であるが，その中でもタンパク加水分解乳を用いるとよい．糖水は一時的な空腹を満たすが栄養価が低く，血糖値上昇後の低血糖が誘発されるリスクもあり補足に適さない．

　一時的に補足が必要になった場合にはその必要性を母親に説明し，母乳分泌が増えてくれば中止すること，分泌を増やすように支援することを話し，母親に挫折感や罪悪感をもたせないよう気持ちにも配慮する必要がある．補足には乳頭混乱（哺乳びんを使用すると赤ちゃんがおっぱいを拒否して飲まなくなること）を避けるために哺乳びんや乳首を使用せず，カップ，スプーン，シリンジなどで与えるとよい（図Ⅱ-A-Ⅷ-3）．

文　献

1) Global strategy for infant and young child feeding. World Health Organization, UNICEF.
2) Riordan J：Breastfeeding and human lactation, 3rd ed. 75-79, Jones & Bartlett, 2005.
3) Kretchmer N：Lactose and lactase. Sci Am, 227（4）：71-78, 1972.
4) Buesher ES, Pickering LK：Polymorphonuclear leukocytes in human colostrum and milk. In Howell RR, Morriss RH, Pickering LK（eds）：Human Milk in Infant Nutrition and Health. Springfield, Ill, Thomas, 1986.
5) Breastfeeding and the use of human milk. Pediatrics, 129（3）：e827-841, 2012.
6) Kramer MS, Chalmers B, Hodnett ED, et al：Promotion of Breastfeeding Intervention Trial（PROBIT）：a randomized trial in the Republic of Belarus. JAMA, 285（4）：413-420, 2001.
7) Hauck FR, Thompson JM, Tanabe KO, et al：Breastfeeding and reduced risk of sudden infant death syndrome：a meta-analysis. Pediatrics, 128（1）：103-110, 2011.

8) Kramer MS, Aboud F, Mironova E, et al：Breastfeeding and child cognitive development：new evidence from a large randomized trial. Arch Gen Psychiatry, 65（5）：578-584, 2008.

9) Collaborative Group on Hormonal Factors in Breast Cancer：Breast cancer and breastfeeding：collaborative reanalysis of individual data from 47 epidemiological studies in 30 countries, including 50302 women with breast cancer and 96973 women without the disease. Lancet, 360（9328）：187-195, 2002.

10) Stuebe AM, Willett WC, Xue F, Michels KB：Lactation and incidence of premenopausal breast cancer：a longitudinal study. Arch Intern Med, 169（15）：1364-1371, 2009.

11) Jordan SJ, Cushing-Haugen KL, Wicklund KG, et al：Breast-feeding and risk of epithelial ovarian cancer. Cancer Causes Control, 23（6）：919-927, 2012.

12) Luan NN, Wu QJ, Gong TT, et al：Breastfeeding and ovarian cancer risk：a meta-analysis of epidemiologic studies. Am J Clin Nutr, 98（4）：1020-1031, 2013.

13) Ram KT1, Bobby P, Hailpern SM, et al：Duration of lactation is associated with lower prevalence of the metabolic syndrome in midlife--SWAN, the study of women's health across the nation. Am J Obstet Gynecol, 198（3）：268. e1-6, 2008.

14) Bartick M1, Reinhold A：The burden of suboptimal breastfeeding in the United States：a pediatric cost analysis. Pediatrics, 125（5）：e1048-1056, 2010.

15) Wentges-van Holthe N, et al：Oseltamivir and breastfeeding. Int J Infect Dis, 12：451, 2008.

16) Tanaka T, Nakajima K, Murashima A, et al：Safety of neuraminidase inhibitors against novel influenza A（H1N1）in pregnant and breastfeeding women. CMAJ, 181：55-58, 2009.

17) Taddio A, et al：Acyclovir excretion in human breast milk. Ann Pharmacother, 28：585-587, 1994.

18) Sheffield JS, Fish DN, Hollier LM, et al：Acyclovir concentrations in human breast milk after valaciclovir administration. Am J Obstet Gynecol, 186：100-102, 2002.

19) 公益財団法人　ウイルス肝炎研究財団：Q＆A 平成26年7月1日.（http://www.vhfj.or.jp/06.qanda/）

20) 国際ラクテーション・コンサルタント協会（日本ラクテーション・コンサルタント協会　訳）：NICEF/WHO 母乳育児支援ガイド. 医学書院, 2003.

21) 母乳推進プロジェクトチーム：栄養委員会・新生児委員会による母乳推進プロジェクト-小児科医と母乳育児推進. 日児誌, 115（8）：1363-1389, 2012.

22) 加藤則子：小児保健研究. 60：680-689, 2001.

23) Tanaka H, Ishii H, Yamada T, et al：Growth of Japanese breastfed infants compared to national references and World Health Organization growth standards. Acta Paediatr, 102（7）：739-743, 2013.

24) Coutsoudis A, Pillay K, Kuhn L, et al：Method of feeding and transmission of HIV-1 from mothers to children by 15 months of age：prospective cohort study from Durban, South Africa. AIDS, 15（3）：379-387, 2001.

25) 消費者庁：特別用途食品の表示許可等について. 平成23年6月23日　消食表第277号.（www.caa.go.jp/foods/pdf/syokuhin625_2.pdf）

26) 乳児用調製粉乳の安全な調乳，保存及び取扱いに関するガイドラインについて（http://www.mhlw.go.jp/topics/bukyoku/iyaku/syoku-anzen/qa/070604-1.html）

27) FAO/WHO：Enterobacter sakazakii and Salmonella in powdered infant formula Microbiological risk assessment series 10, meeting report.（http://www.who.int/foodsafety/publications/micro/mra10/en/）

28) フォローアップミルクに関する理事会諮問に関する答申. 日本小児科学会雑誌, 44（5）：1316-1317.

29) ABM プロトコール委員会 著，多田香苗，宮川桂子 訳：母乳で育てられている健康な正期産新生児の補足のための病院内での診療指針2009改訂版. ABM 臨床指針第3号, 2010.

［和田友香］

Ⅸ 退院時のチェックポイントと退院時指導

> **要点**
>
> 　退院時の診察，退院指導は新生児が胎外環境に適応でき家庭で育つことが可能かどうか，保護者が安心して育児が出来るかどうか，生活環境が新生児にとって安全であるかどうかを確認するために行うものである．
>
> したがって
> ❶ 合併症の有無にかかわらず，呼吸循環状態が安定しているかどうか
> ❷ 栄養状態に問題がないかどうか
> ❸ 必要な検査は済んでいるかどうか
> ❹ 必要な薬が処方されているかどうか
> ❺ 退院後の児の養育環境が整っているかどうか
> ❻ 新生児の生活環境に危険がないかどうか
> ❼ 母（または保護者）と児の関係に問題がないかどうか
> ❽ 合併症を有する児では，各診療科，地域の施設との連携ができているか
> 以上の8点について確認をすることが大切である．

1. 退院時のチェックポイント

　胎内のしっかり守られた環境から出生し，胎外環境に瞬時に適応を行うことは一見容易であるように思われるが，新生児にとっては文字どおり生命を賭した一大イベントである．また，生後28日までを新生児期と称するが，小児のなかでは最も死亡率が高い時期とされている．したがって新生児が，しっかりケアの行き届いている環境（分娩施設）で出生し，観察ないし治療を受けた後に家庭で保育を受けるにあたり，医療従事者は新生児や家族の健康状態に問題がないか，さらに彼らの生活環境，社会的状況について準備が整っているかについて確認する必要がある．健康状態に問題があれは解決し，退院後の必要な準備が整っていなければその手助けをする必要がある．
　第一に，新生児の状態が家庭生活に適応できるかどうかが最も重要なことといえる．したがって退院し通常の保育で問題なく生活できるかの最終決定を行う退院診察は，慎重に行うべきである．出生直後にも診察を受け，数日間問題なく経過している児であっても，入院時の診察と同様にしっかり行わなければならない．また診察後は問題の有無にかかわらず，母親や家

族に結果を伝える必要がある.

　第二に，新生児は一人では生活できないため，児の保育を行う保護者の状態，家庭環境にも注意を払わなければならない．一般的には母親が養育を行うことが多いと考えられるため，特に母親の精神状態をよく観察することが必要となる．育児の不安に耳を傾け，それを取り除く必要もある．さらに，育児を行う環境にも関心を払うべきである．

　ここでは，まず健康な新生児の退院の基準や診察時のポイントについて説明し，次いで病児における退院の基準などを具体的に述べる．

1 正期産新生児の退院診察と退院基準

　新生児が退院するにあたり最も大切で簡単に判断できるポイントは，①活気があること，②四肢をよく動かしていること，③強く啼泣できていること，④哺乳がしっかりできていること，⑤排便・排尿が"普通に"あること，⑥体重減少がないこと，⑦治療の必要な黄疸がないこと，であろう．一般的には，これらに問題がない状況であれば，児の生命にかかわるような差し迫った異常はないと理解してよいと考える．バイタルサインとしては，体温は 36.5～37.4℃，呼吸数は 30～60/分未満，心拍数は覚醒時 100～180/分，入眠時 80/分以上，を退院の基準とする．

　欧米諸国では，新生児の退院は経腟分娩で日齢1～2，帝王切開では日齢 4～5 というのが一般的なようである．しかし，母乳分泌が確立するのは日齢 3～4 であり，黄疸が最も顕性化するのは日齢 4～6 であることを考えると，退院後の新生児ケアに力を入れた施設でない限り欧米同様の日程での退院は難しいことと思われる．聖マリアンナ医科大学病院では，経腟分娩は日齢 6 に，帝王切開分娩では日齢 8 に退院としている．

　健康な新生児の診察は，出生後 24 時間以内に一度診察を受けた後は，哺乳状態や活気，排泄に問題がない限り，退院前までない施設が一般的であろう．退院前の診察は，出生時の診察所見の再確認と新たな問題の有無をチェックすることにある．したがって，診察項目は出生時のチェックポイントとほぼ同様でよい．しかし，先天性心疾患に伴う心雑音は，出生直後に聴取されないことがあり，黄疸については次第に顕性化してくるものであるため，退院診察時には注意が必要な項目である．また，生後の経過とともに変化していく部分（臍，皮膚など）についても注意して診察を行う必要がある．

　退院診察を行う場所は，新生児室ないしは母のベッドサイドとなると思われるが，母に児の心配事などについて話を聴いた後に診察を行うことで，母の不安が軽減されることが多く，またその場で質問に答えることができるため，問題がなければ母のベッドサイドでの診察が望ましいと考える．その一方で，医療者にとっては気にならない一言であっても，これから育児をしようとする両親，特に母親にとっては強い不安を惹起することがあるため，不用意な発言は控えるべきである．問題点があれば退院の可否まで含めはっきりと説明を行い，問題点を有していても退院可能なのであればその理由まで伝えることが大切である．

　退院にあたって注意すべきポイント・診察項目および退院基準を以下に示す．退院診察の記録用紙の例を図Ⅱ-A-Ⅸ-1 に示す．

退院診察記録

診察日　/　（日齢　）

	退診時体重　g（○増加傾向　○横ばい）
哺乳	退院時哺乳量　母乳・　mLx　回・自律 特記事項
呼吸器	酸素投与　○無し　○有り その他の異常　○無し　○有り 特記事項
循環器	心雑音　○無し　○有り 不整脈　○無し　○有り その他の異常　○無し　○有り 特記事項
頭部	頭血腫　○無し　○有り その他の異常　○無し　○有り 頭囲　cm 特記事項
口腔	異常の有無　○無し　○有り 特記事項
消化器	胎便排泄　生後○<24 hr　○>24 hr 肛門の異常　○無し　○有り その他の異常　○無し　○有り 特記事項
中枢神経系	姿勢　○正常　○蛙足様　○後弓反張 筋緊張　○正常　○亢進　○低下 Moro 反射　○正常　○減弱　○無し　○非対称 Palmar　○正常　○減弱　○無し　○非対称 Plantar　○正常　○減弱　○無し　○非対称 眼球運動異常　○無し　○落陽現象　○共同偏視 その他の異常　○無し　○有り 特記事項

眼	異常の有無　○無し　○有り 特記事項
黄疸	最高 TB 値　○ Bilicheck（　）日齢（　） ○血清（　）日齢（　） 退院時 TB 値傾向　○低下　○横ばい 治療　○無し　○光線療法 特記事項
皮膚	異常の有無　○無し　○有り 特記事項
臍	臍落　○未　○済　臍落日　/ 特記事項
泌尿生殖器	異常の有無　○無し　○有り 精巣　○陰囊内　○移動性　○停留精巣 女性外性器　○陰核肥大　○処女膜ポリープ　○腫瘤 特記事項
四肢	開排制限　○無し　○有り その他の異常　○無し　○有り 特記事項
外表奇形	耳瘻孔　○無し　○有り（○右　○左） 副耳　○無し　○有り（○右　○左） 毛巣嚢洞　○無し　○有り その他の異常　○有り　○無し 特記事項
その他	K2 シロップ投与日　/　,　/ マススクリーニング検査日　/ 特記事項

退院総括・外来での留意点

外来予定　:　/

退院診察担当者/サマリー記載者

図Ⅱ-A-Ⅸ-1　退院診察記録用紙の一例

1) 体重の推移

　健常新生児では，日齢3前後まで生理的体重減少の時期である．体重減少率は10％以内が一般的である．母乳分泌が悪い場合にはさらに減少する．退院診察時に生下時体重に戻っている必要はないが，増加傾向にあることは確認して退院とすべきであろう．体重が増加傾向にないが，母の退院希望が特に強い場合は，児の診察所見上何も問題がなく，哺乳意欲もあり，排尿排便も通常どおり認められていれば退院としてもよいと考える．その際には必ず，1週以内に体重の評価のための受診を指導する．

2) 黄　疸

　新生児黄疸は95％に認められるといわれており，そのほとんどは生理的黄疸である．アジア人は，生理的黄疸の程度が強くなりやすく治療を要する黄疸の例も多い．生理的黄疸は日齢3～5程度でピークに達することが多く，退院診察時にビリルビン値がpeak outしないことはよく認められる．治療の必要はないが，ビリルビン値が治療基準に近い値で上昇傾向にある場合には，退院後数日以内に来院してもらいビリルビン値をフォローする必要がある．また，光線療法を行った場合には治療後のリバウンドの程度を確認する必要がある．

　退院までに白色便やそれに近い色の便が排泄されているようであれば胆道閉鎖，新生児肝炎に伴う黄疸を疑い直接ビリルビン，肝機能の評価を行い問題ないことを確認する．

3) 頭　部

　大泉門や骨重合の状態を確認する．また，出生時の計測値を確認し，診察所見とあわせ，水頭症や小頭症の有無を評価する．産瘤は日齢5前後には目立たなくなるため，退院診察で問題となることはない．頭血腫は出生時にはほとんど認められないが，退院診察時によく認められる所見である．閉鎖腔への出血であり，黄疸の原因となることはあるが，それ以外で特に問題となることはない．頭部が盛り上がってみえ，一時的とはいえ外見上保護者にとって気になる頭の形となるため，生後1～2ヵ月で目立たなくなる旨を説明するとよい．

4) 眼，耳，聴覚

　退院前の眼の診察も重要な項目である．眼瞼は無理に開瞼しようとしても観察は困難であり，特に啼泣すると眼瞼は強く閉じてしまう．白色瞳孔の有無，瞳孔サイズの左右差など，開眼していないと診察が困難なものは覚醒時に最初に診察をすべき項目である．特に出生時に診察することができなかった場合には必ず診察しなければならない．出生時の抗菌薬点眼液の予防投与により淋菌，クラミジアによる新生児眼炎罹患率は大きく低下している．しかし，単純ヘルペスによる新生児眼炎を来すこともあり，眼瞼浮腫，結膜浮腫，粘液膿性眼脂が退院時に認められる場合には新生児眼炎を疑い，退院を延期し治療を行うべきである．退院診察時に眼脂を認めることはよくあるが上述した新生児眼炎が否定的であれば，鼻涙管の通過障害の可能性が高いため，経過観察でよい旨説明を行うとよい．

　耳については入院診察と同様に，外表奇形の有無を確認する．緊急性のある疾患は基本的にないが，埋没耳，副耳が認められた場合には形成外科への受診を促す．出生児の0.1～0.2％が介入を要する先天性難聴を有するといわれている．欧米では新生児マススクリーニングの一つとして聴覚検査が実施されている国が多い．わが国では，自治体によっては補助が出ているが，

一般的には任意での検査になっており2013年度の調査では聴覚スクリーニングを受けた新生児は62%であった．先天難聴の罹患率は代謝異常などマススクリーニングによる異常発見率よりも高値であり，早期介入によって児の予後が明らかに改善する．現在のところ有料で行われている施設が多いと考えられるが，利点につき説明し，積極的に行うべき検査であると考える．

5）胸　部

出生時の診察で心雑音を認めず，退院診察時に心雑音を聴取することはよくある．これは生後の経過とともに生理的肺高血圧が改善するためである．聴取された場合には，心臓超音波検査などが必要になる．自院での検査が不可能である場合には小児循環器科医のいる病院に紹介する必要がある．診察時は活気，哺乳が良好であっても，疾患によっては早期に心不全が進行する場合もあるため，退院後数日以内に紹介先を受診するように指導したほうがよいであろう．不整脈を認める場合にも同様にすべきであると考える．

呼吸に関しては，出生後初回の診察と同様でよい．

生後の経過として哺乳時・啼泣時のチアノーゼ，無呼吸発作は呼吸器疾患，中枢神経系の異常のほかに先天性心疾患でも認められるため，精査の必要な症状である．

6）腹　部

新生児の腹部は軽度膨満しているのが通常である．また，新生児は解剖学的に胃食道逆流を来たしやすいうえ，哺乳時に空気を嚥下するため，哺乳量が増えてくるにつれ溢乳，嘔吐がよく認められるようになる．排便回数は，母乳栄養では通常3回/日以上であるが，人工乳を使用している場合には排便回数は母乳栄養児に比して少ないといわれている．

退院診察時は，呼吸に影響を来すような腹部膨満がないか，胃部の膨隆，腸輪郭がないかを確認する．生後の経過として哺乳のたびに溢乳とはいえないような大量の嘔吐を繰り返すこと，胆汁性・血性嘔吐を認めることがあれば，器質的疾患を疑い精査を行う必要があるため退院を延期する．外科疾患が否定的であり，活気，哺乳意欲がしっかりしているが嘔吐が続いている場合には，空気嚥下症や胃軸捻転といった疾患が疑われる．自然軽快することが多いため，授乳後の排気励行や抱き方による対応などの指導を行い退院とする．その際は排尿・排便の状況や体重増加の評価を行うため，退院後一週間程度を目安に受診するよう指示する．また，哺乳量増加に伴い下血，嘔吐，下痢が認められる場合には母乳，人工乳にかかわらずミルクアレルギーの可能性も考えられる．退院時にこれらの症状が認められている場合には退院延期し，精査を行う必要がある．

7）臍

退院時臍帯は乾燥しているが，脱落していないことが多い．退院後，臍落し滲出液がなくなるまでアルコール消毒を続けるよう指導している施設が多いと考える．しかし，生理食塩水での洗浄・乾燥のほうがイソプロピルアルコールによる消毒より臍落が早いという報告も認められており，清潔にしていればアルコール消毒が絶対に必要なわけではない．ただし悪臭，滲出液を認める場合には異常な細菌の繁殖の可能性があるため，アルコールなどによる消毒をしっかり行うように指導する．臍落後は出血することがあるが，すぐに止血されていれば問題ない．時に臍肉芽を認めることもあるが，基本的には消毒，乾燥にて経過観察でよい．硝酸銀による焼灼

を行う場合には化学熱傷を来す可能性があるため，生理食塩水で硝酸銀をしっかりと洗い流す必要がある．もし肉芽が大きい場合には糸で肉芽の根元を結紮してもよい．臍周囲の発赤・腫脹は臍周囲炎，臍炎を疑う所見であり，抗菌薬による治療が必要となるため，退院は延期すべきである．

8) 皮　膚

新生児は皮疹を認めることが多い．退院時新たに認められる可能性があるものとしては中毒疹，脂漏性湿疹，おむつ皮膚炎，皮膚カンジダ症が挙げられる．いずれも大きな問題となるものではないが，保護者にとっては気になる所見であるため，対応について説明するとよい．新生児は排便回数が多く軟便であるため，退院診察時に殿部の発赤，びらんといった所見を認めることが多い．排便時の速やかなおむつ交換，温水での殿部洗浄による対応の指導を行うほか，便が皮膚に付着することが原因であるため，亜鉛華軟膏を処方するとよい．発赤に加え皮膚剥離が認められている場合にはアズノール®と亜鉛華軟膏の混合剤や弱いステロイド薬の処方のほうがよいこともある．皮膚カンジダ症はおむつ皮膚炎と鑑別が困難なことがある．satellite lesion が認められるようであれば皮膚カンジダと考え，抗真菌薬を塗布する．退院延期とする必要はないが，1週間程度で症状が改善しない場合に受診するよう指導する．

9) 神経学的所見

健常新生児においても退院時に神経学的所見を取ることは重要である．生後の診察と同様，新生児は裸にして児の四肢の動きをよく観察することが大切である．通常は覚醒時，啼泣時に四肢を活発に動かしている．動きの悪い部分があれば，何らかの異常を念頭に入れて診察を続けるべきである．手足の把握反射，Moro 反射，Perez 反射，吸啜反射，探索反射，原始歩行反射，引き起こし反射は観察すべきである．明らかな反射の左右差，反射の消失を認める場合には精査を行う必要があり，退院の延期が必要なこともある．

10) 整形外科的疾患

整形外科的問題としては，先天的な疾患と分娩外傷に伴うものが挙げられる．下記に示すような，股関節の開排制限，脚長差が認められる場合，関節の拘縮を伴う内反足を認める場合，腕神経叢損傷が疑われる場合には整形外科への受診を勧める．

開排制限，下肢の脚長差を認める場合は先天性股関節脱臼を疑う．Ortolani's click test や Barlow's click test でクリックを触知する場合には同疾患の可能性が高いが，click test は大腿骨頭を損傷させる可能性があるため，無理に行う必要はない．先天性内反足は関節が拘縮している場合にはギプス固定などの加療が必要となることがある．

鎖骨骨折は出生後の診察ではっきりしないこともある．鎖骨部を圧迫し握雪感や啼泣を認めるとき，同部位の腫脹・熱感を認めるときは骨折を疑い，X 線撮影を行うべきである．

Moro 反射の左右差，上肢の動きの左右差を認めた場合には腕神経叢損傷を疑う．損傷される神経根の箇所により Erb 麻痺と Klumpke 麻痺と鑑別される．Klumpke 麻痺のほうが予後不良である．

2 NICUに入院した児の退院診察と退院基準

　何らかの問題を認めNICUに入院した児の退院にあたっては，入院適応となった疾患が治癒，軽快する，ないし濃厚なケアが不要になっていることが必要である．

　短期間の入院であり原因となった問題が改善している場合には，健常新生児と同様なプロセスで退院を決定してもよい．児の良好な発達のためには保護者との生活が大切であり，状態が改善しているようであれば速やかに退院させることが必要である．

　一方で，長期に入院せざるを得なかった児の退院については，健常新生児よりも慎重に退院を決定する必要があると考える．とはいえ長期入院による母児分離により児の精神運動発達への悪影響，成長障害を来すほか，両親の気持ちの上でも否定的感情を引き起こし，ネグレクトや虐待を来す例があるといわれている．したがって，ある程度の基準を設けて早期退院をはかる必要がある．病状が重症で医療的なケアを中止できない場合にはさらに入院が長期化してしまう．在宅ケアが必要であっても家族との生活は児の発達には欠かせないものであり，できるだけ早期の退院に向け環境を整えなければならない．病児の早期退院を図ることは新生児にとってはMRSAなど院内感染の原因となる細菌の伝播の減少が期待できるほか，公的には医療費の削減や必要とされる新しい入院児へのベッドが確保できることにもつながる．

　退院後は保護者が児のケアをすべて行わなければならないため，長期入院の児の場合には可能であれば退院可能となった際，院内外泊かそれが難しければ長時間面会を行い，保護者だけで児の1日の様子の観察と児のケアを行わせる機会を与えたほうがよいであろう．

1）早産児，低出生体重児

　早産，低出生体重児の退院の基準にはっきりとした決まりはなく，施設により様々な基準が設けられている．医学的な適応はもちろんであるが，おそらく地域の医療・福祉の手厚さ，施設へのアクセスのしやすさなども退院日を決定するにあたり考慮されていることと考える．医学的には，①体温調節が安定していること，②経腸栄養に問題なく消化されており適切な体重増加（15〜20 g/kg/day程度）がしっかりあること，③呼吸調節が安定していること（無呼吸発作がないこと），④呼吸状態（肺の状態）が安定していることの4点が退院できるかの判断に重要であると考える．早産であればあるほど，体重が小さければ小さいほど，これら4つの点をクリアするまでの時間は長くなる．また，経過中に慢性肺疾患，壊死性腸炎，未熟児網膜症，新生児慢性肺疾患，敗血症を認めた児は入院期間が延長するとされている．聖マリアンナ医科大学病院では退院可能な最低修正週数，最低体重をおおむね36週，2,000 g程度としている．以下に早産児の退院にあたって特に問題となることを示す．

a）新生児慢性肺疾患（chronic lung disease：CLD）

　慢性肺疾患は早産児の退院時の合併症として大きな問題の一つである．超早産児のほとんどの症例は定義上CLDといってよい経過を示すと考えられるが，退院時に呼吸状態が不安定で，酸素療法を必要としている児はそれほど多くはない．在宅酸素療法（HOT）を導入する必要のない児では通常の新生児診察における退院基準どおりでよいと考える．しかし酸素投与を受けている児の場合にはFiO_2 0.4未満の吸入酸素で，SpO_2 90％以上，安静時は室内気でSpO_2 85％を維持できることが退院時点では望ましい．また，安定した呼吸状態が1ヵ月続い

ていることも重要な退院可否のポイントといえる.

慢性肺疾患におけるHOTの保険適用としては，高度の慢性呼吸不全例（PaO$_2$ 55 mmHg 以下の者，およびPaO$_2$ 65 mmHg以下で睡眠時または運動負荷時（啼泣時など）に著しい低酸素血症を来す者，慢性肺疾患に伴う肺高血圧症を合併している者，が挙げられている．しかし，上記の適応症例に対して全例HOTを導入しなければならないわけではなく，保護者にメリットとデメリットを説明したうえで，導入するかどうかを検討すべきである．HOTに対する抵抗が強い保護者に対しては，慢性肺疾患が成長とともに改善する病態であり，数年にわたってHOTを行う患児は少ない旨を説明すると治療に対する抵抗感は和らぐかもしれない．またHOTが不要な児であっても，CLDを有する児が呼吸に余力がない状態であることには変わりなく，下気道感染症にも罹患しやすいといわれている．呼吸状態が悪化し，再入院する率はCLDを有する児は有しない児よりも高い．早産児に多い重症RSウイルス感染に対してはパリビズマブの有益性が明らかになっているため，適応がある児は流行シーズンであれば退院前の1回接種を済ませておくこととシーズン中の月1回の外来での接種について説明を行う.

中等症から重症の慢性肺疾患を有する児では肺血管床の減少に伴う肺高血圧を認めることがある．程度によっては治療を要することもあるため，退院前に心超音波検査，心電図などで右心系の評価を行い，肺高血圧が認められる場合には小児循環器科医に相談を行っておく.

b）未熟児網膜症（retinopathy of prematurity：ROP）

未熟児網膜症は早産に関連して生じる眼科疾患であり，悪化すると失明のリスクがあるため，決して忘れてはならない疾患である．わが国では，在胎34週未満，出生体重1,800 g未満の児がROPのハイリスクとされ，眼底検査を推奨されている．それ以上の出生週数，出生体重であっても高濃度の酸素投与を必要とされた児の場合には眼底検査を行う必要があると考えられる．また，週数不明の児では，計測値，New Ballard法やDubowitz法といった新生児の発達評価から在胎週数を推定し，未熟な徴候が認められる場合には眼底スクリーニングを行ったほうがよいと考える.

眼底検査は児にストレスを与える検査であり，検査後に無呼吸発作，哺乳不良，腹部膨満などが認められることがある．検査と同日に退院することは避けたほうがよいであろう．また種々の理由で頻回の通院が難しい場合には，眼底検査の間隔がある程度空いてから退院を検討してもよいだろう.

c）鼠径ヘルニア

鼠径ヘルニアが乳児期に認められることは珍しいことではないが，早産児ではその頻度は高く13〜15%程度であると報告されている．これは，早産児では腹膜鞘状突起が閉鎖する前に出生することが多いためである．したがってその発生頻度は早産であればあるほど増加する．嵌頓が最も注意すべき合併症であり，統計的には，5〜13%の鼠径ヘルニアを有する児において嵌頓を発症するという報告がある．鼠径ヘルニアは一般的には自然閉鎖せず手術が必要となる例が多いが，手術時期についてコンセンサスは得られていない．鼠径ヘルニアが認められている期間と嵌頓を起こすリスクには相関があるため，できるだけ早期の治療は必要であると考えられる．慢性肺疾患を合併している場合には呼吸状態が安定してからの手術が勧められている.

NICU 退院前に手術をすることに関しては賛否両論ある．

手術を行わずに退院する場合には，ヘルニア嵌頓時の還納方法と医療機関への受診の目安を伝えることが大切である．

d) 未熟児無呼吸発作

未熟児無呼吸発作は早産児にはよく認められる呼吸の問題である．修正 36 週頃には早産児であっても頻度は減少することが知られているが，超早産児においては修正 44 週程度まで無呼吸発作が残存する児も存在する．治癒の指標としての確固としたデータはないが，一般的には 5 日から 10 日程度無呼吸発作を認めなければ無呼吸発作は消失したと考えてよいという報告が多い．したがって無呼吸発作が認められる早産児においては，上記程度の無発作期間があることを確認して退院とすべきである．未熟性による無呼吸発作は乳児突然死症候群 (SIDS) のリスクファクターではないと考えられており，かつ家庭での呼吸モニターが SIDS を予防できるというエビデンスは存在しない．したがって，無呼吸発作が認められていた児に在宅で呼吸モニターを使用する必要はないと考えられる．しかし，無呼吸発作が長期に遷延していた児で保護者の不安が強い場合には，リスクとベネフィットを保護者に説明したうえで呼吸モニターの使用を検討してもよいかもしれない．

2）双　胎

双胎児であっても退院診察のポイントは変わらない．退院にあたっては，双胎児のケアは単胎児の 2 倍以上に手がかかるため，退院後の家庭の準備ができているかはしっかりと確認する必要がある．児の祖父母や父の手伝いが得られるような環境であれば母の負担も軽減されるため，早期の退院で問題ないと考えられる．手助けがなく，育児に不安があるような場合には，地域の保健師の訪問の依頼など積極的介入が必要であろう．

3）低酸素性虚血性脳症

低酸素性虚血性脳症の児の退院時のチェックポイントは，退院後に問題となるようなコントロール困難な痙攣がないか，無呼吸発作を含んだ呼吸状態の安定があるかどうかである．

退院の時期については後遺症の有無により異なる．重度の症状であれば，回復にかかる時間が長くなりかつ在宅で受ける医療が多くなるため，より慎重な退院時期の決定を行うべきである．重症児では保健師や訪問看護師の依頼も必要となる．様々な手配が済んだ後の退院がよい．低酸素性虚血性脳症が疑われる場合には，ある程度神経学的予後を推定するために，退院前に頭部 MRI，頭部 CT，聴覚スクリーニングを，痙攣を認めた児についてはさらに脳波検査を行うべきである．

4）黄　疸

通常の黄疸評価については健常新生児の退院の項目を参照のこと．

血液型不適合による溶血性黄疸はある程度病状が安定しても移行抗体は長期に残存するためビリルビンの評価以外に貧血の評価も行う必要がある．溶血のスピードにもよるが，他の疾患が存在せず，児の状態が安定している場合には，Hb が 8 g/dL 程度でも輸血は不要である．ただし Hb が 10 g/dL 未満であるときは，貧血の進行が停止しており，網赤血球の増加が認められていることを確認し退院としたほうがよい．

5）ハイリスク児の聴覚検査

聴覚スクリーニングは前述したように本来なら全例に行うべきであるが，わが国ではその体制が整っていない．難聴を来すリスクが高い児としては，極低出生体重児，重症仮死，高ビリルビン血症（交換輸血施行例），子宮内感染（風疹，トキソプラズマ，梅毒，サイトメガロウィルスなど），頭頸部の奇形，聴覚障害合併が知られている先天異常症候群，細菌性髄膜炎，先天聴覚障害の家族歴，耳毒性薬剤使用，人工換気療法（5日以上）が挙げられる．少なくともこれらの児については聴覚スクリーニングを退院前に行うべきである．

6）科横断的疾患

NICUには外科疾患やその他の科も診療を要する児が入院することがある．そのような児の退院の際は入院中に主科として診察している科が中心となって外来の調整を行うべきである．問題点が多数あり複数の科（小児科内の専門分野も含む）が関わっている場合には臓器の問題について解決するだけでなく成長，発達の評価，地域との連携を行う必要も出てくるため，小児科医が中心的な役割を果たす必要がある．

7）染色体異常，奇形症候群

染色体異常を有する児の退院はより慎重に行うべきである．合併奇形による症状が安定していることはもちろんのことであるが，染色体異常に特有の合併症の検索をある程度行った後に退院させる必要がある．特に出生後に判明した染色体異常児については，保護者特に母親の精神的なショックが強く，一見受け入れられているようにみえても次第に不安や葛藤が表出されることもあるため，染色体異常や奇形症候群の疑いの説明をした場合には，その後の精神面でのフォローを臨床心理士や看護師が行い，母の心理状態が安定していることを確認できた後に退院を決定すべきである．場合によっては地域の保健師にも連絡をとり，訪問計画を立ててもらった後に退院させることも検討する．

8）退院サマリー

緊急の受診時に一般小児科医が児の病態を素早く把握できるよう，ハイリスク児の退院後は速やかに退院サマリーの記載を行っておく必要がある．特に退院時に残されている問題点，今後出現しうる問題点につき簡潔にわかりやすく記述する．時系列での記述ではなく，重要な問題点順に記述するとわかりやすい．行った治療についてはすべて，箇条書きで記載されていることが望ましい．サマリーの例を図Ⅱ-A-Ⅸ-2に示す

2. 退院前に確認すべき事と退院指導

退院後は保護者が新生児を育ててゆくこととなる．保護者にとっては喜ばしいことである反面，特に初めての子育てにおける最初の1ヵ月は，不安の強くなる時期であるといえる．不安の解消のため生後1ヵ月までは里帰りと称して，母の実家で児の祖父母を交えて育児を行っている家族もある．現在は核家族社会であり，一人の子どもを育てることで子育ては終わりになってしまい，子育ての経験が次子に活かされることは少ない．祖父母も育児については忘れてしまっていることが多く，かつかつては正しいと信じられていたが現在は行われていないことも多く存在

NICU 病歴総括

氏名　　　　BB	性別：□M　□F　□不明　出生　年　月　日　時　分
児名前（　　）	
ID＿＿＿＿＿＿	入院期間　　　　～

入院時診断：(1)＿＿＿＿＿＿＿＿(2)＿＿＿＿＿＿＿＿(3)＿＿＿＿＿＿＿＿

他院からの新生児搬送：　　　　　病院

在胎　週　日（予定日　年　月　日）　Apgar Score　1分　　/5分
　　　　　　　　　　　　　　　　　　減点項目　1分値：色（　）心（　）反（　）緊（　）呼（　）
　　　　　　　　　　　　　　　　　　　　　　　5分値：色（　）心（　）反（　）緊（　）呼（　）

初回計測値　体重　　　g　体長　　cm　　　胎数　　胎
　　　　　　胸囲　　cm　頭囲　　cm　　　　　　　　（第　子）

妊娠形式　□自然妊娠
　　　　　□不妊治療　　　　　　　　　　　　　特記事項
　　　　　　　　今回の妊娠は　□排卵誘発剤
　　　　　　　　　　　　　　　□AIH　　□AID
　　　　　　　　　　　　　　　□IVF-ET　□IVF-ICSI
　　　　　　　　　　　　　　　□Egg donation

妊娠経過　□切迫早流産：
　　　　　　　　tocolysis：□ウテメリン　□硫酸Mg
　　　　　　　　　　　　　□antenatal steroid：（　/,　/ ）

　　　　　□胎児異常：

　　　　　□羊水検査：（　　　　　　　　　　　　　　　　　　　　　　　）

分娩経過　分娩様式：　　　□経腟分娩　□和痛分娩　□無痛分娩
　　　　　　　　　　　　　□帝王切開（適応
　　　　　破水～分娩（　）時間　羊水所見：□清　□混濁　□血性
　　　　　□臍帯巻絡：（部位　・　回）
　　　　　□小児科立ち会い
　　　　　蘇生：□Routine care　　□O₂ administration　　特記事項
　　　　　　　　□Mask bag：生後　分（　　分間）
　　　　　　　　□Intubation：生後　分（　　mm）
　　　　　　　　□Drug administration：
　　　　　　　　□Chest compression：

母体情報　年齢　歳　　妊娠分娩歴：　G　P　同胞既往歴
　　　　　血液型　（　）
　　基礎疾患　□糖尿病（治療□有り：　　　　　　　　　　　　　　　　□無し）
　　　　　　　□高血圧（治療□有り：　　　　　　　　　　　　　　　　□無し）
　　　　　　　□膠原病（　　　　　　　　　　　　　　　　　　　　　　　）
　　　　　　　□その他

　　妊娠合併症□妊娠糖尿病（治療□有り：　　　　　　　　　　　　　　□無し）
　　　　　　　□妊娠高血圧（治療□有り：　　　　　　　　　　　　　　□無し）
　　　　　　　□その他

父親情報　年齢　歳
　血液型　（　）
　基礎疾患

　　　　　　　　　　　　　　　　　　　　　　　　　記載者署名＿＿＿＿＿＿＿＿

図Ⅱ-A-Ⅸ-2　病歴総括の一例

NICU入院経過要旨（チェック欄は赤で記入）

VitK	（静注）	□生直後　□2回目　□抗生剤投与時　□その他（　　　）			
	（経口）	□1回目　□2回目　□1ヵ月			
黄疸	光線療法	□無し　□有り：日齢（　/　）～日齢（　/　）			
	交換輸血	□無し　□有り：　　　溶血性疾患　□無し　□有り（　　　）			
ルチン	ガスリー初回	日齢	□正常　□異常（　　　　　　　）	その他（尿ステロイド）	
	ガスリー再検	日齢	□正常　□異常（　　　　　　　）		
呼吸	RDS/CLD	S-TA 投与	□無し　□有り：日齢（　V），日齢（　V）	その他（NO吸入，気切）	
		挿管	□無し　□有り：日齢　～日齢		
		n-DPAP	□無し　□有り：日齢　～日齢		
		酸素投与	□無し　□有り：日齢　～日齢		
	無呼吸	テオフィリン製剤	□無し　□有り：日齢　～日齢		
循環	循環不全	DOA	□無し　□有り：日齢　～日齢		
		DOB	□無し　□有り：日齢　～日齢		
		ステロイド	□無し　□有り：		
	動脈管	□自然閉鎖　□インダシン投与：クール（日齢　～，日齢　～，日齢　～）□clipping（日齢　）			
	その他				
神経	頭部エコー	日齢　：所見□無し　□IVH（　　）　□脳室拡大（　　）□その他（　　　）			
	頭部 MRI	□無し　□有り（日齢　）：所見　□無し　□有り（　　　　）			
	AABR	□無し　□有り（日齢　）：右（pass・refer），左（pass・refer）			
	その他				
血液	エリスロポエチン	□無し　□有り：日齢　～日齢			
	鉄剤	□無し　□有り：日齢　～			
	血液製剤投与	□無し　□有り：最終使用　日齢（　/　）→輸血後感染症チェック　□要　□不要			
	退院前検査	Hb　　g/dL, Ht　　%, Ret　　, Fe　　μg/dL, Ferritin　　ng/dL			
	その他	使用製剤：			
眼科	ROP	眼科受診	□無し　□有り：所見（　　　　　　　）		
		治療：	□無し　□有り：レーザー　右・左　手術		
		フォローアップ	□無し　□有り（　/　）		
	その他				
栄養	経腸栄養	開始日	日齢	フルカロリー：日齢	最低体重　g：日齢
		強化母乳	□無し　□有り（日齢　～日齢）		
	MBD	リン酸水素Ca	□無し　□有り（日齢　～）	クエン酸Na □無し　□有り（日齢　～日齢）	
		パンビタン	□無し　□有り（日齢　～）	乳酸Ca □無し　□有り（日齢　～日齢）	
		骨所見	□無し　□有り（□cupping，□flarring，□骨折（　　　　））		
		退院前検査	血清：Ca　mg/dL, P　mg/dL, Al-p　IU/dL　尿・Ca/Cr＝　，%TRP＝　%		
	その他				

特記事項

シナジス適応　□無し　□有り（□6ヵ月未満　□12ヵ月未満　□24ヵ月未満）
退院処方　□無し　□有り：インクレミン　mL/day・パンビタン　g/day・（　　　）
退院時体重　　g　初回外来　/　（□採血・□検尿・□レントゲン）　　　記載者

図Ⅱ-A-Ⅸ-2　つづき

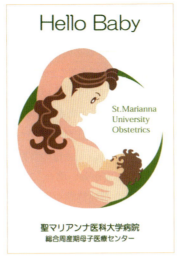

図Ⅱ-A-Ⅸ-3 聖マリアンナ医科大学病院総合周産期センターの産婦テキスト表紙

する．さらにインターネットを中心とするメディアの普及により，知りたいことを検索すれば膨大な情報に溢れてしまう．正しいものばかりでなく，中には医学的に誤った情報や根拠に乏しい情報も多数存在している．不利益を被るのは新生児であるため，医療に従事する者として決して誤った情報や根拠のない情報を保護者に伝えてはならないし，保護者が信じている誤った情報は訂正するべきである．

　退院時の指導は漫然とマニュアルに沿って行うべきことではなく，新しい情報に常に注意をはらい必要なものは取り入れて行わなければならない．また，保護者が退院後に必要としていることを簡潔に，わかりやすく伝えることはもちろんであるが，伝えた情報によって保護者が不安を増強させることがあってはならない．

　良好な母児関係の確立は新生児が安心して発育成長するためになくてはならないことである．しかしほとんどの母にとって新生児とともに退院することによって，その後の生活は一変してしまうことになる．退院後にその状態に適応できない場合には，日々の生活もままならなくなるほか，母児関係の不安定につながり産後うつや育児放棄へと移行することになる．退院指導はその変化と対応法についてあらかじめ示しておくことでスムーズな家庭での育児ができるよう，良好な母児関係が確立できるよう，行うものである．医療機関によっては指導内容をパンフレットの形にして配布している．聖マリアンナ医科大学病院でもパンフレット（図Ⅱ-A-Ⅸ-3）を使用し妊娠中から退院後の注意点などを指導している．以下に重要と考えられる退院前に確認すべき事項，指導すべきものを示す．

1 栄養指導

　授乳の方法，間隔の指導は退院前指導として最も大切なことである．与えてはいけない場合を除き，退院時にも母乳栄養の利点を説明する必要がある．また，母乳栄養での哺育では，新生児の空腹時のサイン，母乳不足の徴候を伝えることが大切である．母乳は胃内停留時間が短いため，1時間毎に授乳することがあっても，1日の授乳回数として10～12回程度であれば問題ないため，"ほしそうにしている"ときは間隔が短くても授乳することは問題ないこともあらかじめ説明しておくとよい．体重増加不良のため人工乳の補足をせざるを得ない場合でも，あくまで母乳分泌が確立するまでの補足である旨の説明や母の育児に対する自信をなくさせない助言を行うことが大切である．授乳に関する不安が強い場合，乳房に緊満感がない場合，授乳時間が30分以上である場合には，新生児の2週間健診や母乳外来への受診を促す．

1）母体疾患，投与薬物と授乳

　HIVやHTLV-1感染以外で母体疾患のために授乳を制限，禁止する必要があるものはない．したがって一般的な感冒，胃腸炎等で授乳を一時的にでも中止する必要はない．

　薬剤については母乳中に移行するものが多いが，濃度や哺乳量の関係で児に影響を及ぼすものは少ないとされている．授乳禁忌や注意を要する治療薬，検査薬，麻薬等については別項を参照されたい．母体の体調不良時に市販の感冒薬を短期間内服することに関しては制限する必要はない．睡眠薬，鎮静薬のたぐいは投与量によっては児に鎮静作用を来すことがあるため，服用が必要である場合には，服薬直前に授乳を行う，児の注意深い観察を行う，等の指導を行う必要がある．

2 予防接種

　任意のものまで含めると，1歳までに受けるべき予防接種は，四種混合3回，肺炎球菌3回，Hib 3回，B型肝炎3回，ロタウイルスワクチン2～3回，BCG 1回と非常に数が多い．一般的には生後2ヵ月から開始となるが，予防接種の効果や行うべき理由，副反応，複数同時接種などについて退院前に伝え，ある程度の接種スケジュールを案として提示し，時期がきたら速やかに接種するよう促すべきである．任意接種のワクチンについても積極的に勧めるべきである．また，推奨される予防接種スケジュールは定期接種の追加や新しいワクチンの開発に伴い改定されることがある，"日本小児科学会"や"NPO法人VPDを知って，子どもを守ろうの会"などのホームページ，学会雑誌などから情報を得るように心掛け，常に最新のスケジュールを保護者に提示すべきである．2014年10月時点での2歳までの接種スケジュールを表Ⅱ-A-Ⅸ-1に示す．

3 乳幼児突然死症候群（SIDS）

　SIDSは統計的には0歳児の死亡原因の3位であり，周産期に多い病態による死亡を除くと1位となる．近年，一般的にも関心が高まっており，様々な媒体で取り上げられているほか，母子健康手帳にもその記載がある．リスクとして家人の喫煙，うつぶせ寝，人工栄養が挙げられているがはっきりした原因もわからず，まさに突然死亡するのが特徴である．保護者には本疾患について，現時点でわかっていることを説明するとともに，児のうつぶせ寝での放置を控える

A 正常編　IX　退院時のチェックポイントと退院時指導

表Ⅱ-A-IX-1　予防接種スケジュール（日本小児科学会版　2014.10）（2歳までに接種が必要なもの）

ワクチン		出生時	6週	2ヵ月	3ヵ月	4ヵ月	5ヵ月	6ヵ月	7ヵ月	8ヵ月	9〜11ヵ月	12〜15ヵ月	16〜17ヵ月	18〜23ヵ月
インフルエンザ菌b型（Hib）	不活化			①	②	③						④		
肺炎球菌（PCV13）	不活化			①	②	③						④		
B型肝炎	不活化			①	②									
B型肝炎（母子感染予防）	不活化	①	②					③						
ロタウイルス1価	生			①	②									
ロタウイルス5価	生			①	②	③								
四種混合	不活化				①	②	③			③				
BCG	生						①							
麻疹, 風疹（MR）	生											①		②
水痘	生											①	①	
おたふくかぜ	生											①		

凡例：
- 定期接種の推奨期間
- 定期接種の接種可能な期間
- 任意接種の推奨期間
- 任意接種の接種可能な期間

注）
Hib ①-②-③の間はそれぞれ3〜8週あける　③-④の間は7〜13ヵ月あける
PCV13 ①-②-③の間はそれぞれ27日以上あける　③-④の間は60日以上あけて，1歳から1歳3ヵ月で接種
B型肝炎 ①-②の間は4週，①-③の間は20〜24週あける
B型肝炎（母子感染予防）①生直後，21ヵ月，36ヵ月
ロタウイルス 生後6週から接種可能．①は8週〜15週未満を推奨する
1価ワクチン（ロタリックス®）①-②は，4週以上あける（計2回），②は，生後24週未満までに完了すること
5価ワクチン（ロタテック®）①-②-③は，4週以上あける（計3回），③は，生後32週未満までに完了すること
四種混合 ①-②-③の間はそれぞれ20〜56日までの間隔（注6）③-④の間は6ヵ月以上あけ，標準的には③終了後12〜18ヵ月の間に接種
BCG 12ヵ月未満に接種．標準的には5〜8ヵ月未満に接種
MR 1歳以上2歳未満
水痘 ①：生後12〜15ヵ月　②：1回目から3ヵ月以上あける
おたふくかぜ ①：1歳以上

（日本小児科学会：日本小児科学会が推奨する予防接種スケジュール2014年10月1日版．2014．〈https://www.jpeds.or.jp/modules/general/index.php?content_id=9〉を参考に作成）

195

表Ⅱ-A-Ⅸ-2　保護者が不安になる正常所見と微細な異常

・粟粒腫	・末梢性チアノーゼ
・ウンナ母斑	・舌小帯短縮症
・中毒疹	・腹直筋離開
・いちご状血管腫	・剣状突起の突出
（出生時からの存在はまれ）	・陰嚢水腫
・大理石様皮膚	・仙骨部皮膚陥凹
・粟粒疹	・臍ヘルニア
・蒙古斑	・生理的黄疸
・上皮真珠	・乳房腫大
・皮脂腺過形成	・鼻閉音
・吸啜水疱（sucking blister）	・外反踵足
・頭血腫	・処女膜ポリープ
・眼球結膜出血	

（Rennie & Roberton's Textbook of Neonatology 5th edition, Neonatal Dermatology 2nd edition より改変）

必要があること，保護者が喫煙している場合には禁煙する，禁煙がどうしてもできない場合には少なくとも同一空間での喫煙をやめる必要があることを説明する．母乳を与えることができるのであれば，可能な限り母乳栄養を続けることを推奨する．

4 両親の不安点

元気な新生児であっても，新生児を見慣れていない保護者にとっては，医療者が思ってもいないことに対して不安や心配を抱いていることがある．表Ⅱ-A-Ⅸ-2に保護者が不安になる正常所見と微細な異常を示す．両親が退院前に不安に思うことで最も多いものは，見た目にわかる皮膚の問題である．一般的に新生児，乳児期は皮膚トラブルを生じやすいが，スキンケアのみで改善することがほとんどである．保湿方法などについても説明をしておくとよい．また，おむつ換えのときに関節が"ポキッ"となることがある，時々震えるような動きや痙攣をするといったことを聞かれることもある．関節音は児の機嫌がよく，可動域にも問題がなければ問題ない．また震える動きや痙攣しているという動きのほとんどは振戦である．機嫌よく，顔色不良もなく，意識の問題がなく，頻度も少なければ経過観察でよい．顔色や意識状態も含め観察をする必要があるが，動きについて心配を訴えている場合には，実際にその動きをしている場面をビデオ撮影して持参してもらうとよい．

5 ベビーキャリー（クーハン，抱っこ紐，スリング）

外出時に手に新生児を抱かずに移動でき，両手ないし片手が空き便利なため，数多くの商品が販売されている．便利な反面，普及するに従い数多くの事故が報告されている．安全性の高い商品を使用するのは当然のこととして，正しい使用法や使用にあたっての注意を守ることが必要である．それぞれの商品において重大な事故が発生しており，小児科学会にもいくつかinjury alertがでている．

クーハン（図Ⅱ-A-Ⅸ-4）は籠のようなもので新生児を中に入れ，持ち手を持って移動するものであるが，児は中で固定はされていないため手を持ち替えるときなどに新生児が落下する事

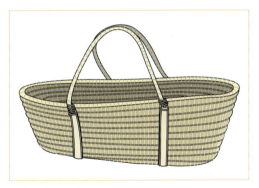

図Ⅱ-A-Ⅸ-4　クーハン

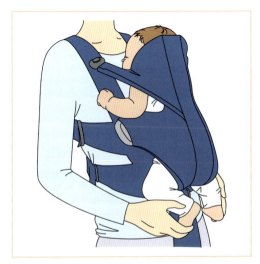

図Ⅱ-A-Ⅸ-5　抱っこ紐

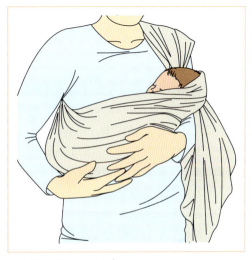

図Ⅱ-A-Ⅸ-6　スリング

故があるほか，持ち手の紐が切れて児が落下するという事故も多い．児を運ぶために使用するものとしては勧められない．また，クーハンはチャイルドシートの代替品になるものではない．

　抱っこ紐（図Ⅱ-A-Ⅸ-5）は乳幼児を保護者に密着して運搬できるものであり，数多くの商品が販売されている．製品の安全性，装着が児に与える影響について安全基準が設けられ，安全な商品についてはSGマークがつけられている．しかし，保護者の姿勢によっては隙間が生じ，正しい装着をしていても児の落下事故が頻発している．窒息，股関節脱臼を来したという報告も散見されている．

　スリング（図Ⅱ-A-Ⅸ-6）は抱っこ紐同様に育児用品として普及しつつある．しかし抱っこ紐同様に落下事故が多数報告されているほか，姿勢によっては股関節脱臼を誘発するおそれがあることも懸念されている．さらにわが国での報告を含め，窒息によると思われる死亡事故も報告されている．スリングの使用にあたっては児の姿勢に注意することや児の顔がみえる状態での使用を徹底させる必要がある．

定頸していない新生児期に使用する場合にはいずれを使用するにしても，慎重にすべきであると考える．

6 チャイルドシート

退院時に新生児を車で連れて帰ることはごく一般的に行われていることと考える．平成12年から6歳未満の児はチャイルドシートに乗せることが義務づけられており，新生児においても同様である．チャイルドシートの装着により交通事故時に安全性が高まることが知られているが，チャイルドシートの装着方法は3割で間違っていることが示されている．正しい装着ができていないと事故時の安全が担保できないばかりでなく，児のよい姿勢が保てず気道閉塞を来すことがある．米国では，チャイルドシートの準備，装着法の習得は新生児の退院準備に必須なものと考えられており，指導項目に取り入れられている．わが国ではチャイルドシートの有無の確認すらまれであると考えるが，新生児の安全を考えると大切な退院前確認要項と考えられる．

7 母児関係，産後うつ

母児関係の確立は退院するにあたり非常に大切なものである．特にわが国では児のケアを行うのは母であることがほとんどであり，母体の肉体的・精神的な体調不良は育児に大きな影響を及ぼす．入院中の母の様子に気を配り，母児関係の構築がうまくできていないときや表情が暗いとき，母に自信のない言動があるとき，母に寄り添って心配事や悩み事について傾聴する必要がある．産後うつは分娩後2〜4週目頃に発症する可能性があり，その発症率は軽症例まで入れれば10〜20%程度といわれている．自然に改善する場合もあるが，重症例では，無理心中を起こすこともあるため，注意を要する疾患である．父親にも産後うつの症状を説明し，疑わしい状況であれば速やかに来院するように，産後うつが疑わしい状況であれば決して母のことを責めるようなことはないよう，伝えておくことが大切である．

8 早産児の指導

NICUに入院していた児は，より呼吸循環動態が不安定なことが多い．健常な新生児と比し早産児のSIDSの頻度は8〜10倍であるともいわれている．仰向け寝，たばこの煙のない環境の維持，児をくるみすぎないことが推奨されている．ベビーベッドを使う場合には保護者と同じ部屋に設置する．

9 地域連携，訪問看護

地域の保健所，医療機関，訪問看護との連携は児を守るという点で大切なことである．法律上は，母子保健法によって出生体重2,500g未満の児が出生した場合には"保護者"が地域の保健所に届け出を行う必要がある．特に早産児や長期に医療の介入が必要な児の退院の場合，母体が精神疾患を有している場合，母体が若年，貧困である場合，強く虐待が疑われる場合などは児の退院前に保護者の了解のもと，医療従事者と病院のソーシャルワーカー，保健所の職員（必要であれば児童相談所の職員）とで連絡を取り合い，地域の育児支援システムを構築

する．また，重症児で在宅での医療ケアが必要な場合には退院前に訪問看護ステーションへの依頼を行う必要があるほか，特に濃厚な在宅医療が必要な場合には可能であれば往診医をみつけるとよい．

10 その他

新生児先天性代謝異常等のスクリーニングは，わが国ではほぼ全例に行われている検査である．おおむね日齢3～5の間に採取している施設が多いと思われるが，重要な検査であり退院時に希望者の検体が全例採取され提出されているかを確認する必要がある．

ビタミンKの投与は新生児期に3回以上必要である．当院では日齢1，日齢4，生後1ヵ月時にビタミンKシロップの内服を行っている．投与回数，間隔については，議論の余地があり，生後2～3ヵ月まで毎週ビタミンKシロップの内服を勧める論文も存在する．一方でビタミンKを新生児期に意図的に投与されなかった児が頭蓋内出血を来し死亡した例がメディアなどで報道されることがあった．ビタミンKを投与していれば予防可能な出血であるため，確実に新生児が投与を受けたことを確認する必要がある．退院時に投与忘れが疑われる場合，嘔吐で吸収されていないことが疑われる場合には再投与をためらう必要はない．なお，浸透圧が高いため初回のビタミンKシロップは蒸留水で10倍に希釈して投与する施設が多いと思われるが，2回目以後は哺乳良好な児であれば原液で投与してもよい．

母子健康手帳に退院時の成長の記録を記入することを忘れてはならない．単なる記録という意味だけではなく，外来受診時に体重増加を評価するうえでこの記録は重要な意味がある．入院が必要となったときには，疾患名と治療についても簡単に記入しておくと後の診療時に役立つことがある．

児に装着しているネームバンドは取り違えの防止のため，退院が確定し，児の引き渡し時に親子の確認を行った後に取り外すとよい．

11 保護者が注意すべき新生児の症状と受診の目安

保護者は退院してから1ヵ月健診までの間でどのような症状があれば外来受診をしたほうがよいのかは保護者に伝えておく必要がある．受診を考慮するうえで一番大切なことは，顔色がよいか，活気があるか，哺乳状態がいつもと変わらないか，尿がよく出ているか，機嫌がよいか，ということである．したがって保護者は元気なときの児の状態を観察し，よい状態を知っておく必要がある．緊急で受診が必要な状態は，意識がない，ぐったりしている，顔色が悪い，といった状態である．症状に応じた受診の必要性については以下に示す．

1) 発　熱

体温は常時測定する必要はない．触って熱い感じがする，機嫌が悪い，哺乳不良があるなど，いつもと違う様子のときには測定が必要である．新生児の平熱は36.5℃から37.5℃程度である．啼泣，着衣の量や環境温によって容易に新生児の体温は変動するため，元気で機嫌もよいが高めの熱のときは服装の調節や泣きやませてしばらくした後にもう一度体温を測定するとよい．それでも38℃以上の発熱を認めている場合には，医療機関への受診を勧める．

2）臍, 皮膚

臍からの悪臭がある場合, 臍周囲に発赤が認められ触ると痛がる場合は細菌による臍炎・臍周囲炎の可能性があるため, 受診の必要がある. また, 臍からの多量の分泌物や便のようなものの排出があるときも医療機関受診の必要がある. 臍肉芽腫はよく認められるが1ヵ月健診まで消毒を継続し経過観察でよい. おむつ皮膚炎は排便時のこまめな交換と洗浄で改善することが多いが, 殿部の発赤が悪化するときは受診を勧める.

3）黄 疸

退院後に黄疸が軽度悪化することは珍しいことではなく, 活気があり哺乳も良好であれば問題となることは少ない. 特に母乳栄養の場合には遷延性黄疸が認められることが多く, その場合には母乳栄養を中止する必要もない. 皮膚の黄染が悪化するようであれば医療機関をするよう指導する.

4）便色がいつもと異なる

白色ないしクリーム色の便の排泄が続き, 尿色も褐色調に変化するときには胆道閉鎖の可能性があるため, 医療機関を受診する必要がある. 母子健康手帳には便色のチャートが付随しているため, それを提示しつつ受診のポイントを指導するとよいのではないかと考える. 黒色, 赤色便は血便の可能性がある. 一部に付着する程度であれば経過観察でよいが, 全体が黒色ないし赤色便である場合には速やかな医療機関受診を勧める. 受診の際には色の異なる便の付着したおむつを持参するように伝えておくとよい.

5）嘔吐, 腹部膨満

新生児の嘔吐は正常であってもよく認められる. どの程度の嘔吐が病的であるかの判断は難しい. 嘔吐の量, 回数, 性状によって受診の判断を促す. 一日1～2回の大量嘔吐や噴水様嘔吐で, 哺乳状況が良好で活気も良好あれば経過観察でよい. 授乳のたびに噴水様嘔吐ないしは哺乳した全量の嘔吐を繰り返す場合, 哺乳意欲が少なく嘔吐が認められる場合, 吐物が緑色であったり出血を伴ったりしている場合には, 早期受診を促す必要がある.

腹部膨満も嘔吐同様, 新生児ではよく認められる. 新生児の腸はガスの貯留が多いため, 軽度膨満している状態が正常である. 退院前の腹部所見と比べての明らかな悪化や腹部膨満に伴い哺乳不良が認められる場合, 呼吸苦がある場合, 排便が少なく, 刺激すると噴射状に排ガス, 排便がある場合は受診を促すようにする.

6）チアノーゼ

通常新生児がチアノーゼを来すことはない. 呼吸停止などによるチアノーゼの可能性があるため医療機関受診を勧める症状である. 哺乳中にむせて極短時間チアノーゼを来したがすぐに回復し, 現在はいつもと変化がないという状況であれば, 経過観察でよいと考える. しかし繰り返すようであれば, 嚥下機能に問題を来している可能性もあり, 受診を勧めたほうがよい.

7）啼泣し続けている

新生児は啼泣することで意思表示をするため, 病的な啼泣との区別はつきにくい. 顔色不良, 発熱, 哺乳不良などがあり啼泣している場合は受診を勧める. 新生児期であれば, 考えられる欲求への対応（抱く, 授乳する, おむつ交換, 排便を促す）を行っても激しく啼泣している場合

には受診を勧めてもよいのではないかと考える．ただし，医療機関に向かっている間に泣き止む児も多い．

8) 早産児，合併症を有する児

　早産児や合併症を有する児では健常新生児よりも状態が悪化しやすい．特に在宅酸素療法（HOT）を使用しているような慢性肺疾患を有する児や心疾患，代謝疾患を有する児は余力がなく，まさにちょっとしたことで調子を崩しやすい．したがって保護者には，おのおのの疾患における帰宅後の注意点を説明し，気になることがある場合には速やかに医療機関を受診するよう指導する．近医を受診する可能性がある場合には，主治医は問題点と緊急時の対応法についてはっきりとわかるように，紹介状を手渡すことが必要である．

文献

1) Sachs HC：The Transfer of Drugs and Therapeutics Into Human Breast Milk：An Update on Selected Topics. Pediatrics, 132：e796, 2013.
2) Duggan EM, Patel VP, Blakely ML：Inguinal hernia repair in premature infants：more questions than answers. Arch Dis Child Fetal Neonatal Ed, 2015.
3) Jefferies AL：Going home：Facilitating discharge of the preterm infant. Paediatr Child Health, 19（1）：31-42, 2014.
4) Rose C, Ramsay L, Leaf A：Strategies for getting preterm infants home earlier. Arch Dis Child, 93（4）：271-273, 2008.
5) Benitz WE：Hospital Stay for Healthy Term Newborn Infants. Pediatrics, 135（5）：948-953, 2015.
6) Langan RC：Discharge procedures for healthy newborns. American Family Physician, p.849-852, 2006.
7) Committee on Fetus and Newborn：Hospital discharge of the high-risk neonate. Pediatrics, 122(5)：1119-1126, 2008.
8) 佐藤和夫，林　時仲，網塚貴介，板橋家頭夫，大木　茂，加部一彦 他：正期産新生児の望ましい診療・ケア．日本未熟児新生児学会雑誌，24（3）：791-813，2012.
9) Rennie JM：Rennie Roberton's Text of Neonatology 5th edition. 364-374, CHURCHILL LIVINGSTONE, 2012.
10) Eichenfield LF, Frieden IJ, Esterly NB：Neonatal Dermatology 2nd edition. 85-97, SAUNDERS, 2008.
11) 藤村正哲，田村正徳，森臨太郎：改訂第2版 科学的根拠に基づいた新生児慢性肺疾患の診療指針．102-107，メディカ出版　2010.

［北東　功］

B 異常編

I 低出生体重児

> **要点**
> ❶ 低出生体重児の病態をよく理解する．
> ❷ 低出生体重児の看護，治療に熟知した二次，三次施設との連携を密にして，適切な搬送，入院の時期を逸しない．
> ❸ 低出生体重児特有の後障害を理解し，適切なフォローアップを行う．
> ❹ フォローアップの過程で必要に応じて適切な療育が受けられるよう指導する．

1. 低出生体重児の蘇生

　低出生体重児の分娩には，必ず新生児蘇生に十分熟練したスタッフが立ち会う必要がある．児の体液はすべて感染性があるとの認識を持って，手袋，ガウンなどを使用して蘇生に当たるべきである．蘇生のための部屋は新生児の保温に必要な暖房を十分用意し，また蘇生に必要な物品を用意しておく（表Ⅱ-B-Ⅰ-1）．

❶ 保温

　低体温は酸素消費量を増加させるので，蘇生を行う部屋の室温は 25℃以上に（在胎 28 週未満の児では 30℃）に暖めておき，部屋の扉の開放を禁止し，蘇生はラジアントウォーマ下で行うが，できるだけ早く閉鎖式保育器に収容する．閉鎖式保育器は〔36－患児の予想体重（kg）〕℃に暖めておく．新生児の羊水はできるだけ早くふき取り，ふき取る清潔タオルやガーゼは保育器やラジアントウォーマ下で暖めておく．出生後に患児に接触する X 線フィルムなども，保育器やラジアントウォーマ下で暖めておく．ラップフィルムで体表を覆うと体温保持，不感蒸泄による水分，熱喪失防止に有用である．

表Ⅱ-B-Ⅰ-1　低出生体重児の出生が予測される場合の準備

感染予防	手洗い，手袋着用，処置用物品の滅菌消毒
保温	室温の設定，保育器の加温，処置用物品の加温，ラップフィルム
気道確保	吸引チューブの用意と，吸引圧の確認
呼吸確保	酸素配管の確認，バッグ，マスク，挿管セットの確認
循環確保	救急薬品と輸液の準備

表Ⅱ-B-Ⅰ-2 出生体重別気管内挿管チューブの太さと口唇からの深さ

体重	挿管チューブ太さ	口唇からの深さ
1,000 g 未満	2.5 mm	6.5～7 cm
1,000 g～2,000 g 未満	2.5～3.0 mm	7～8 cm
2,000 g～3,000 g	3.0～3.5 mm	8～9 cm

2 気道確保

口, 鼻の順に吸引するが, 強引な咽頭吸引は喉頭痙攣や迷走神経性徐脈を引き起こす危険性があるので, 分泌物が少ない場合は必ずしも吸引をしなくてもよい. 吸引カテーテルは浅く挿入し, 吸引圧は100 mmHgを超えないようにする.

3 人工呼吸

①無呼吸ないしあえぎ呼吸が続く, ②心拍数が100未満/分, ③酸素投与にもかかわらず中心性チアノーゼが続く場合は, bag and maskによる人工呼吸換気が必要である. 最初の数回の呼吸は30～40 cmH$_2$Oと高めの吸気圧と吸気時間が必要である. 人工呼吸回数は40～50回/分で, 患児にあった適切なサイズのマスクを選ぶ必要がある. 換気用バッグは新生児では最大でも750 mL程度で, 自己膨張式（アンビュー）バッグは設定以上の換気圧がかからない利点はあるが, 高濃度酸素が投与できない欠点がある. 一方, 流量膨張式バッグは吸入酸素濃度の調節は容易であるが, 非常に高い圧を作り出すこともあるので, 換気圧のモニターが必要である.

4 気管挿管

bag and mask換気が無効な場合は, 直型ブレード（早産児ではサイズ0, 正期産児ではサイズ1）の喉頭鏡を用いて経口挿管する（表Ⅱ-B-Ⅰ-2）.

5 胸骨圧迫心臓マッサージ

30秒間適切な補助換気を行っても60未満/分の徐脈が続く場合は, 胸骨包み込み両母指圧迫法で, 胸骨の下1/3の部位を胸厚の約1/3で, なおかつ脈拍が触知できる強さで, 心臓マッサージと人工呼吸が同時にならないように行う. 心臓マッサージと人工呼吸の比は3:1で, 1分間に90回の心臓マッサージと30回の人工呼吸を行う.

6 薬物投与

1) エピネフリン（ボスミン®）

30秒間適切な補助換気と心臓マッサージを行っても60未満/分の徐脈が続く場合は, ボスミン®（1バイアル1 mL中に1 mgのエピネフリン）を生理食塩水で10倍に希釈して, 0.1～0.3 mL/kgを静脈内・気管内に投与する場合は0.5～1 mL/kgに注入する. 必要に応じて3～5分ごとに反復投与する.

2）循環血液増量薬

蘇生に反応しない場合は循環血液量の低下を疑い，生理食塩水 10 mL/kg を 5〜10 分かけてゆっくり静脈内投与する．アルブミンは感染症の危険性があるので使用されることは少ない．

3）重炭酸塩（メイロン®）

血液ガス分析を行ったうえで，十分な換気と循環が確立してから，メイロン®は蒸留水で 2 倍希釈して 2〜4 mL/kg を 2 分以上かけて静脈内投与する．

2. 低出生体重児の出生時の診察

1 視　診

1）成熟度
成熟度に産科情報からの在胎週数との差がある場合には，Ballard 法を用いての成熟度評価が有用である．

2）外表奇形の有無
複数の小奇形と内臓奇形を合併する場合は，染色体異常症や症候群を疑う．

3）姿勢，手足の動き
Ballard 法による神経学的評価が有用である．

4）皮膚色
①黄疸：血清ビリルビン値が 7 mg/dL 以上では肉眼的に黄疸が認められる．生後 24 時間以内に認められる黄疸は異常である．

②チアノーゼ：パルスオキシメーターによる経皮酸素飽和度（SpO_2）の連続モニターが有用である．

③多血様皮膚色：多血症のため末梢チアノーゼを伴う場合もある．

④蒼白：血圧低下，ショックの場合は末梢血管が収縮して皮膚が白く見える．

⑤浮腫：低出生体重児は生理的に間質の水分が多いため浮腫の度合いが強く，その程度は未熟性に比例する．

⑥落屑，亀裂，なめし皮様皮膚：胎盤機能不全に伴う子宮内胎児発育遅延（IUGR）児にみられる．

5）呼吸状態
呼吸数，陥没呼吸，鼻翼呼吸，呻吟などを調べる．

6）外陰部
男女の別，性分化異常でないか，尿道下裂はないか，肛門位置異常はないかを調べる．

7）背部
毛巣洞の有無，下肢の長さの左右差を調べる．

2 聴　診

聴診器は十分に温めておく．呼吸音の左右差，呼吸雑音の有無を観察するが，胸郭が小さく

表Ⅱ-B-Ⅰ-3　低出生体重児の新生児室入室基準（長野県立こども病院）

①在胎 35 週未満，または出生体重 2,000 g 未満児は全例：
　上記以外の週数，体重でも症候性の低血糖症や，無症候でも頻回哺乳，追加哺乳にもかかわらず血糖値 50 mg/dL 未満の場合．
②呼吸障害：多呼吸（60 回/分以上），鼻翼呼吸，呻吟，陥没呼吸
③チアノーゼ：出生後 20 分以降でも下肢の SpO_2 が 90% 未満
④新生児仮死：Apgar スコア 5 分値 7 点以下
⑤心雑音のある児
⑥嘔吐，腹部膨満
⑦外表奇形のある児

音の伝わりもよいので無気肺や気胸があっても呼吸音の左右差は認めにくく，それらの疾患を疑う場合は胸部 X 線写真を撮る必要がある．

　心雑音は，生後数日間は動脈管開存症，肺動脈狭窄，三尖弁逆流などで聴取されることはまれではない．一方，心雑音の聴取されない重篤な心疾患も多いので，他の臨床症状に注意する．

3 触　診

1）頭　部

　上体を少し起こし，大泉門の大きさ，縫合線の離開，骨重合の程度，頭血腫，産瘤の有無をチェックする．

2）頸　部

　筋性斜頸がないか，胸鎖乳突筋に沿って腫瘤の有無をチェックする．次に鎖骨に触れ，骨折による段がないかチェックする．

3）腹　部

　手を十分に温め，児の両足を右手で少し持ち上げ左手で触診する．肝臓は右季肋下に 2～3 cm，脾臓は先端を触知する．

3. 低出生体重児の新生児室入室基準

　低出生体重児の入院可能な施設では，表Ⅱ-B-Ⅰ-3 のような基準にしたがって入院を決定する．病的新生児の入院設備を持たない診療所，病院では，出生した児が在胎 37 週未満の場合，あるいは，出生体重 2,500 g 未満の新生児は，入院可能な病院への搬送を考慮する．この際，表に示した症状等の有無を参考とし，搬送先の病院（NICU のある周産期センターがよいのか，他の病院でも可能か）を考える．

4. 保育器設定環境の目安

　出生後の処置で容易に低体温になりやすいので注意が必要である．皮膚温を 36～37℃ に保つように保育器温を調整する．ラップで頭部や体幹を包むと保温効果が増加する．保育器温

表Ⅱ-B-Ⅰ-4　保育器設定環境（目安）

出生体重（g）	温度（℃）	湿度（%）
＜1,000	35〜36	90
＜1,500	34〜35	80
＜2,500	33〜34	60
≧2,500	30〜33	60

表Ⅱ-B-Ⅰ-5　在胎別出生時体格基準

	身長	体重	頭囲
AFD（appropriate-for-dates）	＞10 パーセンタイル	＞10 パーセンタイル	
SFD（small-for-date）	＜10 パーセンタイル	＜10 パーセンタイル	
symmetrical SFD	＜10 パーセンタイル	＜10 パーセンタイル	＜10 パーセンタイル
asymmetrical SFD	＜10 パーセンタイル	＜10 パーセンタイル	＞10 パーセンタイル
LFD（light-for-date）	＞10 パーセンタイル	＜10 パーセンタイル	

度・湿度は新生児室の環境に影響されるので，児の体温に応じて適時調整する．表Ⅱ-B-Ⅰ-4に保育器設定環境の目安を示す．

5. 新生児室入室時の検査とモニター

1 身体計測

　身長，体重，頭囲，胸囲を測定し，表Ⅱ-B-Ⅰ-5の在胎別出生時体格基準を参照して，身長・体重・頭囲より分類を行う．

　IUGR，胎内発育過剰児では低血糖症になりやすいので生後3, 6, 12時間に足底より血糖採血を行い，50 mg/dL 未満であれば点滴治療を開始する．

　symmetrical SFD（small-for-dates）児では子宮内感染症の既往がないか，母体の感染症スクリーニングのチェックをし，児の IgM 値を検査する．また外表奇形や心疾患，腎奇形がないか診察する．

2 血液検査

　①白血球数，赤血球数，Hb，Hct，血小板，CRP，血液ガス分析，血糖値を最低チェックする．

　②仮死のあった児では AST, ALT, CK, LDH を調べる．

　③日齢1以降は，総ビリルビン値，アンバウンドビリルビン（UB）をチェックし，経腸栄養の少ない児では血清カルシウム値（またはイオン化カルシウム）をチェックする．

3 モニター

呼吸心拍モニターとパルスオキシメーターで呼吸循環状態をモニターする．パルスオキシメーターのプローベは，下肢につけると動脈管依存性の心疾患や，遷延性肺高血圧症などの異常を発見しやすい．血圧も右上肢と下肢で最低1回は測定しておき，収縮期血圧で10 mmHg以上の差があれば大動脈疾患を疑い，心臓超音波検査を行う．

4 胸腹部X線検査

①肺：肺野の透過性，肺血管陰影，エアーブロンコグラム（air bronchogram，気管支透亮像）や網状顆粒状陰影の有無，綿花様陰影の有無，遊離ガス像（free air）の有無
②心臓：心陰影の大きさ
③腹：胃泡の位置，消化管ガスの状態，横隔膜の位置
④骨：鎖骨骨折の有無，肋骨の数，胸椎，腰椎の奇形

5 超音波検査

心臓超音波検査は必ずしも全例には必要ないが，理学所見，経皮酸素飽和度，胸部X線所見などより心疾患が疑われる場合は検査する．頭部超音波検査も大泉門膨隆，痙攣などの神経症状や，貧血，遷延する黄疸などがある場合は検査する．

6. 低出生体重児の呼吸管理

1 無呼吸

1）頻度

在胎週数が短いほど頻度は高い．在胎34週未満児では約40%，28週未満となればほぼ全例にみられる．

2）病因と病態

無呼吸発作はその病態から中枢性，閉塞性，混合性の3種に分けられる．中枢性が約55%，閉塞性が約12%，混合性が約33%である．中枢性は呼気の終わりに呼吸運動と気道への空気の流入がともに停止するものである．閉塞性は呼吸運動はなされているにもかかわらず，気道への空気流入のないものである．混合性は，初めは中枢性無呼吸と同様に呼吸は停止するが，呼気の終わりで停止するのでなく，気道への空気の流入がなく，努力性の呼吸運動をするものである．

中枢性無呼吸発作は，呼吸中枢の脳幹ニューロンの未熟性が一義的な原因である．呼吸中枢の化学受容体が未熟なために二酸化炭素に対する反応が弱い．また未熟児では低酸素で呼吸中枢が抑制されることが知られており，低酸素の中枢抑制も重要である．

閉塞性無呼吸発作は気道が閉塞されやすく，肺の拡張が妨げられると肺の伸展受容体から刺激が出ないので，吸気時間が調節されず無呼吸となる．さらに呼吸筋が疲労しやすいことや，胸壁が軟らかいので，胸壁がゆがむと吸気を終わらせようとする反射が起こりやすいことなども

一因と考えられている．

3）管理と治療

無呼吸発作の監視には，現在胸郭インピーダンス法を用いた呼吸モニターと，心拍モニター，経皮酸素飽和度モニターを同時に行うことが勧められている．無呼吸発作の治療は，まず二次性無呼吸発作か否かを鑑別し，二次性であれば原疾患の治療を行う．原発性無呼吸発作の発作時には足底刺激による呼吸刺激，鼻腔，口腔吸引による気道開通，mask and bag の人工呼吸により対処する．発作の予防・治療には，呼吸刺激薬投与，nasal CPAP（DPAP），人工呼吸器による間欠的強制換気を行う．

呼吸中枢刺激薬にはテオフィリン，カフェインなどのキサンチン誘導体，末梢化学受容体刺激薬であるドキサプラムなどがある．

2 呼吸窮迫症候群（respiratory distress syndrome：RDS）

肺の未熟性に基づく肺サーファクタントの不足が呼吸窮迫症候群の原因である．肺サーファクタントは呼気時に肺胞がつぶれることを防いでいるので，肺サーファクタントが欠乏していると徐々にびまん性の無気肺が進行する．肺サーファクタントは在胎 32 週以降に肺胞上皮細胞からの分泌が急速に増加するので，それ以前に出生した早期産低出生体重児に呼吸窮迫症候群は多い．分娩前の母体へのステロイド投与は，胎児肺サーファクタント産生を亢進させ，出生後の呼吸窮迫症候群発症を予防できる．

呼吸窮迫症候群の症状は，進行性びまん性の無気肺による多呼吸，吸気時に肋間・胸骨下部にみられる陥没呼吸，チアノーゼ，呼気時の呻吟である．胸部 X 線上では，気管支透亮像（air bronchogram：虚脱した肺胞＝無気肺を背景に空気の入った気管支が浮き出る像）と，細網顆粒状陰影（reticulogranular shadow：虚脱した肺胞と開いた肺胞の混在した像）が特徴的である．最重症例では肺野はすりガラス状となり，心肺境界が不鮮明になる．診断には，胃液を用いたマイクロバブルテストが最も信頼性が高い．治療は人工換気療法と人工肺サーファクタント補充療法である．

1）検　査

マイクロバブルテストは，肺サーファクタントの気泡は極めて小さく長時間安定であることを用いて，肺の成熟度評価（肺サーファクタントを児が十分産生しているかをみる）を行う方法である．

① 必要物品

検査に必要なものはピペット，カバーガラス，ホールスライドグラス，接眼レンズにスケールの入った顕微鏡である．

② 方　法

①40 μL の胃液をカバーガラス上にとる（胃液は分娩直後に栄養チューブで採取する）．

②カバーガラス上で，ピペットを用いて吸引排出を 6 秒間に 20 回繰り返し泡立てる．

③直ちにホールスライドグラス上に反転し，4 分間放置する．

④1 mm^2 中の 15 μm 以下の安定した気泡の数を数える．3～10 個以上あれば肺成熟ありと判定する．

2）治 療

肺サーファクタントの構造は，石鹸に似ていて疎水基と親水基から成り，サーファクタントには表面張力低下作用がある．肺サーファクタントが欠乏している肺胞は表面張力が高く，表面積を縮めようとする力が働いて虚脱する．肺サーファクタント補充療法は呼吸窮迫症候群が絶対的適応であり，呼吸窮迫症候群の診断がつきしだいできるだけ早期にサーファクテン®の補充を行うことが望ましい．二次的にサーファクタント不活性化を来す疾患（肺浮腫，肺出血，肺炎など）にも有効なことがある．

① 投与方法

サーファクテン®に，表面全体に泡を立てないように生理食塩水3～4 mLを静かに振りかけ，瓶の頭を持って泡立てないように静かに回転し均一に溶解する．

サーファクタント補充前に気管チューブの位置をX線で確認することが片肺投与を防止する．投与前に気管内吸引をしておくことも必要である．サーファクタント注入者，用手換気者，児の体位変換者の役割分担を行い，注入者はサーファクタントをバイアルより泡立てないようにシリンジへ吸引する．そこから清潔操作で気管チューブ内へ体位変換しながら，4～5分割で投与する．用手換気はマノメーターで換気圧をモニターしながら，十分な呼気終末圧（PEEP）をかけ，補充前の最大吸気圧（PIP）よりも5 cmH$_2$O高い圧を目安に100％酸素を用いて用手換気する．

効果があれば必要酸素濃度は速やかに低下する．酸素濃度をまず下げ，次に換気圧を下げるが，肺コンプライアンスの改善には投与後3～6時間かかるので，換気圧を急激に下げすぎると肺虚脱を来す恐れがあるので注意する．

② サーファクタント補充後の管理

サーファクタント補充後は，一般に酸素化の改善に合わせ速やかにFio$_2$を下げることができ，原則として6時間は吸引をしなくてよい．しかし，サーファクタント補充によりむしろCO$_2$が上昇し呼吸状態が悪化することや，循環状態が不安定な場合，RDS以外の呼吸障害が原因の場合，サーファクタントが不均等に注入された場合などに換気条件を下げることができず，再び呼吸状態が悪化することもあるので，慎重な呼吸状態・X線・血液ガスなどの情報収集と評価が必要である．また，肺コンプライアンスの改善に伴い過換気に陥らないように胸郭の動き，呼吸音の観察，血液ガス，tcPco$_2$の値をチェックし，長期的な慢性肺障害の防止のために肺の損傷を最小限にするよう管理することが重要である．

サーファクタント補充後，肺機能の急激な改善に伴い動脈管開存症が顕性化することがあるので，心雑音，心尖拍動，頻脈，血圧，尿量減少，気管内出血，呼吸状態の悪化などの早期発見に努める．

7．低出生体重児の循環管理

❶ 動脈管開存症（patent ductus arteriosus：PDA）

胎内で重要な血行である動脈管は，成熟児では胎盤からのプロスタグランジンの影響がなくなる生後12時間程度で閉鎖するが，動脈管筋層の発育が未熟な低出生体重児では閉鎖が遅

表Ⅱ-B-Ⅰ-6　動脈管開存症（PDA）スコア

スコア	0	1	2
心拍数（分）	＜160	160～180	＞180
心雑音	なし	収縮期	汎収縮期～拡張早期
bounding pulse	なし	上腕動脈	足背動脈
心胸郭比	≦0.6	0.6～0.65	≧0.65
心尖拍動	なし	触診でわかる	視診でわかる

れることがある．そして大動脈から動脈管を通って肺動脈へ流れる左右短絡量が多くなると，肺血流量が増加し，肺うっ血，肺出血，肺浮腫による症状が出現し，慢性肺疾患悪化の原因ともなる．また左房，左室へ戻る血液の容量負荷による左心不全により体循環血液量が減少し，腎不全，壊死性腸炎，脳室周囲白質軟化症の悪化因子となりうる．

　重症化の評価には，表Ⅱ-B-Ⅰ-6に示す動脈管開存症（PDA）スコアと胸部X線写真による肺血流量，心臓超音波による心機能，血液ガス・尿量などによる各臓器血流量の評価が必要である．治療は，抗プロスタグランジン製剤であるインダシン®による内科的治療と，外科的手術（クリッピング，結紮術）が主となる．

　動脈管開存症が循環系に及ぼす影響が大きくなると，動脈管開存症（PDA）スコアの合計が大きくなる．

　①心拍数：左室に左右短絡により多量の血液が流入し，その血液を拍出するために心拍数が増加する．

　②心雑音：生後早期は収縮期雑音であるが，肺動脈圧が低下してくると拡張期に大動脈から肺動脈へ逆流することにより拡張期雑音が生ずる．

　③bounding pulseは，拡張期に動脈管開存症を介して大動脈から肺動脈へ血液が短絡し拡張期血圧が急速に低くなるため，脈が跳ねるように（bounding）触知される．脈圧が大きくなるほど末梢でも触知される．

　④胸部X線写真：心拡大，肺血流量の増大，肺うっ血がみられる．

　⑤左室がダイナミックに動くため，胸壁を通して心尖拍動がみえる．

　⑥超音波所見：左房径は通常大動脈径と大差ない．左右短絡量が増加すると左房径が拡大し，大動脈径に比較して大きくみえるようになる．さらに左室が拡大すると，左室拡張末期径が大きくなる．

　動脈管開存症の重要な症状の1つである心雑音は，Freeman/Levineによる分類をもとに7段階で評価している（表Ⅱ-B-Ⅰ-7）．心雑音は短時間で音の程度が変化することがあるため，頻回に観察していく必要がある．また1/6程度のわずかな心雑音であると聞き逃すこともあるため，動脈管開存症の疑われる状態では意識的に心雑音を聴取しなければならない．左→右シャントにより起こってくる肺血流量増加に伴う症状として，呼吸数の増加，努力様呼吸の有無，など呼吸状態の変化と，呼吸管理されている場合は気管内分泌物の性状に注意していく必要がある．

表Ⅱ-B-Ⅰ-7　Freeman/Levine の心雑音の分類

—	心雑音なし
1/6	注意深く聴診すると聴取できる雑音
2/6	容易に聴取できるがかすかな雑音
3/6	Thrill（振戦）のない大きな雑音
4/6	Thrill（振戦）を伴う大きな雑音
5/6	採音部の一部を胸壁に当てても聴取できる雑音
6/6	胸壁から聴診器を離しても聴取できる雑音

　左心不全の観察ポイントとしては，①心拍数の変化，②尿量，③インアウトバランス，④浮腫の有無，⑤末梢冷感の有無，⑥体重の増減などがある．さらに，⑦腸管血流の減少に伴う腹部膨満，⑧残乳の有無，⑨排便状態，⑩便の性状などの観察も重要である．インダシン® 投与後は，腎血流の低下による尿量減少や，腸管血流減少による消化管症状などの動脈管開存症による症状と同じ副作用症状が出現することがまれではないので，注意深い観察が必要である．

8. 低出生体重児の栄養輸液管理

　低出生体重児の特徴として，①消化管の運動・消化機能が不十分，②発育のためにより多くのエネルギーが必要，③肝臓や皮下への栄養貯蓄が少ない，④栄養代謝の未熟，が挙げられる．この傾向は低出生体重児，子宮内胎児発育遅延（IUGR）児に強い．カロリー，ビタミン，ミネラル必要量は児の状態，出生週数，出生体重で大きく変化する．できるだけ経腸的栄養投与（特に母乳）を行い，経腸投与不可能もしくは必要カロリーが足りない場合に経静脈的投与を行う．経静脈栄養での注意点は，カテーテル感染，高血糖，胆汁うっ滞と肝機能障害である．

　栄養治療としての強化母乳は，母乳の利点を生かしながら母乳にタンパク質，中鎖脂肪，カルシウム，リンなどを補強する．これらの栄養素の必要量が多い低出生体重児に，通常生後1ヵ月以降に開始する．その他の栄養強化として MCT オイルがあり，これは中鎖脂肪で効率よくカロリー投与ができる．強化母乳，MCT オイル投与時は，浸透圧上昇による消化器症状や肝機能障害に注意が必要である．

　低出生体重児は可能なかぎり母乳で開始する．栄養価や母子感染予防の観点からも，患児自身の母親からの母乳投与が原則である．

　母親の母乳が出次第授乳を開始し，経腸栄養開始後では腹部膨満，腹壁の色調変化，胆汁様吸引物，血便，X線での腸管拡張像がみられた場合は授乳を中止して，経時的にX線撮影し腹部症状を観察する．

【栄養評価】

　成長・発達が順調であるか，脳の発育に必要なエネルギーと栄養素が与えられているかなど，適切な栄養評価が必要である．栄養の評価法には身体計測，生化学的検査，栄養代謝検査などがあるが，最も簡便で役立つのは生後の発育曲線である．特に生後の頭囲の増加は栄養状態により速度が影響され，その遅れは神経学的予後への影響が大きいといわれている．

9. 低出生体重児の神経学的管理

1 頭蓋内出血

頭蓋内出血を引き起こす誘因は早産，仮死，分娩外傷，低酸素血症，脳梗塞，過度の血圧・胸腔内圧の変動，高炭酸ガス血症，血液凝固異常，感染症など様々である．

1）硬膜外出血（epidural hemorrhage）

主に頭蓋骨の骨折により硬膜に関連した血管が損傷・断裂し，頭蓋骨内面と硬膜の間に出血する．原因は外傷がほとんどで，成熟児に多くみられる．

2）硬膜下出血（subdural hemorrhage）

出生時の過度の頭部圧迫により脳表面血管に損傷・断裂が生じ，硬膜とくも膜の間，硬膜下腔に出血する．しばしば脳実質の脳挫傷を伴う．原因として外傷や，いわゆるshaking baby（頭の激しい揺り動かしによる，脳表面から硬膜へとつながる架橋静脈の断裂による硬膜下出血）がある．急性期には特に症状が出現せず，数ヵ月後慢性硬膜下血腫，水腫となって発達遅延，頭囲拡大，痙攣などで発見されることもある．

3）くも膜下出血（subarachnoid hemorrhage：SAH）

仮死，低酸素，外力などによりくも膜下腔や脳軟膜表面の血管が損傷・断裂し，くも膜下腔に出血する．新生児では脳室内出血に続発する場合が多く，少量の場合には無症状の場合もあるが，髄液の産生・吸収システムに関与するくも膜顆粒破綻により後に水頭症を合併することがまれではない．

4）脳実質内出血（intracerebellar hemorrhage）

外傷，仮死，虚血・梗塞後の血液再還流時などの脳実質内の血管の損傷・断裂によって生ずる．脳実質の出血は大脳出血，小脳出血，脳室上衣下出血がある．脳室上衣下部分は血管が豊富で，支持組織が少なく，血管が鋭角に彎曲しているために容易に損傷・断裂する．脳室上衣下出血は脳室内出血にしばしば発展する．

5）脳室内出血（intraventricular hemorrhage：IVH）

分娩外傷，仮死を伴う未熟児で多くみられる．重症度分類により，軽い順にⅠ度；上衣下出血のみ，Ⅱ度；脳室内出血で脳室拡大なし，Ⅲ度；脳室拡大を伴う脳室内出血，Ⅳ度；脳実質内出血を伴う脳室内出血と続く．くも膜下出血と同様，水頭症の合併率が高い．

> **Column**
>
> 　極低出生体重児では，生後72時間の急性期にはまず「出血を起こさない」ということが第一の目標である．入院時は必要最低限の処置を短時間で行い，児のストレスを最小限に抑え安静を保つことが重要である．処置時の体温変動にも注意し，体重測定も医師と相談のうえ行う．
>
> 　ベッドは上体挙上とし，バイタルサイン（特にSpO_2，血圧）の変動に注意する．循環動態のモニタリングとともに，循環作動薬などの輸液管理が確実に行われることが重要である．人工呼吸管理の患児では換気条件をこまめに確認し，吸引時のSpO_2の変動を少なくするよう努める．頭蓋内出血の症状は出血部位，程度，基礎疾患により様々だが，大泉門膨隆，神経症状（活気低下，異常吸啜，易刺激性，異常運動，意識障害，痙攣，筋緊張の低下もしくは亢進など），無呼吸，徐脈，体温不安定，乏尿，ショックなどの症状がみられた場合は，常に頭蓋内出血を鑑別する．
>
> 　検査では貧血，代謝性アシドーシス，低血糖，高血糖，低カルシウム血症などがみられ，診断として頭部超音波検査が有用である．

2 脳室周囲白質軟化症（periventricular leukomalacia：PVL）

　脳室周囲白質軟化症は早期産児で生まれた児が脳性麻痺になる主な原因であると考えられる．頭部エコーで，脳室周囲に囊胞性の変化を認めることで脳室周囲白質軟化症は診断される．生後早期に脳室周囲の高輝度域（白く見える所見＝periventricular echo densities：PVE）が認められた場合は，フォローアップが必要になる．脳室周囲のエコー輝度は脈絡叢と比較する．脈絡叢より輝度が低い場合を1度，同等の場合を2度，強い輝度を持つか，あるいは同程度の輝度でも範囲が広いものを3度とする．PVEが2度以上で，持続して認められる場合は脳室周囲白質軟化症のリスクが高くなる．そして脳室周囲の白質に3mm以上の囊胞が認められた場合，脳室周囲白質軟化症の診断が確定する．

　頭部MRIは，全身状態が安定した退院前から退院後の検査に役立つ．病変部の脳質周囲白質の囊胞部分が，予定日頃のフレア（FLAIR）法で低信号域（黒く映る）に，1歳以降のT1強調画像で低信号域，FLAIR法とT2強調画像で高信号域（白く見える）に見える．また脳室の拡大，脳室壁の不整，脳質周囲白質容量の低下もみられる．脳梁が保たれているか，基底核や皮質の萎縮（萎縮があるとかなり重症）がないかなども評価する．

10. 低出生体重児の感染管理

1 感染防御

　新生児は免疫能力が弱く易感染状態にある．特に早産児や重症患児の多いNICUにおいては，感染予防は避けては通れない．CDC（米国防疫センター）の隔離予防策ガイドライン，および標準予防策（Universal Precautions）に基づいた感染予防対策がなされなければならない．

なかでも手指衛生は感染予防において最も基本的で重要である．

帝王切開で出生した早産児は免疫能力が乏しいうえに，経腟分娩と違い正常細菌叢をくぐり抜けてきていないため無菌状態での出生となる．そのためできるだけ早期に正常細菌叢を確立する必要があり，生菌剤（ビフィズス菌）や母乳の綿棒投与が行われている．母乳綿棒は母乳を綿棒に浸して児に与えるもので，母子関係の確立や腸管の働きを助けるとともに，感染予防にもつながると考えられている．

MRSA（methicillin-resistant *Staphylococcus aureus*：メチシリン耐性黄色ブドウ球菌）の感染対策としては，定期的な培養をしなければならない．感染患者はガウンテクニックを行い，感染者と非感染者を同じスタッフが受け持たないようにする．

2 敗血症

血液培養が陽性で，全身の感染症状があるものを敗血症という．予後が悪いことが多く，重篤な疾患である．しかし，結果的に血液培養が陰性でも臨床症状から敗血症を疑うことは多い．

敗血症は発症時期によって2群に分けられ，出生後3日以内を早発型，4日以降を遅発型といい，早発型は急激に発症し，重篤で死亡率も高い．起炎菌は産道に存在するB群溶連菌（group B *Streptococcus*：GBS）と大腸菌が多い．遅発型は発症が緩やかで，症状は軽く死亡率も低い．起炎菌はB群溶連菌と大腸菌に加えて，黄色ブドウ球菌が多い．極低出生体重児では緑膿菌，真菌感染も少なくない．

敗血症の危険因子としては次の要因が挙げられる．母体側要因としては，①早期破水，②羊水感染，③母体発熱，④母体GBS陽性などがあり，新生児側要因としては，①早産，②低出生体重児，③多胎，④仮死，⑤気管内挿管，⑥中心静脈カテーテルや動脈カテーテル挿入などが挙げられる．

児の感染徴候を早期に発見するためには，母体の感染症状や破水の有無・羊水混濁の有無などを把握するとともに，きめ細かい児の観察が重要である．感染に伴う呼吸器系の変化は，成熟児では多呼吸，鼻翼呼吸，陥没呼吸，呻吟などの努力呼吸の出現であり，早産児では無呼吸発作を起こすことが多い．人工換気中の児においては，分泌物の量や性状の変化，胸部X線所見の変化などの観察を行う．エンドトキシンなどの毒素の刺激が末梢血管を拡張させるため，心拍出量の低下，血圧低下を引き起こす．確実な輸液管理，水分出納のチェックを行い循環血液量を維持させることが必要である．

感染による生理的防御機能としては体温が上昇する場合と，早産児や重症感染症では低体温により末梢循環不全となる場合があるので，至適環境温度を維持させることが重要である．哺乳力の低下や，腹部症状（腹部膨満，嘔吐，下痢など）の変化にも注意する．敗血症に髄膜炎を合併する場合も少なくないため，髄膜刺激症状の観察や大泉門膨隆の有無，児の易刺激性の有無，髄液検査の結果確認などを行う．

新生児（特に早産児）の皮膚は脆弱であるため細菌の侵入が容易である．モニターの装着部やカテーテル刺入部の観察，末梢循環不全による皮膚色の変化などに加え，感染により黄疸が増強する場合があるため黄染の変化にも注意が必要である．

表Ⅱ-B-Ⅰ-8　壊死性腸炎（NEC）発症の要因
Ⅰ：消化管の未熟性．
　　実際，NEC の 90％以上は早産児に発症
Ⅱ：低酸素血症，消化管の血流低下

表Ⅱ-B-Ⅰ-9　腹部 X 線像による Stage 分類
Stage Ⅰ：腸管拡張像，イレウス像
Stage Ⅱ：上記に加えて，腸管壁気腫像や門脈内ガス像
Stage Ⅲ：上記に加えて，気腹，腹水貯留

　感染症を疑った場合，治療前に血液培養を行う．産科で母体へ抗菌薬を投与していた場合，児からは培養されないこともある．
　白血球数とその分画，CRP，APR スコアなども有用であるが，感染症の早期に異常がみられないことが多いため，経時的に繰り返し行うことが必要である．これらの検査は治療効果の判定には有用である．白血球数 5,000/mm^3 以下，好中球数 1,000/mm^3 以下，未熟な（immature すなわち band）好中球と総好中球数の比（I/T 比）が 0.2 以上は，細菌の全身感染症でみられる所見だが，それ以外でもみられることがある．
　極低出生体重児は敗血症の際に容易に好中球減少になりやすいが，この機序については不明である．播種性血管内凝固（disseminated intravascular coagulation：DIC）症候群も合併しやすく，血小板，凝固，FDP の検査も必要である．胸部 X 線や頭部エコーなどは，全身の状態把握に有用である．

❸ 壊死性腸炎（necrotizing enterocolitis：NEC）

　壊死性腸炎とは低酸素血症や局所の虚血のため消化管粘膜に損傷が生じ，さらに細菌・細菌毒素が関与して生じる消化管の後天性壊死性病変である．発生頻度はそれほど高くはないが，死亡率は高いため NICU における重要疾患の 1 つである．病変部位は回腸末端部が最も多く，これに空腸，結腸などが続く．壊死性腸炎（NEC）が発症しやすい要因を**表Ⅱ-B-Ⅰ-8**に示す．
　低酸素虚血状態になると，児は生命保持のため特に大事な臓器，脳・心臓・肺などの血流を保ち，骨・筋肉・皮膚，そして消化管の血流を犠牲にする反射（ダイビング反射）が生じる．そのため仮死児，心疾患児（低酸素血症，消化管血流の低下を起こす疾患）なども壊死性腸炎発症頻度が高くなる．臍血管カテーテル留置児も物理的に消化管血流に影響を与える可能性があり，注意が必要である．母乳栄養児では壊死性腸炎の発症が少ないことが知られている．

1）症状と検査

　大部分が生後 4〜7 日以内に，活気の低下などの不定症状や消化管症状（腹満，胃内残乳の増加，嘔吐，血便など）の徴候で発症し，症状が進行すると消化管穿孔，腹膜炎，敗血症を合併し，血圧低下，呼吸障害などバイタルサインの変化が生じる．検査では腹部単純 X 線が有用である．病状は腹部 X 線像から 3 段階に分類される（**表Ⅱ-B-Ⅰ-9**）．
　Stage Ⅱ にみられる腸管壁気腫像は有名で，これは腸内細菌により産生された水素ガスといわれている．しかし，超低出生体重児では逆にガスレス像を呈することもあり，注意が必要である．また腹部エコー検査で腸管壁の肥厚像や門脈内ガス像などもみられ，特に門脈内ガスは X 線よりも早く検出され，有用である．

血液検査では白血球の増多や減少，CRPの上昇，血小板減少，代謝性アシドーシス，低ナトリウム血症などの変化がみられるが，病初期ははっきりしないこともある．

2）治　療

壊死性腸炎が疑われる場合，消化管内の減圧が必要となる．減圧の手段としては，上部消化管に対しては胃内容吸引が必要であるが，下部消化管に対しての浣腸やガス抜きは原則的には行わない．腹部X線検査で腸管の拡張が著明な場合には，胃管サンプチューブを挿入し低圧持続吸引による減圧を行う．また消化管の走行を考慮した体位で腸管運動を促進させることも必要だが，腹部膨満に伴った呼吸状態の悪化を防ぐために上体挙上をするなどの工夫が必要である．

壊死性腸炎は進行に伴い敗血症に至ることもあり，全身症状は生命的危険性の高い重篤な状態になる．腹部症状に加え，酸素化，血圧や末梢循環などの循環動態の変動，CRPの上昇，凝固系障害などの感染徴候，活気にも留意し，全身状態を把握することが重要である．

11. 低出生体重児の黄疸管理

血中ビリルビンが上昇する原因として，主にビリルビンの産生過剰と，肝臓におけるビリルビン処理の減少が考えられる．低出生体重児は生理的に多血症であり，新生児の赤血球寿命が短いためビリルビン産生が増加することが生理的黄疸の一因と考えられている．その他に病的な多血症と溶血性疾患（血液型不適合，赤血球形態異常など）も黄疸の原因として重要である．頭血腫，帽状腱膜下血腫など血管外に多くの血液が貯留されている場合も，その部位での赤血球破壊が亢進して黄疸が増強する．消化管の機械的閉塞（消化管閉鎖および狭窄症，Hirschsprung病，胎便性イレウスなど）と，蠕動の減少（飢餓，麻痺性イレウスなど）などの場合に消化管からの吸収亢進（腸肝循環の亢進）が起こり，黄疸が増強する．

肝臓，胆嚢の疾患（先天性胆道閉鎖や拡張症など）の場合は，肝臓でのビリルビンの取り込みの減少，グルクロン酸抱合の低下，排泄障害によって黄疸が増強する．

黄疸の検査には，経皮的ビリルビン測定法と直接的な血液検査法がある．経皮的ビリルビン測定は黄疸のスクリーニングに用いられており，児に外傷を与えずに結果が直ちにわかるのが利点であるが，低出生体重児や光線療法後などでは信頼性が落ちる．直接血液検査をする場合は，血清総ビリルビン値と必要に応じて直接ビリルビン，アンバウンドビリルビン（UB）を測定する．アルブミンに結合していないビリルビン（UB）は血液脳関門を通過しやすいので，中枢神経障害の原因となる．

重症黄疸児におけるビリルビン神経毒性の評価として，聴性脳幹反応（auditory brainstem response：ABR）が用いられる．

12. 低出生体重児の退院の目安

体重が2,000 g前後，修正週数で37週以降が退院の目安である．

1 退院前の検査

①血液検査：貧血の有無（末梢血，網状赤血球数，フェリチン，血清鉄）と，未熟児くる病（アルカリフォスファターゼ，血清尿中カルシウム，リン），先天性代謝スクリーニングの再検査を行う．
②頭部 MRI：極低出生体重児，仮死児では行うことが望ましい．
③聴力検査：聴性脳幹反応検査による聴力検査が必要である．

2 予防接種

修正月齢でなく，暦年齢から計算して予防接種の接種スケジュールを考える．
RS ウイルス感染症は早産児，特に慢性肺障害を合併した児では重症化しやすい．また以下の児では，抗 RS ウイルスヒト化モノクローナル抗体であるパリビズマブを RS ウイルス流行期に 1 回/月筋注すると，重症化を予防できるとされている．
①在胎 28 以内で，月齢 12 ヵ月以下の児
②在胎 29〜35 週で，月齢 6 ヵ月以下の児
③過去 6 ヵ月以内に慢性肺障害の治療を受けた月齢 24 ヵ月以下の児
④24 ヵ月齢以下の血行動態に異常のある先天性心疾患の新生児，乳児および幼児
⑤24 ヵ月齢以下の免疫不全を伴う新生児，乳児および幼児
⑥24 ヵ月齢以下の Down 症候群の新生児，乳児および幼児

［中村友彦］

新生児によくみられる異常（診断，処置）

> **要点**
> ❶ 新生児の症状は非特異的であり，なんとなく普段と違うという印象のようなものが重要である．
> ❷ 呼吸器の症状がよく共通してみられる．
> ❸ 治療は，早めに開始することが重要である．

　新生児の疾患は治療が遅れると重症になるため，その徴候を早期から捉え，早期から治療を開始することが重要となる．しかしながら，新生児期には症状が非特異的であることが多く，その軽微な症状をいかに把握し，どう解釈して対処していくかが重要となってくる．その際に最も大切なことは，日常の診察や看護ケアのときの経時的で十分な観察であり，"いつもとは何か少し違う"という印象のようなものが，重症な疾患の早期発見の鍵になることがあるので，日々の状態把握は重要である．

1．呼吸の異常

　新生児期の病的症状として，最も多いのが呼吸に関する症状で，進行が速かったり，重篤な症状を呈することも多いので，早期に把握し，適切に対処することが必要である．

❶ 鼻翼呼吸

　鼻翼呼吸とは，吸気時に鼻翼が広がり，鼻の穴を大きくするという症状である．これは，通常の吸気量よりもさらに多くの吸気を短時間で吸気しようとする際に出現する．よくみられるのは，生後早期に大きな呼吸をして肺容量を確保しようとしているときに認められる．
　また，生直後でなくても呼吸障害が出現し，呼吸努力が出現したときにもみられる．生直後の鼻翼呼吸は数分のうちに徐々に消失してくることが多いが，なかには長時間持続してくることもあり，このような場合にはほかの症状を伴い，新生児一過性多呼吸（transient tachypnea of the newborn：TTN）や呼吸窮迫症候群（respiratory distress syndrome：RDS）のこともあり，治療が必要となる．

2 多呼吸

一般的には，新生児の呼吸数は 30〜50/分（40/分）前後のことが多い．これが 60〜100/分のときは多呼吸と考える．生直後は正常な場合でも多呼吸を認めることも多く，生後 30 分から 1 時間ぐらいで消失していく．多呼吸が生後 1 時間以上も継続するときは，何らかの原因がある場合が多い．多呼吸ではあるが呼吸努力は軽く，軽度のチアノーゼを伴うときは軽症型の TTN である場合が多い．多呼吸に陥没呼吸や呻吟，チアノーゼを伴うときには，重症型の TTN や RDS の場合が多い．また，生後数日のうちに多呼吸が出現し，ほかの呼吸障害の症状があまり認められず皮膚の色がなんとなく白い場合には，肺血流量増加型の先天性心疾患である場合がある．また，敗血症や代謝性疾患のときに，代謝性アシドーシスに対して，呼吸性に代償して血中炭酸ガス分圧を下げようとしての多呼吸もある．多呼吸に対しては血液ガス，胸部 X 線写真，心エコー，血液検査による炎症所見の有無などをチェックして診断していく．

3 陥没呼吸

陥没呼吸とは，吸気時に剣状突起部・胸骨下や肋骨弓下，肋骨間，胸骨上などが吸気時に陥没する呼吸のことで，膨らみの悪い肺や上気道狭窄の場合に出現する．新生児は胸郭が軟らかいため，正常であっても軽度の陥没呼吸を認めることは多いが，陥没が強かったり，チアノーゼや呻吟などの他の呼吸障害の症状を伴っている場合は精査が必要である．

4 呻 吟

呼気時にウーウーと唸るような声を伴って呼吸する状態をいう．これはコンプライアンスの悪い肺（膨らみが悪く，つぶれやすい肺）で呼吸するときに，呼気時に声門を締めて胸腔内を陽圧に保って肺が虚脱するのを防ぎ，つぶれている肺胞を開こうとする合目的な呼吸である．この呻吟という症状は RDS の場合に特徴的とされる．また，敗血症やショック，仮死や代謝性疾患などで代謝性アシドーシスが強いときによく認められる．また，頭蓋内出血や髄膜炎などの中枢神経系に問題がある場合にも認められる．このように呻吟を認める場合は，重篤な疾患が原因のことが多いので必ず精査する必要がある．

これらの症状をまとめて，呼吸困難の程度を評価するのによく用いられる指標として，Silverman の retraction score がある（表Ⅱ-B-Ⅱ-1）．このスコアリングでは呼吸障害が強いほどスコアが高くなる．

5 チアノーゼ

呼吸不全により低酸素状態になるとチアノーゼが出現する．チアノーゼについては次項で述べるが，還元型ヘモグロビン（deoxy-Hb）が，4〜6 g/dL 以上の場合に皮膚の色が青黒くみえることで，SpO_2 としては約 85% 以下となったときに肉眼的にはっきりしてくる．このようなチアノーゼを認めるときには，これが呼吸器疾患によるのか，あるいは心疾患によるのかを鑑別する必要がある．実際にはパルスオキシメーターを装着して SpO_2 の値を確認し，それが 90% 未満の場合には胸部 X 線写真や心エコーなどにより呼吸性か心原性かを鑑別して，呼吸性なら酸素

表Ⅱ-B-Ⅱ-1　Silverman retraction score（Silverman-Anderson）

点数	0	1	2
胸と腹の運動	胸と腹とが同時に上下する	胸はわずかに動き，腹だけが上下する	腹が上がるとき胸が下がる（シーソー運動をする）
陥没呼吸	肋間腔が吸気の際に凹まない	ようやくわかる程度に凹む	著明に陥没する
剣状突起部陥没	陥没しない	わずかに陥没する	著明に陥没する
下顎の沈下	顎は動かない	顎が下がり口唇が閉じている	顎が下がり口唇が開く
呻吟	唸り声はない	聴診器で認められる	よく聞こえる

投与や持続陽圧呼吸（CPAP），人工呼吸管理を開始する．心原性であれば，SpO_2が70〜80％台であれば，酸素投与をせずに経過観察する．動脈管依存性心疾患の場合には，プロスタグランジン製剤の投与を開始する．

6 対処方法

上記の呼吸障害の症状がある場合には，可能であればパルスオキシメーターを装着し，SpO_2の値をモニタリングし，その値が90％未満の場合には，呼吸性の原因によるものであれば，酸素投与を考慮する．その際，呼吸努力が強いかどうかで，もし呼吸努力が軽ければチアノーゼ性心疾患が原因のチアノーゼの可能性が高くなるが，可能であれば心エコーを用いての精査を行ったほうがより確実である．しかし，臨床の現場ではすぐに心エコーで診断するのが困難な場合も多く，臨床症状のみで対処が必要なことも多い．このようなSpO_2の低下が呼吸性か心原性かの診断が難しいときには，SpO_2が80％未満の場合にはとりあえず酸素を投与しておき，できるだけ速やかに診断をつけるように対応し，場合によっては他施設への転院搬送なども考慮する．

SpO_2の低下が呼吸性の原因と診断された場合，酸素投与を酸素濃度30〜40％で開始する．それでもSpO_2の上昇が悪く，SpO_2 90％を維持するのに50％以上の酸素濃度を必要としたり，呻吟などの呼吸障害の症状が改善しないときには，nasal-CPAPや気管内挿管による人工呼吸管理が必要となる．気管挿管や人工呼吸管理に習熟していない施設では，この段階での転院搬送を早期に考慮する．

2. 循環の異常

1 チアノーゼ

チアノーゼについては前項で述べたが，還元型ヘモグロビン（deoxy-Hb）が4〜5 g/dL以上の場合に皮膚の色が青黒くみえることで，SpO_2としては約85％以下となったときに肉眼的にはっきりしてくる．病態生理的には，①呼吸器疾患による肺での酸素化が低下し肺静脈血自体の酸素飽和度が低下した場合，②右左シャントのあるチアノーゼ性心疾患の場合，③心疾患はないが肺高血圧のために心房間あるいは動脈管での右左シャントを認める新生児遷延性肺高血圧

症（persistent pulmonary hypertension of the newborn:PPHN）の場合，④肺での酸素化異常や心疾患による血流異常はないが多血症のためHb量が多く還元型ヘモグロビンの量が増加した場合，⑤met-Hbなどの異常ヘモグロビンのために，酸素化ヘモグロビンが減少した場合，などが考えられる．

　対処方法としては，前述のようにチアノーゼが呼吸器疾患によるのか，心疾患によるのか，あるいはPPHN，多血症，異常ヘモグロビンによるものなのかなどの鑑別が必要である．呼吸障害の症状を伴っているかどうかで，ある程度の鑑別は可能であるが，実際には困難なことも多い．実際には，100%酸素投与によってチアノーゼが改善するかどうかをチェックして，酸素投与でチアノーゼが改善する場合には呼吸性，PPHN，多血症の可能性が高く，高濃度酸素投与にもまったく改善を示さないチアノーゼの場合には，チアノーゼ性先天性心疾患の可能性が高いとされるが，鑑別が困難な場合もある．詳細な画像検査が可能な場合には，SpO$_2$などを確認し，それが90%未満の場合には胸部X線写真や心エコーなどにより，呼吸性か心原性かを鑑別して，呼吸性なら酸素投与や人工呼吸管理を開始する．心原性であれば，SpO$_2$が70〜80%台であれば酸素投与をせずに経過観察しながら小児循環器専門医によるさらなる精査をすすめる．動脈管依存性心疾患の場合には，プロスタグランジン製剤の投与が必要となるが，投与を開始した際には無呼吸発作の出現や血圧低下などに注意が必要である．

2 徐脈，頻脈，不整脈

　不整脈とは，心臓の動き（脈）が不規則な状態のことを一般的には示しているが，医学的には，脈拍数が異常に速くなる場合（脈拍数が200/分以上）の頻脈性不整脈と，脈拍数が異常に遅くなる場合（脈拍数が100/分未満）の徐脈性不整脈とに大別される．頻脈性不整脈には，上室性期外収縮，心室性期外収縮，発作性頻拍，心房細動，心房粗動，心室細動，心室粗動，洞性頻脈などがある．徐脈性不整脈には，房室ブロック，洞不全症候群，脚ブロック，洞性徐脈，洞房ブロックなどがある．

　不整脈は，胎児期にも認められ，上室性期外収縮や心室性期外収縮，胎児徐脈，胎児頻脈などが起こる．胎児の上室性期外収縮や心室性期外収縮は一過性のことが多いが，胎内でのウイルス感染などによることもあり，時に，頻脈発作や徐脈発作を起こすことがあるので注意が必要である．胎児徐脈では，(完全)房室ブロックなどにより高度の胎児徐脈を来す場合もあり，特に脈拍数が60/分未満の場合には，心不全により胎児水腫を来すことがあり，厳重な監視が必要である．これらの胎児房室ブロックには母体膠原病（抗SS-A抗体陽性，抗SS-B抗体陽性）が関与している場合も多い．胎児徐脈に対して，経母体的にβ刺激薬などの投与により，胎児脈拍数を上昇させ心不全を予防する胎児治療が行われることもある．胎児頻脈は，心房粗動や上室性頻拍症に起因することがあり，200/分以上の胎児頻脈の持続により，胎児心不全から胎児水腫を来すので，厳重な監視が必要である．経母体的に抗不整脈薬（ジギタリスやフレカニド，ソタロールなど）の投与により，胎児頻拍症を治療することも行われている．

　新生児の不整脈としては，生後に上室性期外収縮や心室性期外収縮を認めることがあるが，連発や2段脈などに発展しない場合には，経過観察のみで自然に軽快することが多い．中に

は，上室性頻拍症や心室性頻拍症に移行する場合もあるので，12誘導の心電図測定とその後の経過観察が必要である．また，不整脈の原疾患として，先天性心疾患が隠れていることがあるので，心臓超音波検査などによる精査は必ず行う必要がある．新生児での上室性頻拍症や心房粗動による頻拍症，心室性頻拍症は，比較的短時間で心不全に陥ることがあるので，早期に確定診断を行い，早期に治療を開始することが重要である．自院での診断や治療が困難な場合には，早期にそれが可能な施設への転院搬送を考慮する．

　出生時に，新生児仮死を認めた児で，生後1週間以内に，洞性徐脈（心拍数が70～100/分）を来し，特に，その他の心臓の原疾患や電解質異常，ホルモン異常などを認めない場合もある．このような新生児仮死後の洞性徐脈は，一過性で，1週間から10日前後で消失していくことが多いが，中には遷延する場合もあり，中枢神経系の精査を並行して行う必要がある児もいる．

3 ショック

　生体に対する侵襲あるいは侵襲に対する生体反応の結果，重要臓器の血流が維持できなくなり，細胞の代謝障害や臓器障害が起こり，生命の危機に至る急性の症候群を，ショックと総称している．ショックには，循環障害の原因によって，循環血液量減少性ショック（hypovolemic shock），血液分布異常性ショック（distributive shock），心原性ショック（cardiogenic shock），心外閉塞・拘束性ショック（obstructive shock）の4つに大別される．新生児で起こるのは，循環血流量減少性ショックとしては，胎児母体間輸血症候群，常位胎盤早期剝離での児の失血，臍帯断裂による児の失血，分娩外傷（肝脾の破裂，帽状腱膜下出血）による児自身の失血などがある．血液分布異常性ショックとしては，敗血症や重症感染症によって末梢血管の拡張による血液分布の異常によるものや，肺血流量増加性心疾患における体循環血液量の急激な減少によるものや，動静脈奇形や血管腫，奇形腫などの短絡血流量の多い腫瘍への血流増加による体血流量の急激な減少によるものなどがある．心原性ショックとしては，仮死，先天性心疾患・不整脈・心筋炎などに伴う低心拍出性循環不全によるものなどがある．心外閉塞・拘束性ショックとしては，心囊液の貯留に伴う心タンポナーデ，緊張性気胸など，心臓の圧迫による低心拍出性循環不全が，新生児でも認められることがある．症状としては，典型的には，ショックの早期には交感神経系の緊張により，頻脈，顔面蒼白，体色蒼白，冷汗，網状チアノーゼなどがみられ，重篤になると，血圧低下，徐脈，呼吸停止，心停止に至る．

　いずれの場合にも，生命の危機状態であるため，ショックの原因を検索しながら，早急な治療の開始が必要となる．

3．黄　疸

　生後2～4日頃より皮膚の色や眼球結膜の色が黄色，赤褐色，黄褐色になることで，生後5～7日頃にピークとなる．黄疸の程度が軽く，生後1週間を過ぎると自然に消退する黄疸を生理的黄疸という．もともと新生児は成人に比して多血状態であり，赤血球の寿命も短く，赤血球崩壊

によるビリルビン産生量が大きく，かつ肝でのビリルビン処理能力が低く，腸管からのビリルビンの再吸収量も多い（腸肝循環）ことにより，黄疸が起こりやすい．

一方，病的な黄疸としては早発黄疸，重症黄疸，遷延性黄疸などに分類される．生後24時間以内に，目で見てわかる黄疸が出現した場合を早発黄疸という．経過中，ビリルビン値が正常域を超えて高くなる場合を重症黄疸という．また，生後2週間以上にわたり黄疸が持続する場合を遷延性黄疸という．

血清ビリルビン値が5～7 mg/dLを超えると，肉眼的に顕性黄疸として認められるようになる．一般的には貧血では黄染が目立ちやすく，多血では逆に目立ちにくいので注意が必要である．通常，新生児の黄疸は顔面から体幹，さらには四肢へと強くなるとされており，手掌足底まで黄染を認める場合には要注意である．

実際には目で見ての判断だけでなく，経皮的ビリルビン測定値（ミノルタ黄疸計）や採血によるビリルビン値が用いられる．経皮的ビリルビン測定値は血清総ビリルビン値と比較的よい相関を示すが，経皮的ビリルビン測定値が高値（ミノルタ黄疸計値で20以上，ビリルビンへの換算値で15 mg/dL以上）の場合には，血清ビリルビン値との相関が悪くなるので，採血して血清ビリルビン値を評価すべきである．また，皮膚の黄染以外に，便の色（灰白色便）やビリルビン尿の有無などについても注意する必要がある．

病的黄疸としては，RhやABOなどの血液型不適合による溶血性黄疸が重要である．RhD陰性の母親に対する，抗D免疫グロブリン投与によるRhD不適合妊娠の予防が行われるようになり，RhD不適合による溶血性黄疸は減少してきている．母親がRhD陽性で，児が早発黄疸を呈し，かつ直接Coombs試験陽性の場合には，RhEなどのRh亜型不適合などが考えられる．また，母親がO型で児がA型，B型の組み合わせの場合には，ABO不適合による溶血性黄疸が起こることがあり，この場合の多くは，直接Coombs試験は陰性の場合も多く，成人同型血球による間接Coombs試験が陽性であることで診断する．また，ABO同型の（献血による成人由来の）血液製剤（赤血球濃厚液）を用いての交換輸血後に直接Coombs試験が陽性となったりすることで診断が確実となることもある．

その他，病的黄疸の原因として，閉鎖性出血（頭蓋内出血や，頭血腫，帽状腱膜下，消化管内出血，腹腔内出血など），多血症，感染症，消化管通過障害，早産・低出生体重児，母体糖尿病などがある．閉鎖性出血の場合は，重篤となることがあるので，黄疸の経過観察に合わせて，全身の精査も重要である．

また，遷延性黄疸の原因としては母乳性黄疸，クレチン症，新生児肝炎，先天性胆道閉鎖症などがあげられ，精査が必要である．

病的黄疸の鑑別のフローチャートを図Ⅱ-B-Ⅱ-1に示す．血清総ビリルビン値が生後24時間以内に5 mg/dLを超える場合は光線療法の適応となり，10 mg/dLを超える場合は交換輸血の適応となる．生後48時間以降は，総ビリルビン値が15～18 mg/dLを超える場合は光線療法の適応となり，20～25 mg/dLを超える場合は交換輸血の適応となる（表Ⅱ-B-Ⅱ-2）．また，アルブミンと結合していない遊離型ビリルビン（アンバウンドビリルビン）が，血液脳関門を通過して脳神経細胞に沈着し，神経障害を引き起こすとされており，血清アンバウンドビリルビン値

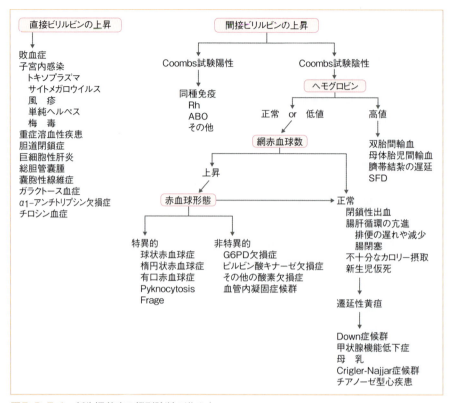

図Ⅱ-B-Ⅱ-1　新生児黄疸の鑑別診断の進め方

表Ⅱ-B-Ⅱ-2　血清総ビリルビン値による光線療法・交換輸血の適応基準（mg/dL）

出生体重	＜24時間 光線/交輸	＜48時間 光線/交輸	＜72時間 光線/交輸	＜96時間 光線/交輸	＜120時間 光線/交輸	＞5日 光線/交輸
＜1,000 g	5/8	6/10	6/12	8/12	8/15	10/15
＜1,500 g	6/10	8/12	8/15	10/15	10/18	12/18
＜2,500 g	8/10	10/15	12/18	15/20	15/20	15/20
≧2,500 g	10/12	12/18	15/20	18/22	18/25	18/25

を基準にした治療基準も提唱されている（表Ⅱ-B-Ⅱ-3）．

4．腹部膨満（腹満），嘔吐

　腹部膨満（腹満）とは腹部が膨満している状態で，正常新生児でもよくみられる症状であるが，出生時からの明らかな腹満や，出生後進行するものでも嘔吐や下痢，下血，排便異常，呼吸循環障害などを伴うものは病的である．

　腹満の発症が胎内からであるものでは，すでに出生時から腹満を認め，TORCH症候群など

表Ⅱ-B-Ⅱ-3 血清アンバウンドビリルビン値による光線療法・交換輸血の適応基準

出生体重	光線療法	交換輸血
<1,500 g	0.3 μg/dL	0.8 μg/dL
≧1,500 g	0.6 μg/dL	1.0 μg/dL

(神戸大学医学部小児科, 1991年4月改変)

表Ⅱ-B-Ⅱ-4 腹満を来す疾患の鑑別

	腸管内ガス	腸管外ガス	実質臓器	液体
出生時より存在			・TORCHによる肝脾腫 ・水腎 ・多嚢胞腎など腎奇形	・胎児水腫（腹水） ・胎便性腹膜炎など
生後徐々に進行	・消化器外科疾患 　消化管閉鎖, メコニウム関連イレウス, Hirschprung病, 腸回転異常 ・麻痺性イレウス 　敗血症, 仮死, 壊死性腸炎, 高マグネシウム血症, 甲状腺機能低下, 副腎不全など	・胃破裂 ・消化管穿孔など	・肝被膜下出血 ・副腎出血など	

の腫大した肝臓, 脾臓による場合や水腎症や腎奇形, さらには胎便性腹膜炎や乳びによる腹水貯留などによる場合がある. 生後に徐々に腹満が進行する場合には, 消化管の閉塞による腸管拡張が考えられる.

　腹満に関しては, その程度, 排便との関係, 全身状態, 発症時期などを合わせて鑑別を進めていく必要がある. さらに, 腹部X線写真や腹部エコー, 消化管造影などによって最終的には確定診断へと進めていく. 発症時期や腹満の内容によって, ある程度の鑑別が可能である (表Ⅱ-B-Ⅱ-4).

　嘔吐に関しては, その性状, 量などに注意して鑑別を進めていく. 重要な点は吐物の性状と全身状態である. 生後早期の嘔吐では, 羊水様のものを, 数回嘔吐しただけで24時間以内に改善する初期嘔吐 (適応障害) と呼ばれるものがあるが, もし嘔吐物に胆汁様のものが含まれる場合は, 消化管閉塞の可能性があり注意が必要で, できれば小児外科のある施設に早期に転院させたほうがよい. 吐物に血液が混じる場合には, 母体血を飲み込んでいる場合と, 児自身の出血の場合とがある. 両者をApt試験で鑑別することができる.

　児自身の出血としては, ビタミンK欠乏による新生児出血性疾患である場合と, 急性胃粘膜病変の場合とがある. ビタミンK欠乏性出血傾向の場合には, 日齢1以降に発症することが多い. いずれも血便（メレナ）を伴い, 出血量が多い場合には貧血や失血性のショックに至ることもある. 治療としては, ビタミンKの投与やH$_2$ブロッカーの投与, 赤血球濃厚液や新鮮凍結血漿（FFP）の投与などの対症療法を行う. 出血が多く, 持続する場合には専門施設への転院を考慮する.

表Ⅱ-B-Ⅱ-5 新生児の嘔吐の原因

1. 機械的嘔吐
   A. 通過障害
      1) 消化管閉鎖
      2) 鎖肛
      3) 胎便性イレウス
      4) 胎便栓症候群
      5) 消化管狭窄
      6) small left colon syndrome
      7) 腸回転異常症
      8) 腸軸捻転症
      9) 幽門狭窄
      10) 胃軸捻転症
      11) 輪状膵
      12) 横隔膜ヘルニア
      13) 裂孔ヘルニア
      14) 重複消化管
   B. 食道・胃逆流現象
   C. 激しい咳嗽
2. 中枢性嘔吐
   A. 中枢神経系の異常
      1) 脳浮腫
      2) 頭蓋内出血
      3) 硬膜下血腫
      4) 水頭症
      5) 髄膜炎
      6) 脳腫瘍
      7) 低血糖症
3. 反射性嘔吐
   A. 胃・腸からの刺激
      1) 羊水の嚥下
      2) 消化管アレルギー
      3) 消化性潰瘍
      4) 壊死性腸炎
      5) 呼吸器感染症
      6) ウイルス性胃腸炎
      7) 細菌性胃腸炎
      8) 胃炎
      9) 特発性胃穿孔
   B. 薬物中毒
      1) ジギタリス
      2) テオフィリン
      3) ドキサプラム
   C. 副腎不全
   D. 高カルシウム血症
   E. 腎不全・尿毒症
   F. アシドーシス
   G. 代謝異常症
      1) 尿素サイクル異常症
      2) 有機酸代謝異常症
      3) フェニルケトン尿症
      4) フルクトース血症
      5) チロシン血症
      6) ガラクトース血症

(Green M; 1986 より)

　胆汁性嘔吐の場合には消化管閉塞が考えられ，先天的な消化管閉鎖や，機能的にイレウス状態になっている場合などがある（表Ⅱ-B-Ⅱ-5）．
　腹部膨満は消化管の閉塞や全身感染症，中枢神経系疾患などで出現するので，全身状態には十分な注意が必要で，頻脈や多呼吸，無呼吸などの症状が出現する場合にはプレショック状態で緊急のことが多く，可能であれば輸液ラインを確保して十分な補液を行う必要がある．いずれにしても全身状態に悪化が認められる場合には，専門施設への速やかな転院搬送が必要である．

5. なんとなく元気がない (not doing well)

　新生児の非特異的な症状で，'いつもの児の様子とは何となく違って，様子が変である'という，児をみている者の印象のようなものである．具体的には，今まで元気よく泣いて手足を動かしたり，機嫌良くキョロキョロしていたのが，体動や啼泣が少なくなり静かにしており，母乳やミルクをあまり欲しがらない，哺乳力が低下している，あるいは，過敏でちょっとしたことで泣いたり，何となく機嫌が悪い，皮膚の色がやや白っぽい，網状チアノーゼがある，発疹がある，少しむくみがある，などのような症状をいう．このような場合には，症状の裏に何らかの全身性の病気が隠れていることが多く，たとえば感染症（敗血症や髄膜炎など），心疾患，壊死性腸

炎などの重篤な疾患が隠れていることがあるので，注意が必要である．改善しない場合には，まず，呼吸心拍モニター・パルスオキシメーターによるモニタリングを開始して，全身状態を厳重に経過観察しながら，血液検査，胸腹部X線写真，心臓超音波検査などによる精査を考慮していく．

6. 痙攣，振戦

　新生児の痙攣は成熟児では約0.5%に認められるといわれており，その症状は様々で，全身性の強直（痙直）性・間代性発作から，一部の部分のぴくつき様の発作，自転車のペダルこぎ様発作などの微細発作などがある．微細発作が比較的多く，眼球異常（一点凝視や水平性の眼球偏位など），咀嚼・吸啜様の異常運動（吸ったり，口をもぐもぐさせたり，舌をぺろぺろするような動きなど），四肢の異常運動（自転車のペダルこぎ，ボートをこぐような動きを繰り返すなど），自律神経症状（血圧の上昇，多呼吸，頻脈，徐脈など），あるいは，単に無呼吸発作を起こして，チアノーゼや徐脈を起こしているようにみえる発作もあるので注意が必要である．
　全身性の痙攣は比較的少ないが，強直性間代性痙攣を示すことがある．振戦は四肢の律動的な動きであり搐搦（jittering）とは異なるとされる．反復的に手足を細かく動かしているときに，目つきや舌の動き，表情に不自然なことがないか，あるいは動いている部分を押さえるとすぐに止まるかどうかなどで判断する．外部から押さえようとしても止まらない場合には痙攣のことが多い．
　このような場合には，呼吸も抑制されてチアノーゼを伴うことが多いので，酸素を投与しながら口腔内の分泌物をまず吸引して，刺激を避け安静にして，しばらく様子を観察する．痙攣は数分で止まることが多いが，痙攣が持続したり，間欠的に発作を繰り返す場合には，静脈ラインを確保して，抗痙攣薬の投与を行う．原因検索を開始し，低血糖や低カルシウム血症があれば，ブドウ糖液の静注，グルコン酸カルシウム液の投与などを行う．痙攣の原因には，周産期の脳障害（新生児仮死に伴う低酸素性虚血性脳症，頭蓋内出血，脳梗塞など），中枢神経系の奇形，内分泌代謝異常（低血糖症，低カルシウム血症，低マグネシウム血症など），感染症（髄膜炎，敗血症，胎内感染症など），母体薬物投与での薬物離脱症候群，その他良性の痙攣（良性家族性新生児痙攣など）などがある．原因によって発症の時期や症状が異なる（表Ⅱ-B-Ⅱ-6）．

7. 出　血

　体外あるいは体内への出血を認めた場合には，まず，失血による循環不全の徴候，すなわち頻脈や血圧低下，SpO_2の低下などがないかどうかのバイタル情報をチェックし，これらに異常を認め，全身状態が重篤な場合には静脈ラインを確保し，血液検査による貧血の程度を確認した上で，急速輸液や輸血による循環血液量の維持を行う．次に，出血部位と出血量，止血の傾向はあるかどうか，血液検査（血算，凝固系検査）による貧血状態，凝固系の状態の把握を行

表II-B-II-6 新生児痙攣の原因

	鑑別診断	好発発作型	好発発生時期	原因疾患・合併症
頭蓋内疾患	1）分娩損傷 低酸素性虚血性脳症	強直 多焦点性間代	～1日	頭蓋内出血
	頭蓋内出血 　くも膜下出血（一次性） 　脳室内出血 　脳実質内出血 　硬膜下出血（テント上） 　脳梗塞	強直，間代 間代 間代 焦点性間代 微細	～3日 ～2日 ～1週 2～3日 ～3日	分娩外傷，血管奇形 未熟児 低酸素性虚血性脳症 分娩外傷 左側が多い，仮死 多血症，塞栓，血栓
	2）感染症 化膿性髄膜炎 脳炎（トキソプラズマ，風疹，サイトメガロウイルスなど） 単純ヘルペス脳炎	微細，間代 多焦点性間代	3日～ ～1日 1週～	胎内感染 （分娩時活動性） 分娩時感染
	3）形成異常 脳奇形 色素失調症 神経皮膚症候群 動静脈奇形	種々 片側	～7日 2～3日	軀幹四肢中枢側水疱 白内障，脳神経萎縮
全身疾患	1）代謝異常（一過性） 低血糖	強直，間代	～2日	（一過性）仮死，未熟児，母体糖尿病，SGA（small for gestational age） （持続性）高インスリン血症，ロイシン過敏症，ガラクトース血症，糖原病，下垂体機能不全
	低カルシウム血症	強直，間代	早期（～3日） 後期（4～7日）	仮死，未熟児，母体糖尿病 副甲状腺機能不全，Ca，Mg吸収不全
	低マグネシウム血症 高ナトリウム血症 低ナトリウム血症			母体糖尿病，Mg吸収不全 脱水，Na過剰投与 抗利尿ホルモン分泌過剰，急性副腎皮質不全，水中毒，利尿薬
	2）先天代謝異常 ビタミンB₆依存症 アミノ酸代謝異常 尿素サイクル異常症 有機酸代謝異常	多焦点性間代	～12時間 1週以降 1週	
	3）全身重症感染症（敗血症）			DIC，脳虚血，電解質・血糖の変動
	4）離脱症候群 short acting barbiturate Methadone Heroin	間代	～2日 ～10日 1～2日	易興奮性，嘔吐，睡眠障害 易興奮性，哺乳不良，痙攣は8％ 易興奮性，易刺激性，痙攣は1～2％
	5）薬物（局所麻酔薬） 鉛，ヘキサクロロフェン	強直	1～6時間	分娩時医原性，徐脈，低緊張，眼筋麻痺
その他	1）良性家族性新生児痙攣	間代，無呼吸	2～3日	多発傾向 6ヵ月以内に消失 てんかんへ移行（11％）
	2）良性新生児痙攣無呼吸 　（fifth day fits）	焦点性間代	4～5日	15日以内に消失 てんかんへ移行（0.5％）

い，出血の原因検索を，頭部，腹部超音波検査やX線撮影などの画像検査などを用いて行う．また，血小板減少や凝固因子の低下による二次的な出血傾向の有無や，播種性血管内凝固症候群（disseminated intravascular coagulation：DIC）の徴候の有無について注意を払う．

1 皮下出血，点状出血，紫斑

　出生時の圧迫やうっ血によって点状出血や紫斑が出現するが，一過性でその後増悪することもなく数日で消退傾向を示すことが多い．ほとんどが，特に点状出血や紫斑以外の症状を来さないことも多いが，出血量が少なくても出血した血液が吸収されるときに，黄疸がやや増強することがある．しかし，点状出血や紫斑が生後増加する場合には，血小板減少症（特発性血小板減少性紫斑病（ITP））や感染症（重症感染症や先天性サイトメガロウイルス感染症など）による血小板や凝固因子低下によるもの，様々な原因による DIC に起因した出血傾向を呈している場合があるので，原因検索を進めるとともに，採血部位や注射部位，臍帯などからの再出血の有無など，出血傾向の有無に注意して経過観察する．

2 血便，吐血

　上部消化管からの出血では，吐血や暗黒色のタール便，暗赤色の血便を呈することが多く，壊死性腸炎などの感染による消化管全体からの出血では粘血便を呈することが多い．また，比較的肛門に近いレベルの粘膜から出血した場合には，新鮮血が便に少量混じったりする．メレナとは本来，黒色便を表す用語であるが，新生児メレナという症状名は，新生児期に認められる吐血，血便（タール便，黒色便，暗赤色の便，粘血便）などの消化管出血を呈する状態として用いられている．児自身からの出血である真性メレナと母体血を飲み込んでこれを排泄する場合にみられる仮性メレナとが区別されている．原因としては，もともと，ビタミン K 欠乏による新生児期の出血が主とされていたが，急性胃粘膜病変など，その他の原因による場合も含めて新生児メレナと呼ばれるようになった．

　吐血や血便の場合には，前述のように母体血を飲み込んだものなのか，児自身からの出血によるものなのかを Apt 試験で鑑別する．この Apt 試験は，児自身からの血液であればヘモグロビン F を多く含むためにアルカリに対して抵抗性で淡紅色のまま変色せず，母体血であればヘモグロビン A であるために，アルカリによって容易に黄褐色へ変色するという性質を利用したものである．

　上部消化管からの出血の原因としては，ビタミン K 欠乏による出血傾向によるものと，上部消化管の潰瘍や粘膜の断裂などの粘膜病変によるものとがあるとされており，重篤な場合には禁乳としたうえで，ビタミン K の投与や H_2 ブロッカーの投与を行い，出血量が多く貧血や頻脈，血小板減少や出血傾向の増悪などを認める場合には，輸液に加えて赤血球濃厚液，FFP，血小板濃厚液の輸血を行うこともある．また，粘血便があり全身状態が悪い場合には壊死性腸炎を疑い，禁乳として，腹部 X 線写真や腹部エコー，血液検査などにより精査を進める．

　便に少量の血液が混じる場合には肛門周囲の粘膜からの出血などの場合が多く，特別の処置は必要でなく，経過観察のみで軽快することが多い．

3 深部への出血

　血液が体の表面に出ず内部で出血しているときがあり，この場合には特に全身状態の変化に注意が必要である．

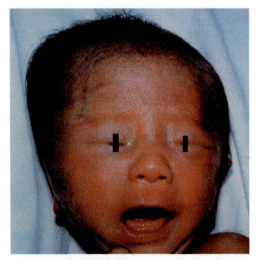

図Ⅱ-B-Ⅱ-2　帽状腱膜下出血

　頭部の帽状腱膜下への出血である帽状腱膜下出血（図Ⅱ-B-Ⅱ-2）は，頭蓋骨縫合を越えて腫脹し，皮膚が可動性を有して波動を触れ，児は痛がり過敏で不機嫌となる．帽状腱膜下出血では急速に出血が進む可能性があり，予想以上の大量の出血であったり，止血がされず急速に貧血や失血性ショックに陥ったり，血小板や凝固因子の急激な消費によりDICに陥り，重篤な場合には死亡に至ることがあるので厳重な注意が必要である．局所の安静を保ち，輸血（赤血球濃厚液，FFP，血小板濃厚液）などを考慮し，厳重にバイタルサインを観察する．また，黄疸が急速に増悪することも多いので注意が必要である．頭蓋内出血は，分娩外傷や胎児不全，新生児仮死や早産児，児に先天性の出血性素因（血友病やビタミンK欠乏性出血性疾患）がある場合などにみられる．症状としては無症状であったり，過敏性や軽度の発熱などの症状であったり，重篤な場合には無呼吸発作や痙攣を呈することがある．臨床的にはこれらの症状を参考に，頭部エコーや頭部CTで診断する．安静や脳浮腫の予防，無呼吸や痙攣，貧血や出血傾向などに対する治療が必要である．肺出血は新生児仮死や動脈管開存症，左心不全による肺うっ血などに伴って起こることが多く，呼吸症状が出現する．胸部X線写真や気管挿管による気管内吸引物が血性であることから確定診断されるが，重篤になることが多いので，呼吸循環管理を含めた集中治療が必要である．
　腹腔内出血は出血傾向がある場合や，肝臓や脾臓の外傷，消化管穿孔などによって生じ，腹部膨満と貧血，失血性ショックを呈することが多い．これも腹部エコーや腹部X線写真，CTなどによる迅速な診断と集中的な全身管理が必要となる．

8. 発　熱

　新生児では平熱が36.5〜37.5℃前後である．実際には，環境温度の影響を容易に受け変動しやすく，容易に低体温，高体温が起こる．発熱がある場合の病的原因としては，やはり感染

症が多いが，頭蓋内出血でも軽度の発熱を認めることもある．感染症の場合には，新生児では高体温以外に低体温となることもむしろ多いので注意が必要である．感染症として多いのは，肺炎や敗血症，髄膜炎などである．呼吸症状（無呼吸や呼吸窮迫など），末梢冷感，痙攣の有無などを総合して判断する必要がある．

　検査としては血液検査，胸部・腹部X線写真，尿検査，各種培養検査，髄液検査などを行い，原因疾患を検索する．原因疾患の診断と並行して，治療は速やかに開始すべきであり，適切な抗菌薬の投与，および脱水や循環不全，呼吸不全の合併などに応じて輸液療法，昇圧剤の投与，呼吸管理などを考慮する．全身状態が良好で環境温度の調節のみで改善する場合は，経過観察のみでよいが，全身症状を伴う場合には，原因検索および治療のできる施設への転院も早期に考慮する．

9. 皮膚の異常，腫瘤

1 色

　赤い，白い，青白い，黄色い，赤黒い，青黒い，黒いなどの皮膚の色がある．赤い，あるいは赤黒い場合には多血症を疑い，白い，青白い場合には貧血を疑う．黄色の場合には黄疸を疑う．また，赤黒い，青黒いときにはチアノーゼを疑う．それぞれの症状に応じて鑑別を行う．

2 網状チアノーゼ

　皮膚の表面に網状・大理石状の暗赤色・暗青色の模様が浮き出て，末梢の冷感を伴ったりする．末梢の循環不全の徴候で，アシドーシスの場合に出現しやすい．心不全，呼吸不全，循環不全などによることが多く，現場では感染症や心疾患，ショックの症状であることが多いので，注意が必要である．また，単に環境温度が低くて体温が下がった場合にも出現する．原因の検索と保温が必要である．

3 発 疹

　新生児に多くみられる発疹としては，新生児中毒性紅斑（中毒疹，図Ⅱ-B-Ⅱ-3）や，膿痂疹，新生児トキシックショック症候群様発疹性疾患（新生児TSS様発疹症）（neonatal toxic shock syndrome-like exanthematous disease：NTED）（図Ⅱ-B-Ⅱ-4）などである．中毒性紅斑は前胸部や下腹部に出現する不定形紅斑で，丘疹上あるいは内容が黄色の小水疱になることもある．膿痂疹との鑑別が必要となることも多いが，ほとんどが細菌に関係しておらず，数時間から数日で紅斑の範囲や程度が変化し，無害性で自然治癒する．膿疱疹はブドウ球菌や連鎖球菌によるもので，膿性の分泌物を伴う水疱のある紅斑で，局面は滲出液を伴い，表皮が剥離してくることも多い．局所の消毒，抗菌薬軟膏の塗布や，場合によっては全身的な抗菌薬の投与が必要となることもある．

　NTEDは，メチシリン耐性黄色ブドウ球菌（MRSA）からのスーパー抗原によって引き起こされるとされており，全身性のやや膨隆した不規則で小発赤疹が癒合した不規則な紅斑を呈して

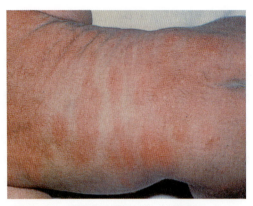

図Ⅱ-B-Ⅱ-3　新生児中毒性紅斑（中毒疹）

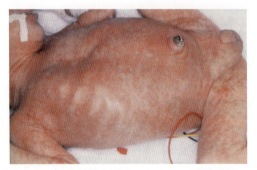

図Ⅱ-B-Ⅱ-4　新生児トキシックショック様紅斑性疾患（NTED）

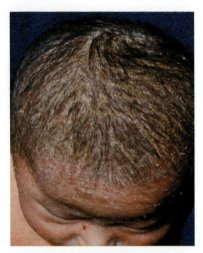

図Ⅱ-B-Ⅱ-5　脂漏性湿疹

おり，白血球減少や血小板の減少を伴うことも多い．全身状態の厳重な観察が必要で，重篤な場合には発熱や活気不良だけでなく，無呼吸発作や浮腫，血圧低下や尿量減少など，ショック様の症状を呈し，敗血症に準じてMRSAに対する抗菌薬の投与やγグロブリン製剤の投与，全身の呼吸循環管理が必要となることもある．

4 湿　疹

　乳児急性湿疹は発赤や丘疹様の膨隆，滲出液，皮膚の落屑などを伴う局面を呈しており，顔面や頭部，体幹部などにみられる．感染の徴候がなければ，局所を洗浄して清潔にして乾燥したうえで，重篤な場合には抗炎症薬の軟膏（非ステロイド系，ステロイド系）を塗布する．脂漏性湿疹（図Ⅱ-B-Ⅱ-5）は頸部や頭部によく認められ，脂性の皮膚落屑が皮膚表面に蓄積したもので，膨隆した粗造な局面を呈する．オリーブオイルやローションなどによって軟化させ，洗浄すると除去しやすい．炎症を伴う場合には，抗炎症薬の軟膏やローションを使用する．

アンモニア性皮膚炎はいわゆるおむつかぶれで，肛門周囲や外性器周囲，鼠径部や殿部などに発赤，軽度の膨隆や滲出液の流出，皮膚剥離などを認める．局所を洗浄して清潔にして乾燥したうえで，重篤な場合には抗炎症薬の軟膏（非ステロイド系，ステロイド系）を塗布する．

カンジダ皮膚炎は肛門周囲や股間，腋窩などに小丘疹性紅斑を呈し，局所の表面に光沢をもった落屑を伴うこともある．抗真菌薬入りの軟膏を塗布する．ステロイド系の抗炎症薬を塗布するとかえって悪化するので注意が必要である．

5 浮 腫

皮下が水っぽく腫脹した状態で，四肢末梢や体幹側面，背中などに出現しやすい．心不全や腎不全，感染症による全身の血管透過性の亢進などによる．程度がひどい場合には，皮膚が張って硬くなり（硬性浮腫），四肢の可動性を制限するようになることもある．心不全の有無やその原因，腎機能，血中尿中のタンパクやナトリウムの濃度，感染・炎症所見の有無などについて精査を行い，原因疾患の検索を行いこれに対処する．

6 母斑，母斑症

「母斑」とは皮膚の奇形を示す言葉で，遺伝的あるいは胎生期の要因により，発生の段階で神経堤に生じた発生異常（異常増殖）が原因で，メラニン細胞やシュワン細胞に分化できなかった分化能力の不十分な細胞による皮膚の奇形をいい，いろんな部位や時期にこの異常細胞が増殖して起こる．一般的には，「母斑」でほくろ（色素性母斑）や単純性血管腫などを指すことが多い．

「母斑症（phakomatosis）」とは，皮膚に母斑ができるだけでなく，脳や目，その他の内臓にも様々な病変を伴うもので，いろんな時期に起こる．その多くは，皮膚と中枢神経系に異常を起こすため，神経皮膚症候群とも呼ばれる．

母斑は，表Ⅱ-B-Ⅱ-7 に示すように色調によって，赤色斑，褐色斑，青色斑，白色斑，黒色斑に分類される．新生児での頻度は，赤色斑 19.5％，褐色斑 3.3％，青色斑 0.4％，白色斑 0.18％，黒色斑 0.17％となっている．個々の疾患によって，発症時期や消退時期が異なり，その悪性化や他の合併症の有無に特徴がある．一般的に白色斑や黒色斑は，悪性化するものが多い．

赤色斑は，ほとんどがその本体は拡張血管が集まった血管腫であることが多い．赤色斑としては，サーモンパッチ・ウンナ母斑，ポートワイン母斑，イチゴ状血管腫などが新生児では頻度が多い（血管腫の項参照）．

褐色で皮膚から膨隆しない茶色のあざを扁平母斑（図Ⅱ-B-Ⅱ-6）といい，時に四肢や体幹部の広範囲に認めることがある．悪性化はないが，理容上の問題から，治療の対象となっており，乳児期早期からレーザー治療を開始することで効果を認めている．専門皮膚科・形成外科への相談を早期に行う．また，褐色斑であるカフェ・オレ斑（café-au-lait macule）は，ミルク入りコーヒーの色をした斑で，大型であったり，数が多い場合には von Recklinghausen 病（図Ⅱ-B-Ⅱ-7）の初期症状のこともあるので十分な経過観察，および精査が必要である．

表Ⅱ-B-Ⅱ-7 母斑の種類と経過

色	種 類	自然経過 (発症時期→消退時期)	悪性化	合併症
赤色	サーモンパッチ	出生時→乳児期	－	－
	ウンナ母斑	出生時→乳児期（半数は成人）	－	－
	イチゴ状血管腫	生後数日→乳幼児（瘢痕化）	－	多発＋
	ポートワイン母斑	出生時→成人（ポリープ状）		「＋」
	色素失調症	出生時→学童期（成人で白斑）	－	「＋」
	先天性血管拡張性大理石様皮斑	出生時→学童期		「＋」
	色素血管母斑症	出生時→成人		「＋」
褐色	扁平母斑	出生時→成人		－
	カフェオレ斑	出生時→成人		「＋」
	脂腺母斑	出生時→思春期に隆起→腫瘍	「＋」	多発「＋」
	肥満細胞腫	出生時→幼児期	－	多発「＋」
	若年性黄色肉芽腫	乳児期→幼児期		時に「＋」
	若年性黒色腫	乳幼児期→（切除）		－
青色	異所性蒙古斑	出生時→幼児期→成人4％	－	－
	太田母斑	出生時（または思春期）→成人	－	－
白色	脱色素性母斑	出生時→成人		
	白皮症	出生時→成人	時に「＋」	「＋」
	伊藤白斑	出生時→成人		「＋」
	結節性硬化症	生後数週→成人	－	「＋」
黒色	色素性母斑	出生時→成人	まれに「＋」	多発「＋」
	獣皮様母斑	出生時→成人	時に「＋」	
	神経皮膚黒色症	出生時→成人	「＋＋」	「＋」
	Puetz-Jeghers症候群	乳児期→成人		「＋」

（馬場直子：母斑（あざ）．遠藤丈夫 編：最新ガイドライン準拠 小児科診断・治療指針．p.942-948，中山書店，2012．より転載）

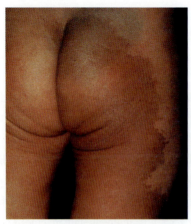

図Ⅱ-B-Ⅱ-6 色素性扁平母斑

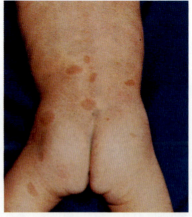

図Ⅱ-B-Ⅱ-7 von Recklinghausen病（カフェ・オレ・スポット）

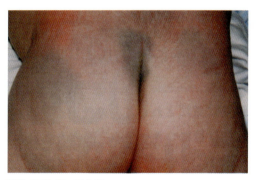

図Ⅱ-B-Ⅱ-8　蒙古斑
（長 和俊：よく見られる正常の症状・所見と観察のポイント．大野 勉 編，みる・きく・わかる 新生児の症状・所見マスターブック，Neonatal Care 2003年秋季増刊，p.26，メディカ出版，2003）

　蒙古斑（図Ⅱ-B-Ⅱ-8）は，出生直後から主に殿部や背部にみられる青色の斑で，時には下肢や上肢にも認められる（異所性蒙古斑）．東洋人に多く認められ，5～6歳までに自然消退することが多い．病的意義はない．

　白斑は，結節性硬化症の児で，生後数週で出現し，本疾患に特徴的である．

　ほくろは色素性母斑（色素細胞母斑，母斑細胞母斑）と呼ばれる．色素性母斑は，限局性の先天性皮膚奇形の一種で，青黒褐色で，扁平だったり（扁平母斑），やや膨隆したり，疣状であったり（疣状母斑），粗造な局面を持ち，表面に体毛を伴うこともある（獣皮様母斑）．獣皮様母斑は悪性化の危険性があるため，専門皮膚科，形成外科の相談を早期に行う．

7 血管腫

　赤色斑は，ピンク色，赤ワイン色，あるいは赤褐色を呈している斑で，ほとんどがその本体は拡張血管が多数集まった血管腫であることが多い．血管腫には，皮膚表面からの膨隆のない，サーモンパッチ（図Ⅱ-B-Ⅱ-9），ウンナ母斑（図Ⅱ-B-Ⅱ-10），単純性血管腫（図Ⅱ-B-Ⅱ-11）に属するポートワイン母斑，皮膚面から盛り上がっているイチゴ状血管腫（図Ⅱ-B-Ⅱ-12）や海綿状血管腫などがある．

　サーモンパッチは上眼瞼，眉間，前額正中部，上口唇などに生ずる境界が不鮮明な紅色斑で，毛細血管拡張を認める．頻度は高いが，約半数は新生児期に消失するといわれている．ウンナ母斑は項部などにみられる淡紅色の斑で，サーモンパッチと同様の血管腫である．サーモンパッチやウンナ母斑は，多くは乳児期に消失するとされているが，長期間残存する場合もある．発症部位によって消退の時期が異なり，上眼瞼のものは，1歳で100％消退し，前額部中央のものは，1歳で80％，3歳で90％が消退し，上口唇のものは，3歳までに100％が消退するが，項部のウンナ母斑は，成人になっても50％しか消退せずに残存する．

　ポートワイン母斑は，皮膚表面から隆起していないポートワイン色の斑で，単純性血管腫の一種であり，自然消退はしない．

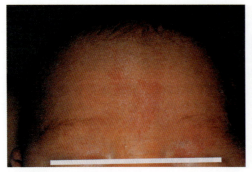
図Ⅱ-B-Ⅱ-9　サーモンパッチ

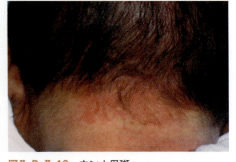
図Ⅱ-B-Ⅱ-10　ウンナ母斑

（長 和俊：よく見られる正常の症状・所見と観察のポイント．大野 勉 編，みる・きく・わかる 新生児の症状・所見マスターブック，Neonatal Care 2003年秋季増刊，p.26，メディカ出版，2003）

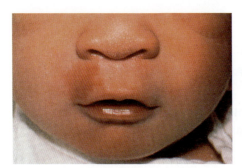
図Ⅱ-B-Ⅱ-11　単純性血管腫

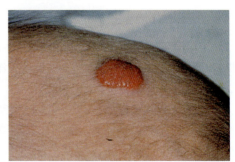
図Ⅱ-B-Ⅱ-12　イチゴ状血管腫

　単純性血管腫の中で特に顔面の三叉神経第一枝領域にみられるものは，緑内障や中枢神経症状などを伴うSturge-Weber症候群（図Ⅱ-B-Ⅱ-13）の特異的な症状の一つとされており，この場合には眼科的・神経学的精査が必要である．また，Klippel-Weber症候群（図Ⅱ-B-Ⅱ-14）では，四肢の広範な単純性血管腫に同側肢の肥大を認める．イチゴ状血管腫は皮膚表面から隆起した表面が顆粒状で，鮮紅色の柔軟な腫瘤を呈しており，初めは紅色小丘疹あるいは毛細血管拡張性の紅斑であったり，貧血様の斑であったりしたものが，後にイチゴ状血管腫として増大傾向を示すことも多い．多くの場合には，1歳頃までに消退傾向を示すとされていたが，部位や大きさによっては，早期からの皮膚科的治療（レーザー治療）の適応となるので，専門皮膚科へ早期に相談することが望ましい．

　海綿状血管腫は真皮の下に血管腫が発育したもので，暗青色の腫瘤を呈する．大きいものになると血管腫内に出血を起こし，血小板や凝固因子の消費が亢進して，DIC様の症状を呈して，貧血や血小板減少出血傾向などを示すというKasabach-Merritt症候群（図Ⅱ-B-Ⅱ-15）になることがあるので，厳重な注意が必要である．これらの病状を呈する場合には外科的治療のほか，ステロイド薬，β遮断薬，化学療法剤，インターフェロンの投与などにより退縮を図る治療も試みられる．

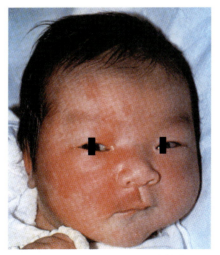

図Ⅱ-B-Ⅱ-13　Sturge-Weber症候群

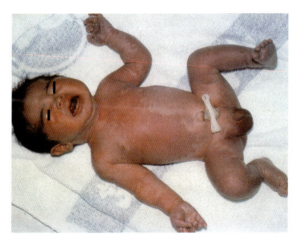

図Ⅱ-B-Ⅱ-14　Klippel-Weber症候群

8 稗粒腫

顔面にみられる直径 1〜2 mm 以内の半球状に膨隆した白色の点状丘疹のことで，毛包や未発達な皮脂腺に角質がたまったものである．病的意義はなく，自然消退する．

9 リンパ管腫

頸部や腋窩，体幹部，四肢に先天的に存在する軟らかい嚢腫で，生後むしろ増大傾向を示すことも多い．深く組織に浸潤している場合には周囲組織を圧迫することがあり，特に頸部（図Ⅱ-B-Ⅱ-16）から縦隔に存在する場合には，これによる気道狭窄症状が問題となることが多いので，注意深い経過観察が必要である．部位や大きさや周囲組織への浸潤の程度によって，外

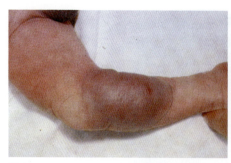 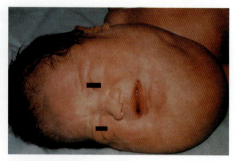

図Ⅱ-B-Ⅱ-15　Kasabach-Merritt 症候群　　　図Ⅱ-B-Ⅱ-16　リンパ管腫

科的切除や抗悪性腫瘍溶連菌製剤(OK-432, ピシバニール®)などの局所注入によりリンパ管腫の退縮を図る.

文　献

1) 山本一哉：乳幼児皮膚疾患図譜. 金原出版, 1973.
2) 島田信宏：カラーアトラス新生児の疾患. 南山堂, 1981.
3) 新生児医療連絡会 編：NICU マニュアル第 3 版. 金原出版, 1989.
4) 奥山和男：新版新生児・未熟児の取り扱い. 診断と治療社, 1990.
5) Green M：Pediatric diagnosis, 4th ed. WB Saunders, 1986.

[伊藤裕司]

III 新生児の主な疾患　出生直後の異常 ― 緊急事態

日本の新生児死亡率は世界で最も低いが，それでも 1,000 人出生すれば約 1.2 人が死亡してしまう（平成 21 年）．ちなみに，乳児死亡（生後 1 年未満の死亡）は 1,000 人に約 2.4 人（同年）なので，1 歳までに死亡する児の半数は新生児期に亡くなることになる．この事実からも，出生・新生児期を無事乗り越え，元気に生きていけることが如何に尊いことかわかる．では，なぜこの時期に生死にかかわる事象が生じるのだろうか？　それは，子宮内外での生活の違いで説明できる（表 II-B-III-1）．すなわち，子宮内で生き続ける能力だけでは，子宮外の環境で生きていけるとは限らないのである．子宮外環境での適応障害には，仮死・呼吸器疾患・循環器疾患・感染症・黄疸/低血糖などの代謝性疾患・出血性疾患などの病態があり，これらの病態に適切に対応することが重要である．

表 II-B-III-1　新生児の適応障害の原因

子宮内環境下での生活	子宮外環境下での生活
・臍帯・胎盤を介して，酸素の供給・二酸化炭素の排泄が行われており，肺は機能していない ・臍帯・胎盤を介して，栄養素の供給を受け，また老廃物の廃棄を行っている ・37℃の一定温度で暮らしており，外敵もいない	・自分で呼吸し，肺で酸素/二酸化炭素のガス交換を行う必要がある ・口からミルクを飲み，消化管から栄養を吸収し，かつ老廃物を尿・便として排泄する ・子宮内に比して，寒くまた外敵に囲まれている

1. 新生児仮死

要点

新生児仮死に陥らせない適切な胎児管理が最も重要なことは言うまでもない．そのうえで，仮死出生となってしまった場合は，新生児蘇生法（NCPR）に準じた適切な蘇生を行い，速やかに呼吸循環状態を安定させる必要がある．また，これまで，低酸素脳症に対する有効な治療はなかったが，低体温療法の有効性が明らかとなった現在，中等症の仮死出生児は生後 6 時間以内に低体温療法が開始できる施設に搬送されねばならない．

1 病態生理

胎児は元々低酸素状態で暮らしていたが，陣痛が発来し子宮が収縮すると，胎児/胎盤間のガス交換は途絶えがちとなり，正常分娩でも胎児血の pH は 7.1〜7.2，PCO_2 70〜80 mmHg，BE −6〜−8，SaO_2 20% となる．健常児であれば，出生後第一呼吸が起こり，ここから自力で回復するが，分娩が遷延したり，何らかの原因でもともとアシドーシスであった場合には，回復することができず仮死に陥ってしまう．新生児仮死は，①胎児または新生児への低酸素血症，

表Ⅱ-B-Ⅲ-2　正期産児の低酸素性虚血性脳症の病期分類

	Stage 1（軽症）	Stage 2（中等症）	Stage 3（重症）
意識レベル	過覚醒・不穏	嗜眠・鈍麻	昏迷
筋緊張	正常	軽度低下	弛緩
姿勢	軽度の遠位部屈曲	高度の遠位部屈曲	間歇的除脳姿勢
腱反射	亢進	亢進	減弱～消失
原始反射（吸啜・Moro）	容易に誘発	減弱	消失
瞳孔	散瞳（4 mm 以上）	縮瞳（1 mm 未満）	不等，対光反射低下
痙攣	なし	あり	通常なし
脳波	正常	低電位，痙攣時電位変動	バーストサプレッション
予後	死亡率 0% 重度後遺障害 5%	死亡率 5% 重度後遺障害 30%	死亡率 70% 重度後遺障害 100%

（Sarnat HB, et al. Arch Neurol 1976：33：696-705 より一部改変）

②ガス交換の欠如，③主要臓器への灌流障害がもたらされた状態を指す．

2 診　断

診断は以下の 4 項目から成る．
①臍帯動脈血の pH が 7.00 未満の重篤な代謝性または混合性アシドーシスを認める．
②Apgar スコアが 0～3 点の状態が 5 分以上持続している．
③痙攣・筋緊張低下・昏睡・低酸素性虚血性脳症などの神経症状がある．
④多臓器にわたる機能不全を示す所見がある．

3 症　状

診断基準の③，④で記した神経症状・その他の臓器症状が問題となる．

1）中枢神経症状

・低酸素性虚血性脳症：臨床症状は，重症度および受傷からの時間経過によって大きく変化する．Sarnat 分類が広く用いられている（表Ⅱ-B-Ⅲ-2）．

2）その他の臓器症状

・循環障害：低血圧・末梢循環不全・徐脈/頻脈　など
・腎障害：乏尿・無尿・浮腫・電解質異常　など
・播種性血管内凝固（disseminated intravascular coagulation：DIC）：穿刺部位からの止血困難，多臓器出血　など

4 検査所見

組織の低酸素を示唆する所見として，血液ガス分析における代謝性アシドーシス，乳酸値の上昇を認める．また，臓器障害の指標としては，血清逸脱酵素（AST, LDH, CK など）の上昇がみられることがある．また，臓器障害を示す画像検査としては，超音波検査における心筋収縮力の低下・三尖弁逆流や，頭部 CT/MRI による虚血性病変の描出などが挙げられる．

5 治療

1）呼吸循環の維持
重症例では，人工呼吸管理・昇圧薬の投与などを適切に行い，呼吸循環状態を安定させることがすべての治療の大前提となる．

2）血液 pH，血糖値，電解質の補正
代謝性アシドーシス・低血糖・低カルシウム血症は仮死児にしばしばみられる異常であり，その補正は重要である．また，低ナトリウム血症は脳浮腫を助長するため，低ナトリウム血症にしない輸液管理も重要となる．

3）痙攣に対する治療
フェノバルビタールの静注投与が第一選択となる．無効な場合は，リドカイン・ミダゾラムがしばしば用いられている．

4）低体温療法
硫酸マグネシウム投与に加えて，脳代謝を抑制する目的での抗痙攣薬投与など種々の治療が試みられてきたが，有効性が確認されたものはなかった．しかし近年，低体温療法が唯一エビデンスのある治療として認められ，NCPR のプロトコールにも明記された．このため，低体温療法が，わが国でも急速に普及しつつある．

6 搬送の時期

中等度の新生児仮死であれば，受傷後 6 時間以内に低体温療法を開始することで，その予後を改善することが期待されている．低体温療法の適応基準を以下に記すが，適応基準 A および B を満たす場合，低体温療法が実施可能な施設に速やかに搬送することが重要である．

◆低体温療法の適応

[適応基準 A]：在胎 36 週以上で出生し，少なくとも以下のいずれか 1 つに該当する．
　(1) Apgar スコアの 10 分値が 5 以下．
　(2) 10 分以上の持続的な新生児蘇生（気管挿管・陽圧換気など）が必要．
　(3) 生後 1 時間以内の血液ガス分析で，pH 7.00 未満．
　(4) 生後 1 時間以内の血液ガス分析で，base deficit 16 mmol/L 以上．

[適応基準 B]：中等度以上の脳症の所見（Sarnat 分類 2 度以上に相当）すなわち，意識障害（傾眠・鈍麻・昏睡）を呈し，そのうえで，少なくとも以下の神経学的所見のいずれか 1 つに該当する．
　(1) 緊張低下
　(2) 人形の目反射もしくは異常反射（眼球運動や瞳孔異常を含む）
　(3) 吸啜の低下もしくは消失
　(4) 臨床的痙攣

[適応基準 C]：少なくとも 30 分以上の aEEG の記録で，中等度以上の異常背景活動，あるいは，発作波が存在する．

[除外規定]：以下のいずれかに該当する場合は除外する．

(1) 在胎週数 36 週未満の児
(2) 出生体重 1,800 g 未満の児
(3) 大奇形がある
(4) 現場の医師が全身状態や合併症から低温療法によって利益を得られない，あるいは，低体温療法によるリスクが利益を上回ると判断した場合
(5) 必要な環境が揃えられない場合

2. 胎便吸引症候群（meconium aspiration syndrome：MAS）

> **要点**
>
> 子宮内で低酸素に曝された児が胎便を排泄し，それを吸引して呼吸障害を呈するのが胎便吸引症候群（MAS）である．しばしば経験する病態だが，管理上最も重要な点は，出生後速やかに酸素化を改善し，肺高血圧症を避けることである．MAS に続発する肺高血圧症の治療は一酸化窒素（NO）吸入療法の導入後，その予後は著しく改善したため，重症例では速やかに NO 療法が可能な施設に紹介することも重要である．

1 病態生理

胎児が低酸素状態となると腸管の蠕動運動が亢進するとともに，肛門括約筋が弛緩し，胎便が排泄される．これを胎児が子宮内あるいは産道において気道内に吸引して生じる．
気道内に吸引された胎便は以下のような機序を介して，呼吸不全を招く．
- 胎便による気管支の閉塞による無気肺の形成
- 胎便による気管支の部分閉塞によって生じるチェックバルブの形成が肺気腫・エアリークを生じる
- 胎便によって惹起される炎症反応（TNFα，IL-1β，IL-8 の増加）が肺の血管透過性を亢進させ，肺胞内への血漿成分の漏出を促し，二次的なサーファクタント欠乏をきたす

2 診　断

羊水中に胎便が混入する率は全分娩の 10〜15％と多く，気道内に胎便が吸引されるのがその 35％で，実際に呼吸障害を発症するのは，羊水に胎便が混入した児の 10％とされている．
以下のような所見が典型的な MAS 児にみられる．
- 出生前の胎便排泄の既往
- 皮膚・胎脂の胎便による汚染
- 生直後から存在し進行する呼吸窮迫症状

3 症　状

- 呼吸障害（多呼吸・努力呼吸　など）・チアノーゼ
- 皮膚の黄染を認める症例もある

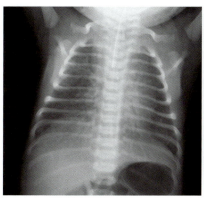
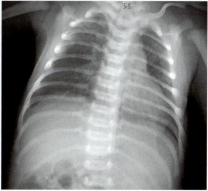

図Ⅱ-B-Ⅲ-1　MASのX線像
MASの典型的なX線像は，肺門部を中心とする索状陰影・無気肺・気腫状病変が混在した像である．エアリーク像がみられることも少なくない．

4 検査所見

- **臨床経過**：典型的な分娩の経過，気管内からの胎便が確認できれば診断は容易である．一方，吸引された胎便の量が少ない場合，時にその診断は容易ではない．
- **胸部X線**：無気肺と肺気腫（およびエアリーク）が混在する（図Ⅱ-B-Ⅲ-1）．
- **血液検査**：特異的なものはないが，種々の程度の炎症反応の陽性化・呼吸不全を呈する血液ガス所見がみられる．

5 治療

1）蘇生処置・気道吸引

かつては，羊水の胎便汚染がある分娩では，児頭娩出とともに口腔内吸引を行い胎便を除去すること，出生後ルーチンに気管内の胎便を吸引除去することが，MASの進展を予防すると信じられていた．しかし胎便の気管内吸引はすでに子宮内である程度完成しており，これらの処置が必ずしも，その後の症状の改善にはつながらないと考えられるようになっている．このため，2010年のNCPRでは，出生直後のチェックポイントから羊水混濁の有無がはずされ，通常の初期処置を行うことが推奨されている．

2）人工肺サーファクタント療法

サーファクタントは界面活性作用を有するため，これを用いて気管内洗浄を行うと，胎便の除去効率が上がると考えられている．

また，病態生理で示したように，しばしば二次的なサーファクタント欠乏が生じるため，呼吸不全が強い場合は，人工肺サーファクタントの投与が考慮される．

3）呼吸管理

エアリークが生じやすく，低酸素・アシドーシスが肺高血圧症を惹起するリスクが高いため，高頻度振動換気（high frequency oscillation：HFO）などを用いた積極的な呼吸管理が必要となる．肺高血圧症が遷延するような重症例では，一酸化窒素（NO）吸入療法が必要となる．

4）MASの予後

原因となる仮死の程度，遷延性肺高血圧症（PPHN）・播種性血管内凝固（DIC）の伸展の有無など合併症の程度に左右される．かつては重症疾患の代表だったPPHNの予後はNO吸入療法が標準治療となったことから，近年改善しているものと思われる．

6 搬送の時期

羊水混濁があり，出生後呼吸障害を認める場合は，速やかにNICUに搬送すべきである．低酸素・高炭酸ガス・アシドーシスに起因する肺高血圧を生じさせないためには，適切な呼吸管理が望まれるからである．

3. 気 胸

> **要点**
>
> 呼吸障害を呈する児を診た場合，気胸は常に念頭に置くべき病態である．とりわけ，緊張性気胸に陥った場合には，急激な循環不全を来す恐れがあり注意が必要である．一方，縦隔気腫など呼吸障害を伴わないような場合は，酸素投与のみで自然軽快することも多く，呼吸障害の有無の評価が重要である．

1 病態生理

過度のまた不均一な換気のために肺胞壁に対し持続性に裂くような圧がかかり，肺胞壁が破れ，肺胞壁の破綻が生じ，空気が直接胸腔内に及んだ状態が気胸である．

2 症 状

多呼吸，陥没呼吸，チアノーゼ，胸郭の非対称，無呼吸発作，徐脈，心尖拍動の変位，呼吸音の変化，低血圧などが生じることがある．ただし，程度が軽い場合には，ルチーンに撮影されたX線で初めて気づかれることも少なくない．

3 診断・検査所見

- **透光試験**：部屋を暗くし強い光源を前胸壁に当て，漏出した空気（いわゆる「ぼんぼり」）や縦隔偏位を確認．
- **胸部X線**：前後像，仰臥位のままの側面像（cross table lateral view），気胸が疑われる側を上にした側面のデクビタス像（図Ⅱ-B-Ⅲ-2）．

4 治 療

1）保存的治療

肺に基礎疾患がなく，気胸を増悪する可能性のある治療（陽圧換気など），呼吸障害がない児は，なるべく泣かせないようにし，十分な観察と胸部X線のフォローを行う．通常24～48時

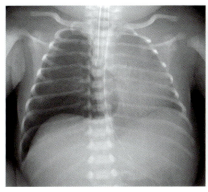 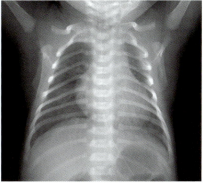

a. 緊張性気胸　　　　　　　　　　b. 間質性肺気腫・縦隔気腫

図Ⅱ-B-Ⅲ-2　エアリーク
a. 典型的な緊張性気胸であり，心臓は左方に圧排されている．早急な脱気が必要である．
b. 肺野（間質性肺気腫）および心臓周囲（縦隔気腫）に透過性の高い部分がみられている．

間で吸収される．酸素濃度は高めのほうが気胸の吸収を早めるとされている．

2）穿刺吸引

呼吸循環障害を伴い極めて重篤な児に対しては穿刺吸引を行う．また，陽圧換気中など，エアリークが持続する場合には持続吸引を行う．

3）予　後

適切な処置を施せば，気胸自体の予後はさほど悪くないが，予後は基礎となる呼吸器疾患による．

5 搬送の時期

原則，呼吸障害を呈する気胸は，速やかに NICU に搬送すべきであろう．

4. 新生児一過性多呼吸（transient tachypnea of newborn：TTN）

要点

出生後の適応障害であり，通常一過性の病態だが，低酸素が持続すると遷延性肺高血圧に陥ったり，気胸などを併発して重症化することもあるので，注意が必要な病態である．また，TTN という診断名は結果論であり，診断確定までは，気胸・感染症など重症化しうる他の要因を鑑別することが極めて重要である．

1 病態生理

肺液の吸収障害によると考えられる多呼吸を主徴とする呼吸障害を指す．胎児期，肺胞内は肺液で満たされている．しかし，出生後，肺液は肺胞腔から間質へと移行し，その後毛細血管・リンパ管から速やかに吸収・排出される．この過程が何らかの原因で障害された場合に，

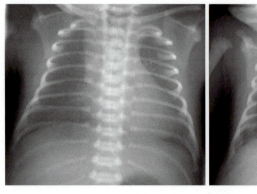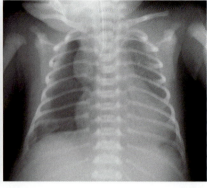

a　　　　　　　　　　　　　　b

図Ⅱ-B-Ⅲ-3　TTN の経過中気胸を発症した症例の X 線像
　a．肺門部の陰影の増強を認め，葉間胸水の貯留を認めることが多い．軽度の心拡大を認めることも
　　あるが，本症例では心拡大はない．
　b．TTN として経過観察していたところ，日齢 1 に右気胸を併発した．
　　TTN は一過性に改善する病態だが，このように重症化することもありうる．

拡散障害が生じる．呼吸障害が進行する重症例では，肺液吸収障害そのもの，あるいはそれに対する呼吸補助療法によって，肺胞上皮細胞の障害が進行し，その結果，血漿成分が肺胞内へ漏出し，二次的なサーファクタントの不活化が生じる．

2 診断・検査所見

①生後 6 時間以内に発症する多呼吸（呼吸数＞60/分）
②多呼吸が 12 時間以上持続
③特徴的な胸部 X 線像：肺門部の血管陰影の増強・肺の過膨張・葉間腔の液貯留・軽度の心拡大（図Ⅱ-B-Ⅲ-3）．
　上記 1〜3 の所見が生後 24〜72 時間までに改善すること．
　ただし，多呼吸を来す他の疾患〔肺炎，RDS，胎便吸引症候群（MAS），エアリーク，心疾患，多血症　など〕を除外することが重要である．

3 症　状

生後 6 時間以内に発症し，12 時間以上持続する多呼吸が主症状である．

4 治　療

①酸素投与：SpO_2 などを参考に適切な濃度の酸素（30〜40％前後）を投与する．
②重症例では，人工換気・nasal CPAP を要することもある．
③呼吸障害が強いときは絶食のうえ，経静脈輸液にて管理する．
④投与水分量の制限　あるいは　利尿薬投与
⑤アルブミン投与：低蛋白血症を伴う場合．

表Ⅱ-B-Ⅲ-3　新生児の感染症

	早発型	遅発型
感染経路	子宮内での経胎盤血行感染 上行性/出生時の産道感染	産道感染 出生後の水平感染
病原菌	経胎盤感染；梅毒・結核・リステリア　など 産道感染；腟内常在菌（GBS，大腸菌　など）	産道感染；腟内常在菌（GBS，大腸菌　など） 水平感染；GBS，大腸菌，MRSA，CNS，緑膿菌，真菌　など
臨床症状	呼吸不全・循環不全・無呼吸・低体温・腹部膨満・黄疸など非特異的	早発型同様，非特異的であることが多い
治療	抗菌薬の第一選択は以下の2剤併用 ・アンピシリン ・アミノグリコシド系（ゲンタマイシン）またはセフォタキシム	菌に感受性のある抗菌薬
予後	死亡率は3〜50％と予後不良	死亡率は2〜40％と予後不良

⑥抗菌薬の投与：肺炎などの感染症が完全に否定できるまでは，抗菌薬を投与する．
⑦サーファクタント補充療法：重症型に行うこともある．
⑧PPHN を合併した場合は，PPHN の治療に準ずる．

　一般に数日で症状消失し，予後は良好である．重症例では，他の呼吸器疾患の合併・進展を考えるべきである．

５ 搬送の時期

　酸素投与のみで速やかに呼吸状態が安定化していく場合はよいが，酸素投与を開始しても努力呼吸が増悪傾向をとるような症例は，速やかに NICU に搬送すべきであろう．

5. 細菌感染症

> **要点**
>
> 　新生児期の細菌感染症は単一臓器の感染にとどまることは少なく，敗血症・髄膜炎・肺炎など全身の感染を巻き込んで発症することが多い．とりわけ，早発型（生後 72 時間以内の発症）ではその傾向が強く，早期の対応が重要となる．

１ 病態生理

　新生児の感染症は一般に生後 72 時間以内に発症したものを「早発型」，それ以降に発症したものを「遅発型」と分けられることが多いが，それは，病態生理（感染経路・病原菌・予後　など）が異なるためである．よって，早発型・遅発型に分け，**表Ⅱ-B-Ⅲ-3** に示す．

２ 診断・検査所見

・**血液検査**：白血球増多・減少，血小板減少，CRP 陽性，高血糖，膿尿
・**X 線写真**：肺炎像などの異常陰影
・**各種培養**：尿・血液・気管吸引物・脳脊髄液

3 治　療

　感受性のある抗菌薬の使用が重要であるが，新生児細菌感染症の最も重要な起炎菌であるB群溶連菌（GBS）・大腸菌を念頭に置いた抗菌薬の選択が一般的である．

　GBSに対する第一選択はペニシリン系であり，大腸菌に対してはセフォタキシムなどのセフェム系が第一選択薬とされる．新生児敗血症として，重要な菌種の1・2がGBS・大腸菌であること，化膿性髄膜炎の第3の起炎菌はリステリアであり，これにはアンピシリン・アミノグリコシドが有効である．

　これらを総合して，起炎菌が判明するまでの，新生児の敗血症の第一選択薬として，アンピシリン＋ゲンタマイシン　あるいは　アンピシリン＋セフォタキシムの2剤併用療法を行う施設が多い．

4 搬送の時期

　原則，細菌感染を疑った時点で，NICUへと搬送すべきであろう．GBS感染症などでは，生後数時間以内にショック状態に陥ることもあるので，初動が遅れることは致命傷となることを肝に銘ずる必要がある．

6. 先天性心疾患

A. 肺血流増加型心疾患

> **要点**
>
> 　先天性心疾患には，①出生直後からチアノーゼをきたす病態，②生後早期は明らかな症状を欠くが動脈管の閉鎖とともにDuctal shockに陥る病態が含まれる．まずは，この2つの病態を見落とさないことが重要である．先天性心疾患は大きく以下の4群に分けて考えると理解しやすいため，それぞれについて，解説する．
>
> 　　A．肺血流増加型
> 　　B．肺血流減少型
> 　　C．左心系閉鎖型（＝非チアノーゼPDA依存型）
> 　　D．肺うっ血型

1 病態生理

　肺血流の増大による呼吸不全，心仕事量の増大による心不全，体血流の減少が問題となる病態で，以下の2群に細分される．
　（1）非チアノーゼ性左右短絡性疾患；動脈管開存症（PDA），心室中隔欠損症（VSD），心房中隔欠損症（ASD），心内膜症欠損症（ECD），両大血管右室起始症（DORV）など．
　（2）肺動脈狭窄を伴わないチアノーゼ性心疾患；短絡のある大血管転位症（TGA），単心室，DORVなど．

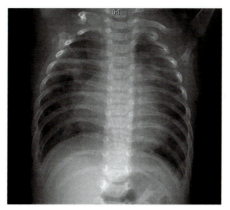

図Ⅱ-B-Ⅲ-4　肺血流増加型先天性心疾患
肺血流増加型心疾患のX線像の特徴は，肺門を中心とする血管陰影の増強に加え，心拡大を認めることである．

2 症　状

- 呼吸障害（多呼吸・努力呼吸・症例によってはチアノーゼ　など）
- 心不全（血圧低下・頻脈・ギャロップリズム・浮腫　など）
- 体血流減少（末梢冷感・乏尿・無尿　など）

3 診断・検査所見

胸部X線では肺血管陰影の増強・心肥大などの所見を認め，胸部超音波検査で診断確定する（図Ⅱ-B-Ⅲ-4）．

4 治　療

治療戦略は，いかに肺血流を低下させるか？　すなわち，水分制限・利尿薬投与が重要で，肺血管抵抗を低下させる酸素投与は禁忌となる．

重症例においては，鎮静・気管内挿管下に"低換気療法"（$PaCO_2$を高値に保つ呼吸管理）によって肺血流を低下させ，体血流を維持して手術までの管理を行うこともある．外科的には，肺動脈絞扼術あるいは根治術が行われる．

B．肺血流減少型心疾患

1 病態生理

肺血流減少による低酸素血症が問題となる．肺動脈狭窄・閉鎖のために肺血流がPDAによって維持されている場合（PDA依存型）と一部のファロー四徴症のように肺血流は少ないもののPDAには依存していない場合（PDA非依存型）がある．

2 症　状
チアノーゼ・酸素飽和度の低下・心雑音（PDAの雑音）．

3 診断・検査所見
胸部X線では肺血管陰影の減少などの所見を認め，胸部超音波検査で診断確定する

4 治　療
内科的な治療戦略は肺血流を維持し，鎮静などにより身体の酸素消費量を減少させることである．

PDA依存型の場合は，PGE_1製剤によってPDAを維持することが重要で，酸素投与は動脈管の閉鎖を促進させるので禁忌である．一方，PDA非依存型のファロー四徴症の場合，βブロッカーによる右室流出路狭窄の軽減を行うなどの治療が必要となる．外科的には，シャント術や根治術が行われる．

C. 左心系閉鎖型（＝非チアノーゼPDA依存型）心疾患
1 病態生理
体血流が肺動脈＞動脈管＞大動脈という流れでのみ維持されており，動脈管の閉鎖は体血流の途絶（ductal shock）を意味する病態で，大動脈縮窄症・大動脈離断症・左心低形成症候群などの疾患がある．

2 症　状
動脈管が開存している間は無症状なことが多いが，この群の場合，下半身の血流は右心室＞動脈管＞下行大動脈と流れた血液であるため，下肢の酸素飽和度の低下・大腿動脈など下肢の動脈拍動の減弱（消失）が生じる．

3 診断・検査所見
下肢の酸素飽和度の低下・大腿動脈など下肢の動脈拍動の減弱（消失）から本症を疑い，超音波検査にて診断確定することが重要である．

4 治　療
内科的な治療戦略はPGE_1製剤によってPDAを維持し，外科的治療までの体血流を維持することであり，適切な時期に外科的修復術を行う．

D. 肺うっ血型心疾患
1 病態生理
肺うっ血によるガス交換不良と肺高血圧によってチアノーゼと右心不全を生じる病態で，総肺静脈還流異常症などがある．

2 症 状

多呼吸（努力呼吸）・チアノーゼ・浮腫・肝腫大など

3 診断・検査所見

胸部X線では肺血管陰影の増強などの所見を認め，超音波検査で診断確定する．

4 治 療

根本的には緊急の心内修復術が必須．

【搬送の時期】

以上の4群に共通して言えることは，心疾患を疑った時点で専門施設に搬送すべきである．とりわけ，動脈管依存性心疾患・肺血流増加型心疾患などは，出生後の動脈管閉鎖・肺血管抵抗の低下によって，急速に症状が進行することがあり，一刻を争う必要がある．

7. 新生児の低血糖

> **要点**
>
> 胎児期には，臍帯を介して持続的な糖の供給を受けていた胎児は，出生後糖の供給が遮断され，一気に低血糖のリスクが高まる．もちろん，元気な正期産児のほとんどは，自力で血糖を維持できるが，早産児・SGA（small for gestational age）児・巨大児・糖尿病母体児・仮死出生児などのハイリスク児は，容易に低血糖に陥る危険性がある．重度の低血糖は神経学的後遺症の重大な原因の一つであり，低血糖を見逃さないこと，早期に対処する事が何より重要である．

1 病態生理

胎盤からの糖の供給が遮断されるため，出生後血糖は急速に低下し，1時間後には最低となる．しかし，通常はインスリン分泌の抑制・グルカゴン分泌の促進によるグリコーゲンの利用によって，糖を供給しなくても血糖は上昇する．グリコーゲンは10時間以内に枯渇するため，生後2時間以内にグルカゴン・コルチゾールなどの働きで糖新生を開始する．また，カテコラミン・成長ホルモンによる脂質の分解によって生じるケトン体も重要なエネルギー源となる．健常な満期産児ではこれらの調節系のために，多少哺乳開始が遅れても著しい低血糖に陥ることはないが，グリコーゲンの蓄積の少ない早産児やエネルギー消費の増加した病的新生児は低血糖のリスクが高くなる．また，インスリン過剰症・各種ホルモン分泌不全・糖利用障害（糖原病）などの病態でも低血糖を生じる．

2 症 状

・中枢神経系の障害：哺乳障害・活動性低下・筋緊張低下・無呼吸・嗜眠傾向・異常な啼

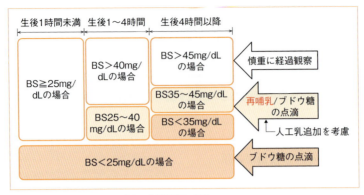

図Ⅱ-B-Ⅲ-5　ハイリスク児の血糖管理（案）

　泣・易刺激性・痙攣など．
・**交感神経系症状**：皮膚蒼白・多汗・多呼吸・頻脈・チアノーゼなど．
・**その他**：代謝性アシドーシスを代償する多呼吸など．

3 診断・検査所見

　低血糖症の明確な基準値は存在せず，50 mg/dL を目安とする．病因の鑑別には「低血糖時の検査」が必須である．低血糖時にインスリン高値（>2μIU/mL）・遊離脂肪酸低値・ケトン体低値が証明できれば，高インスリン血症と診断される（ガイドライン．日児誌 2006 年 110 巻 1,472 頁）．他の場合は，下垂体/副腎機能不全，糖原病，有機酸・脂肪酸代謝異常症などを鑑別する．

4 治　療

　原因特定まで以下の治療で血糖を維持し，確定後原疾患に応じた治療を行う．なお，新生児期に重篤な低血糖症状を来した児の発達予後が不良であることに疑いはないが，無症候性低血糖症の児の予後については発達予後良好とする報告と発達遅滞を認めるという報告があり，コンセンサスは得られていない．

5 搬送の時期

　明らかな低血糖症状を呈するような低血糖症は，速やかに NICU に搬送すべきである．無症候性低血糖症をどのように取り扱うかは難しい問題であり，合意の得られた介入すべき血糖の基準値は存在しない．以下に，低血糖のハイリスク児の介入基準に関する一つの考えを記す（図Ⅱ-B-Ⅲ-5）．

表Ⅱ-B-Ⅲ-4　新生児発作の原因となる病態

頻度の高い病態	頻度の低い病態
低酸素性虚血性脳症	先天性奇形症候群・染色体異常・脳奇形
代謝障害 ・低血糖，低カルシウム血症，低マグネシウム血症，低ナトリウム血症，高ナトリウム血症　など	先天代謝異常症 ・アミノ酸代謝異常症，尿素回路異常症，有機酸代謝異常症，ペルオキシゾーム病，ミトコンドリア異常症　など
感染症 ・敗血症，髄膜炎，脳炎　など	遺伝性痙攣性疾患 ・良性家族性新生児痙攣，良性新生児痙攣　など
頭蓋内病変 ・頭蓋内出血，脳梗塞　など	薬物・毒物　など
	先天性悪性新生物

8. 新生児痙攣

> **要点**
>
> 新生児期に痙攣・発作を生じる病態は少なくない．このため適切な鑑別診断に基づく迅速な治療開始が重要である．近年，aEEG の普及による新たな知見も多い病態である．

1 病態生理

新生児発作の定義は，新生児期に生じる，大脳皮質起源の異常放電に起因する発作イベント，となるがその定義は曖昧である．

種々の病態で生じるため，その頻度に応じて原因となる病態を示す（表Ⅱ-B-Ⅲ-4）．

2 症　状

「新生児期の発作」が臨床症状であるが，近年　臨床症状のみによる判断は著しく客観性に欠けることが指摘されている．

すなわち，新生児発作では，脳波異常と臨床症状が必ずしも一致しない症例が多く，新生児発作と呼ぶべきではない（脳波異常を伴わない）動きが新生児発作と診断されたり，逆に脳波異常を伴う新生児発作が数多く見落とされている．

3 診断・検査所見

新生児発作は脳波記録がないと診断することは困難である．aEEG などで新生児発作であることを確認したら，その基礎疾患の鑑別が重要である．

4 治　療

何らかの基礎疾患に随伴する痙攣（発作）は，基礎疾患に対する治療が重要である．発作そのものを止める薬物療法（抗痙攣薬の投与）に関しては，治療の適応・有効性について必ずしも確固たるエビデンスは存在しないが，一般に以下の薬剤が多く使用されている．

第一選択薬：フェノバルビタール
第二選択薬：リドカイン，ミダゾラム

5 検査可能な施設への搬送が必要な新生児痙攣を疑う臨床症状

臨床症状から診断することのむずかしさはすでに述べたが，実際の臨床現場では，分娩経過から低酸素脳症のリスクが想定され，哺乳不良・皮膚色不良など「なんとなくおかしい」症状があれば，脳波などの検査が必要である．また，このようなリスクが否定できる場合も，微細な動きが気になる，呼吸・循環が不安定である，哺乳不良，活気に乏しいなどの症状が持続する場合は，脳波などの検査が行える施設に搬送すべきであろう．

6 搬送の時期

新生児痙攣をみた場合，自施設で鑑別できる病態（例えば，低カルシウム血症・低血糖症など）であれば，応急処置を施した後に，自施設で鑑別できない病態が疑われる場合は，可及的速やかに NICU に搬送すべきである．

9. 新生児期の高ビリルビン血症

> **要点**
> 高ビリルビン血症は頻度の高い病態である．核黄疸を避けることがすべてに優先する事項であり，高ビリルビン血症に至った原因を解明するとともに，ビリルビンを低下させる治療を並行して行うことが重要である．

1 病態生理

新生児は，以下の理由から生理的に黄疸を来しやすい．
- 生理的に多血であり，赤血球寿命も短いために，ビリルビン産生量が多い．
- 生後しばらくは肝機能が未熟であり，ビリルビンの抱合・排泄能が低い．
- 胎児期は腸肝循環によって，消化管内に分泌されたビリルビンを血液中に再吸収し，胎盤で処理・排泄されていたが，新生児期はまだ腸肝循環が亢進しているため，ビリルビンの便からの排泄が阻害されている．
- 母体・母乳から由来する女性ホルモンはグルクロン酸抱合を阻害する．

これらの生理的な要因に，病的要因（溶血・体腔内への大量出血・肝障害・イレウスなど）が加わった場合，早発黄疸・重症黄疸をきたす．

2 症　状

- **核黄疸の急性期症状**：初期には，傾眠傾向・哺乳不良・筋緊張低下を呈し，進行すると，嗜眠・易刺激性・筋緊張亢進など．
- **核黄疸の慢性期症状**：ジストニア/アテトーゼを伴う運動障害・小脳失調・難聴・眼球運動

表Ⅱ-B-Ⅲ-5　高ビリルビン血症の治療基準
血清総ビリルビン濃度による光線療法・交換輸血の適応基準（単位 mg/dL）

出生体重	<24時間 光線/交輸	<48時間 光線/交輸	<72時間 光線/交輸	<96時間 光線/交輸	<120時間 光線/交輸	>5日 光線/交輸
<1000 g	5/8	6/10	6/12	8/12	8/15	10/15
<1500 g	6/10	8/12	8/15	10/15	10/18	12/18
<2500 g	8/10	10/15	12/18	15/20	15/20	15/20
>2500 g	10/12	12/18	15/20	18/22	18/25	18/25

（神戸大学マニュアルより）

血清アンバウンドビリルビン濃度による基準

出生体重（g）	光線療法	交換輸血
<1500	0.3 μg/dL	0.8 μg/dL
≧1500	0.6 μg/dL	1.0 μg/dL

（神戸大学編：未熟児新生児の管理．1991より）

障害・歯牙エナメル質形成不全など．

3 診断・検査所見

- 血清ビリルビン値の測定が最も重要である．COHb高値は溶血の有無の診断に有用であり，溶血性疾患を疑うときには，母児の血液型・直接／間接クームス試験などを行う．
- 核黄疸は聴性脳幹反応（ABR）・MRIで診断する

核黄疸のMRI所見
急性期：T1強調画像で両側淡蒼球（視床下核・海馬）に対称性に高信号域を認める
慢性期：T1での淡蒼球の病変は消失．T2で淡蒼球に高信号域を認めるようになる．

4 治　療

早発性黄疸・重症黄疸に関しては，早期に高間接ビリルビン血症の存在に気付き，以下の治療指針に沿って，光線療法を開始する必要がある．血液型不適合による場合は，免疫グロブリン大量療法が交換輸血の回避に有効との報告も多い．なお，交換輸血の基準を超えるような重症例では，交換輸血を実施し，核黄疸を回避することが最も重要である（表Ⅱ-B-Ⅲ-5）．

5 搬送の時期

血液型不適合による溶血性疾患が疑われる場合，とりわけ，光線療法を開始してもビリルビン値の上昇がみられる場合は，速やかにNICUに搬送すべきである．すべてに優先するのは核黄疸の回避だということを忘れてはならない．

10. 新生児出血性疾患

> **要点**
>
> 止血機構には，血小板・凝固/線溶系・血管の3つの要素が重要である．これらの要素のいずれかに障害が存在する場合，出血性疾患を発症する．新生児では，これらの機能の未熟性に循環動態の不安定さが加わり，重篤な出血症症状を呈することが少なくない．

1 病態生理

新生児期に出血をきたす代表的な病態を**表Ⅱ-B-Ⅲ-6**で示す．

本書では，ビタミンK欠乏症（新生児メレナ）について解説する．

1）ビタミンK欠乏症（新生児メレナ）の病態生理

ビタミンKは肝臓で産生されるビタミンK依存性凝固因子（プロトロンビン，Ⅶ，Ⅸ，Ⅹ因子）の凝固因子活性獲得に必須のビタミンである．このため，ビタミンK欠乏では，これらの凝固因子の活性が失われ，出血傾向が出現する．以下の病因のために，新生児ではビタミンK欠乏を生じやすい．

- ビタミンKは胎盤透過性が低く，胎児新生児はビタミンKが不足しやすい．
- 母乳はビタミンK含有量が少ない．
- 母乳栄養児の腸内細菌叢はビフィズス菌優位で，ビタミンK産生に乏しい．
- 新生児肝炎・胆道閉鎖症など種々の胆汁うっ滞性肝障害では，ビタミンKの吸収が悪い．

2 診断・検査所見

プロトロンビン時間（PT）・活性化部分トロンボプラスチン時間（APTT）の延長・ヘパプラスチンテストの低下・PIVKAⅡの高値でなされる．

消化管からの出血の場合，アプト試験【NaOH溶液を加えると，アルカリに強い胎児型（HbF）は変色しない（陰性）が，成人型（HbA）は変色する（陽性）】で，胎児血か母体血を嚥下したものかを判別する．

3 症 状

吐血・下血などの消化管出血．

4 治 療

ビタミンKの予防的な投与が重要であるが，実際に消化管出血に遭遇した場合は，検査を提出すると同時に，ビタミンKの投与を行うことが重要である．出血が多量で容易に止血しない場合は，新鮮凍結血漿（FFP）の投与あるいは輸血が必要となる．

表Ⅱ-B-Ⅲ-6　新生児出血性疾患の病態

血小板の異常	血小板減少症	血小板の破壊の亢進による病態	・免疫性血小板減少症 　自己免疫性血小板減少症母体児（ITP, SLE など） 　同種免疫性血小板減少症（NAIT） ・非免疫性血小板減少症 　子宮内発育不全・感染・仮死など
		血小板の産生の低下による病態	新生児一過性骨髄異形成症（TAM），再生不良性貧血，新生児白血病など
		血小板の分布の異常による病態	脾機能亢進
		遺伝性血小板減少症	Wiskott-Aldrich 症候群，Alport 症候群など
	血小板機能異常症		Von Willebrand 病など
血液凝固・線溶系の異常	凝固因子の異常	先天性凝固因子異常症	血友病 A, B など
		二次性凝固因子異常症	ビタミン K 欠乏症（新生児メレナ），DIC など
	抗凝固因子の異常	先天性抗凝固因子異常症	プロテイン C 欠乏症，プロテイン S 欠乏症など
		二次性抗凝固因子異常症	DIC など
	線溶系の異常	先天性線溶異常症	α_2 プラスミンインヒビター欠乏症など
		二次性線溶異常症	DIC など
血管の異常	血管の破綻	胎盤の異常による病態	前置胎盤・胎盤早期剥離など
		胎児・新生児の異常による病態	帽状腱膜下出血・頭血腫・頭蓋内出血など
	血管の機能異常		Kasabach-Merritt 症候群

5 搬送の時期

　生後早期のビタミン K 投与がルチーン化され，重症な出血症例は激減したが，大量出血症例・頭蓋内出血を疑うような症例は速やかに NICU に搬送すべきである．

文　献

1) 河井昌彦：NICU ベッドサイドの診断と治療，改訂 3 版，金芳堂，2012.
2) 河井昌彦：NICU ナースのための必修知識，改訂 3 版，金芳堂，2010.
3) 河井昌彦：NICU フローチャートでわかる診断と治療，金芳堂，2005.
4) 河井昌彦：イラストで見る診る学ぶ新生児内分泌，メディカ出版，2011.
5) 河井昌彦，楠田　聡 編：新生児内分泌ハンドブック，改訂 2 版，メディカ出版，2014.

[河井昌彦]

Ⅳ 新生児搬送

> **要点**
> ❶ 日本では年間約 1 万 5 千人の新生児が救急搬送されていると推測される．
> ❷ 2012 年の全国アンケート調査では約半数の総合周産期母子医療センターが新生児に対応した救急車を所有しており，救急搬送された新生児の約 40％が新生児非対応の救急車で搬送されていた．
> ❸ 搬送に大事なのは，（救命）処置，時間，診断（鑑別）である．まずは救命処置を行い，状態を安定させてからの搬送が基本となる．
> ❹ 搬送の必要性の最終判断は，依頼施設が行うべきである．新生児の管理に少しでも不安がある場合には搬送依頼を行うのが望ましい．
> ❺ 搬送前に患児と家族との面会，特に母親との接触の機会を可能な限り配慮する．
> ❻ 中等度〜重症新生児仮死では低体温療法の適応になる可能性があり，低体温療法が可能な施設へ生後 6 時間以内に冷却が開始できるように早期搬送を考慮する．

1. 新生児搬送と現状

　日本における救急患者搬送業務は，市町村消防機関の業務として法的に位置づけられており，市町村の消防署が救急車を一般的に有し，消防隊員や救急救命士による急性期疾患患者の搬送が主体となる．消防署所有の救急車は新生児用の保育器は装備しておらず，成人搬送用ストレッチャーの上に簡易型保育器をのせて，または保育器なしで新生児搬送を行っている．人工呼吸器や空気・酸素ブレンダーも一般的には装備されておらず，バイタルモニター機器や蘇生道具の新生児への対応は不十分である．また，一部の救急救命士（Emergency Life-saving Technician）は医師の指示のもとに救急救命処置を行うことができるが，心肺停止患者に対する静脈ライン確保と輸液，アドレナリン投与（認可制），食道閉鎖式エアウェイまたはラリンゲアルマスクを用いた気道確保（気管挿管は認可制），自動体外式除細動器による除細動などに限られており，かつ，挿管・点滴・薬剤投与可能な対象は 8 歳以上と限られており，新生児に対する処置などはほとんど経験がないのが現状である．一方，早産児を含む病的新生児の救急搬送は救急車内での医療的行為を必要とする場合が多い．新生児搬送では新生児に対する専門的知識のある人員や新生児に対応した器材などの特別な準備が必要であり，新生児治療に対応した救急車と搬送チームによる搬送が望ましい[1,2]．

　2012 年における新生児救急搬送についての日本全国アンケート調査（対象は全国の周産期母子医療センター，回答率は全周産期母子医療センターで 62.3％：246/395 施設，総合周産期母子医療センターのみで 87.5％：84/96 施設，日本の NICU 病床数の約 72.8％のカバー調査

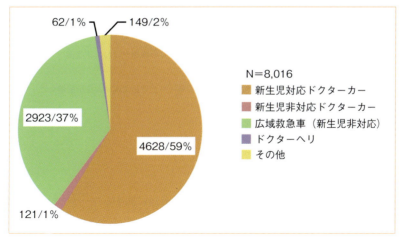

図Ⅱ-B-Ⅳ-1　病的新生児の救急搬送の内訳（2012年全国アンケート結果）

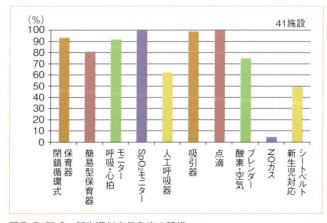

図Ⅱ-B-Ⅳ-2　新生児対応救急車の設備
　　　　　　（複数回答，2012年全国アンケート結果）

率）によると，調査対象施設の2012年の年間NICU入院総数は55,331名（院外出生11,318名）で，日本の病的新生児の救急搬送数は年間約15,000人と推測される[3,4]．搬送の詳細が調査できた病的新生児の救急搬送受け入れまたは三角搬送総件数は8,016件/年（0-331件/施設，夜間搬送は約32%）で，救急搬送の内訳を図Ⅱ-B-Ⅳ-1に示す．約40%の病的新生児は新生児に特別な対応がされていない救急車で搬送されていた．

　新生児対応の救急車の病院保有率は，全周産期母子医療センターの約29%，総合周産期母子医療センターの約49%であった．新生児対応救急車の設備を図Ⅱ-B-Ⅳ-2に示す（複数回答，救急車車内持ち込み対応も含める）．

　周産期母子医療センターの52%の施設が新生児搬送に関するコーディネーターが同じ県内に不在，47%の施設で新生児救急搬送システムが県内全域をカバーしていないと回答しており，

表Ⅱ-B-Ⅳ-1　新生児搬送の対象疾患（例）

① 早産児，低出生体重児（在胎36週未満，出生体重2,300ｇ未満）
② 呼吸障害
③ 先天性心疾患，あるいは高度なチアノーゼがあり心疾患が疑われる症例
④ 新生児仮死
⑤ 中枢神経障害（痙攣，無呼吸発作など）
⑥ 外科疾患を疑う症例（胆汁性嘔吐，頻回の嘔吐や胎便排泄遅延と腹部膨満など）
⑦ 重症黄疸（早期黄疸など）
⑧ 低血糖
⑨ 感染症
⑩ 奇形
⑪ その他

新生児対応救急車などの配備だけではなく，新生児搬送に関するコーディネーターなどのシステム整備も今後必要と考えられる．また，近年はヘリコプターによる新生児搬送の取り組みも広がってきている．

2. 搬送の適応

搬送の適応はそれぞれの医療施設の医療事情によって大きく異なるため一様に羅列することはできないが，新生児搬送の対象疾患の一例を**表Ⅱ-B-Ⅳ-1**に示す．それぞれの施設で基準を定めておくことが望ましい．緊急時の搬送の必要性の判断は難しくないが，それ以外の場合で搬送性の必要性について悩むことは多々ある．しかし，電話相談だけで搬送依頼先の施設が搬送の必要性について判断することは難しい場合が多く，基本的に搬送の必要性の最終判断は，依頼施設が行うべきである．わからないときには必ず相談をし，管理に少しでも不安がある場合には搬送依頼を行うのが望ましい．

3. 搬送依頼時，搬送先への情報提供

1）搬送依頼医療機関

これから列記する情報は，新生児搬送を受け入れ，医療を行う医療機関での必要な情報ではあるが，状態が切迫している場合には，最低限の必要な情報のみをまずは伝える（下線）．急性期には最低限のバイタル情報と，現在行っている治療内容を伝え，必要時治療のアドバイスを受ける（図Ⅱ-B-Ⅳ-3：搬送依頼票例，長野県立こども病院新生児科）．

2）搬送を行う医療機関

治療に関係する情報が不足している場合には，情報の収集に努める．疑われる疾患によって収集する情報や処置が異なることにも留意が必要である．必要時治療のアドバイスを行う．しかし，搬送依頼医療機関は新生児の（救急）処置，保護者への説明，搬送の手配，紹介状の作成などやるべきことが多いことを忘れてはならない．児の蘇生処置の邪魔をしないように配慮する．

円滑な情報提供のために，事前に共通の新生児（周産期）情報様式が各出産施設に配布してあることが望ましい（図Ⅱ-B-Ⅳ-4：新生児情報提供書例，長野県）．

入院予約・搬送依頼票

受付日時：　　年　　月　　日　　時　　分　　　　記入者：＿＿＿＿＿

依 頼 先：施設名＿＿＿＿＿＿＿＿＿　依頼者名＿＿＿＿＿＿＿

患者氏名：＿＿＿＿＿＿　性別：男・女・不明　母親名：＿＿＿　→胎児ID：＿＿＿

主　　訴：＿＿＿＿＿＿＿＿＿＿＿＿＿＿＿＿＿＿＿＿＿＿＿＿＿

出 生 日：　　年　　月　　日　　時　　分　　予定日：　　年　　月　　日

在胎週数：　　週　　日，体重　　　　g，APGAR 1分　　点・5分　　点・10分　　点

依頼内容：　往　診　　分娩立会　　搬送依頼　　入院依頼　　その他

【現在の状況】	【経　過】
呼吸状態：（陥没・呻吟・ラ音）	
呼 吸 数：　　　酸素：無　有	
挿　　管：無　有（CMV・HFO）	
血ガス：pH　　　PCO$_2$　　　PO$_2$	
HCO$_3$　　BE　　LAC	
X　P：CTR　　　%	
肺血管影：増　減	
臍帯血pH：	
心 拍 数：	
SpO$_2$：右上肢：	
下　肢：	
血　　圧：右上肢：	
下　肢：	
心 雑 音：	
心エコー：	
【治療内容】現 体 重：	
点　滴：無　有	
K　2：無　有	
抗生剤：無　有	
鎮静剤：無　有	
その他：	

必要物品：□保育器　□ラジアントウォーマー　□酸素　人工呼吸器（□CMV □HFO）□PSF　　本
　　　　　□A-line　□DOA　□PGE　□光線療法　□その他（　　　　　　　　　　　　　）

看-17　長野県立こども病院　2014.3

図Ⅱ-B-Ⅳ-3　新生児搬送依頼票例（長野県立子ども病院新生児科）

新生児（搬送・紹介）情報提供書

紹介先医療機関名：

御中
先生

電話：
FAX：

母の氏名　　　　　　　年齢　歳　国籍
児の名前　　　　　　　性別 □男児 □女児 □不明
住所
連絡先
父　名前

搬送・紹介理由

主要症状（複数可）：□低出生体重児 □早期産 □呼吸障害 □無呼吸 □チアノーゼ □心雑音 □不整脈 □黄疸 □低血糖 □嘔吐 □腹部膨満 □哺乳力不良 □体重増加不良 □下痢 □吐血 □下血 □痙攣 □発熱 □低体温 □奇形 □不活発 □仮死 □その他（　　　）

出産後経過：
出生時刻：　　年　月　日　時　分
在胎期間：　　週　日
胎児数：単胎・双胎・品胎・（　）胎　第　子
出産時計測：体重　　g・身長　　cm
　　　　　　頭位　　cm・胸囲　　cm
ビタミンK₂投与 □無 □有（　　mg、□筋注 □内服 □静注）
初回哺乳：　月　日　時　分
最終哺乳：　月　日　時　分
状況：（　　　　　　　　　　）
最終排便：　月　日　時　分
最終排尿：　月　日　時　分
児血液型：□未検 □A型 □B型 □AB型 □O型
　　　　　□RhD（＋）型 □RhD（－）型
アプガースコア：

	0	1	2	1分後	5分後	分後
皮膚色	全身チアノーゼ	四肢チアノーゼ	全身淡紅色			
心拍数	なし	<100/分	>100/分			
反射	なし	顔しかめる	泣く			
四肢弛緩		やや屈曲	自発運動			
呼吸	なし	不規則	強く泣く			
				点	点	8点以上

蘇生：□無 □有（□酸素 □マスク＆バッグ）
　　　　□挿管（　Fr.　cm　固定）□心マッサージ
　　　　□その他（　　　　　　　　）
薬剤：□無 □有（メイロン　　mℓ
　　　　　　　10倍ボスミン　　mℓ　）
　　　　　　　（その他　　　　　　　　）
培養検査：□無 □有（　　　　　）

紹介元医療機関名：
　医師氏名：
　住　　所：
　電　　話：
　Ｆ Ａ Ｘ：

母の検査結果
血液型：ABO型（　）型
　　　　RhD（ ＋ ／ － ）
不規則抗体 □陰性 □陽性 □未検

STS　（＋／－／不明）　TPHA　（＋／－／不明）
HBsAg（＋／－／不明）　HBeAg（＋／－／不明）
HBcAg（＋／－／不明）　HCVAb（＋／－／不明）
HIVAb（＋／－／不明）　ATLAb（＋／－／不明）
Toxoplasma（＋／－／不明）　クラミジア（＋／－／不明）
GBS（＋／－／不明）（出生前抗生剤投与（□有　□無））
風疹抗体価（　　倍／不明）

分娩経過：
陣痛開始：　　　　年　月　日　時　分
破水（□人工 □自然）：　年　月　日　時　分
羊水性状：□透明 □混濁 □軽度 □高度 □悪臭 □血性
　　量　：□正常 □過多 □過小
胎　位：□頭位 □横位 □骨盤位 □その他（　）
分娩様式：□自然経膣 □吸引 □鉗子 □帝切（□予定 □緊急）
帝切の適応：□胎児仮死 □その他（　　　）
臍　　帯：□正常 □脱出 □下垂 □巻絡（部位　）
胎　　盤：□正常 □早剥 □前置（□全 □辺縁）□梗塞
　　　　：重量（　　g）
胎児仮死：□無 □有（所見　　）
感染徴候：□無 □有（所見　　）
産褥経過の異常：□無 □有
（　　　　　　　　　　　　　　）

母親の既往歴・内科合併症：□無 □有
□糖尿病 □甲状腺疾患 □自己免疫疾患 □心疾患 □高血圧 □腎疾患 □精神疾患 □神経疾患 □発熱 □貧血
□その他（　　　　　　　　　　）
飲酒：□無 □有　喫煙：□無 □有（　）本/日

母体への治療：□無 □有
□塩酸リトドリン（内服・点滴　　μg／分・静注　　mg）
□硫酸マグネシウム点滴（　　　g/h　　　　）
□副腎皮質ホルモン（　　, mg　月　日　時　）
□抗生物質（内服・点滴（　　, gx　日間）
□その他の薬剤・輸血

□陣痛誘発・促進（　月　日　時～　時　）
　　□PGE2 □PGF2α □オキシトシン

母の妊娠分娩歴：　　　　回経妊　　回経産
□自然分娩　　回　□人工流産　　回

今回の妊娠
□自然妊娠 □不妊症治療後妊娠
□排卵誘発（　　　）
□生殖補助 □AIH □IVF □ICSI □その他（　））

①枚目・・搬送（紹介）先医療機関への情報提供用

図Ⅱ-B-Ⅳ-4　新生児情報提供書例（長野県共通用紙）

今回妊娠中の異常：□無　□有	患者・家族への説明内容
□前期破水　　　月　　　日　　　時　　　分頃	
□切迫早産　　　　□多胎（　　　胎）	
□子宮内胎児発育遅延　　□（潜在）胎児仮死	
□妊娠中毒症　□胎盤機能不全　□前置胎盤	
□胎盤早期剝離　□（切迫）子宮破裂	
□羊水過多・過小　□胎児形態異常　□骨盤位	
□遷延分娩　　□産後出血　　□子宮外妊娠	
□妊娠糖尿病　　　□Rh 不適合妊娠	
□婦人科合併症　□カンジタ腟炎　□その他（　　）	
□妊娠中超音波検査異常所見（　　　　　　）	
□胎児心拍異常所見（　　　　　　　　　　）	

経過の詳細

患者・家族の受けとめ方・今回の妊娠・出産への思い

看護上の特記事項（日常生活・家族関係・経済面等）

搬送先へのメッセージ・継続事項

持参資料返却希望（□有　□無）

（記入者　　　　　　　　）　　　　　　　　　（記入者　　　　　　　　）

①枚目・・搬送（紹介）先医療機関への情報提供用

図Ⅱ-B-Ⅳ-4　つづき

3）伝えるべき周産期情報（下線は緊急時の最低限必要な情報）

①**一般情報**：<u>搬送依頼先施設名と連絡先，患者氏名，性別，出生日と時間，在胎週数，出生体重</u>，Apgar スコア1・5分値（仮死の場合は10分値），臍帯血pH，<u>搬送依頼の目的（主訴）</u>

②**母体情報**：妊娠分娩歴，胎児診断の有無，胎児心拍異常の有無，羊水混濁の有無，母体感染徴候の有無（ヘルペス感染症含む）

③**児のバイタルサイン**：<u>心拍数，呼吸数，血中酸素飽和度（以下 SpO_2）値（右上肢・下肢），血圧（右上肢と下肢）</u>

④**搬送依頼までの臨床経過と治療内容**

⑤**身体所見**：現体重，体温，心雑音の有無，呼吸状態：努力呼吸（多呼吸・陥没呼吸・呻吟など）の有無・肺雑音の有無，身体的奇形の有無，その他特別な所見の有無

⑥**検査結果**：血液ガス所見，血液検査所見（白血球数，赤血球数，血小板数，CRP値，乳酸値，血液凝固検査結果など）

　胸腹部X線写真：心胸郭比（CTR），肺野の透過性低下や気胸などの有無，肺血管陰影の増強の有無，肝臓と胃包の位置，腹部消化管ガス所見

　心臓超音波検査の所見

⑦**現在の治療内容**：<u>蘇生内容</u>，酸素投与の有無，人工呼吸管理の有無（設定：人工呼吸設定，酸素濃度など），点滴の有無と内容，抗菌薬投与の有無，経腸栄養の有無，その他

4. 搬送の具体的方法（搬送を行い，児を受け入れる施設の立場から）

1 出発前に

　搬送を依頼された施設は，必要な場合には治療に関するアドバイスを提供し，搬送方法・搬送スタッフ・搬送先を決定する．搬送時の基本蘇生物品に加えて，使用する（予測される）機器や薬品の用意を行う．必要時関係する他科への情報提供や各科専門医師の同行を依頼する．

　保護者への児の搬送・転院と保護者の搬送先施設への移動の必要性についての説明を搬送依頼先に依頼する．緊急的な手術などの処置が必要と予測される場合には，母親の転院先への産褥搬送も検討する．

　必要時胎盤・母体，臍帯や児の血液などの検体の準備を依頼する．新生児仮死の場合には，胎盤病理や胎児心拍モニターの記録が重要となる．児の出血傾向を認める場合には，可能であれば血液凝固検査と輸血用血液製剤や血漿分画製剤などの手配と保護者への輸血に関する同意書の説明と承諾を得ていただくように依頼しておくとよい．

2 救急搬送用準備用品

　基本必要物品（救急蘇生用品一式）を**表Ⅱ-B-Ⅳ-2**に示す．

　蘇生用品はあらかじめ一式そろえておくことが望ましい．蘇生用品に加えて，必要な，または必要となる可能性がある物品を準備する．**表Ⅱ-B-Ⅳ-2**の機器・物品などすべてを準備しなければならないわけではない．

表Ⅱ-B-Ⅳ-2　基本必要物品（救急蘇生用品一式）

搬送用保育器など	下にひくシート，タオル，肩枕，聴診器，必要時保温用パック（直接児に接触させない）
蘇生器具	聴診器，流量膨張式バッグまたは自己膨張式バッグ，マスク（各種サイズ），長めのグリーンチューブ，吸引器
バイタル測定機器	心電図モニターとセンサー，パルスオキシメーターとセンサー（必要時2つ），血圧計，体温計
医療機器	シリンジポンプ（複数），血液ガス測定器，乳酸・血糖測定器 気管挿管用具：喉頭鏡，喉頭鏡ブレード各サイズ（00, 0, 1），挿管チューブ：（2, 2.5, 3, 3.5 mm），皮膚保護剤，胃管カテーテル（各種サイズ4〜6 Frサイズ），呼気ガスディテクター，吸引チューブ（気管内・口鼻用；5〜10 Fr），スタイレット
テープ類	気管チューブ・胃管チューブ・点滴固定用テープ，はさみ，点滴用シーネ，パルスオキシメーターセンサー固定用自着性弾力包帯，粘着性透明創傷被覆・保護材，清潔ガーゼ
注射器，点滴用具など	1, 2.5, 5, 10, 20, 50 mLシリンジ複数，点滴用ルートセット，延長チューブ，三方活栓，駆血帯，静脈ライン用フィルター，絆創膏，皮膚消毒用エタノール，
注射針など	注射針（18, 22, 23 Gなど），留置針，翼状針，骨髄針，胸腔穿刺用留置針
薬品	5・20%糖水，蒸留水，生理食塩水，重炭酸ナトリウム，グルコン酸カルシウム，エピネフリン，ビタミンK，必要時フェノバルビタール・塩酸ドパミン・ドブタミン・プロスタグランディン製剤，ソルコーテフ®またはソルメドロール®，硫酸アトロピン，ミタゾラム，人工肺サーファクタント（冷蔵保存，トラックケア）
清潔用具	手指消毒剤，簡易手袋，医療滅菌手袋各種サイズ，消毒薬剤，マスクなど
その他	おむつ，保温用ラップフィルムまたは保温用シート，ストップウォッチ，乾電池，皮膚透光器（点滴確保や気胸確認時），各種検体スピッツ，培養スピッツ，ポリエチレン袋など
特殊機器（必要時）	胃内持続吸引用カテーテル・持続吸引器
書類一式	搬送・蘇生記録用紙，搬送同意書，紹介状など

3 搬送依頼施設にて

搬送に大事なのは，（救命）処置，時間，診断（鑑別）である．まずは救命処置を行い，状態を安定させてからの搬送が基本となる．限られた器材や人材で，適切な時間内で最適な選択をしなければならない．

1）診　察

児の初診時には，必ずバイタル取得と診察を行う．
- バイタル：体温，心拍数，呼吸数，SpO_2値（右上肢と下肢），血圧（右上肢と下肢），末梢冷感の有無，CRT（毛細血管再充満時間：capillary refilling time，2秒以内が正常）など．
- 身体所見：心音・呼吸音の聴診，努力呼吸（多呼吸・陥没呼吸・呻吟など）の有無，腹部所見と肝脾腫の有無，皮膚色，活動性，外表奇形の有無など，全身の診察を行う．

2）緊急処置

現在行っている治療と検査結果を確認し，緊急的な処置や検査（X線撮影・採血や血液ガス測定・心臓超音波検査など）の必要性の有無を判断する．

3）情報収集

搬送依頼までの臨床経過と治療内容，その他の検査結果や情報提供書についての確認を行う．

4）追加検査と処置

基本は搬送前のバイタル安定と処置の完了を目指す．呼吸が不安定な場合には，挿管・人工呼吸管理をためらわない．必要時鎮静薬投与も行う．エアリークが存在し，搬送中の緊張性気

表Ⅱ-B-Ⅳ-3　基本輸液組成と量（長野こども病院新生児科例）

日　齢	輸液内容	輸液量（24時間で）
日齢0	10%糖水	60〜70 mL/kg・日
日齢1	利尿がついていたら 維持液（ソリタ®T3，ソリタ®T3G，ソルデム®3A，ソリタックス®-Hなど）	70〜80 mL/kg・日
日齢2	維持液	80〜100 mL/kg・日
日齢3以降	維持液	100〜120 mL/kg・日

・経腸栄養を併用している場合にはその水分量を差し引く．
・早産児ではK投与は慎重に行う．必要時10%糖水と生理食塩水を4対1に混合し輸液を行う．
・在胎週数に比し出生体重が小さい児では基本輸液量を10〜20 mL/kg・日増やす．
・搬送前には血液ガス・血糖・電解質をチェックし，必要時点滴内容を調節する．

胸発症のリスクがある場合には，搬送前に胸腔穿刺とドレナージを行う．誤嚥予防の観点から，基本的には胃管チューブを挿入し胃内容の吸引と開放を行い，搬送中は絶食とする．血圧が不安定な場合やボリューム投与が必要な可能性が高い場合には必ず静脈ルート確保を行う．必要時は複数の静脈ルートラインを確保する．当科での基本的な輸液量と組成の例を表Ⅱ-B-Ⅳ-3に示す．

挿管チューブや胃管チューブなどの留置を行った場合には，搬送前にチューブ先端の位置をX線写真で確認する．挿管チューブ先端の位置は左右の鎖骨前端線と後側第2肋間線の中間位が望ましい．

5）面　会

搬送前にできるだけ児と保護者との面会とタッチングの機会をつくる．必要時には産褥搬送（母体搬送）を検討するが，産科的事情の考慮が必要なため，産科医師同士の連絡が望ましい．

6）保護者への説明と同意

搬送前には必ず保護者に挨拶と自己紹介を行い，搬送する理由と現在の児の状況と治療内容を説明する．搬送同意書に署名をもらうのが望ましい．

4 搬送出発

搬送出発時に搬送受け入れ施設に連絡を行い，児の現在のバイタル・状況・治療内容，検査結果，予測される必要機器や治療内容などを伝え，出発する旨を伝える．

5 搬送中

基本的に児の足側を先頭に移動を行う．用手バッグによる人工呼吸管理を行いながら移動する場合には，左手の親指と人差し指で挿管チューブの口元を，その他の指は児の頭や顎に密着させ，挿管チューブをしっかり固定し，右手はバッグを押す（図Ⅱ-B-Ⅳ-5）．頸部の過剰な後方伸展位は挿管チューブ先端が浅く，前方への過剰屈曲位（うつむいた姿勢）は先端が深くなるため，適切な頸部の軽度伸展体位を保つ．肩枕が有用である．移動中は心拍・SpO₂値のモニタリングを行い，モニターが呼吸補助者にみえるようにする．呼吸補助者以外が搬送用保育器を移動させ，大きな振動を与えないように注意する．必ず蘇生器具も一緒に移動させ，マス

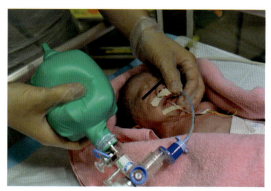

図Ⅱ-B-Ⅳ-5　挿管チューブの固定方法

クは計画外抜管に備えて，すぐに使用できる場所に置いておく．搬送中の突然の呼吸状態の悪化は，挿管チューブの計画外抜管や緊張性気胸の鑑別が必要である．計画外抜管の有無の鑑別には呼気ガスディテクターが，緊張性気胸の鑑別には聴診と透光試験が有用である．

搬送中は必ずバイタルと治療内容の記録を行う．

6 特殊な病態

1）早産児

早産児の搬送は合併症のリスク，管理の特異性，出生後の母子分離を防ぐ意味でもできるだけ避けることが望ましい．自施設で出生後の早産児に対応ができないことが予測される場合には，高次周産期施設への早めの母体搬送を行う．早産児の搬送においては，特に低体温，低血糖，不適切な人工換気による高または低二酸化炭素血症を防ぐことは児の生命または神経学的予後改善に大きく寄与するため，厳重な管理の下，新生児対応の救急車と搬送チームで搬送することが望ましい[5]．

◆早産児の搬送で特に注意すべき点

①体温を適切に保つ：低体温を予防するために，閉鎖式保育器内の温度を適切に保ち，可能であれば加湿も加える．冬の場合には車内温度を高くするとよい．超早産児の場合には，皮膚からの水分蒸散による体温低下を防ぐ目的で，ポリエチレン袋に包む，または，ポリエチレンなどのフィルムで体を覆うとよい．乗り降りなどの車外での搬送はできるだけ迅速に，ただし振動を与えないように配慮する．

②搬送前の全身状態の安定化に努める：まず搬送ありきではなく，必要時挿管や人工肺サーファクタント投与などによる呼吸の安定化に努める．不必要な酸素投与をできるだけ控えるために，可能であれば酸素・空気ブレンダーを使用し，右手のSpO_2値が95以上の場合には投与酸素濃度を下げることを検討する．早産児では基本的に点滴ルートを確保し，輸液を開始する．輸液内容は日齢や状況によって変わるため必要時アドバイスを受ける．血圧が不安定な場合には生理食塩水によるボリューム負荷やカテコラミン（ドパミン）投与による循環の安定化を図ってから搬送することが望ましい．搬送前にはビタミンK静注投与を行う．

2）中等度〜重症新生児仮死の搬送

　約10％の新生児は，子宮外の環境に適応するため吸引や刺激などのサポートを必要とし，約1％の新生児は，バッグ＆マスク換気や胸骨圧迫など，積極的な蘇生なしでは生存は難しい．また，出生直前まで予測できない仮死もある．ただし，90％は気道確保とバッグ・マスクのみで，99％は挿管や胸骨圧迫まで含めれば蘇生可能である．分娩時の新生児仮死に対しては新生児蘇生法（NCPR）に従って蘇生を行う[6]．

　中等度〜重症新生児仮死では低体温療法の適応となる可能性が高い．中等度以上の低酸素性虚血脳症を疑うが，自施設で低体温療法が行えない場合には，行える施設への搬送をできるだけ早く決定する．低体温療法は出生6時間以内に治療の導入が必要なことを念頭に入れながら処置や治療を行う．ただし新生児仮死では呼吸障害や循環不全，遷延性肺高血圧症，肺出血やDICを合併することも多く，治療に難渋する場合が多い．酸素化が悪い場合や肺出血後の重度のチアノーゼがある場合には肺サーファクタント治療を考慮する．循環不全に対しては，ボリュームやカテコラミン投与，難治性の低血圧に対してはステロイド投与も考慮する．遷延性肺高血圧症（PPHN）合併の有無に注意し，少しでも疑わしいときは右上肢と下肢のSpO_2値のモニタリングを開始する．DICと臓器出血症状がある場合には，十分な輸血用血液製剤や血漿分画製剤投与を行いながらの搬送が望ましい．不適切な高体温は神経学的予後を悪くするために注意する．

3）遷延性肺高血圧症（PPHN）

　新生児仮死や胎便吸引症候群ではPPHNを合併することが多い．説明のつかない低酸素血症，SpO_2値の上下肢差（5以上を有意とする），刺激や処置などでのSpO_2値の低下や上下肢差の出現や血圧の低下などの臨床所見がみられる場合にはPPHNの合併を疑う．遷延する全身性チアノーゼの原因として先天性心疾患を除外するために，心臓超音波検査が必要となる．PPHNが考えられる場合には，十分な酸素投与と，鎮痛・鎮静薬投与を行う．挿管・人工呼吸管理をためらってはいけない．人工呼吸管理は高頻度振動換気（HFO）の適応も検討する．必ず静脈ラインを確保し，体血圧が適切に保たれるように配慮する．PPHN発症時には麻薬性鎮痛薬投与が好ましいが，搬送依頼施設からの麻薬性鎮痛薬の持ち出しで問題になる場合もある．重篤なPPHNを合併している場合には搬送ができない場合もある．

　搬送中は心電図と右手・下肢のSpO_2モニタリングを行うことが望ましい．酸素投与は十分に行い，酸素濃度を下げる場合には慎重に行う．血液ガスではpHがアシデミアに傾かないように，適切なCO_2濃度を保ち，代謝性アシドーシスは積極的に補正する．ちょっとした刺激（搬送移動・検温・便をふく，非観血的血圧の測定・気管内吸引など）でPPHN症状増悪をまねく場合があることを念頭に置き，愛護的に最低限の処置（minimum handling）に努める．

4）消化管閉鎖

　一般的に閉鎖部位が下部消化管になるほど腹部膨満症状が強く，消化管穿孔のリスクが高くなる．消化管穿孔を合併すると腹膜炎症状（腹部皮膚の発赤・圧痛・筋性防御など）を呈す．腹部膨満が顕著な場合には，横隔膜が挙上し呼吸障害が出現する．また，誤嚥性肺炎の危険性が高くなる．

搬送時には太めの胃管チューブを挿入し，こまめにガスを引いて開放にすることによって胃内の減圧に努める．可能ならばセイラムサンプを挿入し，持続吸引（設定の一例：−10 cmH$_2$O，30秒間，30秒間停止）を行う．必要時には鎮静薬投与を考慮する．搬送前に胃管チューブ先端の位置をX線写真で確認する．消化管閉鎖では脱水を合併している場合が多く，輸液を行うことが望ましい．腹膜炎を合併している場合には，人工呼吸管理と十分な輸液管理を行い，血圧低下に注意する．

5）脊髄髄膜瘤（脊髄披裂）

病変部の汚染は髄膜炎を，乾燥は神経障害の増悪を引き起こす．直腸膀胱障害を伴う場合が多く，便による病変部汚染に注意する．児を腹臥位にして，病変部が高くなるようにおなかにタオルを入れる．病変部を清潔な温めた生理食塩水で洗い，創部を濡れたガーゼまたは，創部にくっつかない保護材などでカバーする．ガーゼを使用した場合にはガーゼが乾燥しないように配慮し，サランラップなどでさらに覆う．必要時創部と肛門の間に綿球などを置き，テープで固定し，便で創部が汚染されないようにする．

創部より髄液が流出している場合には，髄膜炎のリスクが高く，可能であれば血液培養と創部周辺の皮膚培養検体を採取し，抗菌薬（一例：ABPCとCTX）を髄膜炎量で開始する．

6）エアリーク

呼吸障害（毎分60回以上の多呼吸，陥没呼吸や呻吟など）やチアノーゼを認める場合には必ず胸腹部X線撮影を行う．蘇生処置や人工呼吸中の突然の状態の急変時にはエアリークの可能性を考えなければならない．緊張性気胸の鑑別には胸部透光試験（部屋を暗くして光源を左右の胸壁に軽く密着させると気胸側の光が透過し明るくなる）が有用である．エアリークが疑われる場合のX線撮影は仰臥位正面像だけではなく，クロステーブル（仰臥位側面像：児の下に高いマットレスを入れると撮影しやすい）の撮影も行うと鑑別に有用である．

緊張性気胸（強い呼吸障害やチアノーゼ，徐脈や低血圧など）を認める場合には緊急的に胸腔穿刺を行う．トロッカーカテーテルや持続吸引器がない場合には，翼状針または22G前後サイズの静脈用留置針で胸腔穿刺を行い，点滴用延長チューブ，三方活栓とシリンジで空気を吸引する．穿刺部位は前腋窩線第4と5肋間が一般的であるが鎖骨中線の第2と第3肋間でもよい．消毒や局所麻酔処置後，針は肋骨上縁に沿って，シリンジで軽く陰圧をかけながらゆっくり穿刺する．処置後は必ず胸部X線撮影を行い，針先端位置の確認とその効果を確認する．搬送中の胸腔穿刺手技は危険なため，緊張性気胸またはエアリーク増悪の可能性がある場合は搬送前に必ず胸腔穿刺処置を行い，ロックまたは適宜用手吸引を行いながら搬送を行う．

7）ヘルペス感染症

ヘルペス感染症は非特異的反応が多い．疑わしい場合には必ず検体を採取し，抗ウイルス薬投与を開始するのが原則である．母体ヘルペス感染既往歴や分娩周辺における発熱・水疱などの母体ヘルペス感染症状の有無の聴取が特に重要だが，母体のヘルペス症状がないことが児のヘルペス感染症の否定にはならない．

8）超緊急の搬送が必要な場合

　総肺静脈還流異常症（TAPVC）で重度の肺静脈狭窄（PVO）を合併している場合には，重篤な肺うっ血による出生後からの強い遷延性チアノーゼと呼吸障害症状が出現し，PPHNとの鑑別が重要となる．PPHNでは十分な酸素投与が必要だが，PVOを合併したTAPVCに対する酸素投与は肺うっ血をさらに増悪させる．この疾患はまず疑って，心臓超音波検査を行うことが重要である．重度の場合には心臓外科的手術が可能な施設への一刻も早い搬送が必要である．呼吸障害がある場合には人工呼吸管理を行い，できるだけ酸素を使用しない．著者の施設ではSpO_2値が70台であれば許容している．

　大血管転位症Ⅰ型で卵円孔狭窄を合併している場合にも重度のチアノーゼ症状を呈し，緊急の心臓カテーテルによる心臓中隔欠損形成術の適応となるため，早期の搬送が重要となる．

　腸回転異常症で腸軸捻転を合併している場合には，突然の胆汁性嘔吐で発症する場合が多い．腸の虚血を伴う腸軸捻転では緊急外科的手術が必要なため，救命処置後一刻も早い救急搬送が重要となる．突然の胆汁性嘔吐は外科的処置の行える施設への緊急搬送の適応となる．

7 消防署管轄の広域救急車による搬送

　新生児の救急搬送は新生児対応の救急車と搬送チームによる搬送が望ましいが，広域救急車での搬送を行わざるを得ない状況もある．簡易型保育器をストレッチャーの上に固定しての搬送が一般的に行われている．簡易型保育器の固定はしっかり行う．抱っこの状態での搬送を行わざるを得ない状況もあるが，交通事故時の安全面の視点からは勧められない．必要な新生児対応の機器は可能な限り，持ち込みで対応する．

　広域救急車による搬送では，振動が比較的強く，必要時運転に配慮をしてもらう．搬送中は体温をこまめに測定し，掛け物や車内温度を適宜調節する．必要時は事前に湯たんぽなどを用意するが，低温熱傷のリスクがあるため児と直接接触しないように配慮する．

　必要な処置は搬送前にできるだけ済ませておく．基本的には胃管チューブを挿入し胃内容の吸引と開放を行い，搬送中は絶食とする．必要時は静脈ラインを確保しておく．

8 ヘリコプターによる新生児搬送[7]

　ドクターヘリによる新生児搬送の運用状況は地域によって大きく異なる．ヘリによる搬送は搬送時間の大幅な短縮が可能で，また，離島や道路交通網の悪い地域に非常に有用である．しかし，ヘリポートの位置によっては陸路（救急車）による搬送も組み合わせる必要がある．また，基本的に日没後や天候が悪いときには運用ができない．機内では強い騒音のため聴診ができず，持続のモニタリングが重要となる．また，非常に狭く，機内での新たな処置は困難であるため，搬送前に基本的な処置はすべて事前に行う．気圧低下による酸素分圧の低下（肺高血圧症や先天性心疾患など）と閉鎖空間のガスの膨張（エアリーク，消化管閉鎖や先天性横隔膜ヘルニアなど）が症状を増悪する可能性が高い疾患のヘリ搬送の適応には注意が必要である．

文　献

1) Kempley ST, Sinha AK：Thames Regional Perinatal Group：Census of neonatal transfers in London and the South East of England. Arch Dis Child Fetal Neonatal Ed, F521-F526, 2004.
2) Karlsen KA, Trautman M, Price-Douglas W, et al.：National survey of neonatal transport teams in the United States. Pediatrics, 685-691, 2011.
3) 廣間武彦：新生児搬送システムの現状と課題　全国周産期母子医療センターへのアンケート調査結果から見える新生児搬送体制の現状と問題点．日本周産期・新生児医学会雑誌，50(2)：617, 2014.
4) Hiroma T, Ichiba H, Nakamura T, et al.：Nationwide survey of neonatal transportation practices in Japan. Pediatr Int. in printing.
5) Maheshwari R, Luig M：Review of respiratory management of extremely premature neonates during transport. Air Med J, 286-291, 2014.
6) 田村正徳 監：新生児蘇生法ガイドライン2010に基づく新生児蘇生法テキスト．メジカルビュー社，2011.
7) 藤村正哲，白石 淳：新生児救急搬送ハンドブック．メディカ出版，2014.

[廣間武彦]

III 退院後1ヵ月健診までにみられる異常

1. 退院後1ヵ月健診までの特徴

1 身体的に安定する時期

「産道は人生で最も短く最も危険な旅路である」といわれるように，出生前後は新生児仮死に代表されるような種々の異常が起きやすい時期である．出生に伴う変化は劇的で，その適応過程に問題を生じやすいからである．出生前診断の進歩や周産期医療体制の普及によって，いわゆるハイリスク児はすべて出生直後から新生児科専門医による診療がなされる．また生後に発症する重篤な疾患の多くも産科入院中に気づかれて，すでに診断や治療が開始されている．

したがって退院後1ヵ月健診までのこの時期は，人生最初の激動の1週間を無事乗り切った後であり，身体的には安定した時期に入ったと考えてよい．また母体からの受動免疫で多くの感染症から守られ，外出する機会が少ないこともあって，乳児期後半とは異なり急性ウイルス感染症にもかかりにくい時期でもある．

2 多くの生理的な症状の中に異常が隠れている時期

「よく吐きます」という訴えは非常によく聞かれるものであるが，そのほとんどは生理的なものである．しかし，その中には肥厚性幽門狭窄症あるいはイレウスの児が存在しうる．臍がジクジクする場合も，臍肉芽の処置だけでなく尿膜管遺残を念頭に置いておく必要がある．すなわち，非常に多くの生理的な症状の中にまれな異常が隠れている時期である．

3 育児不安の時期

家に帰ってみると母親は様々なことが不安になってくる．産科にいる間は医療従事者の指導という後ろ盾があったが，家に帰ってそれまで気づかなかったことや，気にならなかった様々なことが心配になる時期である．したがって2週間健診や1ヵ月健診を通じて適切なアドバイスをしながら，育児に自信を持たせることが重要である．この時期の新生児を診る小児科医は，疾患の早期発見だけでなく，両親，特に母親への育児支援，適切な保健指導が強く求められているのである．

4 小児科医による健診

日本では赤ちゃんに何か心配事や気になる症状が出現したとき，母親はまず出産した産科医に相談するし，1ヵ月健診も産科で受けることが多かった．しかし現在では，新生児は生後早期から小児科医による診察を受ける時代になりつつある．定期的に開業産科診療所に出向いて新生児の健診を行う小児科医（特に新生児科のOB）が増えてきているし，多くの総合病院では小児科医が産科入院中の新生児健診を行うようになっている．今後はプレネイタルビジット（出

生前訪問），産科での出生後の健診，母乳外来に合わせた2週間健診，1ヵ月健診という小児科医による継続的な健診システムが確立される必要がある．

小児科医にとって，育児支援を含めて新生児を診ることがますます重要な時代となっている．

2. 異常所見

1 体重増加不良

> **診療のPoint!**
>
> ❶ 真の体重増加不良かどうかを正しく評価し，全身状態が良好か，母乳分泌不足，授乳方法に問題がないかなどをまず見極めて，指導や原因検索を進める．
> ❷ 1ヵ月健診での体重増加不良への対応の仕方を図Ⅲ-1に示した．

1）体重増加の評価

まず体重増加を正しく評価することが必要である．体重増加は出生体重からではなく（p.276，図Ⅲ-2, A〜D），産科退院時あるいは最低体重からの増加（図Ⅲ-2, B〜D），あるいは最近の体重からの増加（図Ⅲ-2, C〜D）を計算して評価する．出生体重から計算すると，出生後の体重減少が多かった児や体重増加に転じるのが遅かった児では，その時点での体重増加が良好でも体重増加不良と間違って判断してしまうからである．

図Ⅲ-2のケースの場合，出生体重からの体重増加で判断すると1日15 gで体重増加不良と判断してしまう．しかし実際には，前半の2週間の体重増加は不十分であったが，最近2週間の体重増加は1日40 gで良好である．つまり現在の体重増加は良好なのである．哺乳状態や理学的診察で異常なければ非常に順調であり，今のままでよいことを伝えるケースである．この時期には，多くの母親が体重増加が良好であるにもかかわらず母乳不足を心配する傾向が強いので，安易に体重増加不良と決めつけてミルクを追加することのないように気をつけなければならない．全身状態が良好で1日25 g以上の体重増加であれば問題ない．

2）体重増加不良への対応

1日15 g以下は体重増加不良と判断して，何らかの対応が必要である．この時期の体重増加不良の原因の多くは授乳上の問題である．その場合，全身状態は良好で理学所見では異常がない．

まず哺乳力と授乳状況をよく聞く．哺乳回数が少ない場合は授乳回数を増やすよう指導する．母親さえ疲れなければ1日10回以上でもかまわない．陥没乳頭など乳房の問題がある場合は助産師に乳房ケアを行ってもらう．基本は母乳育児の支援をしながら体重増加をフォローすることである．

母親の体調不良などによって母乳分泌不全が明らかなときは，ミルクの追加を指導する．この場合，必ず母乳を吸わせた後に足すこと，少なめに足すこと，毎回ではなくメリハリをつけて足すことなど，ミルクを追加しても母乳育児が長く続くようなアドバイスをすることがポイントで

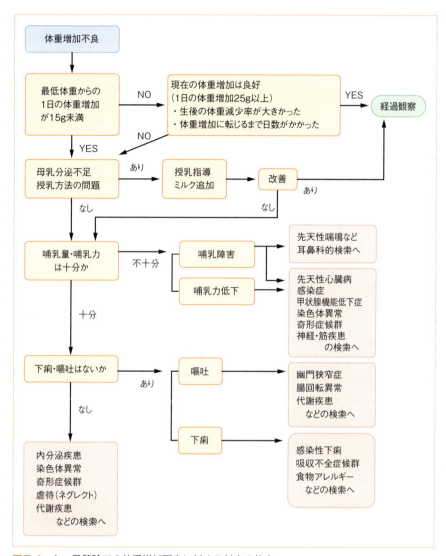

図Ⅲ-1　1ヵ月健診での体重増加不良に対する対応の仕方

ある．そして必ず経過を追って体重の伸びがよくなることを確認する．多くのケースはこのような授乳指導で体重増加は良好となってくる．

　哺乳意欲はあるにもかかわらず哺乳障害がある場合，先天性喘鳴など耳鼻科的疾患の検索が必要となる．哺乳力が低下している場合は，先天性心疾患や感染症などの器質的疾患を疑って速やかに検索を進める．はっきりした症状がない場合は，新生児マススクリーニングでは検出されない中枢性の甲状腺機能低下症を否定すること，虐待（ネグレクト）を念頭において慎重に経過を追うことが重要である．

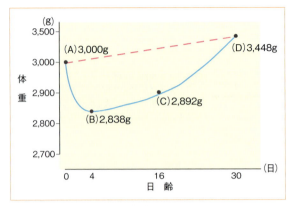

図Ⅲ-2　体重増加の評価の仕方
体重増加（g/日）
出生体重から：A〜D　(3,448−3,000)÷30＝15 g
最低体重から：B〜D　(3,448−2,838)÷26＝23 g
最近の2週間：C〜D　(3,448−2,892)÷13＝40 g

2 遷延性黄疸

> **診療のPoint!**
> ❶ 胆道閉鎖症をまず否定して，母乳性黄疸の可能性が高ければ経過観察でよいが，必ず黄疸の消失まで確認することが重要である．
> ❷ 遷延性黄疸への対応の仕方を**図Ⅲ-3**に示した．

1）遷延性黄疸

　新生児黄疸は通常生後2週頃には消失する．成熟児で生後2週以降も黄疸が遷延する場合を遷延性黄疸と呼ぶ．生後早期の黄疸は，原因は何であれ高ビリルビン血症を治療することが必要であるのに対して，この時期は血液—脳関門が成熟しているので，黄疸の治療より遷延性黄疸の原因が何であるかが重要となってくる．

2）遷延性黄疸への対応

　まず授乳法と便の色調を必ず確認する．便が黄色で母乳栄養児の場合には，そのほとんどは母乳性黄疸と考えてよい．全身状態は良好で肝腫大などの理学的異常所見がなく，明るい色の黄疸である（間接型ビリルビン優位では明るい色の黄疸，直接型ビリルビン優位ではどす黒い黄疸になる）．経皮黄疸計のビリルビン値が産科退院時からあまり減少していなかったり，肉眼的に黄疸が強ければ，採血して（総ビリルビン，直接ビリルビン，肝機能），高ビリルビン血症の程度と直接型ビリルビンの上昇や肝機能障害がないことを確かめておく．母乳を2〜3日中止すると黄疸が軽減するので診断がつくが，母乳育児を中断する必要はない．母親には母乳性黄疸であろうこと，まったく心配いらないことを説明し，そのまま母乳を続けるよう指導する．母乳性黄疸は良性でまったく治療を必要としない．
　大切なことは，母乳性黄疸と決めつけず経過を追って「黄疸が消失することを確認する」こと

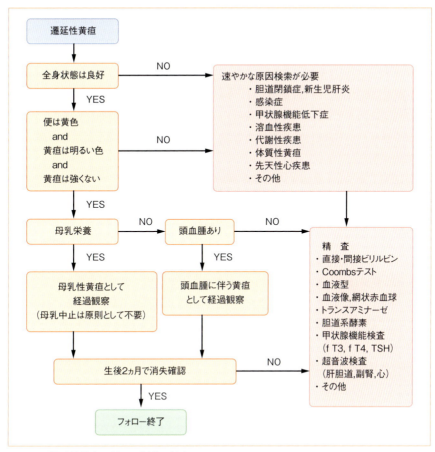

図Ⅲ-3　遷延性黄疸に対する対応の仕方

である．乳児の球結膜は強膜が薄く「青白い澄んだ目」をしているので，黄疸が消失したことがわかりやすく電話での確認も可能である．もちろん家族で判断できない場合は受診してもらい黄疸消失を確認する．生後2ヵ月を過ぎても黄疸が消失しない場合は母乳性黄疸以外の疾患を疑う（ただし母乳性黄疸でもまれに3ヵ月頃まで続くことがある；後述するGLY71ARG変異による酵素活性を参照）．

便が白色（acholic stool）であったり，黒く濃い尿（直接ビリルビンは水溶性のため，尿にビリルビンが排出される）である場合は胆道閉鎖症を疑う．便の色の判断は，母子健康手帳の便色カードが有用である．白色便は胆道閉鎖症の他に胆道拡張症，新生児肝炎でもみられる．血液検査，便中ビリルビン，超音波検査など診断を進める．胆道閉鎖症の場合，診断に日時を要すると手遅れとなることがあるので，早めに小児外科専門医へ紹介する．

大きな頭血腫があると血腫からビリルビンが産生されるため黄疸が遷延する．もちろん頭血腫も黄疸も自然に軽快するので経過観察のみでよい．遷延性黄疸では甲状腺機能低下症，副腎出血，種々の溶血性疾患，肝機能障害，体質性黄疸などの疾患の鑑別が必要である．特に中

枢性甲状腺機能低下症は新生児マススクリーニングでは異常と判断されないので注意が必要である．

3）日本人の高ビリルビン血症に関する新しい知見

UDP-グルクロン酸転移酵素（uridine diphosphoglucuronosyl transferase：UDPGT）は，ビリルビンを水溶性の抱合型（直接型）ビリルビンに変える酵素であり，酵素活性の低下が遺伝性非抱合型高ビリルビン血症（体質性黄疸）の原因である．比較的頻度も多く，特に治療を要しない最も軽症型が Gilbert 症候群であるが，最近その遺伝子異常と新生児の高ビリルビン血症との関係が明らかになってきた．

1つは UDPGT をつくる遺伝子の塩基配列の中で，チミンとアデニン（thymine-adenine：TA）の繰り返しが通常の6回より多い7回となる異常，もう1つは遺伝子配列の211番目の塩基がグアニンからアデニンになっている変異点が認められ，それによって生じた71番目のアミノ酸がグリシンからアルギニンに変わるミスセンスと呼ばれる変異（GLY71ARG 変異）である．

TA の繰り返し異常は日本の新生児の高ビリルビン血症にはあまり関与していないこと，そして GLY71ARG 変異は日本人に頻度が高く，有意に新生児黄疸の頻度と程度が高いことが報告されている．つまり，これまで特発性高ビリルビン血症，母乳性黄疸と診断していた中に，この GLY71ARG 変異による酵素活性低下症例（Gilbert 症候群）が関与していることが明らかとなってきたのである．将来，遷延性黄疸の児に GLY71ARG 変異の有無があるかどうか簡単に検査できる時代になるかもしれない．

3 嘔 吐

> **診療の Point!**
> ❶ ほとんどは生理的嘔吐である．
> ❷ 嘔吐の性状，全身状態，体重減少の有無から生理的嘔吐か病的嘔吐かを鑑別する．
> ❸ 病的嘔吐へは速やかな鑑別診断と治療が必要である．
> ❹ 嘔吐への対応・診断の進め方を図Ⅲ-4 に示した．

1）生理的嘔吐

「お乳をよく吐きます」という母親の訴えはよくあることである．非胆汁性の嘔吐で機嫌がよく体重増加が良好であればそのほとんどは心配ない嘔吐と考えてよい．生理的な胃食道逆流（gastroesophageal reflux：GER）がその背景にある．新生児はミルクと同時に空気も飲み込み（生理的な呑気症），胃が縦型で食道との角度が少なく（まっすぐつながっていて），食道胃結合部すなわち噴門部の括約筋が弱い（胃食道逆流防止機構が未熟）ため容易にゲップが出る．この仕組みは同時にミルクも吐きやすいということでもある．

嘔吐は，授乳直後あるいは授乳後しばらくしてみられる．溢乳と呼ばれる少量の嘔吐から，ときには多量に吐くこともある．ゲップを上手にできなかったり体位を変えたとき，腹部を圧迫したときに起こりやすい．嘔吐する前にその気配がわかることもある．嘔吐した後はすっきりとし

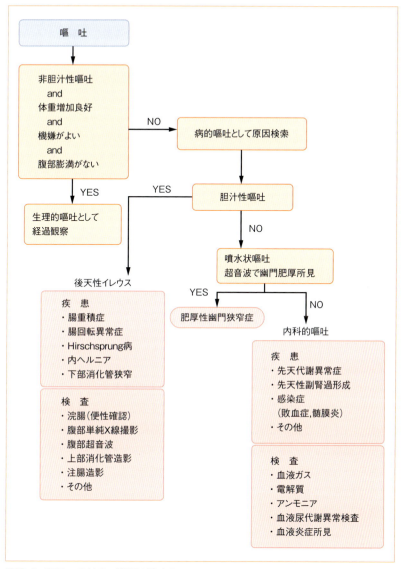

図Ⅲ-4 嘔吐への対応,診断の進め方

てまた哺乳する.体重増加がよければ,6〜9ヵ月頃までには胃食道逆流防止機構が成熟して,徐々に吐かなくなるので,保護者にわかりやすく説明して経過観察する.体重増加がみられない,嘔吐が胆汁性である,緊満感を伴う腹部膨満がある,機嫌が悪いなどは病的嘔吐として精査が必要である.

2)肥厚性幽門狭窄症

生後2〜3週頃から始まる非胆汁性,噴水状の嘔吐が特徴である.理学的には胃蠕動亢進と幽門部のオリーブ状腫瘤が特徴である.

嘔吐を繰り返すことにより脱水や体重減少が認められるが，早期に診断されるようになり重症例は少なくなった．嘔吐の回数が多く溢乳とは明らかに異なる激しい嘔吐がみられる場合は超音波検査を施行する．幽門筋層の厚さが4 mm以上であれば診断できる．初期にはまだ肥厚がはっきりしないこともあり，症状が続くときは数日後に再検する必要がある．

3）外科的イレウス
胆汁性嘔吐の場合は外科的嘔吐を疑い，速やかに原因検索を進める．

先天性腸閉鎖はもっと早期に症状が出現するので，この時期の胆汁性嘔吐は後天性のイレウスすなわち腸重積症，腸回転異常症・軸捻転，内ヘルニア（腸管膜裂孔ヘルニアなど），下部消化管狭窄，Hirschsprung病などが原因となる．まず浣腸と腹部単純X線検査を行い，疑われる疾患に応じて超音波検査，上部消化管造影，注腸造影を施行する．

4）内科的疾患
内科的な疾患で嘔吐を来す主なものは先天代謝異常症，先天性副腎過形成，感染症である．血液ガス所見（代謝性アシドーシス），電解質異常（低ナトリウム血症・高カリウム血症），高アンモニア血症，血液や尿での代謝異常検査，血液炎症所見などで鑑別診断を進めていく．全身状態が不良な児は速やかな診断と治療が必要である．

4 心雑音

1）機能的心雑音
1ヵ月健診の頃は，正常の児でもかなりの頻度で心雑音を聴取する．シャンシャンという柔らかい収縮期雑音で，背部に放散し，児が力むと消える．生理的な末梢性肺動脈狭窄音である．主肺動脈に比べ左右肺動脈が相対的に狭いこと（胎児期はductal archと呼ばれる主肺動脈―動脈管―大動脈というバイパスが存在するので，左右の肺動脈への血流は少ない）と，この時期は肺血圧が十分に低下したうえに生理的貧血が出現することが要因と考えられる．他に症状がなければ放置してよい．

なお，心臓超音波検査ではカラードップラーで主肺動脈は青く，分岐部から黄色が混ざったモザイクパターンとなる．すなわち，主肺動脈の流速に比べ左右肺動脈の流速が速くなっている所見が得られる．

2）先天性心疾患
心雑音の性状が典型的な機能性心雑音でない場合，体重増加不良，多呼吸，呼吸窮迫，発汗などの心不全症状がある場合は，心臓超音波検査などにより先天性心疾患（congenital heart disease：CHD）の診断を行う．

5 発　熱

> **診療のPoint!**
> ❶ この時期の発熱は要注意であり，重篤な感染症をいつも念頭に置いて診察する．
> ❷ 全身状態が比較的良好でも，入院のうえ経過をみることが必要な場合もある．

1）発熱の原因

　この時期の明らかな発熱は，重篤な感染症をいつも念頭に置いておくべきである．感染症の診断において，新生児では特異的な症状が出にくく，重篤な細菌感染なのかself-limitedなウイルス感染なのか区別がつきにくい．

　Nelsonの教科書によると，直腸温で38℃以上の児の10〜15％に重症の細菌感染が存在するとされる．敗血症，髄膜炎，尿路感染症，そして胃腸炎，骨髄炎，関節炎である．敗血症，髄膜炎は重篤化しやすく，致死的であったり後遺症を残すこともあり，早期診断，早期治療が重要である．一方，40〜60％の児にはウイルスが同定されるという．この場合，細菌感染と異なり季節性が存在する．すなわち冬はRSウイルスとインフルエンザAウイルスが，夏から秋にかけてはエンテロウイルスが主な原因ウイルスである．年長児であればself-limitedなウイルス性疾患でも，新生児では入院が必要となるケースが多い．血液検査（炎症所見が陰性か極軽度陽性）やウイルス抗原検査（アデノウイルス，RSウイルスなど）でウイルス感染症と判断しても，慎重な対応が必要なのである．

　「元気はいいのですが，熱があります．37.4℃でした」というような，いわゆる微熱にあわてて受診する母親もいる．環境因子による発熱，すなわち不適切な室温や着せすぎ，あるいは沐浴や激しく泣いたあとの体温上昇（37℃台）は感染症とは関係なく起こりうる．

2）ぐったりしている児

　ぐったりしていたり哺乳が低下している場合は，迷わず直ちに入院させ診断・治療を行う．必ず尿，髄液，血液培養を含めたsepsis work-upを実施する．

3）全身状態がよい児

　熱があっても機嫌がよく理学的所見に乏しい場合，年長児のように外来で経過をみることができるかどうか判断に迷うことが多い．それまで健康で，皮膚や骨・関節の炎症あるいは中耳炎の所見がなく，白血球数が5,000〜15,000/μLで核の左方移動を認めず，CRP陰性，検尿でも異常を認めなければ，重篤な細菌感染症は否定的である．もし兄弟や母親に明らかにウイルス感染症を思わせる発熱者がいれば，児もウイルス感染症であろうと判断してよい．哺乳が良好であれば外来で経過をみてよい．

　しかし新生児は容易に脱水に陥るので，熱が続いたり哺乳が不良になればすぐに連絡するよう指導することが大切である．遠方であったり家族の不安が強い場合は，全身状態が比較的良好でも入院して経過を注意深く観察することが賢明である．またエンテロウイルス感染の場合は（例えば，咽頭のアデノウイルス抗原陽性でアデノウイルス感染と診断できても），高熱が数日間持続することがあり，補液と経過観察のために入院することも少なくない．

細菌感染症の極早期は炎症所見が陰性のこともあるので，必ず解熱するまで頻回に診察するか，電話などで緊密に連絡をとることが重要である．

6 呼吸の問題

1）喘鳴，息が荒い

「時々息が荒くなる．哺乳時や哺乳後にゼイゼイいう」という訴えがよく聞かれる．平常時の呼吸にまったく問題がなければ，生理的胃食道逆流に伴う症状や哺乳に伴う一時的な症状と考えられるので心配ない．

吸気時の喘鳴が持続する場合は，喉頭軟化症などの先天性喘鳴が考えられる．先天性喘鳴のほとんどは発育とともに軽快することが多いので，呼吸困難を伴わず哺乳障害がなければ定期的に経過を観察してもよい．しかし喘鳴が強い場合は，気道感染や大泣きしたときに狭窄症状が悪化し呼吸困難に陥ることがあるので注意が必要である．小児に慣れた耳鼻科医を紹介して，ファイバースコープで狭窄の部位と程度，原因を検索してもらう．持続する喘鳴の原因として，耳鼻科的疾患以外に血管輪がある．この場合食道造影などの画像診断が有用である．

2）多呼吸，呼吸窮迫

この時期の多呼吸ではクラミジアによる肺炎を鑑別する必要がある．無熱性の間質性肺炎で，出生後に結膜炎の既往があることが多い．上咽頭からのクラミジア抗原の迅速検査や血清抗体価によって診断する．治療としてはマクロライド系抗菌薬投与（経口）を行う．

呼吸症状は肺の問題でなく，先天性心疾患（部分肺静脈還流異常症や大動脈縮窄症など）の心不全症状として出現することがある．

3）鼻閉

「鼻がつまる」「鼻がフガフガいう」といった訴えも多い．新生児は鼻呼吸が主であることと相対的に鼻腔が狭いことから，少量の分泌物で鼻閉症状が出現する．多くは母親の心配の割には本人は元気で，哺乳も良好なことが多い．細い綿棒やティッシュペーパーをこより状にして除去する方法を指導する．鼻汁の場合は片方の鼻孔を押さえて反対側の鼻孔から口で吸引したり，市販の鼻汁吸い取り器を使用してもよい．哺乳が障害される場合は受診してもらう．吸引器でていねいに吸引することで症状は軽快する．

7 皮膚の問題

> **診療のPoint!**
>
> ❶ 赤ちゃんの脂っぽい皮膚はスキンケアが大切である．
> ❷ 石鹸を手でよく泡立てて，ていねいに洗うよう指導する．
> ❸ 蒙古斑，サーモンパッチなど放置してよいものと，黒あざ，茶あざ，赤あざ，脂腺母斑など一度皮膚科専門医を受診したほうがよいものを見極める．
> ❹ 皮膚科の受診も決して急ぐものではなく，現時点で心配するものではないことを十分に説明する．
> ❺ 一部，レーザー治療を早期に実施したほうがよい母斑がある．

1）乳児脂漏性湿疹

主に頭部（被髪部位）に黄色調を帯びた鱗屑から油脂様の痂皮を生じる．ときに厚い痂皮となり亀裂し乳痂と呼ばれる．顔面（眉毛部，鼻翼，耳介周囲）など脂腺の特に大きく多い部位（脂漏部位）にも広がる．

母体からの性ホルモンが関係する生理的な脂腺機能亢進が関係していると考えられており，多くは産科を退院した後に出現する．アトピー性皮膚炎と異なり，かゆみはないかあっても軽微である．

治療の基本はスキンケアで，入浴時に石鹸でていねいに洗い流すだけで3～4週間で軽快する例が多い．皮脂腺の亢進が治まる頸が座る頃にはみられなくなる．頭部の油脂様痂皮はオリーブオイルを塗って痂皮を軟らかくした後に入浴するとよい．無理に取る必要はなく，ていねいに少しずつふき取っていく．赤く炎症を伴っている場合は弱いステロイド系外用薬を短期間使用してもよい．アトピー性皮膚炎合併例では痒みが強く，生後3ヵ月以降も治癒しない．

2）新生児痤瘡（新生児にきび）

生後まもなくから顔面に生じる毛孔一致性の丘疹，面皰，膿疱である．男児に多い．脂漏性湿疹と同様に生理的皮脂腺機能亢進の時期に一致して認められる．治療の基本はやはりスキンケアで，入浴時に石鹸でていねいに洗う．赤く炎症を伴っている場合は非ステロイド系外用薬を使用してもよい．

3）乳児アトピー性皮膚炎

生後1ヵ月ではアトピー性皮膚炎の病像は形成されにくく，この時期に診断するのは難しい．乳児脂漏性湿疹に引き続き乳児アトピー性皮膚炎が発症することがある．アトピー性皮膚炎についての詳細は，日本皮膚科学会「アトピー性皮膚炎診療ガイドライン」を参考にするとよい（日本皮膚科学科ホームページよりダウンロード可）．

アトピー性皮膚炎においても，その皮膚病変を悪化させないためには皮膚を清潔に保つスキンケアが基本である．お湯の温度は低めにすること，洗い流すための道具は刺激の少ない柔らかいガーゼなどを使うこと，石鹸・シャンプーは確実に洗い流すことなどである．

4）おむつ皮膚炎（おむつかぶれ）

おむつの当たる部位に起こるのでおむつかぶれと呼ばれるが，基本的には尿・便によって生じていると考えてよい．すなわち，尿中尿素が分解されて生じるアンモニアや便中のタンパク分解酵素や脂肪分解酵素などが原因である．したがって便や尿に接している時間を短くすることが第一である．おむつを頻回に替える，通気性のよいおむつを使用する，清潔にして乾かすことが大事であることを十分に説明する．

スキンケアが第一であるが，炎症が強い場合は非ステロイド系外用薬を使用する．びらんを伴うような場合は，弱いステロイド軟膏に亜鉛華軟膏を重ねて塗布すると短期間で改善する．赤くなってしまったら，ふき取らずに（びらん面をふき取ると痛い），シャワーで洗い流して優しく叩いて水分を取ってあげること，できるだけ乾かすことがポイントである．

5）乳児寄生菌性紅斑（皮膚カンジダ症）

消化管常在のカンジダによる皮膚感染症で，おむつかぶれとの鑑別が必要だが，おむつかぶれがなかなか治らない場合や，鱗屑や小膿疱を伴う場合に疑う．紅斑の辺縁に鱗屑があるのでよく観察すると視診である程度診断できる．鱗屑や小膿疱を鏡検しカンジダを証明すれば診断を確定できる．石鹸でよく洗い，乾燥させて抗真菌薬を塗布する．

6）汗疹（あせも）

汗が皮膚角質層内に貯留するために起こる皮疹で，炎症性変化（発赤）を伴う紅色汗疹と炎症性変化を伴わない水晶様汗疹とがある．紅色汗疹は表皮汗管の閉塞で，表皮への汗の漏出による紅斑性丘疹，小水疱である．生後1ヵ月以内の新生児では顔面に直径1～2 mmの表在性小水疱が多発することがある．これが水晶様汗疹で，汗口の表在性閉塞により角質層内やその直下に生じるものである．水晶のように透明で炎症を伴わない．

治療は発汗を避け，濡れたタオルでよくふく．炎症を伴う場合には非ステロイド系外用薬を薄く塗布する．

7）イチゴ状血管腫

出生時ははっきりせず，生後出現してくる血管腫で，病理学的には血管内皮細胞の増殖である．境界鮮明で鮮紅色の斑として現れ，その後皮膚より隆起してくるのが特徴である．生後6～9ヵ月まで増大するが，その後は徐々に小さくなり，5～6歳までに自然消退していく．消退後の皮膚は正常より軟らかく皺のある跡が残る場合がある．

小さく目立たない部位であれば，保護者にこの血管腫の自然経過を説明し，ケガをしないように留意して無治療で経過観察のみでよい．顔面で目や鼻を圧迫する可能性がある場合，あるいは血管腫が大きい場合，目立つ部位の場合は，レーザー治療やステロイド内服による治療が必要であり，皮膚科や形成外科へ紹介する．

レーザー治療に関しては，血管腫が大きく隆起する前に行うほうが1回で消失してしまい治療効果も高いので，早期治療が推奨されている．美容的に考慮すべき部位に出現した場合は早期レーザー治療を家族に説明し，希望すればレーザー治療を専門とする形成外科に紹介する．

8）蒙古斑（青あざ）

仙骨部，尾骨部に青色斑がみられ，蒙古斑としてよく知られている．胎生期の真皮メラノサイ

トの残存と考えられている．大きさは手掌大までで，境界はやや不明瞭，学童期までに自然消退する．仙尾骨部に主斑を有するものは，その他の体部（主に背部）にも副斑を有することが多い（通常型）．手や足，顔，腹部にもみられることがあり異所性蒙古斑と呼ばれ，やや小さく消退が遅い傾向がある．経過観察でよい．濃く目立つ部位の異所性蒙古斑はレーザー治療を考慮する．

9）ウンナ母斑

1ヵ月健診の診察の際に初めて母親が項の母斑に気がつくことがある．眼瞼など正中部にみられるサーモンパッチと同様の出生後からある毛細血管拡張性の母斑である．欧米ではサーモンパッチが「天使のキス」，ウンナ母斑が「コウノトリの嘴（くちばし）の跡」と呼ばれている．サーモンパッチは1年以内に消失するが，ウンナ母斑は消退傾向が少なく，成人でも残存する場合がある．毛髪で隠れてしまう部位で美容上問題となることはない．

10）色素性母斑（黒あざ）

母斑細胞母斑とも呼ばれる．大きさは様々で，比較的大きいものは出生時よりみられる．小さいものは黒子であるが，これは出生時には存在せず幼児期からみられる．巨大で獣皮を思わせるものを巨大色素性母斑，獣皮様母斑といい，悪性黒色腫を生じる頻度が高くなる．

11）扁平母斑（茶あざ）

境界鮮明で扁平な淡褐色の色素斑で隆起しない．母斑細胞は存在せず，表皮基底層のメラニン色素が多い．6個以上あればvon Recklinghausen病を疑う．

12）脂腺母斑

出生時より頭部や顔面にみられる，やや隆起した扁平で黄色調の母斑で，頭皮にできるとはげとなる．放置すると思春期以降増大して基底細胞癌などを併発することがある．思春期までに切除する必要があるので，必ず皮膚科へ紹介する．

13）単純性血管腫（赤あざ）

皮膚真皮層の毛細血管が拡張している血管奇形で，治療はレーザー治療となる．表皮が薄い乳児期早期が治療効率がよい．

8 頭部の異常

1）頭血腫

産科入院中から指摘されていることが多いが，なかなか消失しないことを心配して受診する．この時期には波動は消失し血腫が硬くなっている．心配ないことを再度説明する．

2）変　形

同じ方向ばかり向いていて，後頭部の左右どちらかが扁平になることを心配する訴えもよく経験する．右側を向く児が多い．通常座位が可能になる時期から進行しなくなり，1歳頃から目立たなくなる．基本的には無治療でよい．ドーナツ枕やタオルを入れて矯正することも試みてよいが，効果が期待できるのは体動が少ない場合のみで，多くは自分で動いてはずれてしまう．児がいやがらなければ，頭だけでなく体全体を横向きにする（側臥位にする）とよい．機嫌が良いときに腹臥位にする"うつぶせ時間"を持つこともアドバイスするとよい（睡眠時は腹臥位にしない）．

9 眼の異常

1）眼脂（めやに）

> **診療のPoint!**
>
> ❶ 最もよく遭遇する少量の眼脂はていねいな清拭と抗菌薬点眼，涙囊マッサージで経過をみる．
>
> ❷ チェックすべき項目は眼脂と流涙，結膜充血，角膜混濁，白色瞳孔，眼瞼・眼球や角膜の左右差である．

少量の眼脂だけがみられる児は多い．鼻涙管が十分に開通していないことが原因と考えられるが，流涙（涙目）や結膜充血がない場合はていねいにふき取り，抗菌薬点眼と目頭の部位（涙囊）を優しくマッサージすることで軽快することが多い．軽快せず眼脂が続く場合，流涙が出現したり結膜が充血することがあれば先天性鼻涙管閉塞や涙囊炎，急性結膜炎などが疑われるので眼科医に紹介する．

2）急性結膜炎

クラミジア，黄色ブドウ球菌による結膜炎，ヘルペス性結膜炎などがある．多量の眼脂と球結膜充血，浮腫が主症状で，病原体により眼脂の性状や結膜所見が異なるとされる．抗菌薬点眼の前に眼脂の塗抹検査や培養により菌の同定と薬剤感受性を施行することが重要である．感受性の高い薬剤に変更する．

3）先天性鼻涙管閉塞

生直後は涙器の発達が未熟で涙の分泌が少ない．生後1〜2週から始まる難治性の流涙（涙目）と眼脂が主症状である．結膜炎と異なり結膜充血はほとんどみられない．閉鎖部位は鼻涙管下端部の下鼻腔への開口部で，膜様閉鎖や脱落上皮による閉塞が原因とされる．

眼脂が多量で流涙が多い場合や，少量の眼脂でも抗菌薬点眼と涙囊マッサージで軽快しない場合は眼科医に紹介する．通過障害の有無と程度の評価，完全閉鎖に対しては涙道ブジー法が行われる．

4）斜視

1ヵ月健診でも斜視ではないでしょうかと聞かれることがある．視力は聴力に比べ発達が遅く，この頃固視が始まり，生後3〜4ヵ月以降に立体視が発達し眼位が定まってくる．したがって生後1ヵ月頃にはまだ斜視の判断は難しい．心配ないことを説明し，経過を見るようにアドバイスする．

5）先天性眼瞼下垂

出生時からみられる片眼性の眼瞼下垂で，上眼瞼挙筋の発育不全が主な原因である．軽度の場合は，出生直後よりも目をよく開け始める頃に気づかれる．瞳孔が隠れるほどの下垂例は，光が入らないことによる弱視（視性刺激遮断弱視）に陥ることがあるので，早期から対策が必要である．いずれにせよ眼科へ紹介する．

6）白色瞳孔

ペンライトなどで白い光の反射がみられる状態をいう．瞳孔が白色にみえるときは網膜芽細胞腫，先天性白内障，未熟児網膜症による網膜剥離が考えられるので眼科医の診察が必要である．

10 口腔内の異常

1）鵞口瘡

舌や頬粘膜にみられる白苔で，ミルクかすと違いふいても取れない．口腔内カンジダ（Candida albicans）感染症である．綿棒を用いて抗真菌薬〔0.5〜1.0％ピオクタニン液，アムホテリシンB（ファンギゾン®）シロップ〕を1日3〜4回哺乳後に塗布する．これらは適宜水を加えて口腔にしばらく含ませた後に嚥下させてもよい．量・治療期間は症状にしたがって増減する．白苔はガーゼなどで無理にはがすと粘膜を損傷し機械的な深い潰瘍になることがあるので，こすり取らないように注意する．鵞口瘡が治療を行ってもなかなか治らないときは先天性免疫異常を有していることがある．

2）舌小帯短縮症

2001年の日本小児科学会舌小帯短縮症手術調査委員会の報告のように，舌運動の著しい障害があって哺乳障害がある場合を除き手術の適応はない．

3）上皮真珠

口蓋や歯肉にみられる小さな白く硬い腫瘤で，母親は歯や腫瘍と間違えて心配することがある．上皮組織の迷入によるものとされ，上皮真珠（epithelial pearls）と呼ばれるもので，生後1〜2ヵ月で自然に消失する．軟口蓋と硬口蓋の境の正中線上にみられるものをエプスタインの真珠（Epstein's pearl），歯肉の表面のものを Bohn's nodule と呼ぶ．

11 頸部の異常

1）筋性斜頸

胸鎖乳突筋の障害で，一側の拘縮のため頭部を患側に傾け，顔を健側へ回旋した姿勢を取る．頸の健側への側屈制限と患側への回旋制限がある．胸鎖乳突筋上に弾性軟の小腫瘤を触知する．右側が左側より2倍多い．

分娩時に胸鎖乳突筋の過伸展が加わることが原因と考えられている．腫瘤の本体は肉芽組織で，超音波で腫瘤が描出される．腫瘤は生後5日前後に出現するとされ，1ヵ月前後が大きさも硬さも最大となる．その後は徐々に小さくなり，同時に頸部の回旋制限も改善していく．ほとんどは1歳までに自然治癒するので経過観察する（図Ⅲ-5）．

マッサージや徒手矯正は筋肉線維の微細な損傷を起こし，癒着の危険があるので行わない．1歳以後も症状が軽快せず，胸鎖乳突筋の索状化や顔のゆがみがみられる場合は整形外科で手術を行う．なお，胸鎖乳突筋に腫瘤を触れない場合は，頸椎の先天性奇形による骨性斜頸を疑う必要がある．

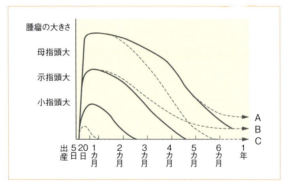

図Ⅲ-5　胸鎖乳突筋腫瘤の発生ならびに時期的経過模式図
A：典型的斜頸，B：軽症斜頸，C：いわゆる自然治癒
（文献7）より）

2）鎖骨骨折

　鎖骨骨折は分娩に伴うもので，彎曲している中央部の骨折が多い．明らかな難産であったり，エルブ（Erb）麻痺などの分娩麻痺を合併していれば出生後にすでに診断されていることが多いが，産科入院中は気づかず家に帰ってから，あるいは1ヵ月健診時に鎖骨上の腫瘤として気づかれることがある．すでに仮骨を形成しており，放置してよい．母親には何も変形を残さずに治癒することを説明する．

12 臍の問題

> **診療のPoint!**
> ● 臍の処置は清潔を保ち乾燥させることが基本である．

1）臍ヘルニア

　臍脱後，臍基部の瘢痕化が不十分である場合に筋膜に欠損孔を生じ，そこから腸管が脱出し皮下に膨隆する．腫大は泣いたり，力んだときに著明となる．痛みはない．大きさは様々で，ゴルフボール大になることがある．ヘルニア内容の還納は容易で，腸管を押し戻すグジュグジュッという音が聴かれる．生後1ヵ月前後から目立ってくることが多いが，ほとんどは1歳までに自然に軽快すること，何もしないで放置してよいことを説明する．硬貨をのせて絆創膏で止める方法は効果がはっきりせず，テープにかぶれてしまうことがあるので一般的にはしないほうがよい．最近，テープ・ドレッシング材の性能がよくなり圧迫固定法を実施するようになった．大きい場合（径が3cm以上が目安）は圧迫固定法を考慮する．

2）臍肉芽腫

　臍がジュクジュクと湿潤したままの児は，臍帯脱落の後に臍中心部に肉芽組織が形成されていることが多い．もろくて出血しやすい．奥まで十分に消毒した後に硝酸銀棒で焼灼する．周辺部の皮膚を焼かないように気をつける．その後は必ず生理食塩水で中和する．まれに2～3回

焼灼を必要とすることもある．大きいポリープ状のものはつまみ上げて根元を強く結紮すると，数日で脱落する．切除が必要な場合もある．

難治性の場合は卵黄嚢管遺残や尿膜管遺残のことがある．瘻孔を確認し，瘻孔造影を施行し診断を確定する．

3）臍　炎

分泌物が多く臭いにおいがあって発赤を伴う場合は臍炎が疑われる．新生児にとって臍は細菌の侵入門戸として最もリスクの高い部分である．細菌培養提出後にていねいに消毒し，抗菌薬の全身投与を行う．敗血症に進行することがあるので全身状態に十分留意する．

13 泌尿器の問題

診療のPoint!
① 母親が心配することが多い包茎は医学的には重要な問題ではない．
② しかし，停留精巣はもれなくチェックして専門家へ紹介する．

1）包　茎

新生児期はほとんどすべて包茎であり問題ない．この時期は包皮と亀頭は癒合しており，包皮翻転はできない．母親が心配して質問することがあるが，炎症を反復（亀頭包皮炎）しなければ何もする必要がないことを説明する．

2）尿道下裂

明らかな尿道下裂は出生直後に診断されるが，外尿道口が亀頭のわずかに腹側にあるものは気づかれないことがあるので，陰茎が腹側へ屈曲している場合には注意してみる必要がある．小児泌尿器科への紹介が必要である．

3）処女膜ポリープ

腟入口部から突出し，ピンクの細長いイボ状にみえる．母親由来のエストロゲンの影響で浮腫肥大したもので，2〜3週間で速やかに縮小する．

4）赤い尿

「おむつが赤い」と血尿と間違えて電話で問い合わせてくることがある．ほとんどは尿中の無晶性尿酸塩で，排尿後時間とともに冷やされ沈殿しておむつを赤く着色する．にんじんジュース様で他に症状がなければ経過観察し，繰り返すようであれば検尿し尿定性試験紙で尿潜血をチェックする．

5）停留精巣，移動精巣

健診時に必ず触診で確認することが大切である．包茎は急ぐ必要はないが，停留精巣は将来の生殖能力などの問題で1歳前後の手術が必要である．小児泌尿器科への紹介が必要である．

14 便の異常

1）便の回数

生後1～2週は授乳のたびに排便していたが，この時期になると便の回数は少なくなってくる．母乳の消化吸収が非常によく便量が少なくなることと，ある程度まとまって排便するようになるからである．2～3日出なくても機嫌がよく便が軟便であれば問題ない．

体重増加が少なく便の回数と量が少ない場合は哺乳量不足の可能性があり，授乳について再検討する．便秘が続く場合，あるいは腹部膨満を伴う場合はHirschsprung病に注意する．

2）便の色

排便回数が少なくなると緑色便がみられるようになる．腸管内で酸化されて緑色になったためで，正常である．白色便は胆道閉鎖症，胆道拡張症，新生児肝炎の精査が必要である．

15 四肢の問題

1）先天性股関節脱臼（congenital dislocation of the hip：CDH）

いわゆる先天性股関節脱臼は，体内ですでに脱臼している真の先天性股関節脱臼（先天性多発関節拘縮症などに伴うもので，奇形性股関節脱臼）とは異なり，不安定な股関節に周産期に何らかの不利な外力が加わって脱臼するものがほとんどである．最近ではdevelopmental dislocation of the hip（DDH）と呼称されるようになった．

発生頻度は，1980年代の関係者の予防運動により著しく減少した（予防パンフレット「赤ちゃんが股関節脱臼にならないように注意しましょう」が日本小児整形外科学会のホームページで公開資料として提供されている）．最近は0.1～0.3％とされ，健診で先天性股関節脱臼と遭遇することは極めてまれとなった．しかし早期発見，早期治療が重要であることは変わりないので，本症を疑うときは整形外科へ紹介する．

本症を疑う所見としては股関節の開排制限，脚長差，大腿部のしわの左右差（脱臼側のしわが健側より多かったり，しわが深く大腿後方まで伸びている．ただし正常児でもよくみられる）であるが，新生児期には明らかな脱臼を起こしているものは少ないので，不安定な股関節の精査をクリックサインの有無でチェックする（図Ⅲ-6）．

大腿骨頭核が出現しない乳児期前半は，超音波による評価が有用である（超音波によって先天性股関節脱臼のスクリーニングを試みている施設もある）．1ヵ月健診の場では，クリックサインが陽性であったり開排制限が明らかな場合は専門家へ紹介する．陽性かどうかはっきりしない場合は，経過を追ってきちんとフォローアップすることが大切である．

2）足趾の変形

足の指が重なるように変形しているとの心配がよくある．多くは第3，4，5趾のうち1本が軽度偏位，変形している．子宮内での圧迫によるものが多く，経過観察でよい．変形が強い場合や，経過をみても軽快しない場合は整形外科へ紹介する．

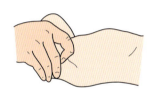 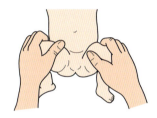 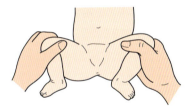

(a) 両膝をつかみ，母指を大腿内側に，他の4指は中指を中心として大転子部に当てる

(b) 股関節および膝関節を90°屈曲し，大腿部を長軸方向に骨頭に向かって圧迫する（もし股関節に高度な弛緩があれば，骨頭は後方に逸脱しクリックを触れる）

(c) 上図の位置から股関節を静かに開排していく（脱臼の場合には開排の途中で整復のクリックを触れる）

図Ⅲ-6 新生児に対するクリックサイン・テスト
軽い"力"（500 g）で行う．

（文献7）より）

16 染色体異常

> **診療のPoint!**
>
> ● 医学的な診断・治療だけでなく，両親の受容を促し，子どもと家族全体を支援する姿勢が重要である．

　染色体異常に関しては出生前診断されることもあり，分娩前からの両親への説明と支援が必要な時代となった．心疾患や消化管閉鎖などの合併奇形を有する場合，哺乳不良や筋トーヌスの低下などでは，生後早期に新生児施設に搬送される．この時期に問題になるのは，比較的全身状態が良好でも，産科退院後に体重増加が不良な児や，まったく気づかないまま1ヵ月健診を受診する児である．代表的な疾患はDown症候群である．

　Down症の臨床診断はその顔貌より容易であり，染色体検査によって確定する．染色体異常や奇形症候群の場合，診断を確定することと同時にどのように告知をするか，どのように支援するかが非常に重要となる．

1）診　断

　病気を正確に診断し，病態をきちんと把握すること，すなわち医学的事実を確定することは治療やケアに必須で，最も重要なことである．例えば心不全症状がある場合には，先天性心疾患の診断のために心エコーを速やかに実施し，乳児期に耳鼻科的・眼科的な診察なども必要となる．そして染色体検査が必要であると判断したら，まずその理由をきちんと両親に説明し，同意を得て実施する．可能であれば，その結果の伝え方もあらかじめ両親と相談しておく．

2）告　知

　病気の説明（染色体異常の告知）は，静かなプライバシーを守れる空間で，原則として両親と一緒に行う．まず現在の状態が安定していることを確認し，病気や治療の医学的情報のみにとどまらず，具体的な療育や社会支援体制，親の会の情報などをていねいに説明する．検査結果

のコピーや資料，説明を文書にしたものを渡すと後でゆっくり理解してもらうのに役立つ．

　医学的事実を述べるだけでは適切な告知とはいえず，いかに病気を持ったわが子を受け入れることができるか，トータルにサポートできるか，前向きに子育てができるように両親の心の支えになることができるかが，非常に大切なのである．

3）心のケア

　臨床心理士によるカウンセリングや，ピアカウンセリング（同じ病気を持ったご家族によるカウンセリング）も重要な心のケアになる．専門的な治療，療育，その後の子育ては疾患の専門家や療育機関，福祉など多職種で支援していくことになる．しかし，この時期に最も大切なことは，最初に告知する医師（小児科医）自身が「一緒に頑張って育てていきましょう」と心から支援することである．

3. 育児支援

1 育児支援の必要性

1）退院後1ヵ月までは育児中最も心配な時期

　乳幼児の育児不安の時期についての「大阪レポート」と呼ばれる報告は，育児中のすべての女性が，出産後1ヵ月以内が一番育児について不安を感じた時期であると述べている（図Ⅲ-7）．産科入院中は医師，助産師などの医療スタッフに見守られているという安心感と，児のケアをまだ1人でするという実感がないために不安が表面化しない．しかし退院して家に帰ると，育児のいろいろなことが不安になってくる．短時間サイクルの児の睡眠パターンによって睡眠不足に陥りやすく，児が頻回に泣くことで母乳栄養が十分であるかどうか不安になり，生理的な様々な症状が気になり始める．この時期は母親の内分泌変化によって，いわゆるマタニティブルーと呼ばれる心理状態になりやすいことも背景にあると考えられる．

2）2週間健診

　先に述べた産科退院後の育児不安への対応は，1ヵ月健診では遅すぎることがある．生後2週間に健診をすることによって，実際にはミルクを足す必要のない母乳不足感を是正したり，次項に述べるような様々なアドバイスをすることで非常に効果的な育児支援ができる．多くの産婦人科で実施されている．母乳外来とともに2週間健診を実施する意義を強調したい．

2 母親への支援

> **診療のPoint!**
> ❶ 母親の育児不安に対し支援的態度で具体的な指導をする．
> ❷ 父親の育児参加を促し，母子健康手帳を活用する．

1）自信を持たせること（エンパワーメント）

　まず母親や赤ちゃんの世話をしている人に，「よくやっていますよ」とほめることが重要である．赤ちゃんをよく観察していることや，赤ちゃんの反応を引き出していることなど具体的にほめてあ

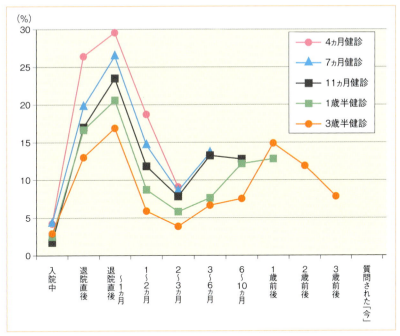

図Ⅲ-7　今まで育児について一番心配だったのはいつですか

（文献9）より）

げる．今の育児に自信を持たせることが育児不安に対する最も効果的な支援である．

2）赤ちゃんの状態の説明

体重増加が良好であること，刺激への反応が始まったこと，頭を持ち上げたり向きを変えたりする能力など，赤ちゃんが順調に成長していることを説明する．その他様々な心配事に対して，一つひとつ時間をかけて説明する．

3）疲労を防ぐための具体的アドバイス

アドバイスとしては，赤ちゃんと一緒に昼寝をして寝不足にならないようにする，訪問者を制限する，可能であればあらかじめ連絡して，しばらくは訪問を遠慮してもらう（これは赤ちゃんの感染防止の観点からも必要）などである．友達や親族からの問い合わせには留守録音で，名前，性，誕生日と出生時刻，体重や身長など基本的な情報とお礼のメッセージを送るとよい．そして赤ちゃんの睡眠パターンが昼型になるように，夜間の授乳は暗く静かな環境で行い，授乳後はそのまま寝かせつけるようにし，昼は声をかけてあやしたり体を動かして遊んだりするよう心がける．

また父親に育児に参加してもらうようにする．「助けて」と手伝ってもらい，「とても上手で助かる」とおだてて父親の育児意識を育てるようにする．

4）上の子どもへの対応

この時期に，育児を楽しめなかったり疲労困憊してしまうのは初産婦よりもむしろ経産婦である．今回の育児そのものではなく，上の子どもへの世話や対応で疲れ果ててしまうのである．多かれ少なかれ上の子はいわゆる「赤ちゃん返り」を示す．すなわち1人でできていたことをしなくなっ

たり（食事やトイレ），抱っこをせがんだり，わがままを言ったり母親に執拗に甘えてくるようになる．

特に第1子でよくみられる現象である．それまで自分1人に注がれていた愛情が，新しく加わったえたいのしれない者（弟や妹）に向けられていることを無意識に感じるのである．赤ちゃん返りは，精神的には危機的状況であるといわれるが，至極当然の反応と考えられる．したがって家族全員がこのような心理を理解して対応する必要がある．母親には「お兄ちゃんだからしっかりしなさい」ではなく，赤ちゃんが寝ているときなどは上の子を優先して，必ず一対一の時間を持ち，「あなたを愛しているんだよ」と抱きしめてあげるようアドバイスする．分娩に立ち会った兄弟は赤ちゃん返りがみられないといわれる．おそらく生きている存在として赤ちゃんを実感することが大切なのであろう．

3 父親への支援

赤ちゃんのいる新しい生活に父親も戸惑うことがある．上の子どもだけでなく父親も赤ちゃんへの嫉妬の感情を持つことがあるし，話題にしにくいことだが，長い間性生活がないことへの不満を持っていることも多い．したがって母親だけでなく父親への支援も必要なのである．以下のようなアドバイスを送るとよい．

父親もできる範囲で子育てに参加すること．そうすれば新たな楽しみを見つけることができるはずである．また，母親の負担が予想以上に軽減される．人生の中で仕事と家庭のバランスを考える時期に入ったこと，子どもにするように，抱きしめたり（ハグ hug），キスしたりすることは夫婦にとって大切で，子育ての忙しい中でも夫婦で一緒に過ごす時間を楽しむようにする．

4 母子健康手帳の活用

健診時には必ず母子健康手帳を活用する．身体計測値，ビタミンKの投与，1日の体重増加量，そして具体的な指導内容（頻回授乳やスキンケア，上の子への対応など）を記入する．そして「おっぱいでよく育っています，優秀です」「体重もよく増えて順調です」「子育てを楽しんでください」など母親を勇気づける一言を付け加えるように心がける．また「お父さんにも手伝ってもらいましょう」と父親へのメッセージも記入するとよい．

文　献

1) 仁志田博司：新生児学入門 第2版．医学書院，1994．
2) 周産期医学編集委員会 編：周産期相談お母さんへの回答マニュアル．東京医学社，1998．
3) 米国小児科学会（小林登 監訳，伊藤助彦・伊藤雄平・因京子翻訳）：2～4週，育児指導ガイドライン—出生前から20歳まで．日本醫事新報社，1992．
4) 竹内徹訳：ロバートン正常新生児のケアマニュアル．メディカ出版，1997．
5) The American Academy of Pediatrics：Caring for your baby and your child-birth to age 5, Bantam Books, 1998.
6) Berhman RE：Nelson textbook of pediatrics, Saunders. 2000.
7) 藤井敏雄：開業医の外来小児科学 改訂4版．豊原清臣 他編，南山堂，2002．
8) 堀内勁：育児不安対策，Neonatal Care．秋季増刊号，1997．
9) 原田正文，服部祥子：乳幼児の心身発達と環境．名古屋大学出版会，1990．

［佐藤和夫］

IV 母体の疾病に関連した治療，処置

> **要点**
>
> ❶ 母体の合併症や感染症のなかには出生した児に影響を及ぼすものがあるため，病態，検査や治療の必要性を十分に理解する必要がある．
> ❷ 糖尿病や甲状腺疾患の妊婦からの出生児に対しては，妊婦の疾患の状態，服薬状況を把握し，児に発生する合併症を予測して対処する．
> ❸ 血液型不適合妊娠では，赤血球不規則抗体の種類により新生児溶血性疾患の重症度に差がみられるため，不規則抗体の性質をよく把握したうえで，妊娠中からの管理が必要である．また生後の高ビリルビン血症，特に生後24時間以内の早発黄疸に注意する．
> ❹ B型肝炎ウイルス母子感染に対しては2013年に新たなプロトコールが作成された．C型肝炎ウイルスのワクチンは開発途上のため母子感染予防はできないが，母子感染の要因，感染児の予後，治療法などについて明らかになりつつある．
> ❺ ヒトT細胞リンパ性白血病ウイルスの母子感染は主に経母乳感染であるため，母乳の遮断もしくは短期間の母乳栄養により母子感染率を低下させることが可能である．HIV母子感染に対しては，妊娠中の抗HIV薬投与，帝王切開分娩，人工栄養，出生児への抗HIV薬投与によりほぼ予防可能となった．
> ❻ 妊娠前期に風疹ウイルスに感染すると児は先天性風疹症候群を発症することがある．妊娠前のワクチン接種による感染予防が重要である．サイトメガロウイルスの胎内感染例の一部は長期的な障害を残す．近年，胎内，出生後の治療法が開発されてきている．単純ヘルペスウイルスは産道感染し，一部は重篤な全身症状を呈する．近年アシクロビルの大量投与が認可された．

　妊娠中の母体合併症のなかには疾患や薬剤により胎児，新生児に影響を及ぼすため管理に注意を要するものや，母体への感染により胎児，新生児に母子感染し多様な病態を呈するものが多数あげられる（表Ⅳ-1）．胎児，新生児に影響を及ぼす母体合併症のなかには，胎盤を介するIgG抗体の移行により胎児，新生児に影響を及ぼす疾患もあげられる（表Ⅳ-2）．胎児や新生児に影響を及ぼす母体疾患や感染症のうち臨床的に重要なものを取りあげ解説する．

1. 内科合併疾患，妊娠合併症と新生児

❶ 内分泌・代謝性疾患

1）糖尿病合併妊娠

　妊娠前に糖尿病と診断されたり妊娠中に糖尿病を発症した母体から出生した児，妊娠により耐糖能異常に陥った妊娠糖尿病母体から出生した児を「糖尿病母体からの出生児（infants of

表IV-1 胎児，新生児に影響を及ぼす代表的な母体合併症，母体感染症

母体の内科疾患 妊娠合併症	内分泌，代謝性疾患 ・糖代謝異常（糖尿病，妊娠糖尿病） ・甲状腺疾患 　　甲状腺機能亢進症 　　甲状腺機能低下症 自己免疫性疾患 ・膠原病 　　全身性エリテマトーデス 　　Sjögren症候群 　　混合性結合組織病 ・特発性血小板減少性紫斑病 血液型不適合妊娠 ・Rh不適合 ・ABO不適合 ・その他
母体感染症	B型肝炎ウイルス（HBV） C型肝炎ウイルス（HCV） 成人T細胞白血病ウイルス1型（HTLV-1） 免疫不全ウイルス（HIV） 風疹ウイルス サイトメガロウイルス（CMV） 単純ヘルペスウイルス（HSV） 水痘・帯状疱疹ウイルス（VZV） ヒトパルボウイルスB19 ヒトパピローマウイルス（HPV） 梅毒トレポネーマ 淋菌 B群溶血性連鎖球菌（GBS） カンジダアルビカンス トキソプラズマ クラミジアトラコマチス

表IV-2 母体から移行したIgG抗体が新生児に影響を及ぼす病態

新生児疾患	母体の疾患，合併症	原因抗体
血液型不適合溶血性貧血	血液型不適合妊娠	赤血球不規則抗体
新生児一過性甲状腺機能亢進症	甲状腺機能亢進症	抗TSH受容体抗体（TRAb）
新生児一過性甲状腺機能低下症	甲状腺機能低下症	抗TSH受容体抗体（TRAb）
新生児自己免疫性血小板減少症	特発性血小板減少性紫斑病（ITP）	抗血小板抗体（PA IgG）
新生児ループス	全身性エリテマトーデス（SLE） Sjögren症候群（SS） 関節リウマチ（RA）	抗SS-A/SS-B抗体
新生児抗リン脂質抗体症候群	全身性エリテマトーデス（SLE） Sjögren症候群（SS） 無症候性	抗リン脂質抗体
新生児一過性筋無力症	重症筋無力症	抗アセチルコリン受容体抗体

diabetic mothers：IDM）」として管理に注意を要する（表IV-3）[1]．

a）先天奇形

IDMの奇形合併頻度は高いといわれているが，特に妊娠前発症で器官形成期である妊娠初期の血糖コントロールが不良の場合，奇形発症率が高い．報告されている奇形としては中枢神経系，心血管系，消化器系など多岐にわたっている．

表Ⅳ-3 糖尿病母体からの出生児の合併症と頻度

合併疾患	インスリン依存性頻度糖尿病 IDM	妊娠糖尿病 IDM
巨大児	20〜30%	20〜30%
呼吸障害	30%	10%
低血糖	60%	16%
症候性	20%	10%
低カルシウム血症	25%	15%
多血症	40%	30%
高ビリルビン血症	50%	25%
先天奇形	10%	3%

（文献 1）より一部改変）

b）子宮内胎児発育遅延（IUGR）

糖尿病による微小血管病変が強い症例では，胎盤機能低下により高率に胎児の発育遅延が発生する．また妊娠高血圧症候群を合併する頻度も高く，これも IUGR の要因となる．light for gestational age で出生した児には低血糖，多血症などの注意が必要である．

c）巨大児（large for gestational age）

インスリンがグリコーゲン，脂肪，タンパク質の合成，蓄積を促進するため体格が大きくなりやすい．

d）低血糖

胎盤を経由して母体から胎児へ多量のグルコースが供給され，胎児は高インスリン血症になる．しかし，出生後に母体からのグルコースの供給が途絶えると，児は高インスリン血症による低血糖になりやすい．低血糖では症状が認められないこともあるが，not doing well（不活発，筋緊張低下，筋緊張亢進など）であったり，無呼吸，呼吸障害，痙攣，チアノーゼが認められる．母乳栄養を可能な限り早期に開始することが重要であるが，生後 30〜60 分以内に血糖測定を行い，血糖値 35〜45 mg/dL 以上に保つ[2]．高インスリン血症が強ければ輸液による糖の投与 10 mg/kg/分以上を要することもあるが，さらに難治性の場合はステロイド，グルカゴンの非経口投与を考慮する．

e）多血症

糖化ヘモグロビン（HbA1c）の酸素親和性が高いため，ヘモグロビン酸素解離曲線が左方移動し胎盤への酸素供給が低下する．このため胎児のエリスロポエチン産生が亢進し，多血症になる．末梢チアノーゼ，易刺激性，呼吸障害，痙攣などが認められる．治療としては輸液を行うが，ヘマトクリット（Hct）65% 以上が続く場合は部分交換輸血を考慮する．

f）高ビリルビン血症

多血症や赤血球膜組成の変化による赤血球寿命の短縮などが原因と考えられている．

g）低カルシウム血症

母体の副甲状腺機能亢進により高カルシウム血症になり，胎児にカルシウムが移送されることにより胎児の副甲状腺機能が抑制される．生後母体からカルシウムの供給が途絶えることによ

表Ⅳ-4　胎児・新生児の甲状腺機能異常による症状

胎児・新生児の甲状腺機能亢進症状
・持続性頻脈（＞160回/分），心不全，胎児水腫，血小板減少 ・甲状腺腫（時に頸部圧迫による羊水過多） ・子宮内発育不全，胎児死亡 ・頭蓋骨早期癒合症 ・早産

胎児・新生児の甲状腺機能低下症状
・徐脈 ・甲状腺腫（嗄声） ・消化管蠕動の低下，便秘，臍ヘルニア ・遷延性黄疸 ・皮膚乾燥，哺乳不良，骨端核の出現遅延，体重増加不良

（文献3）より一部改変）

り児に低カルシウム血症が生じる．さらに低血糖により上昇したコルチゾールによる腸管でのビタミンD拮抗作用も低カルシウム血症の原因になる．無症候性のことも多いが，易刺激性となり，筋緊張亢進，徐脈，無呼吸，痙攣などが認められることもある．7～8 mg/dLを下回る場合はグルコン酸カルシウム，ビタミンDの投与を考慮する．

h）呼吸窮迫症候群

IDMの呼吸窮迫症候群（respiratory distress syndrome：RDS）合併率は数倍高いといわれているが，これは高インスリン血症により肺の成熟が抑制され，サーファクタントのリン脂質合成の成熟を抑制するためである．

i）肥厚性心筋症

心筋細胞へのグリコーゲン蓄積により心筋の肥大が生じる．心室中隔肥大により一過性の肥厚性大動脈弁下狭窄を来し左心不全を呈することがある．通常6ヵ月以内に自然治癒するが，強心薬，βブロッカーなどの投与が必要となることがある．

2）甲状腺疾患合併妊娠

甲状腺疾患合併妊婦から出生した児に新生児一過性甲状腺機能亢進症（新生児Basedow病），新生児一過性甲状腺機能低下症などの甲状腺機能異常が認められることがある（表Ⅳ-4）[3]．これらの病態，症状発現には各甲状腺関連因子や薬剤の胎盤通過性が関与する．

a）新生児一過性甲状腺機能亢進症

甲状腺機能亢進症の原因となる甲状腺刺激ホルモン受容体抗体（TSH receptor antibody：TRAb）に含まれるTSH受容体刺激抗体（TSH receptor stimulating antibody：TSAb）は，IgGクラスに属する自己抗体であり胎盤通過性がある．Basedow病に罹患した母親から出生した児は，経胎盤的に移行したTRAbにより甲状腺が刺激され，甲状腺ホルモンの過剰分泌が引き起こされる．

甲状腺機能亢進症の母体から出生した児の1～2%に，新生児一過性甲状腺機能亢進症を発症する．母体の血中TRAbは胎盤通過性が良好で新生児の血中TRAbと良好な相関を示すため，周産期の母体血中TRAbの測定により，生後の発症の有無を予測することが可能である（図Ⅳ-1）[4]．妊娠後半のTRAbが第1世代測定法で50%以上，第2世代測定法で70%以上（もしくは10 IU/L以上）で新生児甲状腺機能亢進が認められる可能性が高い．ただし早産児

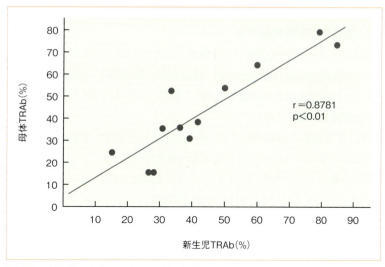

図Ⅳ-1 新生児の血中 TRAb と母親の血中 TRAb との相関

(文献 4) より)

ではより低値でも発症することがある.

　母体に投与された抗甲状腺薬も胎盤通過性が良好であるため，胎児，新生児の甲状腺機能に影響を与える．母親の甲状腺機能がコントロールされているときは児も機能亢進症を発症しない．しかし，出生後は経胎盤移行した抗甲状腺薬は数日で血中から消失するのに対して，抗体の半減期は約 2 週間であるため，TRAb が高値の母体からの出生児は，抗甲状腺薬の効果が消失する生後 1 週間前後に新生児 Basedow 病を発症することが多い.

　また，妊娠後期の不規則な服用，未治療，再発などで血清 TRAb の活性が高い場合，胎児または新生児 Basedow 病を発症する危険性は高くなるが，母体から胎児に甲状腺ホルモンが移行すると，生後数日の間に機能亢進症状がみられた後，胎児間脳-下垂体-甲状腺系を抑制し，一過性の中枢性甲状腺機能低下症に移行する可能性があることにも留意する必要がある.

　新生児期の甲状腺機能亢進症の症状としては頻脈，発汗，多呼吸，振戦，易刺激性，眼球突出，甲状腺腫，心不全，多動，下痢などがあげられるが，生後の TRAb の低下とともに軽快する．TRAb は通常生後 2 ヵ月頃には正常化するが，母体の TRAb が高くない場合は，より早期に正常化する.

　新生児期の治療としては，軽症の場合は経過観察でよいが，中等症以上では抗甲状腺薬のプロピルチオウラシル（PTU）5〜10 mg/kg/日，あるいはチアマゾール（メルカゾール®）（MMI）0.5〜1 mg/kg/日を使用する．また症状が強い場合にはルゴール液を使用することもある．心不全，頻脈の合併時にはジギタリス，β-ブロッカーが必要となることがある.

　抗甲状腺薬のうち PTU は MMI に比較して母乳に移行しにくいため，PTU を服用している場合には母乳投与は可能である．なお，MMI でも 1 日 10〜15 mg 以内であれば母乳栄養は可能であるが，多量の場合は乳児の甲状腺機能検査が勧められる[3]．日本甲状腺学会のガイドラインでは，PTU 300 mg/日以下，MMI 10 mg/日以下は授乳を行っても乳児の甲状腺機能に影響

はないとされている[5]．

b）新生児一過性甲状腺機能低下症

慢性甲状腺炎による甲状腺機能低下の母体血中にはTRAbのうちのTSHの甲状腺刺激作用を阻害する甲状腺刺激阻害抗体（thyroid stimulation blocking antibody：TSBAb）が存在する．これもIgG抗体であるため胎盤を通過して胎児，新生児の甲状腺機能を抑制することにより，児の甲状腺機能が低下する．

症状としては，先天性甲状腺機能低下症でみられる症状と同様に活動力低下，遷延性黄疸などがあげられるが，TRAbの低下とともに症状も軽減する．

症状がみられる場合，FT4低値，TSHが高値の場合にはサイロキシン製剤であるチラーヂンS®を5〜10μg/kg投与する．FT4，TSHの経過を観察し，TRAbが正常化するまで治療を継続する．

2 自己免疫性疾患合併妊娠（表Ⅳ-2）

全身性エリテマトーデス（SLE），Sjögren症候群（SS），混合性結合組織病（MCTD）などの膠原病合併妊娠では，妊娠高血圧症候群，胎児死亡，流早産，IUGRを呈する頻度が高くなるが，さらに抗SS-A抗体，抗SS-B抗体陽性例では，新生児ループス（NLE）を，抗リン脂質抗体陽性例では抗リン脂質抗体症候群（APS）を合併することがある[6]．

NLEはループス様皮疹，血小板減少，溶血性貧血，肝機能障害，先天性房室ブロックなどを呈する症候群である．ループス様皮疹などは一過性可逆性の症状で1歳までに自然治癒することが多いが，房室ブロックは抗SS-A抗体，抗SS-B抗体陽性妊婦の1〜2％にみられ，胎児死亡に至ったり，生後でもペースメーカー埋め込みを要することもある．APSは抗リン脂質抗体により血栓を生じ，胎盤機能低下や絨毛の障害から流早産，死産，IUGRなどが引き起こされる．APSに対しては血栓形成予防のため，妊婦に対する少量アスピリンや低用量ヘパリンによる抗凝固療法や難治例に対するγグロブリン投与，免疫吸着血漿交換療法などが報告されている[6,7]．

特発性血小板減少性紫斑病（ITP）では抗血小板抗体（PAIgG）の影響により新生児血小板減少症（NT）を発症することがあるが，出生児の血小板数は日齢3〜4に最低値となることが多い．血小板数が3〜5万未満となった段階でγ-グロブリンやステロイドによる治療を考慮する[8]．

3 血液型不適合妊娠

1）機序と問題点，治療

血液型不適合妊娠とは，児の赤血球血液型抗原が母体に欠如している場合をいう．流産や出産の際に経胎盤出血や妊娠中の胎児-母体間血液移行により児の赤血球が母体に侵入すると，抗原に対する抗体が母体に産生される（表Ⅳ-2）．そして次回の妊娠では，児の赤血球抗原に対する抗体（IgG型抗体）が妊娠母体から児へ経胎盤的に移行し，赤血球の崩壊を促進して胎児，新生児の溶血や新生児の重症黄疸が引き起こされる．なお，胎内では溶血による過剰

表IV-5 胎児・新生児溶血性疾患の原因になる抗D抗体以外の不規則抗体

重　要		c, K, Ku, k, Js^b, Jk^a, Fy^a, Di^b, U, PP$_1$P^k (p), anti-nonD (-D-)
可能性あり	高い	E, Kp^a, Kp^b, Js^a, Di^a, M
	低い	C, C^w, e, Jk^b, Fy^b, S, s, LW, Jr^a
関与しない		Le^a, Le^b, Lu^a, Lu^b, P$_1$, Xg^a

(文献9)より)

産生のビリルビンは胎盤を介して母体に移行して処理される．

溶血を引き起こし黄疸や貧血の原因となるものとしては，Rh因子のなかのD抗原やABO因子の不適合が多いが，Rh因子の亜型であるRhC, RhE抗原やその他の型不適合が原因となることもある（表IV-5)[9]．

RhD不適合の場合，妊娠中や流産，出産時にRhD抗原陽性の児の血液がRhD抗原陰性の母体に流入し，母体がRhD抗原に感作される．その後2回目以降の妊娠で児の血液移行により抗体産生が刺激されIgG分画の抗体が産生されるが，この抗体が胎盤を通過することにより胎児や新生児に溶血が引き起こされる．RhD抗原陰性母体に対して，現在では抗D抗体（抗D免疫グロブリン）を母体に投与することにより，母体の感作を予防することができるようになっている．ABO不適合はO型の母親がA型かB型の児の赤血球によって感作され，IgG型の抗Aや抗B抗体を産生することにより発症するが，通常RhD不適合に比較すると軽症のことが多い．新生児溶血性疾患の重症度には，胎盤を通過する抗体量や通過する時期，対応抗原の発達の程度，胎児の単核食細胞の能力など様々な要因が関与する．

赤血球不規則抗体の種類により新生児溶血性疾患の重症度にかなりの差があることがわかっている．新生児溶血性疾患としての報告をみると抗D，抗E関連が多いものの，輸血において比較的臨床的意義が低い抗Mや抗Jr^{a}も報告されている（表IV-6)[10]．夫が妊婦の赤血球抗体の対応抗原を保有している場合，特に中等度以上の新生児溶血性疾患を発症すると考えられる場合には，妊婦の抗体価を注意深く経過観察するとともに，胎児の状態の評価，新生児の評価を行うことが必要である（表IV-5)．

2) 出生児にみられる症状

血液型不適合による溶血により，軽症例では軽度の貧血，黄疸のみであるが，最重症例では胎児水腫が引き起こされる．また中等度〜重症例では早発黄疸，重症黄疸が認められることが多いが，このような場合ビリルビン脳症（核黄疸）を発症し得るため早急に治療を開始する必要がある．なお，黄疸の程度としては，総ビリルビン値のみではなく，中枢神経系に対して毒性を持つとされるタンパク非結合型のビリルビン（unbound bilirubin:UB）を測定し治療を決定することが望ましく，特に超低出産体重児ではより細かな管理が必要である[11]．

3) 治　療

a) 光線療法

光線療法は，非水溶性の間接ビリルビン（ZZビリルビン）が光エネルギーにより，立体異性体であるZEビリルビン，EZビリルビン，EEビリルビンや構造異性体であるEZサイクロビリル

表Ⅳ-6 赤血球同種抗体による新生児溶血性疾患：1990～2007年の症例報告の解析

抗体名	症例数	母親 抗体価中央値（範囲）	血漿交換療法（%）	DAT陽性（%）	胎児水腫/Hb 6 g/dL＞（%）	胎児新生児 光線療法（%）	交換輸血（%）	IVGG（%）	胎児/新生児輸血（%）	治療なし（%）
抗D	5	1,024 (16～8,192)		5 (100)		5 (100)	3 (60)			
抗D+C	7	128 (64～4,096)	2 (29)	7 (100)	4 (57)	4 (57)	5 (71)		5 (71)	
抗D+G	1	8,192		1		1	1			
抗D+C+抗B	1	128		1		1			1	
抗D+Jk^a	1	8		1	1					
抗Rh17 (HrO)	1	2,048		1	1	1			1	
抗E	10	128 (32～512)		10 (100)	2 (20)	8 (80)	9 (90)			1 (10)
抗E+c	3	128 (16～128)		3 (100)		3 (100)	3 (100)			
抗c	1	2,048		1	1	1				
抗M	9	128 (8～256)	1 (11)	2 (22)	4 (44)	6 (67)	5 (56)			
抗Di^a	2	512 (256～1,024)		2 (100)		1 (50)	2 (100)			
抗Di^b	4	32 (4～1,024)		4 (100)		2 (50)	2 (50)	1 (25)		
抗Di^b+M	1	128		1		1		1		
抗Di^b+E	1	64		1						1
抗Jr^a	6	32 (4～512)		5 (83)	3 (1, 死亡*) (50)	2 (33)		1 (17)		2 (33)
抗Jk^b	2	8		2 (100)			1 (50)			1 (50)
抗Jk3	1	64		1						1
計	56	128 (4～8,192)	5 (9)	48 (86)	16 (29)	36 (64)	31 (55)		10 (18)	6 (11)

DAT：直接抗グロブリン試験，IVGG：静脈内γ-グロブリン投与　＊：IgG1＋IgG4

（文献10）より）

表Ⅳ-7　光線療法，交換輸血の適応基準（中村の基準）
1）血清 TB 濃度による基準（mg/dL）　P：光線療法，ET：交換輸血

出生体重	<24 時間 P/ET	<48 時間 P/ET	<72 時間 P/ET	<96 時間 P/ET	<120 時間 P/ET	>5 日 P/ET
<1,000 g	5/8	6/10	6/12	8/12	8/15	10/15
<1,500 g	6/10	8/12	8/15	10/15	10/18	12/18
<2,500 g	8/10	10/15	12/18	15/20	15/20	15/20
≧2,500 g	10/12	12/18	15/20	18/22	18/25	18/25

2）血清 UB 濃度による基準（µg/dL）

出生体重	光線療法	交換輸血
<1,500 g	0.3	0.8
≧1,500 g	0.6	1.0

（文献 12）より）

ビン，EE サイクロビリルビンなど水溶性に変化して，肝臓や腎臓から排泄されることにより効果が現れる．

光線療法の適応基準としては，村田の基準，中村の基準（表Ⅳ-7）[12]が用いられる．中村の基準を用いる場合は，総ビリルビン値，UB 値のいずれかが基準を満たしたときに治療を開始する．

なお，光線療法中は不感蒸泄が増加することに注意する必要がある．また光照射により網膜障害が引き起こされる可能性があるため児の眼を保護する必要がある．なお光線療法中に EZ サイクロビリルビンが過剰に生産されたり，排泄が障害され体内に蓄積されると皮膚，血清，尿がブロンズ色（緑褐色）を呈するが（bronze baby 症候群），この場合は光線療法を中止することにより回復する．

b）交換輸血

交換輸血により血中ビリルビンが除去されるが，同時に血液型不適合による溶血性疾患の際には感作赤血球や抗体も除去される．血液製剤としては，RhD 不適合に対しては ABO 同型の Rh（−）血，ABO 不適合に対しては，O 型血球と AB 血漿の合成血，もしくは O 型血を使用する．その他の場合には溶血の原因である血液型抗原が陰性の血液を使用する．

c）γ-グロブリン

γ-グロブリンが網内系細胞の Fc レセプターをブロックすることにより，抗体に感作された赤血球の溶血を抑制し，網内系に取り込まれるのを防ぐと考えられている．国内外で有用性が認められ使用報告例が増えてきている[13,14]．

2. 母体感染症と母子感染

母体に感染した病原体が，妊娠，分娩，授乳を通して胎児，新生児に感染することを母子感染といい，感染経路として，胎内感染，分娩時感染，母乳感染に分類される．胎内感染は胎盤を介して病原体が胎児の血液に混入する経胎盤感染と，子宮頸部，腟に存在する病原体が

表Ⅳ-8 母子感染の原因病原体と感染経路

		胎内感染	分娩時感染(経胎盤，産道)	母乳感染
ウイルス	B型肝炎ウイルス（HBV）	△	○	×
	C型肝炎ウイルス（HCV）	△	○	×
	成人T細胞白血病ウイルス1型（HTLV-1）	△	△	○
	免疫不全ウイルス（HIV）	△	○	△
	風疹ウイルス	○	×	×
	サイトメガロウイルス（CMV）	○	△	△
	単純ヘルペスウイルス（HSV）	△	○	×
	水痘・帯状疱疹ウイルス（VZV）	△	○	×
	ヒトパルボウイルスB19	○	×	×
	ヒトパピローマウイルス（HPV）	×	○	×
細菌	梅毒トレポネーマ	○	△	×
	淋菌	×	○	×
	B群溶血性連鎖球菌（GBS）	×	○	×
真菌	カンジダアルビカンス	×	○	×
原虫	トキソプラズマ	○	×	×
クラミジア	クラミジアトラコマチス	×	○	×

○ 主な感染経路，臨床的に重要
△ 頻度は少ない，臨床的に重要ではない
× ほとんどみられない

胎児に感染する上行性感染に分けられる．分娩時感染は陣痛により母体血が胎児血に移行することにより病原体の感染が成立する経胎盤感染と，産道の病原体が出産時に感染する産道感染に分類される．母乳感染は母乳を介して新生児に感染するものを指す．母子感染する時期，感染により胎児や新生児に及ぼす影響は病原体により様々である（表Ⅳ-8）．

1 B型肝炎ウイルス（HBV）

1）疫学とわが国の母子感染防止法の変遷

HBVの感染経路としては，輸血，性行為，医療機関内感染，母子感染などが挙げられるが，母子感染が最も重要な感染経路である．母子感染の時期としては，一部胎内感染例はあるもののほとんどが分娩時感染（materno-fetal transfusion，もしくは産道感染）である．

母子感染予防処置として1986年に「B型肝炎母子感染防止事業」が開始され，1995年の改定で，妊婦のHBe抗原検査と出生児への感染防止処置および検査は健康保険の給付対象となった[15]．

2）HBV母子感染予防の新しいプロトコール

国際的には母子感染予防は生後早期から開始されており，わが国でも1990年代から早期接種に関する研究が進められてきたが，日本小児科学会，日本小児栄養消化器肝臓学会，日本産科婦人科学会からの要望をもとに2013年10月に厚生労働省から公知申請による通知が出され，国際的に広く施行されている予防法が保険適用となった．この通知を受け日本小児科学会において2013年12月に新たなプロトコールが提示された．

日本小児科学会が推奨するHBV母子感染予防の管理方法を以下に示す（図Ⅳ-2 http://www.jpeds.or.jp/uploads/files/HBV20131218.pdf）[16]．

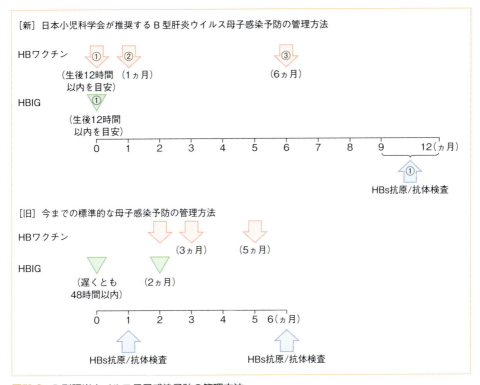

図Ⅳ-2 B型肝炎ウイルス母子感染予防の管理方法
（日本小児科学会：B型肝炎ウイルス母子感染予防のための新しい指針．2013．より転載）

a) HBs抗原陽性の母親から出生した児に対し，原則として以下の感染予防処置を行う．

①出生直後（12時間以内が望ましいが，もし遅くなった場合も生後できる限り早期に行う）
　通常は，HBグロブリン1 mL（200単位）を2ヵ所に分けて筋肉注射し，HBワクチン0.25 mLを皮下注射する．

②生後1ヵ月　HBワクチン0.25 mL 皮下注射

③生後6ヵ月　HBワクチン0.25 mL 皮下注射

　＊生後9～12ヵ月を目安にHBs抗原とHBs抗体検査を実施
　・HBs抗原陰性かつHBs抗体≧10 mIU/mL…予防処置終了（予防成功と判断）
　・HBs抗原陰性かつHBs抗体<10 mIU/mL…HBワクチン追加接種
　・HBs抗原陽性…専門医療機関への紹介（B型肝炎ウイルス感染を精査）

b) 標準的なHBワクチン追加接種

HBワクチン0.25 mL 皮下注射を3回接種．

接種時期は，たとえばHBs抗原陰性かつHBs抗体<10 mIU/mLを説明した際，さらに1ヵ月後，6ヵ月後．

　＊追加接種終了の1～2ヵ月後に再度，HBs抗原とHBs抗体検査を実施．
　・HBs抗原陰性かつHBs抗体≧10 mIU/mL…追加接種は終了（予防成功と判断）
　・HBs抗原陰性かつHBs抗体<10 mIU/mL…無反応例と判断し専門医療機関へ紹介

・HBs抗原陽性…専門医療機関への紹介

　出生した児に対しては，HBIGとHBワクチンの1回目を生後なるべく早く投与する．投与は生後12時間以内が望ましいが，諸事情でこれを過ぎた場合でも可能な限り早期に投与する．その後，生後1ヵ月に2回目，6ヵ月に3回目の接種を行う．従来法で行われていた生後1ヵ月時のHBs抗原検査と2回目のHBIG投与は廃止された．接種後，十分な抗体産生の確認のため，生後9〜12ヵ月にHBs抗原・HBs抗体検査を行い，HBs抗体価<10 mIU/mLの場合は追加ワクチンを接種し，その後HBs抗体上昇を再度確認する．なお，HBs抗原陽性の場合や追加ワクチンでも抗体が獲得されない場合は，専門医療機関に紹介する．

　出生体重2,000 g未満の低出生体重児はHBワクチンに対する免疫応答の未熟性から3回のHBワクチンでは母子感染予防に十分な抗体価が得られないことが明らかになっているため，出生時，生後1ヵ月，6ヵ月時の接種以外に，現時点で添付文書に記載はなく保険適用はないが，生後2ヵ月時の接種を加えた計4回の接種が必要と考えられている（http://www.jpeds.or.jp/uploads/files/hbboshikansen.pdf）[16]．

3）HBワクチン接種プロトコールの世界情勢とわが国の現状

　世界的には90％以上の国々においてユニバーサルワクチン（全出生児に対するワクチン接種）が行われている．2015年6月の時点では，現在母子感染予防対象以外の小児に対しては現行では任意接種ではあるが，水平感染の予防のためにはユニバーサルワクチンの導入が急務と考えられ，2016年度中には定期接種化される見込みである．

2 C型肝炎ウイルス（HCV）

1）HCV母子感染とその危険因子

　HCVの感染経路は輸血，血液製剤，医療機関内感染，母子感染などがあげられているが，製剤のHCVスクリーニングが幅広く行われるようになり，新規患者発生数は減少している．しかし，母子感染の予防法はまだ確立されておらず，母子感染は患者発生の主な原因となっている．HCV母子感染の頻度は報告により差がみられるが，10％前後というものが多い．

　母子感染にかかわる感染要因としては，母体のヒト免疫不全ウイルス（human immunodeficiency virus：HIV）感染，母体血中のHCV-RNA陽性，母体の高HCV-RNA量があげられている．多くの報告は帝王切開での母子感染率低下に否定的だが，一部母体が高ウイルス量であるときに帝王切開で母子感染率が低下する可能性を示す報告もある[17,18]．なお多くのデータでは母乳による感染は否定的である[17,19]．

2）母子感染が成立した児の臨床経過と長期予後

　HCV母子感染例において経過中約30％は3歳までに陰性化するが，3歳までにHCV-RNAが陰性化しない場合は成人まで感染が持続するものも多い．HCV抗体は母体から新生児に移行し，生後しばらくは陽性であるが12〜18ヵ月までには陰性化するため，乳児期のHCV抗体の結果には注意する必要がある．またHCV-RNAは感染の診断には有用であるが，体内のウイルス量が変動することがあるため2〜3回の検査を行うことが望ましい．母子感染の多くは軽度の肝炎像であり，成人に至るまでに肝硬変に進展することはない．

表Ⅳ-9 栄養法別のHTLV-1母子感染率（前向き調査）

	母乳栄養 （90日以上）	短期母乳栄養 （90日未満）	人工栄養	冷凍母乳
母子感染率	93/525（17.7％）	3/162（1.9％）	51/1553（3.3％）	2/64（3.1％）

（文献21）より）

3）治　療

　HCV母子感染例では3歳までにHCV-RNAが自然消失しやすいこと，小児期には肝病変の進行が緩やかであることなどから3歳以降に治療を検討する．C型慢性肝炎の治療効果はHCV遺伝子型，ウイルス量などの因子によって異なるため，これらの因子を参考にして治療適応や治療薬剤（ペグインターフェロン，リバビリンなど）を検討する[20]．

4）HCVマーカー陽性妊婦と出生児の診断と管理

　予定帝王切開により母子感染率が低下する可能性は示されているが，日本産婦人科学会のガイドラインでは予定帝王切開は推奨されていない．ただしHCV-RNA量高値の妊婦の分娩様式を決定する際には「HCV母子感染ならびに帝王切開分娩に関する情報を提供し，患者家族の意思を尊重すべき」と記載されている[19]．HCV-RNA陽性妊婦からの出生児については，3～6ヵ月毎にフォローし，3歳以降も感染が持続する場合は治療適応を検討する．

❸ ヒトT細胞白血病ウイルスⅠ型（HTLV-1）

　human T lymphotropic virus typeⅠ（HTLV-1）は，adult T-cell lymphomal/leukemia（ATL）の原因ウイルスとして知られている．HTLV-1は血液，精液，母乳などリンパ球を多く含有する体液中に存在するためウイルス感染細胞を介して感染する．

　2011年度からHTLV-1母子感染の実態の解明と予防法の確立を目指して厚生労働科学研究班が発足している[21,22]．HTLV-1キャリアー数は2006～2007年の調査で全国に108万人とされており，以前から指摘されているように西日本に多い．しかし近年，東京や大阪などの大都市にもキャリアが拡大している[23]．

　感染経路としては，母子感染，輸血，性行為があげられるが，献血者の検査体制が確立された現在は母子感染のうち特に母乳による感染が主である．感染後はキャリアとして経過する．ATLは通常40歳以上で発症するが，キャリアからの発症率は年間1,000人に1人，生涯発症率は5％程度である．

　HTLV-1キャリアから出生した児で，90日間以上の母乳栄養児の感染率は17.7％で，完全人工栄養児においても数％の感染率であり，エビデンスは十分ではないものの子宮内や分娩時にも感染すると考えられる．母子感染予防法としては人工栄養を選択する方法があるが，それ以外に90日未満の短期母乳栄養および冷凍母乳栄養でも母子感染率は3％前後であり，人工栄養とほぼ同等の効果が示されている（表Ⅳ-9）[21]．短期母乳栄養は母体からの移行抗体（IgG抗体）による感染阻止効果や感染細胞の影響が短期間であることが推測され，冷凍母乳は感染したリンパ球が冷凍により破壊されることによる予防効果と考えられる．

　キャリア妊婦と出生児への対応としては，妊娠中からHTLV-1に関する情報提供を十分に行

表Ⅳ-10 HIV母子感染が起こると推定される時期と確率

時　期	感染率（%）
妊娠中	5～10
周産期	10～15
母乳栄養期	5～20
人工乳栄養での累積	15～25
生後6ヵ月まで母乳栄養での累積	20～35
生後18～24ヵ月まで母乳栄養での累積	30～45

（文献25）より）

い，母乳栄養，母乳栄養の選択，母乳栄養の期間については，母乳栄養の利点，各栄養法の感染率などの情報を正確に伝えて，母親の希望を併せて最終的に決定する必要がある．十分なカウンセリングが必要となることも多く，医師のみではなく医療スタッフ全体でキャリアー妊婦を支援する必要がある[22]．

　HTLV-1キャリアからの出生児のフォローには通常抗体検査が用いられる．生後12～18ヵ月までは移行抗体が減少し，非感染例であれば抗体陰性化後は陰性が持続するが，母子感染が成立した場合は抗体陰性化後に再度陽性化する．なお陽性化する時期は3歳までとされているため，母子感染の有無は3歳時の抗体検査で判定可能である．

4 ヒト免疫不全ウイルス（HIV）

　妊婦のHIV感染者は発展途上国では30％以上に達する地域もあるが，先進国では1％以下である．わが国では感染者の爆発的な増加はないものの1年間の新規HIV感染者報告数は1,500件程度である．わが国のHIV感染妊娠は平成25年末までで累計857例，HIV感染妊婦からの出生児数は577例であり，2008年以降は年間30～40例程度が続いている．母子感染報告は累計53例で，21世紀に入ってからは激減し年間0～2例となっている[24]．

　HIVの感染様式は，輸血，血液製剤を介するもの，医療機関内感染，性行為，母子感染などがあげられるが，小児の感染源のほとんどは母子感染である．

　母子感染として胎内感染，分娩時感染，母乳感染があげられるが，このうち分娩時の感染と母乳栄養が重要である．母子感染の頻度は予防を行わない場合30％以上であるが，母乳栄養を行わない場合は15～25％程度である（表Ⅳ-10）[25]．

　母子感染に関連する要因としては，母体血清中のウイルス量，母体CD4リンパ球低値，前期破水後4時間以上経過例，絨毛羊膜炎，早産低出生体重児，母乳栄養があげられている．また帝王切開のほうが感染率が低いという報告が多いが，この理由としては，分娩時感染が主に妊娠末期の母体-胎児間輸血（materno-fetal transfusion）や母体血による児の汚染によるものであるため，陣痛前の帝王切開により児への血液移行が減少すること，また児の血液汚染が少なくなることが考えられている．

　母子感染した場合の児の経過は大きく2つに分かれる．早期発症重症型は生後12ヵ月までに日和見感染や重症脳症などを発症して，多くは18ヵ月以内に死亡する．一方緩徐進行型は

2〜10年以上の長期間の無症候期ののち日和見感染などで発症する．児のHIV感染はPCR法を用いたウイルスゲノムの検出，ウイルス培養，免疫学的検査により診断される．生後3〜6ヵ月の時点でPCRが陰性であれば感染はほぼ否定できるが，最終的には生後12〜24ヵ月まで検査を行い，感染の有無を判定する．

母子感染予防対策としては，①妊娠中の抗HIV薬投与，②帝王切開分娩，③人工栄養，④新生児期の抗HIV薬予防投与の4骨子があげられており，以上の対策を施行することにより母子感染はほぼ予防可能となっている[24]．

感染が確認された児は，抗HIV薬による治療を早期から開始し，またS-T合剤によるカリニ肺炎予防を行うが，診断，治療プロトコール，薬剤入手を含め，厚生労働省のエイズ治療薬研究班を通して対策を検討する必要がある[26]．

5 トキソプラズマ

トキソプラズマ（*Toxoplasma gondii*）はネコ科動物を終宿主とし，ヒトを含む哺乳動物や鳥類などを中間宿主とする人畜共通感染症である．ヒトへの感染経路としては土壌や水への混入，洗浄不十分な生野菜や果物，加熱不十分な食肉の摂取などがあげられる．また終宿主であるネコの糞便を介する感染も重要である．

妊婦の初感染の症状は，疼痛・化膿傾向を伴わないリンパ節腫脹，倦怠感，筋肉痛を伴う発熱などである．トキソプラズマが母子感染するのは妊婦の初感染のときであり，妊婦への感染時期が重要である．このため妊婦の感染が疑われるときには生肉との接触，土いじり，ペット飼育歴，海外渡航歴など，感染のリスクの有無や検査により感染時期を推定することが重要となる．

妊婦の検査として，妊娠初期にトキソプラズマ抗体（IgGとIgM抗体の総和），IgM抗体などを測定することにより感染状況の検査が可能であるが，初感染の時期の推定にはIgG avidity（抗体結合力：保険適用外）の測定が有用であるとされる．また羊水のPCRによるDNA診断の有用性も示されている[27〜29]．

経胎盤による胎児への感染率は妊婦の感染時期によって大きく異なり，妊娠初期，中期，後期で10％台から50％台へと増加することが示されている．また妊娠初期，中期では胎内死亡，重症例が多いが，妊娠後期では感染率は増加するが，ほとんどは不顕性感染である．なお，胎盤感染したとしてもすぐには胎児には感染が成立しないため，妊婦の早期診断，早期治療による先天性トキソプラズマ症の発症の予防が可能である．

出生した児における典型的な先天性トキソプラズマ症の徴候として，痙攣，水頭症，脳内石灰化，網脈絡膜炎とともに小頭症，小眼球症，肺炎，肝脾腫，黄疸，発疹，発熱などがあげられる．先天感染の検査として，①臍帯血トキソプラズマIgM抗体の検出，②トキソプラズマ抗体あるいはトキソプラズマIgG抗体の臍帯血/分娩児母体血比が4以上，③臍帯血や胎盤からトキソプラズマの遺伝子が検出される，④臍帯血や胎盤からトキソプラズマが分離，培養される，のうち1項目以上が確認された場合，先天感染と診断される[27]．

出生後の管理としては，妊娠中の初感染の可能性が低い例（ローリスク群）では出生時に理

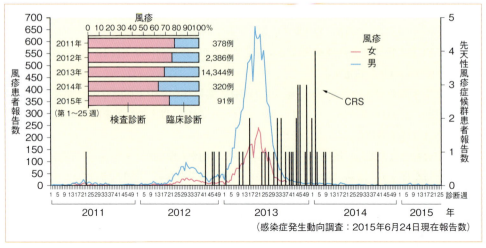

図Ⅳ-3　風疹・先天性風疹症候群（CRS）の週別性別患者報告数（2011〜2015年）

（文献31）より）

学所見，トキソプラズマIgG抗体，IgM抗体の測定を行い，その後1歳時にIgG抗体の測定を行う．一方妊娠中の初感染の可能性が高い例（ハイリスク群）ではトキソプラズマIgG抗体，IgM抗体などローリスク群の検査に加え眼底検査，頭部画像検査を行い，その後も3ヵ月毎のフォローを行う．治療法としては妊娠中の初感染が疑われる場合には，母体に対してスピラマイシン，アセチルスピラマイシン，ピリメタミン，サルファ剤などが投与される．母子感染した児に対しては，アセチルスピラマイシンピリメタミン，スルファジアジンなどが用いられる[27,28]．

6 風　疹

　風疹は風疹ウイルスの感染により発熱，発疹，リンパ節腫脹などが引き起こされるもので，通常は軽症で経過する．しかし，妊婦が妊娠初期に感染すると，児は先天性風疹症候群（congenital rubella syndrome:CRS）を発症することがあり，その際は，白内障，心疾患，難聴などが認められる．CRSの発症頻度は妊娠初期であるほど高率であり，妊娠4ヵ月では8%程度であるが，最終月経から1ヵ月の間に感染すると発症頻度は50%にも及ぶ[30]．

　CRSの発生数は2011年までは年0〜2人であったが，2012年に5人，2012〜13年の風疹大流行により2012〜2013年に45人と報告されている（図Ⅳ-3）[31]．

　CRSの発症を防ぐ対策としては，妊娠年齢に達する以前にワクチン接種し，抗体を獲得しておくことが最も重要である．風疹ワクチンは以前は中学生に義務接種として集団接種されていたが，2006年からMR混合ワクチン（麻疹風疹混合ワクチン）が導入され，現在では抗体獲得率の上昇のために2回接種が行われている．接種対象者は生後12〜24ヵ月未満（第Ⅰ期），および就学前1年間（第2期）の男女である．また，2012〜13年の大流行により，妊婦の夫，子ども，同居家族，出産に相当する年齢の女性など，妊婦への感染を抑制するための予防接種が行われるようになった．

表Ⅳ-11　先天性風疹症候群（CRS）/先天性風疹感染（CRI）の診断

CRS/CRI を疑う妊婦，胎児，乳幼児の症候，検査所見

- 妊娠中に風疹に罹患した，または罹患が強く疑われる場合
- 妊娠初期の風疹 HI 抗体価が 16 倍以下で，妊娠中に 2 管差（4 倍）以上上昇した場合
- 妊娠初期の風疹 HI 抗体価が 16 倍以下で，妊娠中に風疹患者と明らかな接触があった場合
- 妊娠初期の風疹 HI 抗体が高値であった場合（512 倍以上）
- 胎児あるいは新生児に CRS を疑わせる所見を認めた場合
- 乳幼児で原因不明の白内障や難聴を認めた場合

CRS/CRI 確定診断のための検査

- 血清風疹 IgM 抗体検査（生後半年は検出可能）
- ウイルス分離同定による風疹ウイルスの検出（咽頭拭い液，唾液，尿）
- 風疹ウイルス PCR 検査による遺伝子の検出（咽頭拭い液，唾液，尿）
- 血清風疹 HI 抗体価の経時的フォロー

（文献 30）より）

　風疹ウイルスは飛沫感染し潜伏期は 2〜3 週で，バラ紅色の斑状丘疹を生じる．発熱は通常軽度で，リンパ節腫脹も認められる．なお，発疹のみられる前後 1 週間には風疹ウイルスは咽頭に検出されるため感染の危険性があると考えられる．風疹特異的 IgM 抗体は発疹が出現してから上昇し，50〜60 日間検出されるため最近の風疹感染が証明できるが，ときに感染後長期間陽性が持続することに注意する必要がある．

　妊婦が風疹ウイルスに感染した場合の児への感染率は 30％程度であるが，胎児への感染は，RT-PCR 法による胎児絨毛，羊水，臍帯血中の風疹ウイルス RNA 検出で証明可能である（表Ⅳ-11）[30]．出生した児に対する CRS の症状は多岐にわたるが，CRS の根本的な治療はなく，各症候に対する対症療法が必要である．

7 サイトメガロウイルス（CMV）

　わが国における妊婦の抗体保有率は，1990 年代の 90％程度に比較して 2000 年代には 70％程度と低下してきている．胎児への感染の頻度は，妊婦が初感染の場合は 30〜40％，再活性化の場合は 0.2〜2％と初感染のほうが高い[32]．母体が初感染の場合の一部の胎児に重篤な症状が認められる．

　CMV の母子感染の経路は，①胎内感染（経胎盤感染），②経産道感染，③母乳感染であるが，②，③の大多数は無〜軽症である．①の胎内感染について，CMV IgG 陰性の妊婦の 1〜2％が初感染し，そのうち 30〜40％に胎内感染が成立する．胎内感染例のうち 20％は黄疸，肝脾腫などの症候性感染を呈するが，このうちの大部分（90％）は精神発達遅滞運動障害，難聴などの長期にわたる障害を残す．また出生時に無症状であっても一部には同様の障害がみられる．なお，妊婦の CMV IgG が陽性であってもウイルスの再感染や再活性化による先天性感染がみられることがある（図Ⅳ-4）[32]．出生後の後天性感染として，母乳や輸血を介した感染があげられる．通常，後天性感染は軽症ないしは無症状で経過するが，低出生体重児の場合は，重篤な全身症状を呈することがあることは留意すべきである．

　症候性の先天性 CMV 感染症の症状は腹水，胸水，胎児水腫，IUGR，肝脾腫，血小板減少，脳内石灰化，小頭症，感音性難聴，脳性麻痺，精神発達遅滞など多岐にわたる．母子感

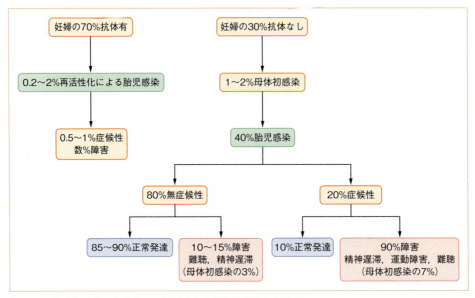

図Ⅳ-4 サイトメガロウイルスの母子感染と新生児障害のリスク

（文献32）より）

染の診断には生後3週以内の尿中CMVの培養やPCR法が用いられるが，乾燥臍帯や新生児スクリーニング濾紙血のCMV-DNA検出によるretrospectiveな診断も用いられる．

　出生後の治療には抗ウイルス薬であるガンシクロビル（GCV）が用いられるようになってきた[33]．GCVにより急性期症状の改善，神経学的予後の改善が期待されるが，近年プロドラッグのバルガンシクロビル（VGCV）の経口投与の報告も増えてきており，6ヵ月間投与による長期的聴覚と神経学的予後の改善の報告がみられる[34]．ただしGCVやVGCVは，保険適用になっておらず，また骨髄抑制や生殖細胞に対する副作用の可能性があるため，新生児期への使用は効果，予後と副作用の両者を十分に考慮しインフォームド・コンセントを得たうえで使用する必要がある．最近胎内感染例に対する抗CMV高力価γ-グロブリン投与による治療や，妊娠中の初感染妊婦に対する投与による感染児の症状軽減や胎内感染予防が報告されている[35]．

8 単純ヘルペスウイルス（HSV）

　HSVにはHSV-1とHSV-2の2つの型がある．HSV-1は口腔内に初感染して乳幼児期に急性口内炎を発症しときに再活性化により口唇ヘルペスを発症し，HSV-2は性器に初感染した後再活性化して再発性の性器ヘルペスを生じる．いずれも性器に感染して仙髄神経節に潜伏感染し，再活性化すると再び性器に出現する．

　妊婦の感染により胎内感染と分娩時感染が起こるが，胎内感染は非常にまれで，主に分娩時感染による新生児ヘルペスが問題となる．新生児ヘルペスは，妊婦が初感染の場合約50％，再発例では数％に発症するが，これは初感染例では病巣が広くウイルス量が多量であるのに対し，再発の場合はウイルス量が少量であることや，母体の抗体が児に移行し受動免疫として働

表Ⅳ-12 性器ヘルペスの合併妊娠の管理……分娩様式の選択

①分娩時に外陰病変あり		帝切
②分娩時に外陰病変なし		
a．初感染	発症より1ヵ月以内	帝切
	発症より1ヵ月以上	経腟
b．再発型または非感染初発	発症より1週間以内	帝切
	1週以上	経腟

（文献36,37）より）

くためとされている．

　性器ヘルペス合併妊娠の管理として，発症時にウイルス分離，ウイルス抗原，HSV-DNA などを用いた診断と血清中の抗体検査により病態が決定される．妊婦に対しては状態に応じてアシクロビル軟膏塗布，アシクロビル経口ないしは静脈内投与が行われる．また産道の HSV 感染が疑われる場合には帝王切開により母子感染を回避し得るため，分娩時に外陰部病変が認められる場合には帝王切開を，外陰部病変が認められない場合でも病態に応じて帝王切開を考慮する（表Ⅳ-12）[36,37]．なお，分娩時にウイルスが分離されない症例や外陰部病変が認められない症例でも新生児ヘルペスの発症例があるため，上記対応によっても発症が予防できるとは限らないことは認識しておく必要がある．

　新生児ヘルペスはわが国で年間100例程度発症していると推測され，このうち死亡率は30％程度であるが，新生児発症例のうち全身感染症，中枢神経感染症を伴うものは特に重症化しやすい．発症する可能性がある場合は，生後24時間以内に目，口，耳から検体採取し分離検査を行うとともに，血清中 HSV IgG 抗体，IgM 抗体検査を行い早期発見に努める．通常，1週間は入院させて管理するが，生後2週間で発症する症例もあることを念頭におき，臨床症状（発熱，ヘルペス性発疹，全身状態の悪化，肝機能異常，DIC など）に注意し，感染が疑われた段階で早期にアシクロビルの投与を考慮する．投与量は海外で 20 mg/kg/回の高用量の有用性が報告されていたが，わが国でも2010年に 10 mg/kg/回，1日3回を10日間の投与を基本として，「必要に応じて投与期間の延長もしくは増量できる」とされ，20 mg/kg/回，1日3回の高用量での使用も認可されている[38]．

文献

1) 岡崎　覚，長　和俊：糖尿病母体から出生した児．周産期医学，36：454-455，2006．
2) Wright N, Marinelli KA, the academy of breastfeeding medicine protocol committee. ABM Clinical Protocol #1 : Guidelines for Glucose Monitoring and Treatment of Hypoglycemia in Breastfed Neonates. Breastfeeding Medicine, 1：178-184, 2006.
3) 河井昌彦：甲状腺機能異常の母体から出生した児．周産期医学，41（増刊号）：514-515，2011．
4) 佐々木望：甲状腺機能異常の母体から出生した児．周産期医学，31（増刊号）：412-413，2001．
5) 日本甲状腺学会編：特殊なバセドウ病患者 1. 妊婦・授乳婦，バセドウ病薬物治療ガイドライン2011，123-134，南江堂，2011．
6) Hoftman AC, Hernandez MI, Lee K-W, et al : Newborn illnesses caused by transplacental antibodies. Adv Pediatr, 55：271-304, 2008.
7) 川浪佳与子，佐藤和夫，久保鋭治 他：膠原病合併妊娠54例の臨床的検討．周産期新生児誌，44（3）：711-716，2008．

8) Chakravorty S, Murray N, Roberts, et al：Neonatal thrombocytopenia. Early Hum Dev, 81：35-41, 2005.
9) 日本産婦人科学会，日本産婦人科医会：不規則抗体が発見された場合は？　産婦人科診療ガイドライン―産科編 2014．日本産婦人科学会，pp.36-37，2014．
10) 安田広康，大戸　斉：赤血球不規則抗体検査．大戸　斉 他編，周産期・新生児の輸血治療，128-132，メジカルビュー，2009．
11) 森岡一朗，中村　肇，香田　翼 他：我が国の超早産児に対する黄疸管理と治療の現状．未熟児新生児誌，27：95-100，2015．
12) 新生児医療連絡会編：新生児黄疸の管理．NICU マニュアル 第 5 版，213-219，金原出版，2014．
13) The Cochrane Library 2009, Issue 1, Immunoglobulin infusion for isoimmune haemolytic jaundice in neonate (Review)
14) 片山義規，南　宏尚，李容桂 他：新生児溶血性疾患におけるγグロブリン療法の適応．日本未熟児新生児誌，20：56-62，2008．
15) 白木和夫：「B 型肝炎母子感染防止事業」の改定をめぐって．日児誌，99：1075-1078，1995．
16) 日本小児科学会：B 型肝炎ウイルス母子感染予防のための新しい指針/低出生体重児等の特別な場合に対する日本小児科学会の考え方（http://www.jpeds.or.jp/modules/activity/index.php?content_id=94）（2015 年 10.31 検索）
17) Murakami J, Nagata I, Iitsuka T, et al：Risk factors for mother-to-child transmission of hepatitis C virus：maternal high viral load and fetal exposure in the birth canal. Hepatol Res, 42：648-657, 2012.
18) European Paediatric HCV network：Three broad modatlities in the natural history of vertically acquired hepatitis C infection. Clin Infect Dis, 41：45-41, 2005.
19) 日本産婦人科学会，日本産婦人科医会：妊娠中に HCV 抗体陽性が判明した場合は？　産婦人科診療ガイドライン―産科編 2014．日本産婦人科学会，p.311-313，2014．
20) 小児期のウイルス性肝炎に対する治療法の標準化に関する研究班：小児期のウイルス性肝炎に対する治療法の標準化に関する研究．平成 25 年度厚生労働科学研究費補助金（難病，がん等の疾患分野の医療の実用化研究事業）平成 23 年度～25 年度総合研究報告，p.1～32，2014．
21) 板橋家頭夫：厚生労働科学研究補助金（成育疾患克服等次世代育成基盤研究事業）「HTLV-1 母子感染予防に関する研究：HTLV-1 抗体陽性妊婦からの出生児のコホート研究」平成 24 年度統括研究報告書，pp.1-19，2012．
22) HTLV-1 母子感染予防研究班ウェブサイト（http://htlv-1mc.org）
23) 齋藤　滋：平成 21 年度厚生労働科学研究費補助金厚生労働科学特別研究事業「HTLV-I の母子感染予防に関する研究」，2009．
24) 平成 26 年度厚生労働科学研究費補助金エイズ研究対策事業　HIV 母子感染の疫学調査と予防対策及び女性・小児感染症支援に関する研究，2015（http://www.hivboshi.org）
25) 外川正生：母子感染―HIV 感染．小児科診療，71：1363-1367，2008．
26) 平成 25 年度 HIV 母子感染対策マニュアル第 7 版（http://www.hivboshi.org/manual/manual/manual7.pdf）
27) 小島俊行：トキソプラズマ感染の予防，疫学と母子感染．川名　尚，小島俊行 編：母子感染，p.136-155，金原出版，2011．
28) 日本産婦人科学会，日本産婦人科医会：トキソプラズマ感染については？　産婦人科診療ガイドライン―産科編 2014，p.298-301，日本産婦人科学会，2014．
29) 谷村憲司，平久進也，山田秀人：トキソプラズマ．医学のあゆみ，253, 1227-1231，2015．
30) 日本周産期・新生児医学会編：先天性風疹症候群（CRS）診療マニュアル．2014 年．（https://www.jpeds.or.jp/uploads/files/CRS_manual.pdf）
31) 国立感染症研究所：病原微生物検出情報（IASR）風疹（http://www.nih.go.jp/niid/images/iasr/36/425/graph/f4251j.gif）2015 年 6 月現在
32) 厚生労働科学研究費補助金成育疾患克服等次世代育成基盤研究事業先天性サイトメガロウイルス感染症対策のための妊婦教育の効果の検討，妊婦・新生児スクリーニング体制の構成及び感染新生児の発症リスク同定に関する研究（http://www.med.kobe-u.ac.jp/cmv/mother-to-be.html）
33) Kimberlin DW, Lin CY, Sanchez PJ, et al：Effect of ganciclovir therapy on hearing in symptomatic congenital cytomegalovirus disease involving the central nervous system：S randomized. controlled trial. J Pediatr, 143：16-25, 2003.
34) Kimberlin DW, Jester PM, Sanchez PJ, et al：Valaganciclovir for symptomatic congenital cytomegalovirus disease. N Engl J Med, 372：933-943, 2015.
35) Yamada H, Morizane M, Tanimura K, et al：A trial of immunoglobulin fetal therapy for symptomatic congenital cytomegalovirus infection. J Reprod Immunol, 95：73-79, 2012.

36) 川名　尚：単純ヘルペスウイルスの母子感染とその予防．臨床とウイルス，41：51-60，2012．
37) 日本産科婦人科学会，日本産婦人科医会：妊娠中に性器ヘルペス病変を認めた時の対応は？　産婦人科診療ガイドライン―産科編 2014，p.314-317，日本産科婦人科学会，2014．
38) 大久保賢介，伊藤　進：単純ヘルペスウイルス（HSV）．小児科診療，74：583-587，2011．

[長田郁夫，三浦真澄，村上　潤]

V 先天異常・遺伝性疾患

> **要点**
> ① 新生児医療においては先天異常児の疾患に対する診療は大きな位置を占めている.
> ② 綿密な診察による診断の確定と治療方針の決定は医療として必要なことではあるが，先天異常を告知する際にいかに両親に対応するかも重要な問題である.
> ③ 新生児を診る医療スタッフには，先天異常疾患に対する深い知識とともに，両親の気持ちへのきめ細やかな配慮が要求される.

　現在の新生児医療は，大きく4つの核から成っている．すなわち，①超低出生体重児，②正期産児の呼吸循環障害，③外科疾患，そして④先天異常（染色体異常・遺伝性疾患など）である．近年の新生児医療の進歩に伴い，超低出生体重児は全体の90％前後またはそれ以上が救命され，呼吸障害で死亡する児もわずかとなった．その結果，新生児・乳児死亡の第1位は先天異常となり，先天異常に対する医療が新生児医療において大きな位置を占めるようになっている．

　本章では，新生児期に遭遇する様々な先天異常について解説する．過去に先天異常に関する成書は多く出版されているが，本章は新生児医療にかかわる小児科医・産科医が先天異常を診る場合の要点を主眼とした．その関係上，提示する疾患も新生児期に遭遇する頻度が高い疾患に限定した．そして，新生児医療の実際の現場で必要とされる情報を盛り込むことに重点を置いた．疾患の詳細および最新情報については，本文中で紹介する成書・ホームページを参照されたい．

　なお，先天性代謝異常も先天異常に含まれるが本章では割愛した．

1. 先天異常の考え方

　一般の多くの人々は，「先天異常というものは極めてまれなものであり，自分たちには無関係の出来事である」「赤ちゃんは五体満足で生まれてきて当然である」という認識を持っており，自分の子どもが先天異常を持って生まれてくるなど夢にも思っていない．出生前に診断がつく大きな異常の場合はもちろん，出生後に初めて明らかになる場合も，そしてそれがたとえ小さな異常であっても，両親は大きなショックを受ける．しかし，生まれてくる赤ちゃんのうち，何らかの先天異常を有する児の割合はおよそ5％（20人に1人）とされており，まれであるどころか，しばしば遭遇するものなのである．また，先天異常の有無にかかわらず，重度の精神遅滞または発達障害を有する人は50人に1人存在している．「障害をもつ人」は私たちの周りに多く生活しているのである．

2. 先天異常の分類用語

先天異常の分類に用いる用語には様々なものがあり，混乱を来しやすいので，以下，その意味を記載する（McLean SD：1999 より和訳）．

① major anomaly：正常の生活を困難にするか，正常の機能に影響を与えるような重篤な解剖学的異常（脊髄髄膜瘤，口唇裂など）
② minor anomaly：治療を必要としないか，簡単な手術で矯正ができる構造異常で，永続的な後遺症を残さないもの．そして，正常対象の4%未満に存在するもの（耳前の皮膚隆起，小さな心室中隔欠損など）
③ minor variant：正常対象の1〜5%に存在する身体的特徴で，しばしば家族性があるもの（手掌の猿線，内眼角贅皮など）
④ malformation：内因性の異常な発達過程に起因する，臓器や臓器の一部の形態学的欠損または病変（小眼球，指の欠損など）
⑤ deformation：正常な組織に異常な機械的な力が及ぶことによって引き起こされた，体の異常な形態および位置異常（内反足，斜頭など）
⑥ disruption：正常の発達過程に外因性の干渉が及んだことによって正常組織の破壊が起こり，形態異常となったもの（羊膜索症候群，胎児性アルコール症候群など）
⑦ sequence：単一の発端因子（initiating event）や異常によって二次的に引き起こされるいくつかの先天異常群（Potter sequence, Pierre Robin sequence など）
⑧ developmental field defect：胎児発生の過程で共通の，または連続した発生時期に生じた形態異常をいくつか有するもの（hemifacial microsomia など）
⑨ association（複合・連合）：いくつかの特殊な原因不明の先天異常が組み合わさったときに，それ単独での発生率よりも高頻度に出現する複合的異常（VATER association など）
⑩ syndrome（症候群）：パターンとして認識可能な複合的異常（Down 症候群, Kabuki 症候群など）

3. 先天異常の診察法

1 詳細な問診

先天異常の原因を検索するうえで，問診は極めて重要である．発端者（患児）の同胞（兄弟姉妹），両親，祖父母，必要に応じてそれ以上（両親の兄弟やその子ども）にわたって疾患の有無を確認し，家系図を作成する．疾患によっては父親・母親から別々に情報を収集することが必要になることもある．血族結婚の有無や過去の流産や死産についても聞くが，過去の流産については母親が父親に伝えていないこともあるので，母親のみのときに確認する．

また，母親の合併症（糖尿病，甲状腺疾患など），今回の妊娠中の感染（特に風疹，トキソプラズマなど），薬剤内服の有無も重要な情報を提供するので，必ず確認する．

表V-1 体の各部位にみられる先天異常の名前

部位		奇形
1．頭部		頭の形の異常，頭蓋縫合早期癒合，頭囲の異常（大頭症，小頭症），前頭部突出，後頭部突出，後頭部平坦，毛髪の異常（縮れた毛髪，細い毛髪，茶色の毛髪，疎な毛髪，短い毛髪など）
2．顔面		顔面非対称
	額および眉	前額突出，広い前額，弓状の眉，濃く癒合した眉
	眼	眼間開離，内眼角開離，眼瞼裂斜上および斜下，眼瞼裂狭小，切れ長の眼瞼裂，小眼球，角膜混濁，虹彩欠損，脈絡膜欠損，白内障，内眼角贅皮，逆内眼角贅皮，眼瞼下垂，緑内障，眼球突出，長い睫毛
	鼻	鼻根部平低，低い鼻，長い人中および短い人中，上向きの鼻孔，高い鼻梁，小さな鼻，大きな鼻
	口と口蓋	小さな口，大きな口，厚い口唇および薄い口唇，口唇裂，口蓋裂，高口蓋，大きな舌，分葉舌，口角下垂
	耳	耳介低位，大きな耳介，小さな耳介，耳介変形，外耳道閉鎖，副耳，耳介前瘻孔
	顎	小下顎，下顎突出，下顎後退，尖った顎
3．頸部		短頸，翼状頸（後頸部の過剰な皮膚），後部および側頭部の毛髪線低位
4．体幹		脊柱の異常（側彎，後彎），漏斗胸，鳩胸，乳頭間開離
5．四肢		指の欠損，多指症，合指症，短指症，彎曲指，屈指，長い指，くも状指，幅広い母指，指の重なり，四肢短縮，筋緊張の異常，関節拘縮，爪の異常（爪欠損），猿線，リンパ浮腫，指間の水かき，外反肘，裂手・裂足，長い四肢，大きな手足，揺り椅子状足底
6．外陰部		小陰茎，半陰陽，尿道下裂，停留睾丸，二分陰嚢，陰唇低形成
7．皮膚		色調（白皮症など），café-au-lait-spot，魚鱗癬，母斑，血管腫，皮膚弛緩，多毛，色素沈着
8．内臓奇形の評価		中枢神経系奇形（脳室拡大，脳梁欠損，小脳低形成，Dandy-Walker奇形など），先天性心疾患，消化管奇形，腎尿路系奇形（水腎症，嚢胞腎，腎低形成ほか），肺低形成
9．機能的評価		難聴の有無，後鼻孔閉鎖の有無

2 子宮内での発育について確認

胎児発育不全（fetal growth restriction：FGR）および過成長の有無は，疾患の同定に極めて有用な情報を与える．

3 外表異常の診察法

1）体の各部位にみられる異常の名前

表V-1に，各部位別にみられる異常を列挙した．実際の臨床では，1回の診察でこれらすべてを網羅して確認することは難しい．児が入院しているのなら繰り返し診察し，場合によっては成書を見ながら一つひとつ確認する．可能なら写真に撮って残しておく．日頃から健常新生児を注意深く観察しておくことによって，異常を素早く発見することが可能になる．

また，多発的異常の場合は必ず眼科医の診察を受け，眼科的異常所見の有無を確認しておくことが望ましい．眼科所見が疾患の同定に役立つことがまれではない．

2）日本人における頭部・顔面および手指の計測値

日本人の頭部・顔面および手指の計測方法および，各々の年齢別の正常計測値はIgarashi Mほか（1998），および梶井 正（1998）の文献を参照してほしい．

耳介低位と眼間開離の定義については図V-1，2に示した．

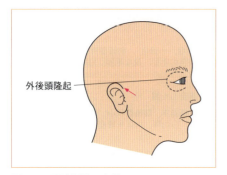

図V-1 耳介低位の定義
耳介付着部上端（←）が，外眼角と外後頭隆起を結ぶ線より下にあるもの

（梶井正ほか1998より）

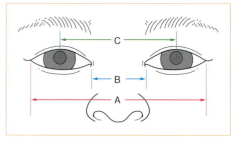

図V-2 眼間開離の定義
眼窩間距離が正常平均値よりも2標準偏差以上隔たっているもの．
(Smith's Recognizable Patterns of Human Malformation 5th edition, pp.764 Figure 6-14, Saunders, 1997)
図のA（外眼角間距離）・B（内眼角間距離）・C（瞳孔間距離）の計測値それぞれの日本人の年齢別正常値は，文献2）を参照．また，下記のような基準が報告されている

① $\dfrac{\text{内眼角間距離}}{\text{外眼角間距離}} \times 100 \geq 38$ （木田による）
② 内眼角間距離 $\geq$ 2 SD （鈴木による）
③ $\dfrac{\text{内眼角間距離}}{\text{頭囲}} \times 100 \geq 7.16$ （鈴木による）

（梶井正ほか編：新先天奇形症候群アトラス，p.442，1998，南江堂より）

4. 疾患の診断方法

1 疾患を診断することの意味

　先天異常が複数存在して何らかの先天性の疾患を疑った場合，できるかぎり原疾患の検索を行うのは医師として当然の務めである．頻度の高いものや顔貌が特徴的な疾患は容易に診断がつくが，診断が難しい場合は，後述する成書や検索システムで疾患の同定に努める．そのために日頃から遺伝性疾患に関する成書に親しんでおくことが重要である．また，診断がつかない場合には，先天異常や遺伝を専門にしている医師に相談すると有益なヒントが得られ，診断に結びつくことがある．

　疾患が同定されれば頻度や遺伝性についても判明し，両親に正確な情報を伝えることができる．また，合併症をスクリーニングし，予防的対応をとることが可能になる．さらに，その疾患に関する親の会や家族の会があれば紹介することができる．

　しかし，実際には多発先天異常を有する患者の半数近くは確定診断を得ることが難しい．新生児期，特に低出生体重児の場合はその疾患の特徴像を呈していない場合もあり，乳児期や幼児期に至って初めて診断がつくこともまれではない．例えば超低出生体重児のDown症候群を出生後数日以内に診断することは難しい．また，Sotos症候群は新生児期には特徴的な顔貌を呈していないことがある．したがって，新生児期早期に診断がつかない場合でも，早く診断をつけようと焦ることはなく，外来フォローを綿密に行い，診断に努めることも必要である．

　また，診断をつけるということは，児に疾患のラベルを貼って色眼鏡で診ることを意味するも

のではない．診断名というのはあくまで情報の一つであり，われわれが児や両親に向かい合う場合には，一人の人間として温かく接することが最も重要であることはいうまでもない．診断名を探すことに躍起になり，児および両親への配慮を忘れてはならない．

❷ 診断に至るまでの調べ方（参考書の調べ方）

1) 症例から受ける全体的印象（特に特徴的顔貌）

普段から先天異常に関する成書に慣れ親しんでおくことで，「この顔はどこかでみたことがある」，「この症候の組み合わせには覚えがある」という「勘」を養うことができる．

【facial gestaltについて】

facial gestaltとは言葉で表現するのは難しいが，一見して診断のつく顔貌の特徴である．例えば，Down症候群の顔貌は扁平な顔・内眼角贅皮・眼瞼裂斜上・鼻根部平低などの複合であるが，これらの複合から成るというよりも，見慣れればだれでも一見してDown症候群と診断のつく顔貌のパターンを有している．様々な疾患の顔の特徴（facial gestalt）を写真で覚えておくことは，疾患の診断に最も役立つ．

2) 先天異常診断のためのアトラス

- 『Smith's Recognizable Patterns of Human Malformation』（Jones KL ed, Saunders）
- 『新先天奇形症候群アトラス』（梶井正ほか編著，南江堂）
- 『Syndromes of the Head and Neck』（Gorlin RJ, Cohen MM, Levin LS ed, Oxford University Press）

これらの成書には様々な先天異常疾患の写真，主要な症状，合併症，予後などがコンパクトに記載されているので，日常診療で非常に有用である．ただし，近年の遺伝子医学の急速な進歩により疾患概念が変わってきているものもあり，上記の成書の記述を基本としつつ，最新の情報を得るべく努力する必要がある．

3) コンピューター診断支援システム

いくつかの身体所見を入力していくことにより，パソコンで短時間に診断および診断の候補が得られるので有用である．意外にも重要な疾患を見落としていることがあり，コンピューターでの検索はそれらの見落としを拾い上げるのにも役立つ．

- 「琉球大学遺伝性疾患データベース」
  （http://becomerich.lab.u-ryukyu.ac.jp/top.html）

本システムは診断名検索に非常に有用であり，また各疾患についての膨大な文献的情報がまとめられており，疾患についての詳しい理解を深めるのにも役立つ．資料として疾患の写真も掲載されている．

4) 遺伝・先天異常の専門家に相談する

実はこれが一番の近道であるともいえる．診断をつけるのに，結局は臨床の経験がものをいう場合が多い．しかし，専門家に聞く前に自分である程度調べる努力が必要である．

5）診断が確定したあとの情報収集

・OMIM（http://www.ncbi.nlm.nih.gov/omim）

　疾患名で検索すれば，その疾患の最新情報を入手することができる．
・各種症候群のサポートグループ（http://www.mirai.ne.jp/~mizuno/support-j.html）
・「琉球大学遺伝性疾患データベース」

　（http://becomerich.lab.u-ryukyu.ac.jp/top.html）
・GeneReviews（http://www.ncbi.nlm.nih.gov/books/NBK1116/）

　遺伝性疾患に関する最新の情報が得られる．その一部は日本語に翻訳した日本語版GeneReviewsでみることができる（http://grj.umin.jp/）．

5. 先天異常一般の説明および両親への対応

1 両親への対応

1）誕生祝福の挨拶を述べる

　まずは，どんな重い障害のある児の場合であっても，産まれたときに「お誕生おめでとうございます」という祝福の挨拶を述べる．重度の先天異常のある児の場合でも，両親には「おめでとう」という一言がうれしいのである．

2）可能であれば，初めから両親が揃った場で話をする

　胎内診断ができている場合以外は，通常の両親は自分の子どもに先天異常があることなど夢にも思っていない．子どもの先天異常という重大な局面に両親が対応していくためには，最初から現実を両親で同時に受け止めることが必要である．

3）院外出生で母親が数日来院できない場合

　やむを得ず父親（および祖父母）のみに話すことになるが，できるだけ父親から母親に児の現実をありのままに話してもらうようにする．父親が，「母親には（産後落ち着くまで）数日の間黙っている」ということもあるが，このことは夫婦間の信頼や医師への信頼を著しく損ねる可能性があり，夫婦や医師どちらにとっても望ましくない．父親は子どもが生まれてから初めて「親」としての第一歩を踏み出すが，母親は妊娠中の何ヵ月もの間ずっと子どもとつながっていることで，すでに「親」になる過程を経てきている．その結果，父親よりもむしろ母親のほうがしっかりと子どもの現実に立ち向かえることが多い．母親が来院できるようになりしだい，両親に揃って話をする．

2 説明の内容

1）児の異常について，包み隠さず話すことが原則

　児の異常については全て話すのが原則であるが，顔貌の異常（眼が離れている，耳が低いなど）については，必要なもの以外は話さなくてよい．どんな親も自分の子どもの顔がおかしいと言われて，いい気持ちはしない．顎が小さいといった，診断や保育上重要なものについては適宜話をする．顔貌以外の異常については，基本的にすべて話すのが原則である．次に述べるよ

うに，数回に分けて話をすることが必要になる場合もある．

2）疾患についての情報をどのように両親に伝えるか

重度の先天異常を告知されると，たいていの両親は頭の中が真っ白になってしまい，それから先の説明はほとんど覚えていない，というのが実状である．したがって，両親の状況によってはたくさんの情報を一度に呈示せず，状況をよく観察しながら数回に分けて話すことも必要になる．そして家族の疑問に答える機会を必ずつくるようにする．両親が医師に質問しにくいという状況は避けなければならない．さらに，説明したことをプリントや書いたものにして渡し，両親が後から読み直すことができるようにするとよい．

生命予後や神経学的予後に関する説明を，児の両親はあたかも最終宣告として神の言葉のように聞いてしまう傾向が強い．したがって，これらの説明は慎重に言葉を選ばなければならないが，両親を安心させようとするあまり，「ウソ」や「気休め」を言ってはならない．

また，「障害児」という言葉がしばしば使われるが，障害とはその人の一部でしかない．人はだれでも何らかの障害といえる部分がある．それ以外は健常である．「障害児」といっても，「障害の塊」ではないのである（長谷川知子の著作による）．その「人の一部としての障害」に対してわれわれがアプローチをするのであることを銘記する必要がある（カウンセリングについては本章 p.354 を参照）．

以上のことを踏まえ，医師は，その疾患に対する幅広い知識と両親に対する共感の気持ちをもって説明に臨まなければならない．

3 説明の場所

説明内容を他人に聞かれないような，静かな個室が望ましい．NICU 内やベッドサイドではざわざわしていて気が散るので，両親に余計な緊張を強いることがある．

また，説明時に何人もの医療スタッフが同席することは，家族に心理的圧迫を与えることがある．あたかも監視されているかのような緊迫した雰囲気の中で自分を見失うまいと身構えてしまい，泣きたくても泣けない．両親には思いっきり泣ける場を提供することも必要である．

4 説明時の目線，座る位置

先天異常の有無にかかわらず，子どもが入院しているというだけで，親は医療者側に対して精神的に受け身であることが多い．先天異常があるときは，特に精神的に追いつめられている．話をするときは，医療者側も両親と同じ高さの目線にすることが望ましい．両親が座っているときは医療者側も座って話をする．座っている両親に対して，立って両親を見下ろしながら話をすることは避ける．

また，説明の場において，医師は両親に対して正面に座ることが多いが，この位置関係は聞き手（両親）に精神的圧迫感を与えるとされている．できれば斜め前が望ましい．また，看護師は両親側に座るようにする．

両親との面談は，両親に一方的に児の状況や医学的知識を伝えるものではなく，両親とのコミュニケーションである．両親の目をよく見て質問や訴えをよく聞き，それに対してわかりやすい

言葉で話すという，基本的な対応が医療者側として最も重要である．そのために上記のような態勢が必要になる．

5 説明後の両親の心情と医療側の対応

1）両親の自責感

　普通に生まれると思っていた赤ちゃんに先天異常があった場合もショックを受けるが，出生前診断の病名と出生後の疾患が異なっていた場合も両親は大きな衝撃を受け，すぐに現実として受け入れられないことがある．

　「どうして自分にこんな子が生まれたのだろう．何も悪いことはしていないのに」と両親は考える．そして，「このような子どもを背負った自分がかわいそうだ，兄弟がかわいそうだ」と悲しみのどん底に落ちる．自分は世の中で一番不幸な人間だ，だれも自分のことなどわかってくれない．そう思うと，他の人間に対する妬みと怒りの気持ちが生じてくる（永野ひとみの著作による）．

　次に自分を責める．特に母親は自分の子宮で育てたという気持ちがあるので，自責の念は父親よりも強い．

　生後数日は，子どもに会いたいという気持ちと会いたくないという気持ちの間で揺れ動くことがある．心理的に逃避願望が強くなれば面会に来る頻度が少なくなり，面会時間も目立って短くなる．

　障害の説明というのは単に事実を話すだけではなく，親へのケアの始まりでもある．医療スタッフとしては，生まれた児が家族の一員として迎えられているか（家族が児をどのように受容しようとしているか）について観察する必要がある．また，児の重症度にかかわらず，医療スタッフは生後数日間毎日，児の状況を両親に話す機会を設けることが必要である．両親との「会話」を通して両親の気持ちをくみ取り，両親のケアを行うこともスタッフの重要な役割である．

2）治療の決定（外科疾患に対する手術，状態悪化時の気管挿管や蘇生薬使用など）

　子どもの治療方針・蘇生の可否については両親と医療スタッフとの話し合いで決めるが，最終決定権は原則として両親にある．そのために医師は疾患と治療方法に関するすべての情報を両親に伝え，いくつかの選択肢を両親に示す．それによって両親が最終的に判断することになる．

　しかしながら，医師に「治療をどうしますか？」とか「どちらでもご両親の考えしだいです」と言われて，冷たく突き放されたように感じる親も少なくない．また，広範囲の情報を一度に与えられた末に選択を迫られ，途方にくれたと話す親もいる．自分たちで決めるように言われて，子どもの生死にかかわる判断をしなければならない苦悩を味わうことにもなる．説明をして「あなたたちで決めなさい」と言えばインフォームド・コンセントになると考えている医師も多い．しかし実際には，決めろと言うだけで何ら援助をしないのは単なる責任逃れであって，医師としての役目を果たしていない．両親の決定に至るプロセスに対して側面からの援助を行うのも医療スタッフの仕事であろう．

　症例によっては過去の経験に基づく医療スタッフの「考え」または「アドバイス」をある程度示していくことが必要になることもある．例えば「この子にとってはこうしたほうがいいのではないか」「これ以上の治療はこの子にとって利益がないのではないか」というものである．すなわち，

医療スタッフから示された意見に対して両親が承諾または非承諾の意思表示をするというプロセスである．しかしこれは，担当医師の経験の違いや個人的な価値観の違いに左右されてしまう危険性がある．それを是正するためには，医療スタッフがチームとして症例に対する話し合いを重ねていくことが必要である．

後述するように，遺伝カウンセリングでは，親の自律的決定を最終目的とするので，上記のような医師による suggestion（医療的示唆）は行ってはならない．

医学的にみて医療スタッフが納得できない両親の姿勢，例えば「子どもを薬で殺してほしい」，「ミルクをあげないでほしい」，「このような生まれつきの異常を持った子どもは生きていてほしくないので，すべての治療を中止してほしい」など，児を拒否する姿勢を両親がみせる場合がある．このようなときは両親と時間をかけて話し合う必要がある．しかし橋本洋子によれば，医療スタッフは，最初から説得したり自分の価値観を押しつけようとしたりせず，両親の考えをひたすら聴くことが重要であるとされている．また，臨床心理士がスタッフとして加わっている施設では，医師や看護師に言えない心情を両親が吐露することで，両親の気持ちが変化してくることがある．

じっくりと何度も話し合うことで問題が解決する場合も多いが，解決方法がみつからない場合には，虐待として児童相談所と連絡をとることや，刑法に触れるかどうかの法的判断に委ねることが必要なこともある．

3）親の会の紹介

Down 症候群をはじめとして様々な疾患に関する親の会ができている．インターネットの検索システムに病名を入れて検索すれば，いろいろな疾患に関する親の会があることがわかる．Down 症候群など代表的な疾患については，親の会があるという情報を両親に伝える．ただし，入会するかどうかは両親の判断に任せてよい．医療スタッフとしては，どの疾患にどういう会があるか，あるいはホームページを公開しているかなどについて知っておく必要がある．

しかし親の会といっても，全国規模で信頼できるものもあれば，そうでないものもある．両親にとって大切なことは，情報の洪水の中で溺れて自分を見失うのではなく，情報を自分の考えで整理して取捨選択する姿勢である．

4）注意すべき医療スタッフの言動

①顔の異常（口唇口蓋裂，顔のあざなど）のある児を他人の目から隠そうとする．コットの場所を移したり，顔の一部を覆ったりする．
　→隠さなくてはいけない子どもを産んでしまったのか，と親は思ってしまう．

②疾患の説明後に両親に対する態度が変わってしまうとき．
　→変に気を遣ったりされても両親は困る．普段どおりに接してもらうことを両親は望んでいる．

③「検査の結果，残念ながら Down 症でした」という言葉．
　→Down 症候群であることは残念で不幸なことだという意識を植えつけてしまう．

④「お母さん，頑張りましょうね」という励ましの言葉．
　→家族に激励の言葉は不要であり，かえって精神的負担を与えてしまうことがある（野辺明子の著作などによる）．

6. 新生児期によくみる先天異常

　先に述べたように，様々な先天異常については詳細な成書がすでに出版されているので，それらを参照してほしい．本項は新生児医療の第一線に従事する医療スタッフに，主要な先天異常への現場での具体的対応について述べることを目的としたい．

1 染色体異常への対応

1）染色体異常の頻度

　前述したように，赤ちゃん全体の5％（20人に1人）は，何らかの先天異常を有して生まれてくる．そして，そのうちの1/10～1/5（赤ちゃん全体の0.5～1％）が染色体異常である．一般的に精子の15％，卵子の20％，受精卵の50％は染色体異常であるが，そのほとんどは妊娠初期に流産の形で失い，出生に至るものは少ない（図Ⅴ-3）．

　染色体異常の胎児がどの程度出生するかについては，図Ⅴ-4がわかりやすい．出生に至る染色体異常はこのような氷山のごく一部である．

2）染色体検査および結果の説明

　染色体異常の疾患を疑ったとき，または，染色体異常であることを両親に説明するときに，医療スタッフの対応が不十分なため両親の不満が募ることがある．「染色体起因しょうがい児を持つ親の会：Four-Leaf-Clover」では，ホームページ（http://www.eve.ne.jp/FLC/）で，染色体検査説明に関しての，親の会から考えた医療関係者への提言を公表している．これを，われわれ医療スタッフの対応という視点に置き換え，若干の追加記載をして述べる．これらの提言は前述の「5．先天異常一般の説明および両親への対応」（p.322）での内容と重複する部分もあるが，極めて重要なのであえて記載する．

① 染色体検査が必要であると判断したときは，親にその理由をきちんと説明し，同意のもとで行う．

　可能なかぎり両親の揃った場で，染色体とはどういうものかも含めて，検査の必要性を話す．事前に説明することもなく，無断で検査して結果だけを突然知らされると，両親は医療不信に陥ってしまうことがある．染色体の検査をするに当たって，文書での同意をとる必要はないが，両親に説明したことをカルテに記載しておく．染色体検査は，染色体異常を疑って検査する場合と，染色体異常を否定するために検査する場合とがあり，それに応じた説明をする．染色体検査をしなければ診断がつかない場合であっても，両親が検査を承諾しなければ原則として検査はできない．

② 染色体検査を行う場合，結果のいかんにかかわらず，説明方法とフォローについて責任をもつ．

　検査結果について話すときには，児の治療だけでなく，親のこころのケアも大切である．また，説明のときのみでなく，説明後の継続的フォローを行えるという体制のもとで話をすることが必要である．

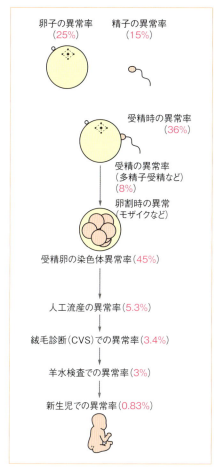

図V-3 発生過程における染色体異常の頻度と淘汰
（大濱鉱三，三春範夫：1996より）

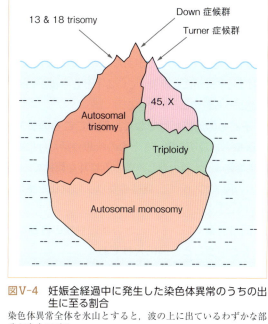

図V-4 妊娠全経過中に発生した染色体異常のうちの出生に至る割合
染色体異常全体を氷山とすると，波の上に出ているわずかな部分が出生に至る．

（Gardner RJM, Sutherland GR：1996 より）

③ 親に説明する際には，難しい医学用語を避けて，わかりやすい言葉を使い，説明内容をまとめたメモや資料などを渡す．

「染色体」という言葉自体に馴染みのない親が大部分であり，「染色体検査」を勧められただけで，子どもが障害を持っているかもしれないという事実を突きつけられて動揺する親もいる．わかりやすい言葉で説明することに加え，後で読み返すことができるように，メモや資料，検査結果のコピーを渡しておく．

④ 説明の後，親に質問の機会をつくる．

「わからないことは何でも質問してください」と言って親に質問の機会をつくる．しかし，説明の際にはショックのあまり，質問が頭に浮かばないことがある．また，後になってからわからないことが出てくることもある．したがって，最初の説明のとき以外に，数回にわたって質問に答える機会をつくることが必要である．

⑤ 検査結果の説明の際，専門医療機関や専門医，療育機関，カウンセラー，親の会などの情報も提供する．

　説明は単に話して終わりではなく，カウンセリングを必要とする．疾患によっては専門の医療や療育を必要とすることがあるので，適切な医療機関を紹介する．また，親の会を紹介することによってほかにも頑張っている子どもや親がいることがわかり，「自分の子だけ」という親の孤独感にうち勝つことができる．

⑥ 子どもの治療だけでなく，親のこころのケアも大切にする．

　医療者は説明の際，子どもの疾患の話だけに終始してしまいがちである．説明された親の気持ちを踏まえ，親の悲しみ苦しみに耳を傾けて，それを和らげるような言葉をかける．また，子どもの障害について，親は必要以上に責任を感じて苦しんでいるので，「だれのせいでもない」ということを伝える．

⑦ 同じ言葉でも，そのときの状態や親の性格などによって，受け取る印象は全然違ってくるということを頭に入れておく．

　親の受け取り方は様々であるので，対応のマニュアルは存在しない．「わからない」という言葉に不安を覚える親もいれば，わからないことは素直に「わからない」と伝えてほしいと思う親もいる．相手に応じて適切な対応をする．

⑧ 患児のプライバシー保護に配慮する．

　病名説明の際は，ほかの人に聞かれないような個室を用意する．同室者がいる病室，カーテン1枚で隔たれた診察室などでは説明しない．

⑨ どんなに重い障害を抱えていようとも，生まれてきた命，あるいは生まれてこようとする命を祝福する．

　「おめでとう」の一言が親にはうれしいものである．先天異常で生まれても，医療スタッフから「お誕生，おめでとうございます」の言葉がほしい．また，説明の際はほかの病気や，障害の重い・軽いなどで比較して幸・不幸を語る励ましなどは避ける（お子さんはまだ軽いほうですよ，もっと重症な人はいっぱいいます，というような言い方はしない）

2 代表的な染色体異常症

1）Down 症候群（21 trisomy）（図Ⅴ-5）

診療の Point!

❶ 比較的よく経験する疾患であるため，特徴的顔貌その他によって診断は容易である．
❷ しかし，両親への説明の時期およびその内容については十分に検討して行う必要がある．
❸ 様々な合併症の検索を行い，それに対する治療を行うことで児の QOL を高めることができる．

6. 新生児期によくみる先天異常

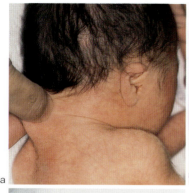
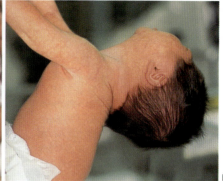
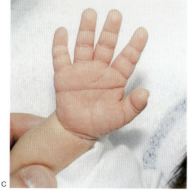

図V-5　Down症候群
a：頸部の過剰な皮膚
b：不良な引き起こし反応
c：手掌単一屈曲線および手

a）臨床診断

　正期産成熟児であれば，生後すぐにもその特徴的所見から診断が可能である．ポイントは筋緊張低下，特異的顔貌（扁平な顔，後頭扁平，眼瞼裂斜上，内眼角贅皮，鼻根部扁平など），手の異常（手掌単一屈曲線，第5指の軽度内彎，第1・2指間の開離）などである．顔貌が似ているがDown症候群かどうか迷った場合は，後頸部の皮膚をつまんでみるとわかる．Down症候群ではほぼすべての症例でこの部分の皮膚が過剰にあるので，容易につまむことができる（図V-5a）．これは胎児超音波検査でnuchal translucencyとしてみられる所見である（Sanらの報告）．また，Down症候群の本質は筋緊張低下であることを忘れてはならない．不十分なMoro反射，引き起こし反応で首がついてこないことなどで筋緊張低下が確認できれば（図V-5b），上記の所見と合わせてDown症候群の診断をほぼ確定することができる．

　また，Down症候群には心臓合併症（34%），消化管合併症（8%）が多いことが知られている（福嶋義光らの報告）．その他，末梢血中に芽球細胞が多くみられる，一過性骨髄形成異常（transient abnormal myelopoiesis：TAM）も，Down症候群では認めやすい．

b）Down症候群の疑いがあるという段階での対応と説明

　新生児医療の現場で最初に問題となるのは診断方法ではなく，臨床所見からDown症候群であると確信した後，染色体検査で確定診断に至るまでの，医療スタッフの両親への対応であろう．頻度の高い疾患であり，出生直後から診断が可能となるがゆえに，様々な問題が生じてく

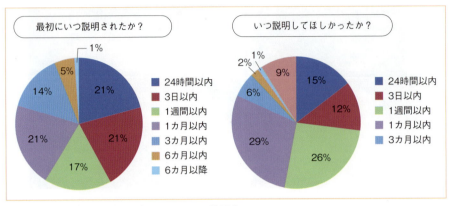

図V-6 Down症児をもつ両親のアンケート結果①

（1995年の全国調査：玉井らによる）

る．なお，以下の対応は羊水細胞による出生前診断がなされていない場合のものである．

【出生直後：分娩室】
　まず，出生直後に赤ちゃんの顔をみた産科医または助産師が「Down症候群だ」と直感しても，両親がみている前でうろたえたり顔色を変えたりしてはならない．スタッフ同士がひそひそ声で話したり，いきなり小児科医を呼びに行ったりするなどは，両親に不審感を与えることになる．通常の出産と同様，赤ちゃんの誕生を祝福し，お母さんの胸にしっかり抱かせる．Down症候群であろうとなかろうと両親の大切な子どもであり，出生直後の対応には何ら変わりはない．

【出生後の病名説明の時期】
　出生後「Down症候群の疑いがある」または「Down症候群の可能性が高い」ということを，両親にいつ，どのように話すかという問題が生じる．これに関して玉井真理子らが1994年にDown症候群の児の親にアンケート調査をした結果によれば，60％以上が生後1週以内に最初の説明を受けることを希望しており，実際に，60％以上のケースで生後1週以内に説明を受けていた（図V-6）．また，両親の84％が両親同席のもとで最初の説明をしてほしかったと思っているにもかかわらず，実際に最初の説明が父母同席でなされたのは40％にすぎず，初めは父親のみに説明された例が32％あった（図V-7）．

　以上のことから，Down症候群の説明は両親同席の場で，生後1週以内になされるのが多くの両親の希望であるとの報告である．また，2003年の朝本明弘によるアンケート調査によれば，生後1週以内の説明が45％，1ヵ月以内が75％であった．一方，1ヵ月以上後で説明を受けたケースが27％あったと報告されている．

　実際の病棟診療では，児および両親の状況に合わせた説明の時期を検討すべきであり，1週以内にこだわる必要はない．特に母親の体調・児の全身状態を考慮に入れる．児の呼吸循環状態が不安定で集中治療を行っているときは両親の気持ちも落ち着かないので，そのような時期にあえてDown症候群の話を切り出すのは不適切ということになる．

　児の状態がある程度安定した段階で両親に説明するが，内容としては，筋緊張低下があるこ

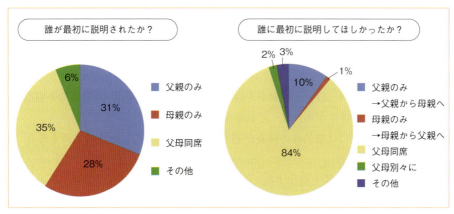

図V-7 Down症児をもつ両親のアンケート結果②

とと，もし心疾患などの合併症があればそれも合わせて，原因を探るための検査が必要であることを話す．次いで染色体検査の説明をする．Down症候群の名前をどの段階で出すかについては両親の状況をみながら考えるが，可能であれば染色体検査の説明のときに「Down症候群が疑われるので染色体検査を行いたい」と，はっきり話すのがよい．当然，その後にDown症候群についての説明が必要になる．病名が出ると両親は激しく動揺することがあり，臨床心理士の同席も事前に検討する必要があるかもしれない．

【生後24時間以内の病名説明】

上記の玉井らの報告で，生後24時間以内というごく早期に説明を受けることを希望していた両親は18％にすぎなかったことも重要である．実際，産科医院で出産後，赤ちゃんを十分に抱く前から産科医にDown症候群の話を聞かされ，まったく受容できなくなってしまった母親もいる．また，母親が出産後早期に説明を希望していても，父親を呼んで一緒に話したところ父親が受容できなくなってしまったこともある．多くの両親にとって，早すぎる説明もまた問題ということになる．「出産を喜び合う夫婦に対して唐突にDown症児であったことを告げるのは，まるで麻酔なしに手術を行うに等しい」というFranklinのことばもある．産科医がDown症候群を疑って生後1日以内に児をNICUのある病院に搬送する場合は，両親への説明では「Down症候群」の名前をあえて出さず，筋緊張低下や哺乳力低下などの症状を話すにとどめておくほうが望ましい．

食道閉鎖や十二指腸閉鎖など生後早期の緊急手術が必要になる場合の，適切なDown症候群の説明時期についても，未だ確立されたものはない．この時期は未だ母子関係が確立していないことがあり，ごく早期のDown症候群の説明はできれば避けたい．先天的疾患の原因検索として染色体検査を要するという説明を，手術前に行うのが適切かもしれない．

【Down症候群の疑いがあることを話すとき】

染色体検査をするときに「Down症候群の疑いがある」ことを両親に話す場合は，以下の点に注意する．

①前医の説明内容の確認：新生児搬送で入院した新生児の場合は，前医がだれにどのよう

な話をしたのかを，問い合わせて確認しておく．それによって説明内容を再検討することもある．

②Down症候群を疑う根拠：顔貌の異常があることを口にすべきではない．「特徴的な顔つきをしている」などという不用意な言葉は避ける．どんな親も自分の子どもの顔がおかしいと言われていい気持ちはしない．Down症候群を疑う根拠として，筋緊張低下・哺乳力不良などを挙げ，心臓や消化管の合併症があれば，それを挙げる．

③染色体検査：診断には染色体の検査が必要であることを話し，検査の承諾を得る．検査法にはG分染とFISH (fluorescent in situ hybridization) があるが，急ぎでtrisomyを確認する必要がなければ，G分染を提出する．両方の検査を出すことは保険上認められないことが多い．さらに，FISHでは標準型と転座型の区別ができない．FISHの結果のみで説明する場合は，わずかではあるが転座型の可能性が残っていることを頭に入れておく必要がある．

④染色体検査の結果が出るまで：Down症候群にかぎらず，染色体検査について説明されてから結果が出るまでの間，両親は不安な気持ちの日々が続く．この時期の両親の気持ちへの対応も重要である．看護師や臨床心理士などのスタッフがこの時期にきめ細かく両親に接することが，その後の受け入れをスムーズにさせる．

c）染色体検査で診断が確定した後の説明とその後のフォロー

説明前には両親の年齢・職業，母親の出産歴，同胞の存在などの情報をあらかじめ得ておく．そして以下の点について慎重に話すが，Down症候群に関する正確な知識や経験のない医師が不用意に説明の場に臨むことだけは避けるべきである．また，染色体検査をするときに話した医師と，染色体検査の結果を話す医師が異なる場合もあるので，話に食い違いが生じないように注意する．

以下，標準型Down症候群の説明内容と，説明時の注意点について長谷川知子の論文を参考にして述べる．以下の説明をするときは極力感情的にならず，確かな情報を淡々と客観的に話すように努める．

①病名：「染色体検査で21 trisomyであり，これをDown症候群という」ということを，初めにしっかりと話す．両親の気持ちに配慮しすぎて，もって回ったような曖昧な言い方をすると，かえって誤解や不信感を招く．また，「残念ながらダウン症でした」という言い方は，Down症候群は残念な疾患であるという意識を両親に植え付けることになるので注意する．FISHやG分染の写真を実際にみせて染色体検査の結果を説明する．両親の希望があれば結果のコピーを渡す．またDown症候群の「ダウン」は初めにこの疾患をみつけた医師の名前（John Langdon Haydon Down）であり，「アップ・ダウン」のダウンではないことを言うとよい．

②trisomyになった理由：これを図で説明する．trisomyは減数分裂時の染色体不分離によるものである（図V-8）．これはどの夫婦にも起こりうる問題である．したがって，妊娠中の薬剤，生活習慣，食事などのエピソードには無関係であることを話すと，両親の気持ちは少し楽になる．21番，18番，13番以外のtrisomyは，ほとんど流産してしまうので，Down症候群のように生まれてくる子は生命力の強い子である．また，どの夫婦にも同じ確率（600〜800人に1人）で生まれる可能性があることを話す．実際には高齢（35歳以上）の母親の場合にDown

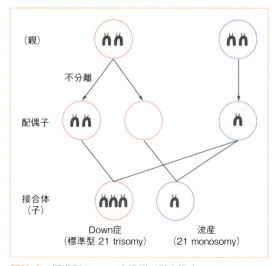

図 V-8　標準型 Down 症候群の発生機序
（田中洋：1990 より）

症候群出生の確率が高くなることが知られているので，病名説明のときに質問があれば答える．高齢出産については，遺伝カウンセリングの場では必要になることがある．

　実際には，Down 症候群と確定したという話を聞くだけで両親はショックで，以下の話をしてもほとんど上の空になってしまうことが多い．特に母親は自分が生んだという自責の念があるため，涙ぐんでしまって話を聞くどころではなくなることがある．説明をする医師は自分の知っていることを一気に話すのではなく，両親のこころの揺れを捉え，ときには説明を中断して両親のこころが落ち着くのを待つことも必要である．医療スタッフが一方的に説明を進めるのではなく，両親との対話をしながら話すのが「先天異常の説明の基本」であることを忘れてはならない．

　③**発達と予後について**：両親が最も心配するのは，この児が今後どうなっていくのか，つまり，Down 症候群の子どもがどのような精神運動発達をしていくのかということである．まず，一言で Down 症候群児といってもすべてが同じではなく，それぞれの児で発達の進み具合は違うこと，それぞれが違った個性を持っていること，ちゃんと両親の性格や特徴を受け継いでいることを話す．そして，新生児の段階で将来を見通すことは困難であることを承知してもらう．その前提のうえで，Down 症候群の発達の平均像を示す．Down 症候群の精神運動発達は大まかにいって，通常の児の1.5～2倍の時間がかかる．また，言語発達も遅れることが多い．そのため，発達促進のためにいろいろな援助をしていくことが望ましいことも話す．

　このときに両親から「発達はゆっくりでも，いつかは他の児に追いついてくるのでしょうか」と聞かれることがあるが，実際にはある程度の発達の遅れは避けられない．ただし，その程度は子どもによって様々である．重要なのは，Down 症候群の発達は適切な働きかけをすることによってかなり促進されることである．普通の育児と同様に，両親がこの児を普通の児と変わりなく抱っこし，目をみて声をかけ，かわいがってあげることが大切なのである．このような育児のうえで基本的なことが，Down 症候群の発達の促進にも重要である．その上で，児のためにどの

ようなことをやってあげられるのかということを両親と相談する．

　幼稚園・保育園や学校について聞かれることもある．特殊な合併症がないかぎり，幼稚園・保育園は他の児と一緒に行くことができるが，地域の「親の会」が事情に詳しいので，その時期になったら親の会のメンバーに相談するほうがいいかもしれないことも話しておく．小学校は，そのときの子どもの状況と親の考え方によって選択が異なる．普通学校に通っている児もいれば特別支援学級や特別支援学校に通っている児もいる．

　④**親の会（家族会）**：日本ダウン症協会と各地域の親の会があるが，地域の親の会は実際の子育ての情報が多く得られて有用である．入会は自由であり，強制ではない．日本ダウン症協会にはホームページがあり，膨大な量の情報が得ることができる（日本ダウン症協会：http://www.jdss.or.jp）．その他，ネットに Down 症候群に関する様々な情報が溢れているが，その情報の洪水の中でどれが自分たちにとって役立つものなのかを見極めることも，両親にとって重要なことである．Down 症候群に対する考え方は人それぞれであり，偏った情報のみにとらわれないことである．ホームページを紹介するからには，医療スタッフはその内容を実際にみておく必要がある．また，日本ダウン症協会では両親用の小冊子を作成しているので，あらかじめ施設で用意しておき，両親に購入してもらってもよい（「この子とともに強く明るく」など）．

　⑤**赤ちゃん体操**：乳児期の赤ちゃん体操が筋緊張低下および発達促進への対策として有効である．『ダウン症児の赤ちゃん体操　親子で楽しむふれあいケア』（藤田弘子，メディカ出版，2000）が参考書として有用である．

　⑥**出生前診断と遺伝カウンセリング**：Down 症候群の発生率は 600〜800 人に 1 人であるが，標準型であれば次子の発生率（経験的再発危険率）は 200 人に 1 人とされている．

　次子の出生前診断については，両親からの質問があれば正確な情報を伝える．Down 症候群の出生前診断の是非については研究者によって様々な意見があり，説明する医療者（カウンセラーも含む）自身にも個人的な考えがあろう．しかし，遺伝カウンセリングの場でカウンセラー自身の考えを述べるべきではない．出生前診断にはどういう方法があり，それにはどういう問題点があるのかを淡々と説明し，両親の「自律的」決定の援助とする．

　実際の方法としては羊水検査（妊娠 15〜17 週ころ検査．流産率 0.3〜0.5％）が主なので，両親の希望があれば信頼のおける産科医を紹介する．母親の血液で行うトリプルマーカーテスト・クアトロテストは，Down 症候群出生の確率のみを算定するものであり，不確実性が高い．これに対して 2012 年から，非侵襲的出生前遺伝学的検査（noninvasive prenatal genetic testing：NIPT）が限られた施設における研究という形で開始された．これは，母体血中に存在するわずかな DNA 断片をシーケンサーで解析し，特定の染色体の量を計算するものである．胎児が 21 trisomy の場合，21 番染色体の DNA 断片が通常よりも多くなることを利用して 21 trisomy の有無を予測する．結果が陰性であった場合に胎児が 21 trisomy でない確率はほぼ 100％だが，結果が陽性であった場合に胎児が 21 trisomy である確率は母体年齢によって異なる（35 歳では 75％，38 歳では 90％）．また，陽性であった場合は羊水検査での確認が必要になる．NIPT については遺伝専門医のみでなく新生児科医もその内容を把握して両親に情報提供できる準備をしておくことが望まれる．

⑦Down症候群と合併症：重要なものは消化管閉鎖および狭窄，先天性心疾患，眼の病気（屈折異常など），耳の病気（中耳炎や聴覚障害など）であり，その他はまれである．例えば，Down症候群では一般人と比べて白血病の発生率が高いことが知られているが，それでも発生率は0.8%にすぎず，ほとんどのDown症候群の児は白血病を合併しない．生じうる合併症をもれなく話せば家族の心配は募るだけである．長谷川知子は「必要な情報を知ったうえで子どもの普段の姿をよく観察し，異変を感じたらすぐかかりつけ医に連絡することで，的確な発見ができ，育児も自然さを保てる」と述べている．

Down症候群の具体的なフォローアップについても説明する（外来での発達フォローアップ，リハビリテーション，眼科，耳鼻科，整形外科受診，その他）．具体的内容は大橋博文の著作を参照していただきたい．

d) Down症候群の児の受容

親がDown症候群のわが子を「受容する」とは，わが子をDown症候群としてあるがまま受け入れ，この子とともに前向きに生きていこうとすることである．子どもがかわいくなり育てられると思うのは初めて笑顔をみたときであるといわれ，通常は子どもを受容するのに1～2年かかるという．

e) Down症候群の先天性心疾患への対応

先天性心疾患の手術をすることで，Down症候群の児のQOL（生活の質）が改善することは，はっきりしている．

Down症候群の肺血流増加型心疾患（主に心室中隔欠損や心房中隔欠損，共通房室弁口）では，肺血管病変が乳児期早期から進行することが知られており，手術時期を逃すと肺高血圧からEisenmenger症候群化して予後に大きく影響する．したがって，生後早期から小児循環器専門医による定期的評価が必要であり，生後6～12ヵ月までの手術が勧められている．Down症候群の肺高血圧の評価には超音波検査が有用であるが，数間紀夫によれば，心電図は過少評価しやすいとされている．さらに，扁桃肥大などの上気道閉塞によって肺高血圧を来すこともあり，注意が必要である．

f) 転座型Down症候群

藤田弘子によれば転座型Down症候群はDown症候群全体の3～5%とされている．13～15番染色体とのRobertson転座が最も多く，次いで21～22番染色体との転座である．転座型Down症候群であっても両親の染色体が正常であれば突然変異（*de novo*）ということになり，次子のDown症候群連続出産の確率は標準型Down症候群と同じとされている．21番のRobertson転座以外は，親の一方が転座保因者であれば子どもにDown症候群の児が発生する確率は理論的には1/4であるが（残り1/4が正常核型，1/4が転座保因者，1/4が21 monosomy），21 monosomyは流産となりやすいため，生まれてくる子どもでは1/3である．しかし実際には異常胎児は流産しやすく，統計的には保因者の母から10%，保因者の父から5%の危険率で再発する．両親の一方が21番染色体のRobertson転座の場合は，子どもの100%がDown症候群になるが，逆に21-21転座のDown症候群の両親の染色体は，ほとんどが正常核型である．上記を踏まえたうえで，両親の染色体検査について相談する．

g) 外来に紹介された Down 症候群新生児の初期対応について

　Down 症候群疑いの新生児が一般産科施設で出生し退院した後に，生後 1 週前後で外来に紹介されて受診する場合がある．この場合の医師の初期対応について私見を述べる．

　NICU に入院している児の場合は両親の状況，家族背景などを熟知したうえで疾患の説明時期を検討するという慎重な姿勢が可能であるが，外来ではそれがほとんど不可能である．児が出生して 1 週間前後経過してすでに親子関係が成立しているという前提のもとで，診察後にまず「Down 症候群の疑いがある」または「Down 症候群の可能性が高い」ことを切り出すことになる．その確認のために染色体検査が必要であることを話すと同時に，Down 症候群の一般的な説明も要する．

　また，可能なら心臓超音波検査を初診当日に行う．Down 症候群の場合は生後に肺高血圧が長く残存していることがあり，聴診で心雑音を聴取しなくても心疾患の否定はできないからである．上記の後にさらに両親に対する心理的ケアも要し，すべてこなすのに 1 時間前後かかる．通常の小児科外来とは別枠で対応することが必要である．

2) 18 trisomy

> **診療の Point!**
>
> ❶ 18 trisomy は主に子宮内胎児発育遅延（FGR）を来し，特徴的顔貌や手指の重なり，先天性心疾患に代表される様々な徴候を有する．また，小脳低形成が多いのが特徴である．
> ❷ 多くが乳児期に死亡する予後不良な疾患であり，合併症の治療については慎重な検討を要する．
> ❸ 両親と話し合いを重ねて方針を決めていく必要がある．長期生存例も増加している．

a) 臨床診断（図V-9）

　18 trisomy は子宮内胎児発育遅延（FGR）を来すことが多いため，そのほとんどが低体重で出生する．したがって，出生後早期から NICU に入院する児が多い．皮下脂肪が乏しい FGR 低出生体重児で，特徴的顔貌（後頭部突出，眼瞼裂狭小，耳介低位，小さな口，小顎），指の屈曲拘縮と重なり（第 2 指が第 3 指へ，第 5 指が第 4 指へ），揺り椅子状足底，関節拘縮を有すれば診断はほぼ確定でき，X 線写真による肋骨狭細化，頭部超音波検査による小脳低形成，心臓超音波検査による先天性心疾患を証明できれば，ほぼ診断できる．Down 症候群と同じく典型的な症例が多いため，経験のある医師なら一見して 18 trisomy の臨床診断が可能である．ただし，揺り椅子状足底と関節拘縮に肺低形成を伴う疾患として Pena-Shokeir 症候群 1 型があることを念頭に置く．

　発生頻度は 5,000〜8,000 人に 1 人である．再発危険率については De Souza によれば前児出産時の母体年齢が 35 歳未満の場合は通常発生率の 7.8 倍，35 歳以上の場合は 2.2 倍になると報告されている．詳しくは文献を参照されたい．

　18 trisomy の約 94％が標準型 trisomy，4％がモザイク，残りが転座または他の染色体異常

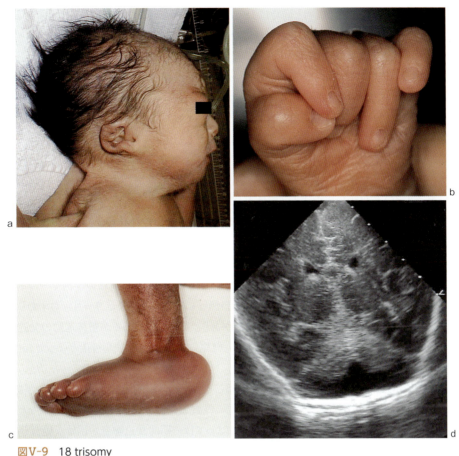

図V-9　18 trisomy
a：頭部の側面　b：指の重なり　c：揺り椅子状足底　d：超音波検査での小脳低形成

との合併とされているが，実際の新生児医療の現場で遭遇するのは，ほとんどが標準型trisomyである．

b）最初の説明

以下，羊水細胞による出生前診断がなされていない場合の対応について述べる．

前述したように18 trisomyもまたDown症候群と同じく，経験のある医師なら一見すれば診断のつく特徴を有していることが多い．しかし，説明の時期，すなわち両親に18 trisomyの可能性が高いことをいつ話すかということについては，資料が乏しい．典型例であればDown症候群と同じく，染色体検査の話のときに説明することも可能だが，ときに別の疾患との鑑別を要するので注意が必要である．また，Down症候群とは異なり生命予後不良な疾患であるため，病名の説明については慎重な対応が必要になる．一般的には「染色体異常が疑われる」という話をし，結果が判明してから18 trisomyについて話すことが多いかもしれない．

しかし筆者の経験では，両親がそろって面会にくる日齢2～3頃に染色体検査の話をすると，すでに両親が児の症状からネットで検索して18 trisomyの疑いをもってくることが増えている．

その場合は，染色体検査の説明と同時に18 trisomyの疾患説明となり，予後不良であることを含めた以下の話も初回面談時にしなければならないことになる．

c）染色体検査で確定後の説明

染色体検査で結果判明後，18 trisomyであることを両親に話すに当たって，Down症候群（21 trisomy）と大きく異なる問題は以下の点である．

①生命予後が極めて不良であること：50％以上が1ヵ月以内に死亡，1歳まで達するのは10％に満たないというのが一般的な見解である．ただし日本の家族会である「18トリソミーの会」での調査によれば，生存率は生後1ヵ月で80％，1年で31％であり，10歳以上の長期生存例が5例とのことである．また，KellyらShanskeらは20歳での生存例も報告している．

生まれた児が1年以内に死亡する可能性が高いことを知らされ，両親の受けるショックは大きい．特に1,500 g未満で出生した18 trisomyの児は一般的に合併症も重く，人工換気から離脱できないことが多いため退院が困難であることが多い．しかし，このような厳しい状況にもかかわらず，大多数の両親は児をわが子としてしっかりと受け入れることができている．

またKoshoらの報告および筆者の経験でも，18 trisomyでは20％前後の症例で一時的にせよ在宅管理が可能になっている．長期生存児の自然歴に関しては，頸定9ヵ月，おすわり3歳2ヵ月，一人歩き可能例なしとのBatyらの報告があり，徐々にではあるが精神運動の発達がみられていくとされている．特殊な例ではあるが，梶原らは30ヵ月で独歩可能となったfull trisomyの女児を報告している．

②低体重であること，生命予後が不良であることから，外科的治療が困難な場合がある．

＜一般外科疾患に対する手術＞：例えば，先天性食道閉鎖や鎖肛，臍帯ヘルニアなどへの対処である．先天性食道閉鎖に対しては，体重によっては一期的食道吻合が困難な場合もあり，対応としては胃瘻造設が必要となる．胃瘻造設により経腸栄養が可能となれば長期生存の道が開け，かつ，児に母乳をあげることができる．鎖肛および臍帯ヘルニアについては大きな問題なく手術が可能である．

＜心疾患に対する手術＞：18 trisomyの先天性心疾患に対する手術は，不良な生命予後から適応外とされることが多かった．しかし，アメリカのPediatric Cardiac Care Consortiumからの報告では，心臓手術を行った18 trisomy児（生後6日〜7歳）24例中21例（86％）が手術後に生存退院した．また，鈴木らは，13，18 trisomy児4例に対する心臓手術の経験から，PA bandingなどの姑息的手術では患者のQOLは改善されず，根治術が必要であることを報告している．さらに，Kanekoらは18，13 trisomy児に対する積極的心臓手術の結果，平均生存日数が有意に増加したことを報告している．したがって18 trisomyだからといって無条件に心臓手術の適応外とするのではなく，両親の希望も取り入れて対応することが望まれる．

しかし現時点では，18 trisomy児に対する心臓手術の安全性は未だ確立していないこと，手術によって児の生存期間が延びQOLが上がる可能性はあるが結論が出ていないことを両親に伝える必要がある．手術をすることによって目の前のこの児が幸せになるかどうか，過去のデータも踏まえたうえで両親とともに慎重に考えることが重要である．

d）親の会および両親への対応

「18トリソミーの会」(http://18trisomy.com/) から出されている冊子『ぐ〜ぐ〜handbook』には，18 trisomy の子どもを授かった両親の様々な思いがつづられている．医療従事者に対する多くの両親の共通した願いは，18 trisomy でも一人の貴重な生命であり，他の子どもへ対するのと同じように変わらぬ態度で接してほしいということである．「18 trisomy だから積極的な治療はしない」「18 trisomy だから延命処置は控える」などと，医療者側が 18 trisomy を均一の疾患集団として捉え，画一的な方針で勝手に治療を選択するのは避けなければならない．「18 trisomy」と一言でいっても子どもの状態はその子によって違っており，各種合併症に対する近年の治療的進歩の情報もある．また，両親の考え方も様々である．積極的治療を望まない親もいれば，子どものためにできる治療はすべて行ってほしいと考える親もいるであろう．18 trisomy という現実を直視したうえで，それぞれの児に最善の対応は何かということを両親と一緒に考えていくことが最も必要なことである．日本で出された「重篤な疾患を持つ新生児の家族と医療スタッフの話し合いのガイドライン」が日本新生児成育医学会のホームページに公表されているので参考にしていただきたい．

3）13 trisomy

> **診療のPoint！**
> ❶ スペード状の大きな鼻に代表される特異顔貌，頭部の皮膚欠損，指の重なり，心疾患，中枢神経系疾患が代表的な臨床所見である．
> ❷ 乳児期に死亡する確率が高い予後不良疾患であるが，長期生存例も増えてきている．

a）臨床診断（図V-10）

18 trisomy がほぼ全例 FGR であり，身体所見も比較的均一であることに対し，13 trisomy の場合は体重が在胎週数相当のこともあれば，FGR のこともある．また，顔貌もバリエーションがある．最も典型的な臨床所見は小頭症，口唇口蓋裂，前額部傾斜，耳介低位，大きなスペード状の鼻，多合指趾，小顎，指の重なり（第5指が第4指に重なる），揺り椅子状足底，そして男児の場合の外陰部低形成（小陰茎，停留睾丸）である．大きなスペード状の鼻，頭部の部分的皮膚欠損は 13 trisomy に多くみられるので診断に役立つ．超音波検査で中枢神経系の奇形（全前脳胞症など），および先天性心疾患（心室中隔欠損症，心房中隔欠損症，動脈管開存症など）を合併することが多い．標準型 trisomy は 80％にすぎず，モザイクまたは転座型 trisomy が 20％あることを念頭に置く．発生頻度は 5,000〜8,000 人に 1 人である．

b）予 後

生命予後は不良で，50％以上が 1 ヵ月以内に死亡し，1 歳以上の生存率は 5〜8％とされている．しかし，Hsu らは 10 歳以上の長期生存例 6 例を報告している．

消化管閉鎖の合併は比較的少ないので，心疾患が重度でなければ経腸栄養をすすめ，在宅管理へ移行することも可能である．長期生存の望めそうな児には積極的にリハビリテーションを

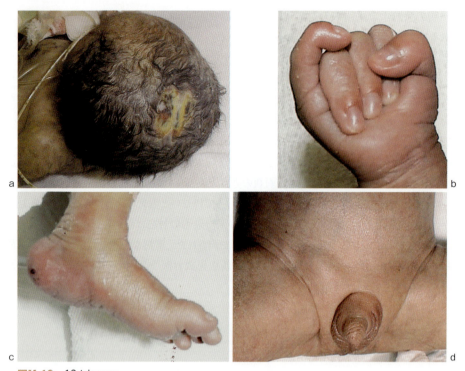

図V-10 13 trisomy
a：頭部の皮膚欠損　b：指の重なり　c：揺り椅子状足底　d：小陰茎

行う．生存例の自然歴については，頸定9ヵ月，おすわり2歳7ヵ月，一人歩き9歳4ヵ月とのBatyらの報告があるが，18 trisomyと同じく，徐々に発達は進むようである．

先天性心疾患に対する心臓手術について，アメリカのPediatric Cardiac Care Consortiumからの報告では，心臓手術を行った13 trisomy児（生後4日〜7歳）11例中11例（100％）が手術後に生存退院した．また，18 trisomyと同様，心臓手術によって生存日数が増加したとするKanekoらの報告もある．しかしながら，いずれも症例数は少なく，手術の安全性・有益性についての評価は確立していない．

両親への説明および対応としては，基本的には18 trisomyと同じである．13 trisomyが予後不良な疾患であるといって医療側で勝手に対応を決めるのではなく，児の最善の利益について両親と話し合いを重ねながら治療を進めていくという基本的態度が必要である．

c）親の会

13 trisomyの親の会として，「13トリソミーの子どもを支援する親の会」がある（http://www.13trisomy.com/）．

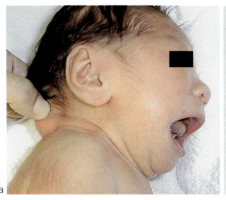
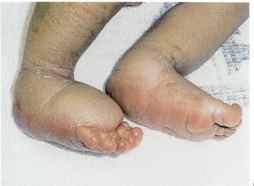

図V-11　Turner 症候群
a：後頸部の皮膚のたるみ　b：足背の浮腫

4）Turner 症候群（図V-11）

> **診療の Point!**
>
> ❶ Turner 症候群を新生児期に診断するのは比較的難しい．
> ❷ 後頸部の皮膚のたるみ，四肢（手背・足背）のリンパ性浮腫が特徴である．
> ❸ 心疾患や腎疾患の合併に注意する．

　Turner 症候群は低身長と無月経で知られ，45, X が代表的な染色体所見である．新生児期の特徴は，リンパ性浮腫による後頸部の皮膚のたるみ（後に翼状頸となる），短頸，眼間開離，耳介低位，小顎，四肢のリンパ性浮腫である．後頸部の皮膚のたるみを来す疾患は Turner 症候群に限らないが，生後すぐに気づくので疾患の鑑別上，極めて重要である．また，四肢のリンパ性浮腫は Turner 症候群の新生児期の症状として特徴的であるが，この四肢のリンパ性浮腫は新生児期を過ぎると消失するので注意して観察しないと見逃しやすい．表現型が軽度のものは新生児期に見逃され，数年後に低身長で発見される．
　発生頻度は女児の 2,500 人に 1 人といわれている．Turner 症候群の 98〜99％は自然流産する．染色体検査では 45, X は半数にすぎず，イソ染色体やモザイク型が多いことで知られる．
　先天性心疾患（大動脈縮窄症，大動脈弁閉鎖不全症が多い）や腎奇形の合併がありうるので，超音波検査などが必要である．

5）その他の染色体異常

　上記の 4 疾患に比し，その他の染色体異常を新生児期に診断することは少ない．その中で，8 trisomy モザイク，4P-症候群は特徴的な臨床所見を有しているので，以下，概要を説明する．

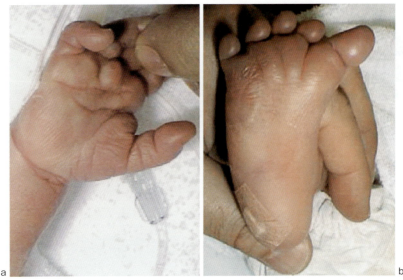

図V-12 8 trisomy モザイク
a：手掌　b：足底

a）8 trisomy モザイク（図V-12）

> **診療の Point!**
> 特徴的顔貌と手掌や足底の深い皺が特徴である．

8番染色体のtrisomyのうち，完全型trisomyは流産してしまうため，モザイク型のみが生産となる．発生頻度は25,000～50,000人に1人であり，trisomyを示す常染色体異常の中では21，18，13 trisomyに次いで多い．手掌や足底の深い皺が最大の特徴である．その他，関節拘縮，特徴的顔貌（広い額，眼間開離，長い人中，小顎など），屈指などを呈する．先天性心疾患，膝蓋骨欠損，尿路奇形を合併することがある．

b）4番染色体部分欠失症候群（4P-症候群，Wolf-Hirschhorn 症候群）

> **診療の Point!**
> 広い額に代表されるギリシャヘルメット様の頭の形と，魚様の口が最も特徴的である．

よく知られているのは4番染色体短腕遠位部の欠損で，FGRを呈することが多い．特徴的顔貌（小頭，広い額，幅広い鼻根，眼間開離，耳介低位，魚様の口など）のほか，先天性心疾患，腎尿路系異常，難聴などを有する．顔貌は，ギリシャヘルメット様と称される．発生頻度は50,000人に1人．

高精度分染を含む染色体G分染法では約60％の患者にしか診断ができないが，Wolf-Hirschhorn責任領域の微細欠失についてはFISHまたはアレイCGHを用いることにより，95％

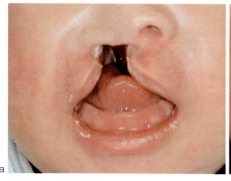
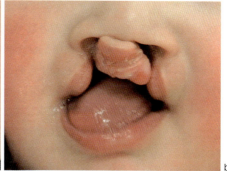

図V-13　口唇口蓋裂
a：片側性　b：両側性

以上で欠失を証明できるようになった．臨床的にこの疾患を疑うことが，まず重要である．欠失のサイズと臨床的重症度との間に関連性はないとされている．

90%が de novo，残り10%は両親のどちらかに均衡型転座または逆位があるため，遺伝カウンセリングが必要である．

3 口唇口蓋裂（図V-13）

> **診療のPoint!**
> ① 口唇口蓋裂は最も多い外表異常で，多因子遺伝である．
> ② 症候群の1症状の可能性もあり，合併先天異常の検索が必要である．
> ③ できる限り経口哺乳を勧める．
> ④ 顔貌の異常に対する両親のショックは大きいので，短期あるいは長期にわたる治療計画とその効果について早期から説明する必要がある．
> ⑤ 口唇口蓋裂の手術後の写真をみせて両親を安心させる．

口唇口蓋裂の日本人での発生頻度は500人に1人（0.2%）であり，外表異常の中で最も多い．出生前に胎児エコーで唇裂を証明できることもあるが，ほとんどは出生後に初めて明らかになる．口唇口蓋裂は唇裂・唇顎口蓋裂・口蓋裂に分類され，また，病変部位から片側性と両側性に分けられる．

1）出生直後の対応

唇裂や唇顎口蓋裂を有している場合，両親が考えていた赤ちゃんの顔と大きく異なった顔貌で生まれてくるため，赤ちゃんが元気に泣いていても両親のショックは大きい．出産に立ち会ったスタッフとしては，赤ちゃんをしっかりとお母さんに抱かせ，口唇口蓋裂は手術で治療できる疾患であることを説明する．

口唇口蓋裂の児は10～20%に合併先天異常があり，児の全身をよく診察してその他の異常の発見に努める．多指・内反足・外反足などの四肢の異常，小顎，心疾患を伴うことが多いとの

報告がある．口唇口蓋裂を有する染色体異常としては 13 trisomy が最も多いが，Down 症候群，18 trisomy，4P-症候群やその他の数々の染色体異常でも口唇口蓋裂が存在することがある．先天異常症候群としては全前脳胞症（眼間狭小などの顔貌異常や脳形成異常），Pierre Robin 症候群（口蓋裂，小顎，舌根沈下），Treacher Collins 症候群（耳介異常，下顎低形成，口蓋裂），22q11.2 欠失症候群（心疾患，口蓋裂，特徴的顔貌）などがある．また，間違えやすいものとして，羊膜索症候群で羊膜索によって口唇裂が生じることがあるので，四肢の観察も重要である．口唇口蓋裂の児の遺伝カウンセリングの際に，症候群の一症状としての口唇口蓋裂の場合と，症候群に属さない単独の口唇口蓋裂の場合とでは対応が異なってくるので，児の綿密な診察が重要になる．

2）出生後の対応

a）経口哺乳とチューブ栄養

症候群に属さない単独の口唇口蓋裂への対応について述べる．まず，医療スタッフが口唇口蓋裂児の経口哺乳に慣れていない場合は，迷わず専門の新生児医療施設に紹介するのが望ましい．経口哺乳がうまくいかないからといって，胃カテーテルでの注入を長期に継続するのは望ましいことではない．ほとんどの児で経口哺乳が可能である．

ただし，口唇口蓋裂の児は哺乳の力が弱いため，通常の乳首ではうまく哺乳ができないことがあり，このような児のために，口唇口蓋裂児用の乳首が市販されている（ピジョン社 P 型乳首，メデラ社ハーバーマン乳首）．これらの乳首には逆流防止弁がついている．また，ハーバーマン乳首では哺乳瓶の角度を変えることでミルク流出量の調節も可能である．さらに，完全口唇口蓋裂の場合は，哺乳や顎変形の矯正・舌機能の正常化のために Hotz（ホッツ）床の装着が有効である（図V-14）．

口唇口蓋裂の児でも母親からの直接哺乳が可能である．その具体的方法と工夫，注意点などについては，大山牧子の著作を参考にしていただきたい．

症候群の一症状としての口唇口蓋裂の場合は，原疾患の問題もあり，経口哺乳がうまくいかずにチューブ栄養の併用が必要なこともある．

b）児と両親への対応

口唇口蓋裂児は顔貌の異常があるため，新生児室や NICU の隅のほうで「まるで隠すように」保育している施設がある．「両親以外の面会者の好奇の目にさらされるのはかわいそう」との医療者側の意識が働いているのかもしれないが，両親にとっては「隠さなければいけないような異常なのか」と思ってしまう．できる限りほかの児と一緒の扱いが望ましい．

重症新生児の集中治療を行っている施設においては，口唇口蓋裂児は経口哺乳さえできれば手のかからない子どもという印象がある．しかし，いくら手術で治癒可能とはいっても，手術や将来の言語機能に関する両親の不安や悩みは大きい．500 人に 1 人という疾患は，新生児医療における先天異常としては非常に頻度の高い疾患であるが，両親にとっては「500 人に 1 人という数の少ない病気」になぜ自分の子どもが罹患してしまったのかと思う．顔の異常であるがゆえに差別を受けやすく，母親が夫の家族から「うちの家系にはいない」「唇の手術が終わるまで他人にみせないでほしい」などのこころない言葉を受けて傷つくこともある．また，次子や子孫

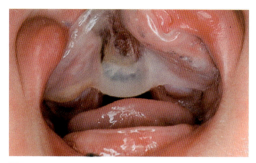

図V-14　Hotz 床を装着した写真

への遺伝に関する不安もある．医療スタッフはこの疾患を決して軽視せず，両親に対するきめ細かなケアを実施することが重要である．

3）治　療

　唇裂および口蓋裂の手術をいつ行うか，どのような長期プランを立てているかについては各施設で方針があるので，専門医から説明を受けるのが望ましい．一般的には唇裂は生後 3〜5 ヵ月（体重 5〜6 kg）で，口蓋裂は生後 15〜18 ヵ月（体重 10 kg 以上）で手術していることが多いが，生後 1〜2 週で唇裂の手術を行う施設もある．また，唇裂が手術によってかなりきれいに形成できるという写真をみせて，両親を勇気づけることが必要である（厚生労働省児童家庭局母子衛生課の監修した「口唇裂・口蓋裂の治療について」というパンフレットがある）．

4）新生児室または NICU 退院後の対応

　哺乳はうまくいっているかあるいは体重増加は良好か，について小児科側からの定期的評価も必要である．また，顔の異常に対する親の被差別感に対するケアも必要になることがある．唇裂の治療が終わるまで，病院に来るとき以外は子どもを家から出さないようにしている親もおり，訪問看護を含めた両親へのケアも重要になる．

5）ボランティア協会

　日本口唇口蓋裂協会という非営利のボランティア協会があり，ホームページを公開している（http://www.aichi-gakuin.ac.jp/~jcpf/）．

6）遺伝カウンセリング

　頻度の比較的高い疾患であるうえに顔の異常であることから，遺伝カウンセリングは極めて重要である．一般的に口唇口蓋裂は多因子遺伝といわれている．

　表V-2 に両親および同胞の罹患の有無による次子の再発率について，表V-3 に裂型別の同胞と子どもの再発率についての評価を示す．

　単なる口唇口蓋裂ではなく症候群に属するものについては，個別の疾患のカウンセリングが必要である．

7）口唇口蓋裂関連の書籍

- 『口唇口蓋裂の理解のために：すこやかな成長を願って』（河合幹監修，医歯薬出版）
- 『口唇裂・口蓋裂治療の手引』（昭和大学口唇裂・口蓋裂診療班編，金原出版）

表V-2　口唇口蓋裂の再発危険率

条件	口唇裂・口唇口蓋裂 再発危険率（％）	口蓋裂 再発危険率（％）
両親に裂奇形なし		
同胞1人に裂奇形あり		
血族内に他に裂奇形なし	4	2
血族内に他に裂奇形1人	4	7
同胞2人に裂奇形あり	9	8
片親に裂奇形あり		
同胞1人に裂奇形なし	4	6
同胞1人に裂奇形あり	17	15
第2度近親に裂奇形あり	0.6	
第3度近親に裂奇形あり	0.3	

一般的な発生率は，口唇裂0.07％，口蓋裂0.03％，口唇口蓋裂0.19％
（大倉興司：1990より）

表V-3　裂型別の同胞・子どもの再発率

発端者の裂型		男の同胞	女の同胞	男の子ども	女の子ども
片側性 口唇裂・口蓋裂	男	2.99	1.02	4.91	2.27
	女	6.09	3.66	4.55	3.05
両側性 口唇裂・口蓋裂	男	4.63	4.44	11.54	4.88
	女	—	8	17.24	7.69
口蓋裂	男	1.69	1.68	2.94	8.57
	女	2.7	2.25	0.79	2.86

（大山紀美栄：第30回遺伝相談医師カウンセラー研修会テキストより）

4 脊髄髄膜瘤（二分脊椎）

> **診療のPoint!**
> ❶ 診断は容易であるが，神経学的診察を的確に行う．
> ❷ 手術後も長期のフォローアップが必要であるので，他科との連携が必要である．

1）診断および生後の診察・処置（図V-15）

　腰部の腫瘤性病変により，生後すぐに診断が可能である．胎児エコーおよびMR検査で出生前診断がついていることも多い．顕在性二分脊椎の日本での発生頻度は出生10,000人に対して1.3人である．瘤が皮膚で完全に覆われている場合（潜在性二分脊椎）は緊急を要さないが，数は少ない．多くの例で瘤は皮膚に覆われておらず，破裂して髄液が漏出している．髄膜炎の併発を防ぐために腹臥位または側臥位にしたうえで局所を消毒し，滅菌ガーゼまたはドレッシングフィルムで覆う．
　それと同時に脊髄の障害部位を評価するために股関節や下肢の自発運動を観察し，肛門反射や肛門括約筋のトーヌスをチェックする．**表V-4**に下肢の肢位や変形，股関節脱臼の有無な

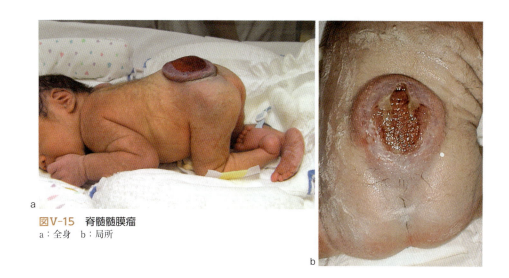

図V-15 脊髄髄膜瘤
a：全身　b：局所

どによる神経障害の高位の評価方法を示す．膀胱直腸障害はほとんど必発である．また，知覚神経のレベルについては乳児の知覚デルマトームを参考にする（図V-16, p.349）．

また，脊柱の側彎や後彎の有無をX線写真で評価し，さらに水頭症の程度の評価のため頭部超音波検査およびCT, MR検査を行う．髄膜瘤の状態およびArnold-Chiari malformationの評価にもMR検査が有用である．

2）両親への説明（脳神経外科医とともに）

両親には瘤の写真をみせたうえで，以下の説明を行う（脊髄髄膜瘤の場合）．

①神経管の閉鎖が不完全に終わったため，脊髄が瘤の中に入り込んでいる．瘤を放置すれば髄膜炎を併発して死亡するか，生存しても重篤な後遺症を残す．そのため，1週間以内には手術することが望ましい．

②瘤を整復しても瘤の高さ以下の神経の回復は難しい．排便・排尿の問題（膀胱直腸障害）や歩行の障害が生じる可能性がある．車椅子を必要とする子もいるが，どの程度の障害になるのかは予測が難しい．

③水頭症についてはシャント手術を要することが多い．初めは経過観察が可能であっても，瘤の整復後に水頭症が増悪して手術が必要になることもある．

3）脊髄髄膜瘤の手術後の処置

縫合部位の皮膚壊死および髄液漏が最も大きな問題である．手術後に水頭症が急激に増悪することがあるので注意する．血液検査で炎症所見を認める場合は，脳室炎に対する注意も必要である．

また，膀胱直腸障害への対処や関節拘縮に対するリハビリテーションなどを開始する．退院後は小児科（発達フォローアップ，神経因性膀胱や尿路感染の管理），脳神経外科（シャント管理），泌尿器科（神経因性膀胱の管理），リハビリテーション科，整形外科（股関節の麻痺性脱臼，足の変形などの管理）など多科によるフォローアップが必要である．

表V-4 脊髄髄膜瘤患者の身体所見と障害レベル

身体所見	障害レベル
①胸髄部麻痺	・下肢筋がすべて麻痺しているため，ほとんど下肢変形は認められない． ・股関節脱臼は通常認めない．
②L1麻痺	・L1神経までが残存．腸腰筋と縫工筋の弱い作用以外の下肢筋はすべて麻痺しているために，股関節は屈曲・外旋位をとる．
③L2麻痺	・L2神経まで残存．内転筋と四頭筋の一部が働くために股関節は屈曲・内転・外旋位をとる． ・股関節は亜脱臼を呈することがある．
④L3麻痺	・L3神経まで残存．膝は屈曲障害を呈し，下腿部の筋は完全に麻痺している． ・股関節は脱臼・亜脱臼を呈することが多い． ・一般的にL3以上の麻痺では将来的に歩行はできない．
⑤L4麻痺	・L4神経まで残存．最も高度の股関節屈曲・内転・外旋位を呈する． ・四頭筋は正常に働き，前・後脛骨筋が働くために膝は過伸展位をとり，足部は calcaneus varus を呈する． ・股関節は脱臼しているものが多い．
⑥L5麻痺	・L5神経まで残存．股関節は屈曲位をとるが内転・外旋位はとらない． ・膝は軽度屈曲位をとる． ・強い足背屈筋の働きにより足部は calcaneus varus を呈する． ・股関節は亜脱臼を呈することがある． ・一般的にL4〜L5の麻痺では装具・介助・手術により歩行可能．
⑦S1麻痺	・S1神経まで残存．股関節・膝関節に明らかな変形はみられない． ・足趾はかぎ爪（claw toe）を呈する．
⑧S2麻痺	・S2神経まで残存．足趾はかぎ爪を呈することがあるが，ほかに変形は認められない． ・S1〜S2の麻痺では，将来的には少しの介助で歩行可能であるが，膀胱直腸障害が問題となる． ・S3以下の麻痺では下肢の運動機能は正常で，種々の程度の膀胱直腸障害を残す．

（山下武広：1980 より）

4）出生前診断

胎児エコーで，まず先天性水頭症が発見される．次いで腰部の詳しいエコー観察および胎児MR検査により髄膜瘤の描出が可能なこともある．

5）二分脊椎の親の会

日本二分脊椎症協会のホームページがある（http://sba.jpn.com/）．日本各地に支部会があり，地域で講演会などの活動を行っているので紹介する．

6）髄膜瘤関連の書籍

- 『二分脊椎のこどもたち：家族への援助』（B・A・ブルームおよびE・L・セリェスコグ著，松本悟監修，メディカ出版）
- 『二分脊椎（症）の手引き：出生から自立まで』（日本二分脊椎症協会）
- 『二分脊椎のライフサポート』（石堂哲郎編著，文光堂）

5 全前脳胞症（holoprosencephaly）

脳室拡大が明らかであるため，胎児エコーにより出生前診断を受けてから出生する症例が多い．顔面中央部の奇形（口唇口蓋裂，眼間狭小）を伴う，脳奇形の重症度に従い alobar（15%），semilobar（50%強），lobar（15%）および，より異常が軽度である middle interhemispheric variant（MIH，15%）の4タイプに分類され，この重症度と顔貌がほぼ関連する．発生頻度は10,000人に1人である．重度の症例では出生後まもなく死亡することが多い．生存例

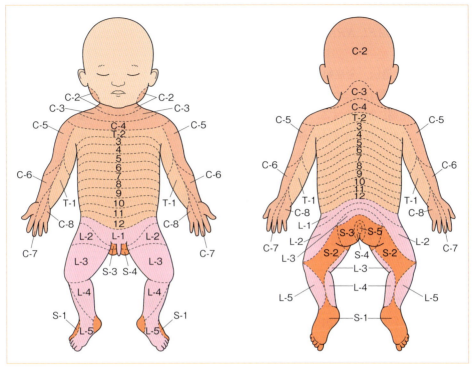

図Ⅴ-16　乳児の知覚デルマトーム

（森惟明，半田肇：1987 より）

における問題点は痙攣，発熱，高ナトリウム血症である．

　全前脳胞症に合併奇形を有するときは染色体検査を要する．全前脳胞症の約 30％が 13 trisomy であり，10％に 18 trisomy ほかの染色体異常が確認されている．原因遺伝子としては *SHH*, *ZIC2*, *SIX3*, *TGIF* などが同定されている．

　「全前脳胞症の会」という親の会があり，「天使のつばさ」というホームページを公開している（http://www.tentsuba.org/HP/）．

6 先天異常症候群

　新生児期には，染色体異常以外にも様々な先天異常症候群の児に遭遇することが多い．以下，新生児期に遭遇する可能性があり，診断可能な疾患を列記するが，詳細は成書（梶井　正他編：『新先天奇形症候群アトラス』，南江堂，2015）他を参照されたい．

1）Noonan 症候群

　常染色体優性遺伝．発生頻度は海外では 1,000 人に 1 人といわれているが，診断されていない症例も多いので実際にはもっと多いとされる．顔貌異常（耳介変形，眼間開離，眼瞼下垂，眼瞼裂斜下），翼状頸，先天性心疾患（肺動脈弁狭窄が多いが，心筋肥厚が比較的多いのが特徴），新生児期には臨床診断が困難なことが多い．

40％の症例で原因遺伝子 *PTPN11* の変異が確認されている．その他の原因遺伝子として *KRAS*, *SOS1*, *RAF1*, *NRAS* などが報告されている．

2) Williams 症候群

常染色体優性遺伝．発症頻度は 10,000 人に 1 人で，ほとんどが *de novo* である．FGR で出生する児が多い．腫れぼったい目，厚い口唇などのいわゆる「elfin face」は新生児期には明らかでないが，乳児期に顕在化する．心奇形として大動脈弁上狭窄や肺動脈末梢部狭窄を有することが特徴で，これらの心疾患から逆に Williams 症候群に気づくことも多い．また，新生児から乳児早期には高カルシウム血症を伴うことが多いが，症状は哺乳力低下を示す程度で乏しく，検査しなければ発見されないことが多い．

原因はエラスチン（*ELN*）遺伝子の欠失による．*ELN* 遺伝子をプローブした FISH でこの欠失を証明することにより，99％が診断される．

合併症として腎疾患（嚢胞腎や腎石灰化など）があるので，Williams 症候群と診断したら腎臓の超音波検査が必要である．

3) de Lange 症候群

常染色体優性遺伝または X 連鎖性遺伝であるが，99％が *de novo* の変異である．発生頻度は 20,000 人に 1 人．FGR で出生し，特徴的顔貌（小頭，濃く癒合した眉，長い睫毛，上向きの鼻孔，小顎）および多毛を有する疾患で，診断は比較的容易である．哺乳困難と感染への罹患が問題となる *NIPBL*, *SMC1A*, *SMC3* 遺伝子の変異が報告されている．

4) Rubinstein-Taybi 症候群（図Ⅴ-17）

常染色体優性遺伝．発生頻度は 300,000～700,000 人に 1 人．幅広い母指趾，多毛，特徴的顔貌（太い眉，長い睫毛，眼間開離，眼瞼裂斜下）を有する．

CREBBP 遺伝子の微小欠失および変異が原因として特定されている．

5) Beckwith-Wiedemann 症候群

発生頻度は 17,000 人に 1 人．巨舌や過成長，臍ヘルニア，新生児期の低血糖を特徴とする疾患で，頻度は高い．顔貌は，大きな口と巨舌が特徴的であり，巨舌の程度によっては呼吸障害の原因になる．肝臓や脾臓，腎臓の腫大を認めることが多い．

IGF-2 遺伝子（父性発現）の発現亢進または *CDKN1C* 遺伝子（母性発現）の発現低下，すなわち父性発現遺伝子のゲノム刷り込み現象がその原因の一つとされている．

6) Prader-Willi 症候群

筋緊張低下，特異顔貌（アーモンド様の眼瞼裂，魚様の三角口など），性腺機能不全（男児の場合は小陰茎，停留精巣；女児の場合は外陰部低形成）を示す．新生児・乳児期は筋緊張低下のため哺乳力が弱く，チューブ栄養を必要とすることも多いが，徐々に軽快する．新生児期にはミオパチーと間違えられることもある．筋緊張低下に外陰部低形成をみた場合は本症の可能性を考えるべきである．

本症の 70％は父由来の 15 番染色体長腕の q11～13 領域を欠失し，30％弱は母親からの片親性ダイソミー（ゲノム刷り込み現象）で生じる．すなわち，父親からの 15q11～13 が伝わらないことにより，本症が発症すると考えられる．したがって，15q 部分欠失の FISH で欠失を認め

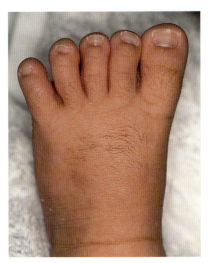

図V-17　Rubinstein-Taybi 症候群の足

なくても Prader-Willi 症候群を否定できるわけではなく，片親性ダイソミーの可能性はあるので，必要に応じてメチル化解析を依頼する．

7）CHARGE 症候群（図V-18）

C（coloboma：虹彩・脈絡膜欠損），H（heart disease：心疾患），A（atresia choanae：後鼻孔閉鎖），R（retarded growth and mental development：成長障害と精神発達遅滞），G（genital hypoplasia：性器の低形成），E（ear anomalies and deafness：耳介変形と難聴）の頭文字をとったもの．これらの症候のうち coloboma または atresia choanae のどちらかを有し，かつ以下の7つの所見（虹彩・脈絡膜欠損，心疾患，後鼻孔閉鎖，成長障害，発達遅延または中枢神経系異常，性器低形成，耳介異常または難聴）のうちの4つを有するものを CHARGE 症候群とする Pagon らの報告がある．上記の症状のほか，顔面神経麻痺，嚥下障害（第Ⅸ・Ⅹ脳神経障害），口唇口蓋裂の合併が比較的多い．また，本症の耳介異常は CHARGE ear ともいわれる独特の形をしている．

約70％の症例で CHD7 遺伝子の変異が確認される．発生頻度は10,000人に1人．孤発例がほとんどだが，まれに家族発症の報告がある．

7 発生時の障害による奇形（disruption および sequence）

1）Pierre-Robin シークエンス

発生頻度は30,000人に1人．小顎または下顎後退，舌根沈下，吸気性上気道閉塞が三徴であるが，一般的に顎はかなり小さく，顔貌は特徴的である．口蓋裂を合併することが多い．原因は不明だが胎生初期の下顎の発生異常が病因とされている．

吸気性呼吸障害が強い症例は経口哺乳がうまくいかず，エアウェイを挿入して経管栄養を余儀なくされることもある．また，重症例は舌根沈下の予防のための舌前方固定術が必要なこと

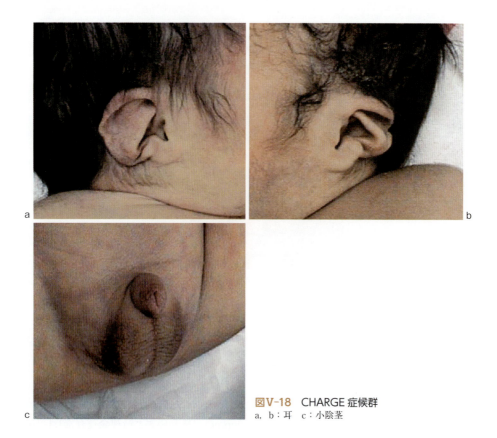

図V-18　CHARGE症候群
a，b：耳　c：小陰茎

もある．

2）羊膜破裂シークエンス（羊膜索症候群）（図V-19）

胎生早期の羊膜破裂による索状物によって頭蓋顔面や四肢に異常を来したもの．10,000分娩に1回の発生．四肢の絞扼輪により指趾や肢の切断を起こすこともあるが，索状物が付着していることが多いので，診断は比較的容易である．顔面の絞扼により，口唇口蓋裂を発症することがあるので，口唇口蓋裂の原疾患の鑑別の際には本症も頭に入れておく必要がある．それぞれの異常に対して形成手術が行われる．

同胞発症の報告もあるが極めてまれであり，大多数は孤発例である．

3）Potterシークエンス

腎臓の先天異常（腎無形成や囊胞腎など）により羊水過少となり，肺低形成や関節拘縮，特徴的な顔貌（押しつぶされた鼻，大きく薄い耳介，小顎）を呈する．通常，肺低形成は高度なため，生後の集中治療にもかかわらず生存は望めないことが多い．発生頻度は5,000〜10,000人に1人．

羊水過少から胎児エコーや胎児MRなどで腎の先天異常および肺低形成が証明されれば，Potterシークエンスの診断はほぼ確定する．

Potterシークエンスと胎児診断のついた症例に対し，出生後どう対応するかは施設によって

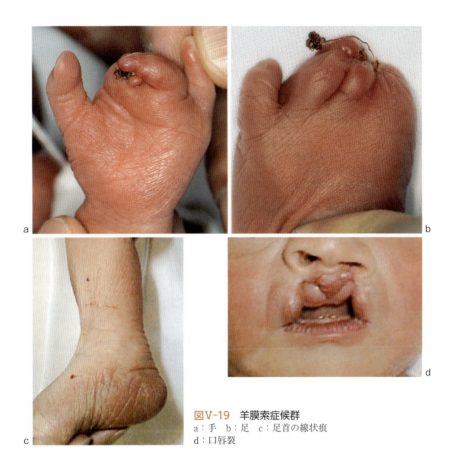

図V-19 羊膜索症候群
a：手　b：足　c：足首の線状痕
d：口唇裂

判断が分かれるであろう．しかし，肺低形成の程度が比較的軽い症例では透析管理によって腎移植をめざすことも可能であり，生後の児の状況をみて判断することが必要となる．

8 骨系統疾患

　個々の骨系統疾患の診断は，一部の疾患を除いて困難であることが多い．一つ一つの疾患が非常にまれであること，一般の医師は骨の異常のX線写真読影に慣れていないことが原因であろう．参考書籍として『骨系統疾患X線アトラス』（西村玄，医学書院，1993）が非常に有用であるが，調べてもわからない場合は専門家に問い合わせるのが望ましい．以下，頻度が比較的高く，長期生存可能な2疾患について述べる．

1）軟骨無形成症（achondroplasia）

　常染色体優性遺伝だが，80％は *de novo* である．骨系統疾患の中で最も一般的で発生頻度は10,000人に1人．中等度の四肢短縮と大きな頭を有するが，肺低形成はないため呼吸障害はない．骨X線写真にて長管骨端のマッシュルーム状拡大をみるのが特徴である．99％の症例で*FGFR3*遺伝子の変異が証明されている．
　大後頭孔狭窄による水頭症および脊髄障害の発生が知られている．

2）骨形成不全症（osteogenesis imperfecta）

易骨折性，難聴，青色強膜などを呈する疾患で，1～7型に分類されている．ほとんどが常染色体優性遺伝形式をとり，1～4型は1型コラーゲン遺伝子（*COL1A1, COL1A2*）の変異によって生じる．2型が重症例で，周産期死亡になりやすい．骨吸収抑制剤パミドロネートの投与により骨折回数の減少に効果があることが報告されている．

7. 新生児期における遺伝カウンセリング

1 遺伝カウンセリングはだれが行うか

遺伝カウンセリングは単に「遺伝のことを説明する」ことではない．大倉興司によれば遺伝カウンセリングとは「疾患の正確な診断のもとに家族が必要とするあらゆる遺伝情報を提供し，家族や個人が自分たちの価値観を理解したうえで，その後の判断を自分自身で決定が行えるように援助すること」である．したがって，遺伝カウンセリングは十分な遺伝学的知識を持ち，カウンセリングのトレーニングを受けた専門家（臨床遺伝専門医または認定遺伝カウンセラー）によってなされるべきである．最新の遺伝に関する知識が乏しかったり，カウンセリングの経験の乏しい者が行き当たりばったりでカウンセリングしたりすることは，疾患の正確な情報伝達が妨げられ，両親にとって大きな不幸にもなりかねない．

しかしながら，必要なときに遺伝カウンセリングの専門家が常に院内にいるとは限らない．実際には，臨床の現場で担当医となった医師が，その疾患についての様々な資料を読んで両親に相対してカウンセリングしていることが多いと思われる．新生児期に遺伝の話をするのは，産婦人科の医師または小児科（新生児科）の医師が主であり，これら臨床の現場をあずかる医師は遺伝カウンセリングの方法について知っておかなければならない．また，カウンセリングの進め方や両親への対応などでわからないことがあれば，そのつど専門家の意見を聞きながら行っていくのがよい．それができないのであれば，直接，専門家にカウンセリングを依頼すべきである．

2 遺伝カウンセリングの方法

1）正確な診断

カウンセリングに必要なことは，まず発端となった先天異常児の正確な診断である．しかし，検査で確定できるもの（染色体異常など）では正確な診断が容易に得られるが，その他の先天異常症候群は異常所見の組み合わせで判断されることが多いため，診断が正しいものなのかどうか，しばしば問題になる．典型的な表現型を有する症例以外は，臨床遺伝や先天異常の専門家に相談して診断の確定を行うようにするべきである．

また，先天異常症候群の場合は，新生児期には診断ができなくても乳児期以降に徐々に典型的症候となってくることも多いので（Sotos症候群，Kabuki症候群など），フォローアップしながら診断を考えていく姿勢も必要である．疾患の特徴的顔貌といえるものが，新生児期には確認できない場合も少なくない．児が生存している場合は，「ある疾患の可能性がある」というレベルで遺伝カウンセリングに踏み込むことは，できるかぎり避ける．

ただし，児がすでに死亡している場合は，得られる情報から推定して両親に話をせざるを得ないこともある．

2）家系図の作成
先天異常疾患の児を発端者として，発端者の同胞，両親，両親の兄弟とその子ども，祖父母まで遡って話を聞く．家系図に用いる記号については図V-20 に示す．

3）疾患名に基づくあらゆる遺伝情報の提供
遺伝形式，生命予後，検査方法，出生前診断の可能性などについて，家族が必要とするあらゆる遺伝情報を積極的に提供する．

4）家族（両親）や個人の価値観の理解
同じ疾患，同じような遺伝的条件であっても，家族およびその子のおかれる家庭環境，社会的背景はそれぞれ異なっており，遺伝的発生率が同じであってもその意味，その評価は同じとはいえない．したがって，カウンセラーが問題点を的確に把握して，その家族の価値観に合ったカウンセリングを行う必要がある（佐藤孝道の著作による）．

5）家族の自律的決定に対する援助
前記の1）〜4）を行ったうえで，患者または両親が自分自身で決定が行えるように援助する．「出生前診断を受けたほうがいい」などと指示的な言い方をしない．

3 遺伝カウンセリングを行う環境

カウンセリングを行うのに理想的な部屋の条件は，話している内容が隣の部屋に漏れない個室であることと，リラックスできる部屋の雰囲気である．多数の患者が待っている外来の限られた時間や環境の中で行うべきものではない．たっぷりと1時間以上の時間をとって話すことが必要である．

佐藤孝道は，カウンセリングの場面において，カウンセラーと両親が座る関係は，対面よりも90度横のほうがよいとしている．対面は教師-生徒的な関係になってしまう．医学的な情報を紙に書いて説明するのにも，90度横のほうがやりやすい．

4 カウンセリングに立ち会う人

遺伝カウンセリングを受ける人は，その内容をできるだけ他人に知られたくない．したがって，同席する医療関係者も最小限に止める．

基本的には両親のみに対してカウンセリングを行うことを伝えておく．祖父母の同席については両親が納得していれば構わないが，カウンセリング上，配慮が必要となる．

5 カウンセラーの話し方と，話すときの注意点

カウンセラーは正確な遺伝医学の知識を持つことは無論のこと，家族の悩みを理解し，カウンセリングを受ける人の人権を十分に尊重するような人間性が必要である（新川詔夫の著作による）．話すときには相手の心情をくみながらていねいに言葉を選んで話す．

カウンセリングの場ではどのように配慮をしても，相談者（新生児医療の現場では児の両親）

(a) 一般的な家系図記号

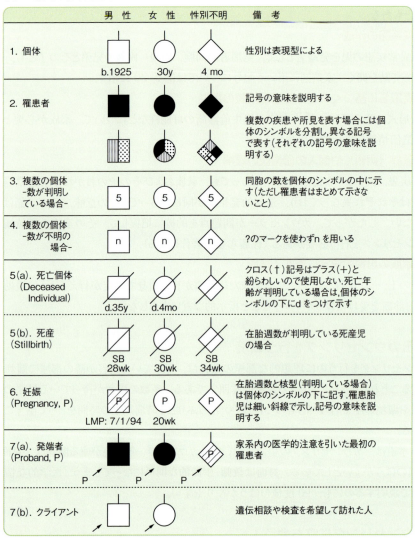

図V-20 家系図作成に用いる記号および線

（小林公子ら：1996 より）

(b) 家系図に用いる線

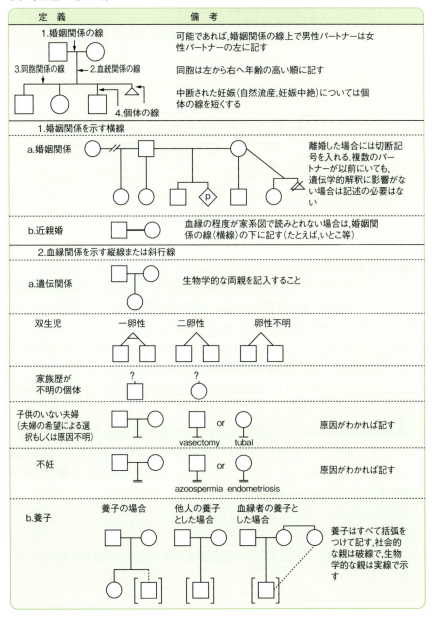

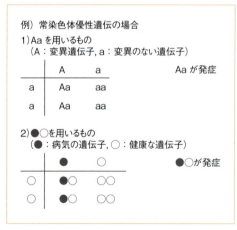

図V-21　●○を用いた遺伝形式の説明

はやはり極度の緊張状態にある．話をしても，理解してもらわないと記憶に残らない．そのため，わかりやすい言葉でゆっくりと説明する．紙に書いたり，パンフレットを用いて説明したりするとよい．また，差別的でない言葉を用いる．「染色体異常」，「遺伝子異常」，「先天異常」，「発育障害」，「奇形」，「突然変異」，「特異な顔貌」，「珍しい」，「見たことがない」などは，一般の人にはそれだけで十分にショッキングな言葉である．また，一般に顔面の先天異常や顔貌については多くの人が敏感である（佐藤孝道の著作による）．

当然のことだが，カウンセラーは，情報の出し方を工夫するのはよいが，ウソを言ってはいけない．

両親に遺伝形式の話をするとき，変異遺伝子をA，変異のない遺伝子をaとして，AA，Aa，aaのように表示して説明する人が多い．これは，医師にとっては標準的な表現の仕方であるが，一般の人にとっては実は非常にわかりにくい．変異遺伝子（病気の遺伝子）を●，変異のない遺伝子（健康な遺伝子）を○という表示方法がわかりやすい（図V-21）．

6 主な遺伝形式

以下に，遺伝カウンセリングで必要な主な遺伝形式の基本について簡単に記載するが，詳細は成書を参照してほしい．

1）Mendel遺伝

a）常染色体優性遺伝（図V-22）

この遺伝形式の基本はThompsonの著作によるテキストにおいて以下のように記載されている．

①異常形質はすべての世代に現れ，原則として世代の飛び越えがない．

例外として，発端者が突然変異である場合と，浸透性や表現度の違いによる場合がある．

②罹患者の子どもは異常形質を受け継ぐ可能性が50％ある．しかし，家系によってはその比率が50％から大きくずれることがある．

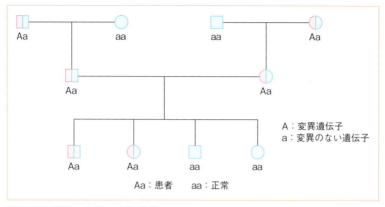

図V-22　常染色体優性遺伝形式

　③非罹患者から異常形質がその子に伝わることはない．ただし，浸透率や表現度の違いがあれば，外見は健康な両親から罹患者が出現することがある．
　④異常形質の発現と伝達は，基本的に性による影響を受けない．ただし，ゲノム刷り込み現象を除く．
　新生児期に診断の可能な常染色体優性遺伝疾患としては，筋緊張性ジストロフィー，結節性硬化症，Apert症候群，骨形成不全症2型，軟骨無形成症，Rubinstein-Taybi症候群，Noonan症候群などがある．
　健康な両親から常染色体優性遺伝の疾患で出生した児については，*de novo*（突然変異，新生変異）があることを念頭に置く必要がある．*de novo* の率は疾患によって異なる．軟骨無形成症では80%，結節性硬化症では60%が *de novo* とされているが，筋緊張性ジストロフィーでは *de novo* はないことになっている．また，異常形質の伝わり方（症状の浸透率）や表現度（疾患の症状の出方）も疾患によって異なるので，注意が必要である．
　児の疾患が両親のどちらから遺伝したかが明らかな場合，夫婦同席の場で遺伝について話す時は注意が必要である．常染色体優性遺伝については，夫婦関係について時間をかけてよく把握してから説明の機会をつくる必要がある．

b）常染色体劣性遺伝（図V-23）

　この遺伝形式の基本は以下のとおりである．
　①異常形質は罹患者の同胞にのみ出現し，罹患者の両親や罹患者の子，その他の近親者には出現しないことが多い．
　②平均して罹患者の1/4の同胞が罹患する．すなわち，再発危険率はどの子でも1/4である．
　③罹患者の両親は近親婚のことがある．
　④男女とも同等に罹患する．
　常染色体劣性遺伝の場合，罹患者の両親は変異遺伝子のヘテロ接合体，すなわち保因者である．常染色体劣性遺伝の疾患はいずれも発生頻度が極めて低いので保因者の頻度もまれであるという印象を持つ人が多いが，一般的に保因者の頻度をq，罹患者の疾患の頻度をQとす

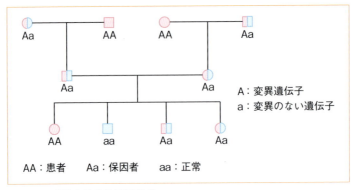

図V-23　常染色体劣性遺伝形式

ると，$Q=1/4 \times q^2$ である．例えば，頻度が 1/10,000 という疾患の場合，保因者の頻度は 1/50 という計算になる．これは決してまれな数字ではない．近親婚でなくとも，保因者同士が出会って結婚することは，まれな出来事ではないことが理解できよう．

　われわれは，だれでも常染色体劣性遺伝疾患の原因となる変異遺伝子をいくつか持っていることを知っておく必要がある．福嶋義光は常染色体劣性遺伝疾患の保因者頻度について以下のように説明している（傍点筆者）．「4万人に1人が発症する稀な常染色体劣性遺伝病であっても，100人に1人は保因者である．さらに保因者頻度が 1/100 程度の常染色体劣性遺伝病が 600〜700 種類は存在しているので，まったく健康と思っている人でも，6〜7個の遺伝子については異常があり，保因者の状態である．すなわち，人類皆保因者なのであり，全ての遺伝子が正常だなどという人は存在しないのだ．」これは極めてわかりやすい表現であろう．

　また，罹患者の両親が次の妊娠をした場合，次子の再発危険率は $1/4 \times 1/4 = 1/16$ ではなく，1/4 のままであることを間違えてはならない．

　新生児期に遭遇する常染色体劣性遺伝の疾患としては，ほとんどの先天性代謝異常症，Pena-Shokeir 症候群1型，脊髄性筋萎縮症，先天性副腎過形成などがある．

c）X連鎖劣性遺伝（図V-24）

遺伝形式の基本は以下のとおりである．

①異常形質の発現は女より男に圧倒的に多い．
②異常形質は，男の罹患者から，そのすべての娘を通してその男児の半数に出現する．罹患者の娘自身は罹患しない．
③異常形質が父から息子へ直接伝達されることはない．
④異常形質が何代かの女性保因者によって伝達されることがある．
⑤疾患によっては保因者が疾患の軽度の症候を呈することがある．また，保因者の遺伝子診断が可能な疾患もある．

【保因者の話をするときの注意点】
　発端者（患児）の疾患がX連鎖劣性遺伝形式であることがわかれば，母親が保因者であるかどうか解析を必要とする．罹患者の *de novo* 発生の率は疾患によって異なる．

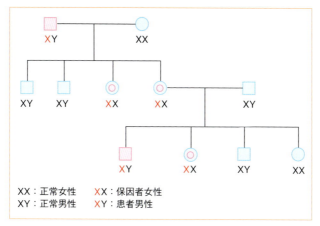

図V-24　X連鎖性劣性遺伝形式

　母親としては自分が子どもの疾患の伝達者としての「保因者」である可能性があることに対して，深い悲しみと罪の意識を感じている．このような母親の苦しい心中を，夫である父親が理解してしっかりと支えられるかどうかが大きな問題である．

　母親が保因者であった場合，母親の姉妹，および男性患児の姉妹も保因者である可能性があるので，両親にその旨説明する必要が出てくる．ただし，患児の姉妹についての保因者解析は，原則として本人が成人し自律的に判断できるまで検査を延期すべきで，両親らの代諾で検査を実施すべきではないとされている（日本医学会「医療における遺伝学的検査・診断に関するガイドライン」）．

　新生児期に遭遇する可能性のあるX連鎖劣性遺伝疾患としては，血友病，X連鎖性水頭症などがある．

d）X連鎖優性遺伝

遺伝形式の基本は以下のとおりである．
①罹患男性と正常女性の間には罹患女性と正常男性しかない．
②女性患者の子どもは男女ともに疾患を受け継ぐリスクは50％である．
　新生児期に遭遇する可能性のあるX連鎖優性遺伝疾患としては，色素失調症がある．

2）ミトコンドリア遺伝

細胞質内にあるミトコンドリアのDNA（mtDNA）に存在する遺伝子によって伝達される遺伝形式をいう．すべて母親から子へと伝わり，父親からの伝達はない．ミトコンドリア脳筋症などが知られている．

3）両親のどちらかの均衡型転座による児の染色体異常（不均衡型転座）に対する遺伝カウンセリング

a）不均衡型転座について

　先天奇形のある児の染色体検査で，ある染色体の部分monosomyと別の染色体の部分trisomyが証明されることがある．ときに，部分trisomyが小さいために部分monosomyとし

てのみで表現されることもある（4P-症候群など）．最近はFISHおよびアレイCGHなどの技術が向上し，切断点まで明確に表示されるようになった．このような不均衡型転座の場合に，両親のどちらかが染色体の均衡型構造異常を有していることがあり，遺伝カウンセリング上，極めて重大な問題を提供する．

均衡型構造異常（転座，挿入，逆位など）はDNA量に過不足がないため，本人の表現型は正常である．このような均衡型構造異常の人の頻度は0.5%（200人に1人），そのうち均衡型転座を有する人は1,000人に1人とまれなことではなく，福嶋は，一種の体質と考えるべきであるとしている．均衡型転座を有する人から出生した子どもは15%が不均衡型染色体異常，57%が均衡型転座，28%が正常核型というFrynらの報告があるが，均衡型転座を起こしている染色体によってその頻度が若干異なることも知られている．

b）両親の染色体検査について

児に不均衡型転座が証明された場合，まず，両親の染色体を調べるか否かという問題が生じる．検査をするかどうかという段階で，染色体検査を行うことの利点と問題点を説明する．利点としては，仮に片親の均衡型転座が発見された場合は，次の子の再発率予測および出生前診断が容易になることがあり，一方，両親とも正常核型という結果であれば de novo として次の子への再発危険率はほとんど無視できる．両親検査の問題点としては，片親に均衡型転座が発見されれば，いくら「均衡型」は体質に近いと説明しても「異常」という観点でとらえられ，夫婦関係に亀裂が生じる可能性が挙げられる．

両親の染色体検査をしないことの利点は，これを夫婦の問題と考え，今後の子どもに関してもある程度の確率を考えながらも夫婦が一体となって臨んでいくことができることである．検査をしないことの問題点としては，次子の出産への判断材料が乏しいことによる不安があるであろう．

したがって，上記の利点と問題点を説明したうえで，染色体検査を受けるかどうかを両親に決めてもらう．両親のどちらか一方でも検査を望まない場合は，検査をしない．さらに，両親の染色体検査をする場合には，当然であるが両親二人とも同時に検査を行う．また，検査の結果を話すときに，結果をそのまま話すか，つまり「母親に転座があった」とか「父親に転座があった」と話すか，または「どちらかに転座があった」という話し方にするか，検査の前に決めておく必要もある．どちらに転座があったのかダイレクトに話すことを両親の一方でも望まない場合は，「ご両親の一方に転座があった」としか話さない．これらは検査をして結果が出てから決めることではなく，検査をする前に決めるべきことである．

このほかに，均衡型転座を有する親の同胞ないしその子どもも同じ均衡型転座を有する可能性があることを考えなければならない．このようなことをすべて考慮したカウンセリングが必要である．

c）健康な同胞の染色体検査について

両親のどちらかに均衡型転座が発見された場合に，すでに発端者に健康な兄または姉がいることがある．これらの表現型正常の兄または姉にも親と同じ均衡型転座を有している可能性があるが，これらの子どもの染色体検査については日本医学会「医療における遺伝学的検査・

診断に関するガイドライン」において「未成年者の非発症保因者についての解析は，原則として本人が成人し自律的に判断できるまで検査を延期すべきで，両親らの代諾で検査を実施すべきではない」と記載してある．両親が子どもの染色体検査を望んだ場合も，このことを説明し，本人が自分で検査の意義を理解し判断できる年齢になるまで待つよう話す．

文献

1) McLean SD：Congenital Anomalies. Avery GB, Fletcher MA, MacDonald MG Ed, Neonatology 5th edition, 839-858, Lippincott Williams & Wilkins, 1999.
2) Igarashi M, Kajii T：Normal values for physical parameters of the head, face, and hand in Japanese children. Jpn J Hum Genet, 33：9-31, 1988.
3) 梶井 正：正常者の身体測定値．梶井 正，黒木良和，新川詔夫，福嶋義光 編，新先天奇形症候群アトラス，410-412，南江堂，1998.
4) 長谷川知子：出生前のダウン症の告知とカウンセリング．産婦人科の世界，49：35-42，1997.
5) 永野ひとみ：ダウン症児の両親の心理過程．一色 玄，安藤 忠 編，ダウン症児の発達医学，201-214，医歯薬出版，1995.
6) 橋本洋子：NICU とこころのケア，メディカ出版，2002.
7) 野辺明子，加部一彦，横尾京子 編：障害をもつ子を産むということ 19人の体験，中央法規，1999.
8) 大濱紘三，三春範夫：臨床染色体検査法，64-74，金原出版，1996.
9) Gardner RJM, Sutherland GR：Pregnancy loss and infertility, Chromosomal abnormalities and genetic counseling 2nd ed, pp311-321, Fig 2, 1996, Oxford Univ Press.
10) San K, et al.：Screening of trisomy 21. J Obstet Gynecol, 21：145-148, 2001.
11) 福嶋義光，黒木良和：臨床像，黒木良和 編，小児科 MOOK38 ダウン症候群，1-17，金原出版，1985.
12) 玉井真理子 他：本邦におけるダウン症の告知をめぐる現状と課題 第1報．新生児誌，31：310-316，1996.
13) 玉井真理子 他：本邦におけるダウン症の告知をめぐる現状と課題 第2報．新生児誌，31：318-322，1996.
14) 朝本明弘：ダウン症児の告知に関するアンケート調査結果の検討．産婦人科の実際，52：777-781，2003.
15) 長谷川知子：先天異常に対する誤解を解く．周産期医学，31：811-815，東京医学社，2001.
16) 田中 洋：ダウン症の病因と疫学．一色 玄，安藤 忠 編，ダウン症児の発達医学，1-11，医歯薬出版，1990.
17) 岩元甦子・昭雄：走り来れよ，吾娘よ 夢紡ぐダウン症児は女子大生，かもがわ出版，1997.
18) 大橋博文：ダウン症候群の健康管理．埼玉小児医療センター医学誌，14：1-10，1997.
19) 数間紀夫 他：ダウン症候群に合併した肺高血圧を伴う心室中隔欠損症の型別により心電図所見の検討．日児誌，96：1717-1722，1992.
20) 角野敏恵 ほか：上気道閉塞の解除により，心疾患術後肺高血圧が改善した Down 症候群の2例．日本小児循環器学会誌，15：564-569，1999.
21) 新川詔夫：疫学．黒木良和 編，ダウン症候群（小児科 MOOK38），33-45，金原出版，1985.
22) 藤田弘子：最近10年間の関西地区におけるダウン症候群の疫学的研究．臨床遺伝研究，1：246-256，1980.
23) 藤田弘子：ダウン症児の診断とカウンセリング．一色 玄，安藤 忠 編，ダウン症児の発達医学，12-25，医歯薬出版，1990.
24) De Souza E, et al.：Recurrence risks for trisomies 13, 18, and 21. Am J Med Genet, 149：2716-2722, 2009.
25) Kelly M, et al.：Trisomy 18 in a 20-Year-Old Woman. Am J Med Genet, 112：397-399, 2002.
26) Shanske AL：Trisomy 18 in a Second 20-Year-Old Woman. Am J Med Genet, 140A：966-967, 2006.
27) Kosho T, et al.：Neonatal management of trisomy 18：clinical details of 24 patients receiving intensive treatment. Am J Med Genet, 140A：937-944, 2006.
28) 木村順子 他：当院で経験した18トリソミー50例の臨床像―長期生存例を中心に―，新生児誌，37：18-23，2000.
29) Baty BJ, et al.：Natural history of trisomy 18 and trisomy 13. I Growth, physical assessment, medical histories, survival, and recurrent risk. Am J Med Genet, 49：175-188, 1994.
30) Baty BJ, et al.：Natural history of trisomy 18 and trisomy 13. I Psychomotor development. Am J Med Genet, 49：189-194, 1994.

31) 梶原眞人 他：10歳を迎えた18トリソミー症候群の1女児例．日児誌，108：1230-1233，2004.
32) 藤生　徹 他：当科に入院した18トリソミー25症例の臨床的検討．新生児誌，35：533-538，1999.
33) Graham EM, et al.：Effectiveness of cardiac surgery in trisomies 13 and 18（from the Pediatric Cardiac Care Consortium）. Am J Cardiol, 93：801-803, 2004.
34) 鈴木恵美子 他：13トリソミーまたは18トリソミーに対する開心術の経験．日小循誌，24：546-554，2008.
35) Kaneko Y, et al.：Intensive cardiac management in patients with trisomy 13 or trisomy 18. Am J Med Genet, 146A：1372-1380, 2008.
36) Hsu HF, et al.：Variable expressivity in Patau syndrome is not all related to trisomy 13 mosaicism. Am J Med Genet, 143A：1739-1748, 2007.
37) 熊谷　健 他：NICUから退院した13トリソミーの3例．日児誌，106：1909-1913，2002.
38) 今高城治：8トリソミーモザイク症候群の1例．小児科，43：1821-1822，金原出版，2002.
39) 岡本伸彦：4P-症候群（Wolf-Hirschhorn症候群）の自然歴と健康管理ガイドライン．大阪府立母子保健総合医療センター誌，21：61-67，2005.
40) 鳥飼勝行：唇裂・口蓋裂．周産期医学，25：1243-1248，東京医学社，1995.
41) 大山牧子：NICUスタッフのための母乳育児支援ハンドブック．120-133，メディカ出版，2007.
42) 山下武広：新生児期における神経障害の診断について．整形・災害外科，23：1439-1445，1980.
43) 森　惟明，半田　肇：先天異常の臨床とCT，165-192，にゅーろん社，1987.
44) 山田重人 他：全前脳胞症．小児の脳神経，31：5-10，2006.
45) Pagon RA, et al.：Coloboma, congenital heart disease and choanal atresia with multiple anomalies. J Pediatr, 99：223-227, 1981.
46) 大倉興司：遺伝相談とは，プリンシパル遺伝相談，1-16，日本医事新報社，1990.
47) 小林公子，濱口秀夫：ヒトの家系図作成法の標本化案の提唱．Jpn J Hum Genet, 41：269-274，1996.
48) 佐藤孝道：遺伝カウンセリングの場と流れ，遺伝カウンセリングワークブック，29-33，中外医学社，2000.
49) 新川詔夫：遺伝カウンセリングの原則．新川詔夫，福嶋義光 編，遺伝カウンセリングマニュアル，2-3，南江堂，1996.
50) Thompson JS, Thompson MW：Patterns of single-gene inheritance 4th ed, Genetics in Medicine, pp.44-78, WB Saunders, 1986.
51) 福嶋義光：遺伝カウンセリング．大濱紘三 編，新女性医学大系28 遺伝の基礎と臨床，371-393，中山書店，2000.
52) Fryns JP, et al.：Excess of mental retardation and/or congenital malformation in reciprocal translocation in man, Hum Genet, 72：1-8, 1986.

［鈴村　宏］

VI 母子健康手帳の見かた，記載法

要点

① 母子健康手帳は医学的記録および保護者の記録の部分（いわゆる「省令様式」の部分）と，行政情報，保健育児情報などを提供する部分（いわゆる「任意様式」の部分）からなる．

② 省令様式の部分は全国共通で，主な内容は妊婦健診結果を含む妊娠中の経過，出産時の状態，新生児期の経過，乳幼児期の健康診査の記録，乳幼児身体発育曲線，予防接種の記録などである．

③ 児の異常に関しての記載は，保護者の気持ちを十分配慮しなければならない．

④ 保護者には母子健康手帳の重要性を理解してもらい，「保護者の記録」の欄に積極的に記載するよう指導する．

この章のテーマは新生児診療に携わる医師に，新生児の入院時にその母子健康手帳からどのような情報が得られるのか，またその新生児の退院時に母子健康手帳に何をどのように記載するのかについて解説することである．母子健康手帳には母親の既往歴，妊婦健診の記録，出産の状態など多くの情報が含まれてはいるが，何らかの異常のため新生児集中治療室（NICU）などに新生児が入院したとき，医師が最初に見るのは外の病院から紹介された場合にはその紹介状であり，院内出生の場合は産科医からの申し送り書である．母子健康手帳からの情報はその一部を補助・確認するために用いるにすぎない．

母子健康手帳に母親自身が記載する既往歴に関する情報は大まかなものであるし（そもそも何も記載していない場合もある），妊婦健診，出産の状態，新生児の経過など医療担当者が記載する部分でも，多くのことが省略されている可能性がある．異常を認める新生児を診療するに当たっては，さらに詳しい情報を問診や紹介状・申し送り書，さらには前医への直接の問い合わせなどで得なければならない．

以下では初めに予備知識として母子健康手帳の歴史とその交付および構成について述べ，その後に母子健康手帳のうち周産期医療に関係の深い部分について，その情報の意味するところおよび記載法を順次解説する．

1. 母子健康手帳についての予備知識

1 歴　史

母子健康手帳の歴史は，1942年（昭和17年）に妊産婦死亡を減らす目的で作られた「妊産婦手帳」に始まる．1947年（昭和22年），児童福祉法制定に伴い妊産婦手帳に乳幼児の健康状態を記入する欄が設けられ，「母子手帳」となった．1965年（昭和40年），母子保健法の制

定とともに「母子健康手帳」と改称され，内容もさらに充実された．1976年（昭和51年）には大幅な改正が行われた．例えば健康診査においては，それまでは健康診査結果などの記録だけであったものが，現在のような健康診査のチェックに適した時期ごとの見開きのページとなり，左側はその月齢に見合った発達や健康状態のチェック項目に保護者自身が記録する「保護者の記録」のページ，右側は体位測定結果と医師や保健担当者による健康診査や育児指導の記録を行う「健康診査の記録」のページとなった．

　次に大幅な改正がなされたのは1992年（平成4年）で，これにより現在の手帳の構成が確立した．すなわち，手帳の前半は母親あるいは保護者および医療・保健担当者が記入する部分とし，ここは全国共通になるように厚生省令で定めた（いわゆる，「省令様式」の部分である）．その主な内容は，妊娠中の経過，出産時の状態，新生児期の経過，乳幼児期の健康診査の記録，乳幼児発育曲線，予防接種の記録などである．一方，後半は妊産婦の健康管理や新生児・乳幼児の療育に必要な情報などを記載した情報部分とし，ここは手帳の作成・発行の主体である市町村が独自に作成して良い部分とした（いわゆる「任意様式」の部分である）．任意様式についても厚生労働省から通知によって作成例が示されているが，それ以外に各市町村の判断で，独自の制度などの具体的な記載内容を作成することが可能である．

　現在の母子健康手帳は平成24年度（2012年）の改正に基づくものである．このように母子健康手帳はいくたびもの改正を経てきており，それに従ってページ数も大幅に増え（妊産婦手帳の8ページから現在の母子健康手帳の約100ページへ），その内容もますます向上している．

2 母子健康手帳の交付

　妊娠した者は，すみやかに居住地の市町村長に届出をしなければならない（母子保健法第15条）．この妊娠届出をした者に対して，市町村は母子健康手帳を交付しなければならない（同第16条）．実際には，居住地の市，区役所またはその出張所，保健所に行き，そこにある「妊娠届」（妊娠届の用紙は産婦人科にもおいてある）に必要事項を記入すれば交付される．必要事項とは，妊婦の氏名，生年月日，職業，居住地，分娩予定日，妊娠週数などである．

　子供1人につき1冊交付されるので，双胎なら2冊，品胎なら3冊受け取る．妊娠していることに関しての医師の診断書は不要であり，婚姻関係や籍をいれているか否かも問われず，さらに妊娠届出人は本人でなくともかまわない．しかし，現実には妊娠を疑って医療機関を受診し，そこで妊娠の診断を受け，妊娠週数や分娩予定日を算出してもらい，そのうえで妊婦自身が届出をするのが一般的であり，それが望ましい．

　母子健康手帳と一緒に「母子健康手帳副読本」，「母子健康手帳別冊」などが交付される．その「別冊」には妊婦健康診査の助成券（補助券），乳児健康診査の受診票，予防接種券などが閉じ込められている．順調な経過をたどる妊娠の場合，妊婦健診の回数は14回程度になる．妊娠は病気ではないため妊婦健診の費用は本来全額自己負担するべきものである，というのが以前の国の考え方で，最近まで妊婦健診の公費による助成は2回だけであった（市町村の中には独自に公費助成を増やしているところもあった）．しかし，この妊婦健診費用というものはかなりの負担になるもので，そのため妊婦健診を定期的にあるいは全く受けずに，陣痛が始まっ

てから突然分娩施設に駆け込んでくる，いわゆる"飛び込み出産"が後を絶たない．国もようやく少子化対策の一環として，平成20年度からは公費での助成を5回以上に増やし，さらに21年度からは14回分を公費で助成にすることにした．現在は全国すべての市町村において14回以上（回数に上限の無い市町村もある）の妊婦健診に公費助成が行われている．ただし，公費助成の金額については数万円〜十数万円と市町村でかなりの差がある．

3 母子健康手帳の構成

手帳の歴史のところでも触れたように，現行の母子健康手帳は「省令様式の部分」と「任意様式の部分」の2部構成になっている．

「省令様式の部分」は，妊娠から出産，そして子どもの健康記録のために，妊産婦や保護者自身と医療・保健の担当者が記入する部分である．妊娠中の経過（自身の健康状態，体調，健診で質問したいこと，健診時の測定・検査結果の記録など），出産の状態，新生児期の経過，乳幼児健診の記録，乳幼児発育曲線，および予防接種の記録などが含まれる．転勤などに伴って引越しをする家庭も多いので，この部分の内容は省令によって定められ全国共通になっている．

「任意様式の部分」は妊婦の健康管理や新生児・乳幼児の養育に必要な情報，予防接種や母子保健に関する情報が記載されている部分で，平成24年度からの手帳では「予防接種スケジュール例」，「胎児発育曲線」，「18歳までの成長曲線」などが新たに追加されている．ここは手帳の作成・配布の主体である市町村が地域の特性を考慮して独自に作成して良いことになっている．しかし，現実には市町村が全く独自に作成するのは困難であるため，国が見本として作成例を示している．

通常は，手帳の前半が「省令様式の部分」，後半が「任意様式の部分」の部分という構成になっている．しかし，一部の市町村ではそれらが混在した手帳を作成している．何か気を利かせたつもりで作成したのだろうが，実際は乳幼児健診でそのような異なった構成の手帳が混じっていると不便なだけであり，筆者としては全く感心しない．

これからは，本章のテーマである母子健康手帳から得られる情報とその記載法について述べる．また，平成24年度には，かなり大幅な母子健康手帳の改正がなされているので，それについても述べる．ここでは生後間もない児を診察するときを現時点と想定し，「出産の状態」までを情報として扱い，記載法に関しては「新生児期の経過」のところで取り上げる．その記載する内容が，その後の児の発育・発達をフォローアップする医療担当者に対する情報となる．

2. 母子健康手帳の情報と記載法

ここでは母子健康手帳の「省令様式の部分」について順に説明する．先に述べたように，通常の母子健康手帳は前半が「省令様式の部分」，後半が「任意様式の部分」という構成になっている．ほとんどの母子健康手帳では通常，同じような構成となっているため，以下では母子健康手帳の具体的なページ数を挙げながら解説していくことにする．

```
〈このページは妊婦自身で記入してください。〉
```

妊婦の健康状態等

身長	cm	ふだんの体重	kg	結婚年齢	歳
BMI		BMI＝体重(kg)÷身長(m)÷身長(m) （体格指数）			

- 次の病気にかかったことがありますか。（あるものに○印）
  高血圧　慢性腎炎　糖尿病　肝炎　心臓病　甲状腺の病気
  精神疾患（心の病気）　その他病気（病名　　　　　　　　）
- 次の感染症にかかったことがありますか。
  風しん（三日はしか）　（はい（　歳）いいえ　予防接種を受けた）
  麻しん（はしか）　　　（はい（　歳）いいえ　予防接種を受けた）
  水痘（水ぼうそう）　　（はい（　歳）いいえ　予防接種を受けた）
- 今までに手術を受けたことがありますか。
  なし　あり（病名　　　　　　　　　　　　　　　　　　　）
- 服用中の薬（常用薬）（　　　　　　　　　　　　　　　　）
- 家庭や仕事など日常生活で強いストレスを感じていますか。　はい　いいえ
- 今回の妊娠に際し，過去の妊娠・分娩に関連して心配なことはありますか。はい いいえ
- その他心配なこと（　　　　　　　　　　　　　　　　　）
- たばこを吸いますか。　　　　　　　いいえ　はい（1日　　本）
- 同居者は同室でたばこを吸いますか。いいえ　はい（1日　　本）
- 酒類を飲みますか。　　　　　　　　いいえ　はい（1日　程度）
※喫煙と飲酒は，赤ちゃんの成長に大きな影響を及ぼしますので，やめましょう。

| 夫の健康状態 | 健康・よくない（病名　　　　　　　　） |

いままでの妊娠

出産年月	妊娠・出産・産後の状態	出生児の体重・性別	現在の子の状態
年　月	正常・異常（妊娠　週（第　月）頃）	g　男/女	健・否

※妊娠についての悩みや，出産・育児の不安がある方は，保健所，市町村（保健センター），医療機関等に気軽に相談しましょう。

2

図Ⅵ-1　妊婦の健康状態等

1 妊婦の健康状態等（図Ⅵ-1）

母子健康手帳の2ページ目は妊婦自身が記入する（1ページ目には，母と父の氏名，生年月日（年齢），職業，居住地の記載欄と出生届出済証明がある）．妊婦の身長，ふだんの体重，結婚年齢，妊娠経過や胎児・新生児に大きな影響を与える可能性のある疾患および感染症の既往，手術の既往，服用中の薬（常用薬）の有無を記入するほか，胎児に悪影響を及ぼす嗜好（喫煙・飲酒）の有無と程度についての質問がある．そのほかBMI，精神疾患の既往，日常生活での強いストレスや妊娠での心配なことの有無，同居者の喫煙状況などは平成24年度（以

```
┌─────────────────────────────────────────────────┐
│              妊 婦 自 身 の 記 録 (1)              │
│  ご自身の体調や妊婦健康診査の際に尋ねたいこと、    │
│  赤ちゃんを迎える両親の気持ちなどを書き留めて      │
│  おきましょう。                                   │
│  ┌───────────────────────────────────────────┐  │
│  │〈妊娠3か月〉妊娠8週～妊娠11週（ 月 日～ 月 日）│  │
│  ├───────────────────────────────────────────┤  │
│  │                                            │  │
│  │                                            │  │
│  │                                            │  │
│  │ ※妊娠・出産について気軽に相談できる人を      │  │
│  │   見つけておくと安心です。                   │  │
│  ├───────────────────────────────────────────┤  │
│  │〈妊娠4か月〉妊娠12週～妊娠15週（ 月 日～ 月 日）│ │
│  ├───────────────────────────────────────────┤  │
│  │                                            │  │
│  │                                            │  │
│  │                                            │  │
│  │ ※妊娠初期の血液検査結果を確認しましょう      │  │
│  │   （以降も各種検査結果について確認しましょう。）│ │
│  │ ※里帰り出産を予定している場合は、医師や      │  │
│  │   助産師、家族と話し合い、準備しましょう。    │  │
│  └───────────────────────────────────────────┘  │
│  ┌──────────────┬──────────────────────────┐   │
│  │ 最終月経開始日 │   年    月    日          │   │
│  ├──────────────┼──────────────────────────┤   │
│  │この妊娠の初診日│   年    月    日          │   │
│  ├──────────────┼──────────────────────────┤   │
│  │ 胎動を感じた日 │   年    月    日          │   │
│  ├──────────────┼──────────────────────────┤   │
│  │ 分 娩 予 定 日 │   年    月    日          │   │
│  └──────────────┴──────────────────────────┘   │
│  ※働く女性は、妊婦健康診査で医師等から指導       │
│    （予防的措置も含みます。）があった際は、       │
│    「母性健康管理指導事項連絡カード」を活用        │
│    しましょう。                                   │
│  4                                                │
└─────────────────────────────────────────────────┘
```

図Ⅵ-2　妊婦自身の記録

下，「今回」）の改正で新しく加わったものである．最後に，出産歴と出生児の体重や健康状態の記入欄がある．

2 妊婦自身の記録（図Ⅵ-2）

　母子健康手帳の4ページ～7ページである（3ページ目は妊婦の職業と環境の記入であるが略す）．妊婦自身の体調や妊婦健診の際に尋ねたいこと，赤ちゃんを迎える両親の気持ちなどを書き留めておく欄であり，今回の改正で大幅に拡充された．妊娠3ヵ月（妊娠8週～妊娠11週）から妊娠10ヵ月（妊娠36週～妊娠39週）までの各月，そして妊娠40週～と，それぞれ記入

する欄が設けられている．また，これまでは次の「妊娠中の経過」のところに設けられていた胎動を感じた日や分娩予定日などを記入する欄は 4 ページの下に，緊急連絡先や分娩施設へのアクセス方法などを記入する欄は 6 ページの下に，それぞれ設けられるようになった．

3 妊娠中の経過（図VI-3）

　母子健康手帳の 8 ページ～9 ページは妊婦健診の記録である．これまではこれが 4 ページにわたっていたが，新しい手帳では見開きの 2 ページに収められ見やすくなった．妊婦健診 16 回の記載欄が用意されている．特にリスクのない妊婦での健診間隔は，妊娠 11 週まで 3 回程度，12 週～23 週では 4 週ごと，24 週～35 週では 2 週ごと，36 週～40 週では 1 週ごとであるので，この 16 回の記載欄で間に合う．しかし，リスクのある妊婦で 17 回以上妊婦健診を受けた場合はこれでは足りず記入できない．

　図VI-3 にあるように，健診のたびに毎回，子宮底長，腹囲（これは省略されることが多い），体重，および血圧の測定，浮腫の評価，尿検査（糖・蛋白半定量），そして図にはないが胎児心拍の確認が行われる．その他にも，種々の血液検査，超音波検査などが行われる．現在，特にリスクのない妊婦にも勧められている検査や情報提供を表VI-1 に示した（これらの検査とその評価については本書の第 I 章の III「母体の検査と評価」を参照）．このうち，特に注意したいのは梅毒反応と不規則性抗体の検査である．いずれも妊娠初期に行われるが，その時点で陰性であってもその後に陽性になる可能性があるからである．筆者の経験でも，「妊娠初期の梅毒検査は陰性，しかし妻の妊娠中に夫が風俗店に遊びに行き梅毒に感染，そして妊婦に感染させそのまま気付かれずに分娩，出生した児が先天梅毒」，「妊娠初期の不規則性抗体検査は陰性，しかし出生した児は抗 E 抗体による早発黄疸」というような例がある．また，推奨レベル C のトキソプラズマ抗体検査は行われないことも多い．また，妊婦のサイトメガロウイルス（CMV）抗体保有率は現在 60～70％に低下しており，妊娠中の初感染による先天性 CMV 感染症が心配されるが，有効な胎内治療もないため CMV 抗体検査は推奨レベル以下で，感染予防の情報提供に留まっている．

　これらの検査結果の記載場所としては，「妊娠中の経過」の「その他の検査」の欄と 10 ページの「検査の記録」（図VI-4）がある．他人（夫も含む）には知られたくない検査結果もあるので，そのページ下に「検査結果を記録する場合は，妊婦に説明し同意を得ること」と書いてある．現実には，検査結果のコピーを妊婦に渡し，10 ページの「検査の記録」や 11 ページ「予備欄」などに自分で貼ってもらうようにすることが多いようである．

4 出産の状態（図VI-5）

　母子健康手帳の 14 ページである．12 ページ「母親（両親）学級　受講記録」と 13 ページ「妊娠中と産後の歯の状態」は略す．

　「分娩方法」と「輸血の有無」が今回の改正で新たに加わった．「分娩の経過」の「特記事項」に何か（例えば，前置胎盤，常位胎盤早期剥離など）を記載するか否かは，記載者の判断に任されている．胎児機能不全，羊水混濁，母体発熱などは記載されないことが多い．「出生時の

妊娠中の経過

診察月日	妊娠週数－日	子宮底長	腹囲	体重 妊娠前の体重（　）	血圧	浮腫	尿蛋白（たん）	尿糖
/	－	cm	cm	kg		－＋#	－＋#	－＋#
/	－					－＋#	－＋#	－＋#
/	－					－＋#	－＋#	－＋#
/	－					－＋#	－＋#	－＋#
/	－					－＋#	－＋#	－＋#
/	－					－＋#	－＋#	－＋#
/	－					－＋#	－＋#	－＋#
/	－					－＋#	－＋#	－＋#
/	－					－＋#	－＋#	－＋#
/	－					－＋#	－＋#	－＋#
/	－					－＋#	－＋#	－＋#
/	－					－＋#	－＋#	－＋#
/	－					－＋#	－＋#	－＋#
/	－					－＋#	－＋#	－＋#
/	－					－＋#	－＋#	－＋#
/	－					－＋#	－＋#	－＋#

8

その他の検査（血液検査、血糖、超音波など）	特記事項（安静・休業などの指示や切迫早産等の産科疾患や合併症など）	施設名又は担当者名

※妊婦健康診査を受けるときはもちろん、外出時はいつも持参しましょう。

9

妊娠

図Ⅵ-3　妊娠中の経過

表Ⅵ-1 特にリスクのない妊婦にも勧められている検査や情報提供

検査など	妊娠週数	推奨レベル
問診票を用いての情報収集	初診/なるべく早期に	B
自己申告非妊娠時 BMI	妊娠初期	B
体重測定	初期，健診ごと	B
浮腫評価	健診ごと	B
尿中蛋白・糖半定量	初期，健診ごと	B
血圧	初期，健診ごと	B
子宮底長	妊娠後期健診ごと	B
胎児心拍確認	初診時，健診ごと	B
子宮頸がん細胞診	妊娠初期	C
血液検査		
血算	妊娠初期，30週，37週	A（妊娠初期）
血液型，不規則抗体	妊娠初期	A
風疹（HI），HBs 抗原	妊娠初期	A
HCV 抗体，HIV 抗体	妊娠初期	A
梅毒検査	妊娠初期	A
HTLV-1 抗体	妊娠初期（中期以降でも可）	A
トキソプラズマ抗体	妊娠初期	C
随時血糖	妊娠初期，24〜28週*	B
50gGCT	24〜28週*	
通常超音波検査		
妊娠確認・予定日決定	第一三半期	B
子宮頸管長	20週〜24週ごろ	C
胎児発育	20週頃，30週頃，37週頃	B（30週頃）
胎盤位置・羊水量	20週頃，30週頃	B（30週頃）
胎位	20週頃，30週頃，37週頃	
胎児 well-being 確認	41週以降	B
細菌性腟症	10週〜15週	C
クラミジア	初診〜30週	B
B群溶連菌（GBS）	33週〜37週	B
情報提供		
トキソプラズマ感染予防	なるべく早期に	C
CMV 感染予防	なるべく早期に	C
常位胎盤早期剝離初発症状	30週頃までに	C

*いずれか一方で可
（日本産科婦人科学会・日本産婦人科医会：産婦人科診療ガイドライン—産科編 2014. p.2, 2014. より改変）

児の状態」にも，例えば生後5分後の Apgar score を記載する欄はない．

NICU に入院するような児では，分娩前・中・後の詳細な状況を産科医からの紹介状により，さらに必要なら産科医に直接尋ねる必要がある．

5 新生児期の経過（図Ⅵ-6）

母子健康手帳の16ページである．15ページ「出産後の母体の経過」は略す．

1）早期新生児期（生後1週間以内）の経過

適当な日を2つ選びそれぞれ記載する．経管栄養を行なっている場合や絶食中の場合は，「哺乳力」の欄には何も記載しないか斜線を引けばよい．黄疸の「強」は一般には治療を要した場合で，「その他」の欄に「光線療法」などを記載した方が良い．今回から，「ビタミン K_2 シロップ投与」の実施日の記載が加わった．「出生時またはその後の異常」では低血糖のためブドウ糖の点滴や呼吸障害のため酸素投与などを行なった場合などは，それを記載しておくと，後に児を診察する医療者にとっては助けとなる．しかし，気をつけたいのは外表奇形や染色体異常が

検査の記録

検　査　項　目	検　査　年　月　日	備　　　　考
血液型	年　　月　　日	ＡＢＯ　　型　Rh
不規則抗体	年　　月　　日	
子宮頸がん検診	年　　月　　日	
梅毒血清反応	年　　月　　日	
ＨＢｓ抗原	年　　月　　日	
ＨＣＶ抗体	年　　月　　日	
ＨＩＶ抗体	年　　月　　日	
風しんウイルス抗体	年　　月　　日	
ＨＴＬＶ－１抗体	年　　月　　日	
クラミジア抗原	年　　月　　日	
Ｂ群溶血性連鎖球菌	年　　月　　日	
	年　　月　　日	
	年　　月　　日	
	年　　月　　日	
	年　　月　　日	
	年　　月　　日	
	年　　月　　日	

※検査結果を記録する場合は、妊婦に説明し同意を得ること。

10

図Ⅵ-4　検査の記録

疑われる場合など，両親が見てつらい思いをするような記載は避けるべきである．また，母子健康手帳は医療関係者以外の人の目にも触れる場合がありうるので，プライバシーを守るためにもなるべく直截な表現や病名は避ける．たとえば，"多発奇形"，"染色体異常疑い"，"○○症候群"などの表現は避け，"哺乳障害"，"呼吸障害"，"筋緊張低下"などと記載する方法がある．さらには，両親の了解を取ったうえであえて記載しないという方法もありうる．（もちろん以上のことは手帳の記載についての話であり，紹介先の医師への紹介状や両親への説明は，詳しく正確になされなければならない．）

出産の状態

妊娠期間	妊娠　　　　　週　　　日				
娩出日時	年　　月　　日　午前／午後　　時　　分				
分娩の経過	頭位・骨盤位・その他（　　　） 特記事項				
分娩方法					
分娩所要時間		出血量	少量・中量・多量（　　　ml）		
輸血（血液製剤含む）の有無	無・有（　　　　　　　　　　　　）				
出産時の児の状態	性別・数	男・女・不明		単・多（　　胎）	
	計測値	体重　　　　g		身長　　．　　cm	
		胸囲　　．　　cm		頭囲　　．　　cm	
	特別な所見・処置	新生児仮死→（死亡・蘇生）・死産			
証明	出生証明書・死産証書（死胎検案書）・出生証明書及び死亡診断書				
出産の場所名称					
分娩取扱者氏名	医師 助産師		その他		

図Ⅵ-5　出産の状態

2）退院時の記録

退院時の年月日と日齢，体重および栄養法を記載し，「引き続き観察を要する事項」があればそれを記載する（例：黄疸，体重増加など）．

3）後期新生児期（生後1〜4週）の経過

日齢7〜27日の経過である．これまでの「晩期」という表記が「後期」に改められた．早期新生児期には退院できなかった児（低出生体重児，帝王切開で生まれた児など）や退院したが黄疸や体重などを外来フォローしている児の経過を記載する．また，最近では1ヵ月健診の前，生後2週間前後での健診も行われることが多くなっている．ただし，ここには異常を記載する

2. 母子健康手帳の情報と記載法

早期新生児期【生後1週間以内】の経過

日齢※	体重(g)	哺乳力	黄疸	その他
		普通・弱	なし・普通・強	
		普通・弱	なし・普通・強	

ビタミンK₂シロップ投与　実施日　　／　　／
出生時またはその後の異常：なし
　　　　　　　　　　　　　あり（　　　　　その処置　　　　　）

退院時の記録（　年　月　日 生後　日）

体重	g	栄養法	母乳・混合・人工乳

引き続き観察を要する事項：

施設名又は担当者名		電話	

後期新生児期【生後1〜4週】の経過

日齢※	体重(g)	哺乳力	栄養法	施設名又は担当者名
		普通・弱	母乳・混合・人工乳	
		普通・弱	母乳・混合・人工乳	

新生児訪問指導等の記録（　年　月　日 生後　日）

日齢※	体重(g)	身長(cm)	胸囲(cm)	頭囲(cm)	栄養法
					母乳・混合・人工乳

施設名又は担当者名	

特記事項：

※生まれた当日を0日として数えること。

16

図Ⅵ-6　新生児期の経過

欄はない．もし異常を記載するとすれば，下にある「特記事項」の欄に記載してよいだろう．
　そのほか，「新生児訪問指導等の記録」が新たに設けられた．
　次の17ページには，先天性代謝異常検査と新生児聴覚検査の実施日の記入が新たに設けられた．

6 児の健康診査の記録

　母子健康手帳の18ページ〜41ページで，生後1ヵ月頃，3〜4ヵ月頃，6〜7ヵ月頃，9〜10ヵ月頃，1歳頃，1歳6ヵ月頃，そして2歳頃以後は1歳ごとに6歳頃までの発育・発達の健診

記録がある．見開きで左ページが児についての保護者の記録，右ページが児の健康診査の記録になっている．

　今回の新しい母子健康手帳では，1ヵ月児の保護者の記録と健康診査の間に便色カードのページが挿入された．保護者が児の便色をこのカードにある便色と比較することで，胆道閉鎖症などの早期発見・早期治療を行うためである．また，1歳6ヵ月までの運動発達に関する保護者の記録では，「それ（例：寝返り）をしますか」と尋ねて「はい，いいえ」と記入してもらう形式ではなく，「それをしたのはいつですか」と尋ねて（○月○日頃）と記入してもらう形式に変更された．さらに，各月・年齢ごとの「保護者の記録」のすべてに，「子育てについて不安や，困難を感じるか，気軽に相談できる人はいるか」などの質問が設けられた．

7 乳幼児身体発育曲線

　身長，体重，頭囲の発育曲線が男女別に示されている．これは平成22年乳幼児身体発育調査の結果をもとにしたものである．

8 予防接種の記録

　日本は予防接種に関しては長らく後進国であったが，ようやくHib，肺炎球菌，水痘，B型肝炎，ロタウイルスなどに対するワクチンが，次々に定期接種あるいは任意接種となった．そのため予防接種の記録欄が大幅に拡充された．

9 NICUに入院した児の経過の記載

　NICUに長期入院する出生体重1,500g未満の極低出生体重児などの場合は，母子健康手帳の新生児期の経過（早期，退院時，後期）（16ページ）は，どのように記載したらよいのだろうか．記載する内容が多すぎて全てを記載することは不可能である．そのような児の詳しい経過や現在の状態などの情報は，入院中および退院時に詳しく保護者に説明し，NICUの退院サマリーに記載される．地域の保健所への未熟児連絡票にもある程度詳しい内容が記載されることであろう．また，児が転居する場合には紹介先の病院には詳しい紹介状が書かれるだろう．
　以上の状況を踏まえ，そしてこのページのスペースと母子健康手帳の性格を考慮すると，要点のみをごく簡潔に記載するに留めるほかなく，かつそれで十分と思われる．

1）新生児期の記載（図Ⅵ-7）

　「早期新生児期の経過」の「出生時またはその後の経過中の異常」には，多くの異常が認められ多くの処置が行なわれた場合でも，そのうち重要な1つを記載する．正確な病名や処置の内容を記載する必要はない．専門用語は避ける．たとえば"新生児遷延性肺高血圧症"ではなく"呼吸障害"と，"IMV"や"HFO"ではなく"人工呼吸器"と記載する．「退院時の記録」の「引き続き観察を要する事項」には，"発育と発達"などと記載する．

早期新生児期【生後1週間以内】の経過

日齢※	体重(g)	哺乳力	黄疸	その他
3	652	普通・弱	なし・普通・⦿強	光線
5	647	普通・弱	なし・普通・⦿強	療法

ビタミンK₂ ~~シロップ~~ 投与　実施日　0日 ／ 1日 ／ 5日
出生時またはその後の異常：なし
　　　　　　　　　　　　　⦿あり（　呼吸障害　その処置 人工呼吸器）

退院時の記録（ 14 年 9 月 3 日 生後163日 ）

体重	3,316 g	栄養法	⦿母乳・混合・人工乳

引き続き観察を要する事項：発育・発達

施設名又は担当者名		電話	

後期新生児期【生後1～4週】の経過

日齢※	体重(g)	哺乳力	栄養法	施設名又は担当者名
10	627	普通・弱	⦿母乳・混合・人工乳	
20	700	普通・弱	母乳・⦿混合・人工乳	

新生児訪問指導等の記録（　年　月　日　生後　日 ）

日齢※	体重(g)	身長(cm)	胸囲(cm)	頭囲(cm)	栄養法
					母乳・混合・人工乳
施設名又は担当者名					

特記事項：

※生まれた当日を0日として数えること。

16

図Ⅵ-7 在胎26週，出生体重700gの児の記載例
　　　　（早期・後期新生児期，退院時）

2）生後1ヵ月以後の健康診査の記載

①歴月齢で記載：母子健康手帳の1ヵ月健康診査，3～4ヵ月健康診査のページにそれぞれ出生日を基準にした歴月齢そのままでの測定値を記載する方法である．極低出生体重児の場合もこのような記載方法で悪いわけではないだろうが，左のページ（保護者の記録）の発達のチェック項目と大幅にずれてしまう欠点がある．

②修正月齢で記載：母子健康手帳の1ヵ月健康診査，3～4ヵ月健康診査の測定値欄に，分娩予定日を基準とした修正月齢での測定値を記載する方法である．この記載方法だと左ページの発達の目安と照合しやすくなる．ただし，誤解されないように修正月齢であることを明示して

第Ⅵ章 母子健康手帳の見かた，記載法

[修正]
1か月児健康診査（ 14 年 8 月 1 日実施・ 修正 1 か月　日）

体　重	2,614　g	身　長	43 . 8 cm
胸　囲	32 . 0 cm	頭　囲	35 . 5 cm
栄養状態	良 ・ 要指導	栄養法	㊗母乳・混合・人工乳

健康・要観察

特記事項
　　NICU入院中

施設名又は担当者名

次の健康診査までの記録（自宅で測定した身長・体重も記入しましょう。）

年月日	月齢	体　重	身　長	特記事項	施設名又は担当者名
4/23	1か月(30日)	715 g	31.0 cm		
5/23	2か月(60日)	947	34.2		
6/22	3か月(90日)	1,552	39.0		
7/22	4か月(120日)	2,342	43.0		
8/21	5か月(150日)	3,144	46.0		

21

図Ⅵ-8　在胎 26 週，出生体重 700 g の児の記載例
　　　　（1 ヵ月健康診査のページ，修正月齢での記載）

おく必要がある．実際の歴月齢での計測値は，下の「次の健康診査までの記録」の欄などに記載する（図Ⅵ-8）．

　③その他にNICU入院中の記念となる喜ばしい出来事（人工呼吸器からの離脱，保育器からコットへの移床，経口哺乳開始など）を，17ページの予備欄に記載することができる（図Ⅵ-9）．しかし，その記載は医療者側が行うのではなく，その情報を保護者に伝えて記載するか否かは保護者の判断に任せた方が良いだろう．

検査の記録

検査項目	検査年月日	備考
先天性代謝異常検査	年　月　日	
新生児聴覚検査	年　月　日	

※検査結果を記録する場合は、保護者に説明し同意を得ること。

予備欄

乳児

- 5/7（44日）　人工呼吸器がはずれました（800 g）
- 6/13（81日）　酸素中止できました（1330 g）
- 7/3（101日）　保育器からコットに移りました（1818 g）
- 7/4（102日）　ミルク全量経口摂取できました

17

図Ⅵ-9　在胎26週，出生体重700 gの児の記載例
　　　　（NICU入院中の記念となる出来事）

```
＜出生時の記録＞
（在胎週数）＿＿＿＿週＿＿＿＿日
（出産予定日）西暦＿＿＿＿年＿＿＿月＿＿＿日
（出生体重）＿＿＿＿g　　（出生時身長）＿＿＿＿cm
（出生時頭囲）＿＿＿＿cm　（SGA）　SGA あり・SGA なし

＜NICU 入院中の記録＞
（診断名 1）＿＿＿＿＿＿＿＿＿＿＿＿＿＿＿＿＿＿＿＿＿＿
（診断名 2）＿＿＿＿＿＿＿＿＿＿＿＿＿＿＿＿＿＿＿＿＿＿
（診断名 3）＿＿＿＿＿＿＿＿＿＿＿＿＿＿＿＿＿＿＿＿＿＿
（診断名 4）＿＿＿＿＿＿＿＿＿＿＿＿＿＿＿＿＿＿＿＿＿＿
（診断名 5）＿＿＿＿＿＿＿＿＿＿＿＿＿＿＿＿＿＿＿＿＿＿

（酸素使用）　　　　あり→＿＿＿日間・なし
（人工換気）　　　　あり→＿＿＿日間・なし
（輸血）　　　　　　あり・なし
（未熟児網膜症治療）あり・なし
（頭部 MRI 検査）　　あり・なし
　　あり→異常なし・所見あり＿＿＿＿＿＿＿＿＿＿＿＿＿
（聴覚検査実施）　　あり・なし
　　あり→異常なし・所見あり＿＿＿＿＿＿＿＿＿＿＿＿＿
（先天代謝異常検査）あり・なし
　　あり→異常なし・所見あり＿＿＿＿＿＿＿＿＿＿＿＿＿
（入院中の主な栄養）母乳・混合・ミルク・その他（　　　）
（経静脈栄養の実施）あり・なし
```

図Ⅵ-10 「NICU 退院手帳」の＜出生時と入院中の記録＞のページ
（厚生労働科学研究分担研究「フォローアップ研究班」：NICU 退院手帳（極出生体重児用）．より）

　なお，厚生労働科学研究分担研究「フォローアップ研究班」では，極低出生体重児（出生体重 1,500 g 未満）を対象に，通常の母子健康手帳の内容を補う目的で「NICU 退院手帳」を作成している．この手帳では健康診査の記録は「修正 3～4 ヵ月頃」から始まり「修正 2 歳頃」までは修正年齢，3 歳以後は歴年齢で「歴 10 歳以降」まである．参考に＜出生時の記録＞・＜NICU 入院中の記録＞のページ（図Ⅵ-10）と，＜健診の記録①＞【修正 3～4 ヵ月頃】のページ（図Ⅵ-11）を示す．
　以上，現在の母子健康手帳の構成とその内容，そこに記載される妊娠中から出産までの母

2. 母子健康手帳の情報と記載法

```
＜健診の記録①＞【修正 3〜4 ヵ月頃】

（保護者の方のご質問や感想などをご記入下さい）




保育所入所の有無（いずれかに〇）：　あり　・　なし
```

診察日：西暦＿＿＿＿年＿＿月＿＿日　診察者名＿＿＿＿＿＿

暦年齢　：＿＿＿歳　＿＿＿ヵ月　＿＿＿日
修正年齢：＿＿＿歳　＿＿＿ヵ月　＿＿＿日
診察所見：

検査・投薬など：＿＿＿＿＿＿＿＿＿＿＿＿＿＿＿＿＿＿
他科受診（眼科）：＿＿＿＿＿＿＿＿＿＿＿＿＿＿＿＿＿
（在宅医療・療育 33 ページ、次回受診予定 34 ページに記入欄あり）

（アドバイス）赤ちゃんの寝かせ方

　赤ちゃんはあおむけに寝かせて、マットレスや敷き布団は赤ちゃんの顔が埋もれて窒息しないような堅さのものを用意して下さい。両親の寝室に赤ちゃんを寝かせるのは、赤ちゃんの様子がよく分かって安心で、乳幼児突然死症候群＊を未然に防ぐためにもお勧めです。

＊乳幼児突然死症候群とは、それまで元気だった赤ちゃんが、事故や窒息ではなく眠っている間に突然死亡してしまう病気です。0歳児の死因の第3位です。発症の危険を低くするためには、赤ちゃんを寝かせるときはあおむけに寝かせることが勧められています。

13

図Ⅵ-11　「NICU 退院手帳」の＜健診の記録①＞のページ
（厚生労働科学研究分担研究「フォローアップ研究班」：NICU 退院手帳（極出生体重児用）．より）

児の情報，および出生児（正期産児の他に，特に NICU に入院となった極低出生体重児）についての記載方法について私見を述べた．児（特に問題のあった・ある児）の記載においては，保護者の気持とプライバシーの保護への配慮をしなければならない．この母子健康手帳の記載内容は，1人の人間の胎児期（妊娠中）から乳幼児期までの一貫した重要な健康記録である．その重要性を保護者に理解してもらい，この手帳へ積極的に記載し十分活用するよう指導するのは，私たち医療従事者の仕事である．

［山田雅明］

資 料

参考となる資料について，ウェブ上で閲覧できるものに関しては，QRコードを併せて掲載した．

1 周産期用語の定義と統計

●妊娠・出産に関わる用語

用語	定義	備考
出産 birth	分娩（胎児および付属物が産道を通って母体から排出される一連の生理現象）を意味する一般用語	「流産」に対して，「妊娠22週以降の胎児・付属物の排出・娩出（生産と死産を合わせたもの）」を指して「出産」と言うこともある
出生 live birth	妊娠期間に関わりなく，受胎生成物（胎児と付属物）が母体から完全に排出され，何らかの生命徴候を示す場合	ICD-10におけるlive birthは「出生」と訳すこととなった
胎児死亡 fetal death	妊娠期間に関わりなく，受胎生成物が母体から完全に排出される前に死亡すること	胎児死亡した児を死児という
死産 stillbirth	妊娠期間に関わりなく，死児を出産すること	日本の人口動態統計上の「死産」は妊娠12週以降のものを指す．世界保健機構（WHO）は，国際比較の際には「妊娠28週以降」をstillbirthとすることを推奨している
流産 abortion	妊娠22週未満の妊娠中絶	「妊娠中絶」は人工と自然の両方を含む
生化学的妊娠 biochemical pregnancy	ヒト絨毛性ゴナドトロピン（hCG）が血中に検出され，生化学的には妊娠が成立したと見なされるが，超音波検査では胎嚢を認めず，月経様の出血の後にやがてhCGも検出されなくなる現象	以前は「化学流産」と呼ばれていたが，受精卵の半数以上に起こっていると考えられているこの現象を「流産」と呼ぶのは適切でないとして，名称が変更された
早期流産 early abortion	妊娠12週未満の妊娠中絶	
後期流産 late abortion	妊娠12週以降，22週未満の妊娠中絶	死産届の提出が必要である
生産	妊娠22週以降に生命徴候を有する児を出産すること	以前は「live birth」を「生産」と訳していた．今後は「生産」という用語は使わない方が良いと考えられている[1]

●時期・期間に関わる用語

用語	定義	備考
周産期 perinatal period	妊娠22週から生後7日未満までの期間	この期間に児が死亡することを「周産期死亡」という
新生児期 neonatal period	出生から生後28日未満までの期間	この期間に児が死亡することを「新生児死亡」という
早期新生児期 early neonatal period	出生から生後7日未満までの期間	上記と同様に，「早期新生児死亡」という
後期新生児期 late neonatal period	生後7日から生後28日未満までの期間	上記と同様に，「後期新生児死亡」という

● 統計用語

用語	定義	人口動態統計
出生率 birth rate	人口 1000 あたりの出生数	2014 年：8.0
合計特殊出生率 total fertility rate	15 歳〜49 歳の女性の年齢別出生率の合計	2014 年：1.42
死産率 stillbirth rate, fetal death rate	出産（生産＋死産）1000 あたりの死産（胎児死亡）数	2014 年：22.9
周産期死亡率 perinatal mortality rate	出産（生産＋死産）1000 あたりの周産期死亡数	2014 年：3.7
新生児死亡率 neonatal mortality rate	出生 1000 あたりの新生児死亡数	2014 年：0.9
早期新生児死亡率 early neonatal mortality rate	出生 1000 あたりの早期新生児死亡数	2014 年：0.7

参考となる資料

1) 日本産科婦人科学会 編：産科婦人科用語集・用語解説集 改訂第 3 版，日本産科婦人科学会事務局，2014．
2) 南山堂 編：医学大辞典 第 20 版，南山堂，2015．
3) 新生児医療連絡会 編：NICU マニュアル，第 5 版，金原出版，2014．
4) 仁志田博司：新生児学入門，第 4 版，医学書院，2012．
5) 日本医学会：医学用語辞典 WEB 版．日本医学会．http://jams.med.or.jp/dic/mdic.html［①］，最終確認日 2015/12/10
6) 厚生労働省：人口動態調査．厚生労働省ホームページ．http://www.mhlw.go.jp/toukei/list/81-1.html［②］，最終確認日 2015/12/10

① ②

2 新生児を分類する用語

● 出生体重による分類

用語	意味	備考
正出生体重児 normal birth weight infant	出生体重が 2,500 g 以上 4,000 g 未満の児	
低出生体重児 low birth weight infant	出生体重が 2,500 g 未満の児	極低出生体重児，超低出生体重児も含まれる
極低出生体重児 very low birth weight infant	出生体重が 1,500 g 未満の児	超低出生体重児も含まれる
超低出生体重児 extremely low birth weight infant	出生体重が 1,000 g 未満の児	
巨大児/高出生体重児 excessively large infant 　/high birth weight infant	出生体重が 4,000 g 以上の児	
超巨大児 exceptionally large newborn baby	出生体重が 4,500 g 以上の児	ICD-10 で定義されているが，国内で広く用いられているわけではない

資料

● 在胎週数による分類

用　語	意　味	備　考
早産児 preterm infant	在胎 37 週未満で出生した児	＊「早産」や「正期産」をさらに細かく分類する用語が登場してきているが，すべてに国際的な定義があるわけではない ここでは ICD-10 で採用されている用語や WHO，米国小児科学会（AAP），米国産婦人科学会（ACOG），米国国立健康統計センター（NCHS）などが提案している用語を紹介した
超早産児＊ extremely preterm infant 　　／extremely immature infant（ICD-10）	在胎 28 週未満で出生した児	
後期早産児＊ late preterm infant	在胎 34 週以上 37 週未満で出生した児	
正期産児 term infant	在胎 37 週以上 42 週未満で出生した児	
早期正期産児＊ early term infant	在胎 37 週以上 39 週未満で出生した児	
後期正期産児＊ late term infant	在胎 41 週以上 42 週未満で出生した児	
過期産児 post-term infant	在胎 42 週以上で出生した児	

● 出生時体格による分類

用　語	意　味
appropriate-for-date infant 　　／appropriate-for-gestational age infant	体重も身長も，在胎期間別出生時体格の 10 パーセンタイル以上 90 パーセンタイル以下である児
small-for-date infant 　　／small-for-gestational age infant	体重も身長も，在胎期間別出生時体格の 10 パーセンタイル未満である児
large-for-date infant 　　／large-for-gestational age infant	体重も身長も，在胎期間別出生時体格の 90 パーセンタイルより大きい児
light-for-date infant 　　／light-for-gestational age infant	体重のみ，在胎期間別出生時体格の 10 パーセンタイル未満で，身長は 10 パーセンタイル以上である児
heavy-for-date infant 　　／heavy-for-gestational age infant	体重のみ，在胎期間別出生時体格の 90 パーセンタイルより大きく，身長は 90 パーセンタイル以下である児

参考となる資料

1) 日本産科婦人科学会 編：産科婦人科用語集・用語解説集 改訂第 3 版，日本産科婦人科学会事務局，2014．
2) 日本医学会：医学用語辞典 WEB 版．日本医学会．http://jams.med.or.jp/dic/mdic.html［①］，最終確認日 2015/12/10
3) 新生児医療連絡会 編：NICU マニュアル，第 5 版，金原出版，2014．
4) 仁志田博司：新生児学入門，第 4 版，医学書院，2012．
5) 佐藤拓代ら：低出生体重児保健指導マニュアル，http://www.mhlw.go.jp/seisakunitsuite/bunya/kodomo/kodomo_kosodate/boshi-hoken/dl/kenkou-0314c.pdf［②］，最終確認日 2015/12/10

3 バイタルサインの目安範囲

●体温，心拍，呼吸数

バイタルサイン	目 安	備 考
体 温	36.5℃～37.4℃	深部体温を最も反映しやすいのは直腸温であるが，日常的に測定しやすいのは腋窩温であろう．腋窩温は深部体温以外（環境温など）の影響を受けやすく，測定する際は一定の条件で測定するよう心がける．AAP は「開放されたベッド（いわゆるコットなど）で，適切な衣類を着用した状態の腋窩温が 36.5℃～37.4℃」としている
心 拍	100～190 回/分	左記はかなり範囲が広いが，基本的に一時点の心拍数だけで循環を評価することはできないので，全身状態，血圧，尿量，末梢冷感などと合わせ，経時的変化も含めて評価する．AAP は「睡眠時に 70 回/分程度であっても，他に循環不全徴候がなく，軽い外部刺激に対して正常な反応を示すのであれば問題ない」としている
呼吸数	60 回/分未満	1 分間かけて測定する（「30 秒間の呼吸数を 2 倍」などとはしない）

(Benitz WE, et al.：Hospital Stay For Healthy Term Newborn Infants. Pediatrics, 135：948-953, 2015.[①])

● SpO₂

バイタルサイン	目 安	備 考
SpO₂	96%～100%（室内気）	新生児蘇生法ガイドライン（NRP 2010）でも引用されている元気な正期産児の SpO₂ (pre-ductal) の検討では，生後 15 分で中央値 98%（四分位範囲 96-99）であった[1]．SpO₂による先天性心疾患のスクリーニングの感度（77%），特異度（99%）を示した Systematic Review で Meta-analysis に含められた研究は，大半が「SpO₂ 94%以下あるいは 95%以下を異常」とみなしたものであった**

1) Mariani G, et al.：Pre-ductal and post-ductal O2 saturation in healthy term neonates after birth. The Journal of Pediatrics, 150：418-421, 2007.
2) Thangaratinam S, et al.：Pulse oximetry screening for critical congenital heart defects in asymptomatic newborn babies：a systematic review and meta-analysis. Lancet, 379：2459-2464, 2012.

● SpO₂による重篤な先天性心疾患のスクリーニング

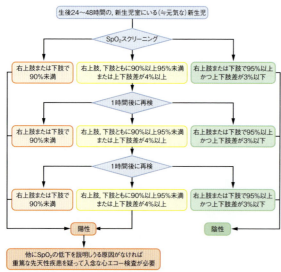

(Kemper AR, et al.：Strategies for Implementing Screening for Critical Congenital Heart Disease. Pediatrics, 128；e1259-e1267, 2011.[②])

参考となる資料

1) 新生児医療連絡会 編：NICU マニュアル，第 5 版，金原出版，2014.
2) 仁志田博司：新生児学入門，第 4 版，医学書院，2012.
3) 平野慎也 編：新生児の臨床検査・基準値ディクショナリー（Neonatal Care 2012 年秋季増刊），メディカ出版，2012.

① ②

4 血液検査

A) 血算

●健常正期産児の血算の推移（静脈血）[平均±SD]

	出生時 (n=51)	日齢 1〜2 (n=68)	日齢 3〜4 (n=21)	日齢 5〜7 (n=18)
*赤血球数（$10^4/\mu L$）	535±58	506±46	505±47	497±45
*ヘモグロビン（g/dL）	19.0±2.1	17.9±1.8	17.6±1.8	17.0±1.7
*ヘマトクリット（%）	57.9±4.4	54.4±5.6	52.7±5.5	50.8±5.3
*MCV（fl）	109±4	108±4	105±4	104±3
*MCH（pg）	32.5±1.7	35.4±1.2	34.9±1.3	34.3±1.3
*MCHC（%）	32.6±1.3	32.9±0.9	32.2±0.7	33.4±0.9
*白血球数（$10^3/\mu L$）	19.6±5.6	17.9±4.5	10.3±2.2	10.9±3.8
**血小板数（$10^4/\mu L$）	24.7±6.8 (n=29)	27.2±8.4 (n=35)	28.1±6.8 (n=13)	29.1±3.9 (n=11)

＊自動血球計数器による．＊＊視算法による．
（白幡聡ら：Electronic Cell Counter ならびに Brecher Cronkite 法による早期新生児期の血球算定値．周産期医学，10(2)：269-275，1980．）

●潜在的基準値抽出法による血算の基準範囲

	生後 15 日以上，1 ヵ月未満			1 ヵ月以上，2 ヵ月未満			2 ヵ月以上，3 ヵ月未満		
	下限値	中央値	上限値	下限値	中央値	上限値	下限値	中央値	上限値
赤血球数（$10^4/\mu L$）	290	340	410	298	360	440	314	390	470
ヘモグロビン（g/dL）	8.7	11.5	13.5	9.0	11.3	13.5	9.3	11.3	13.6
ヘマトクリット（%）	25.5	31.5	39.0	26.6	32.5	40.0	27.6	33.5	40.8
MCV（fl）	88.8	98.0	104.0	81.5	90.0	96.0	75.9	82.7	91.0
MCH（pg）	30.5	32.2	34.2	27.0	30.0	32.5	25.0	28.0	31.0
MCHC（%）	32.2	34.2	36.4	32.0	34.0	36.3	31.9	33.8	36.1
白血球数（$10^3/\mu L$）	4.80	9.90	18.45	4.70	9.90	18.60	4.60	9.80	18.80
血小板数（$10^4/\mu L$）	28.0	54.0	91.0	27.0	50.3	88.0	26.0	47.0	85.0

（田中敏章ら：潜在的基準値抽出法による小児臨床検査基準範囲の設定．日本小児科学会雑誌，112(7)，1117-1132，2008．）

B）血液ガス分析
●動脈血血液ガス分析の基準値

	動脈血（生後1～3日）	管理目標
pH	7.3～7.4	7.2～7.5
PaO_2 (mmHg)	63～87	50～80
$PaCO_2$ (mmHg)	33～36	30～50
HCO_3^- (mEq/L)	20～22	20～24
BE (mEq/L)	−8～−2	＞−10
SaO_2 (%)	94～96	85～96

（三科　潤：血液ガス．小児の Intensive Care．小児内科，臨時増刊号，1986．より一部改変）

●臍帯血と静脈血の血液ガス分析の基準値

	臍帯血：n=50		出生2～4時間後（静脈血）：n=50	
	平均±SD	範囲	平均±SD	範囲
pH	7.35±0.05	7.19～7.42	7.36±0.04	7.27～7.45
PCO_2 (mmHg)	40±6	24.5～56.7	43±7	30～65
Hct (%)	48±5	37～60	57±5	42～67
Hb (g/dL)	16.5±1.6	12.9～20.6	19.0±2.2	8.8～23
Na^+ (mmol/L)	138±3	129～144	137±3	130～142
K^+ (mmol/L)	5.3±1.3	3.4～9.9	5.2±0.5	4.4～6.4
Cl^- (mmol/L)	107±4	100～121	111±5	105～125
iCa (mmol/L)	1.15±0.35	0.21～1.5	1.13±0.08	0.9～1.3
iMg (mmol/L)	0.28±0.06	0.09～0.39	0.30±0.05	0.23～0.46
Glucose (mg/dL)	75±19	2.9～120	63±12	29～92
Lactate (mmol/L)	4.6±1.9	1.1～9.6	3.9±1.5	1.6～9.8
Lactate (mg/dL)	41.4±17.1	9.9～86.4	35.1±13.5	14.4～88.2
BUN (mg/dL)	6.0±1.7	3.0～10.0	7.1±2.0	4～12

(Shaul Dollberg, et al.: A Reappraisal of Neonatal Blood Chemistry Reference Ranges Using the Nova M Electrodes. American Journal of Perinatology, 18：433-439, 2001.)

C）血糖値
●生後の時間経過による毛細管血血糖値の推移と，低血糖の古典的定義［平均±SD］

	0～2時間	2～4時間	4～6時間	6～12時間	12～24時間	1日	2日	3日	4日	5日	6日
成熟児	55±10.5	51±8.4	60±16.6	54±5.4	55±13.0	57±10.4	57±10.4	70±11.4	69±7.2	68±14.8	70±9.1
低血糖	2回の計測値が＜30 mg/dL（0～72時間）							2回の計測値が＜40 mg/dL（72時間～）			
未熟児	41±11.4		47±12.6	48±15.8	45±15.4	44±12.0	39±12.8	40±12.6	42±11.9	43±12.2	43±12.6
低血糖	2回の計測値が＜20 mg/dL										

(Cornblath M et al.: Hypoglycemia in the Newborn. Pediatric clinics of North America, 13：905-920, 1966.)

D）ビリルビン値

●総ビリルビンによる光線療法の適応基準
　（mg/dL）

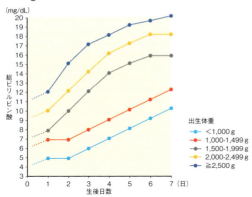

（井村総一：光線療法の適応基準と副作用の防止．日本臨牀，43(8)：197-204，1985．）

●総ビリルビンによる光線療法・交換輸血の適応基準（mg/dL）

出生体重	＜24 時間	＜48 時間	＜72 時間	＜96 時間	＜120 時間	＞120 時間
＜1,000 g	5/8	6/10	6/12	8/12	8/15	10/15
＜1,500 g	6/10	8/12	8/15	10/15	10/18	12/18
＜2,500 g	8/10	10/15	12/18	15/20	15/20	15/20
≧2,500 g	10/12	12/18	15/20	18/22	18/25	18/25

（神戸大学医学部小児科 編：新版 未熟児新生児の管理 第4版，p.233，日本小児医事出版社，2000．）

●アンバウンドビリルビンによる光線療法・交換輸血の適応基準（μg/dL）

出生体重	光線療法	交換輸血
＜1,500 g	0.3	0.8
≧1,500 g	0.6	1.0

（神戸大学医学部小児科 編：新版 未熟児新生児の管理 第4版，p.233，日本小児医事出版社，2000．）

● 日本人新生児における経皮的ビリルビン測定値のノモグラム

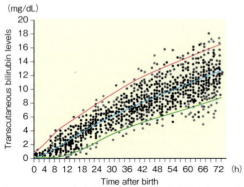

在胎 36 週以上，出生体重 2300 g 以上の児を対象とし，黄疸計 JM-103（コニカミノルタ オプティクス）を用いて胸骨正中部で測定．
緑：2.5th percentile，水色：50th percentile，赤：97.5th percentile．
(Toru Kuboi, et al.：Hour-specific nomogram for transcutaneous bilirubin in Japanese neonates. Pediatric International, 55：608-611, 2013.)

E) CRP 値

● 正常時の CRP 値の経時的変化 ［平均±SD］

	臍帯血 N=6	日齢 0 N=37	日齢 1 N=37	日齢 5 N=35
CRP (mg/dL)	0.02±0.04	0.03±0.09	0.49±0.08	0.20±0.38

(河野由美ら：新生児の血清シアル酸値．小児科臨床，Vol. 42, No. 6, 1215-1220, 日本小児医事出版社, 1989. より転載)

● 正常成熟児の出生後の経時的 CRP 値の変動

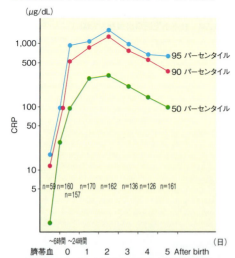

(西田陽ら：迅速高感度定量法 Latex Photometric Immunoassay（LPIA）による新生児感染症の早期診断法に関する研究．日本小児科学会雑誌，90(5), 1986. より一部改変)

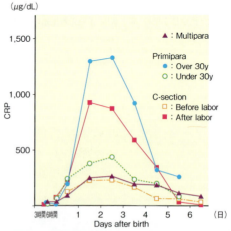

(西田陽ら：新生児感染症－Emergency CRP（LPIA）を用いた新生児感染症モニタリングの試み．臨床病理, 32(8)：842-849, 1984.)

● 化学発光酵素免疫測定法（CLEIA）による高感度CRP測定値

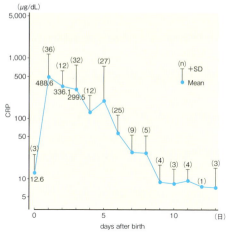

(村社恵子ら：全自動化学発光免疫測定装置「ルミノマスター」による高感度CRP測定試薬の基礎的検討．臨床検査機器・試薬，17(1)：127-131，1994．)

● 好中球絶対数（ANC），好中球IT比（杆状核好中球/総好中球），CRP，総白血球数（WBC）の組み合わせによる新生児敗血症の診断

	感度（%）	特異度（%）	陽性適中率（%）	陰性適中率（%）
ANC＜1,750/μL	38～96	61～92	20～77	96～99
ANC＜5,580/μL	48	73	4	98
IT＞0.2 ①	90～100	30～78	11～51	99～100
IT＞0.25	45	84	6	98
IT＞0.3	35	89	7	98
CRP＞1.0 mg/dL ②	90～93	78～94	7～43	97～99.5
WBC＜5,000，①，②の2つを満たす	100	83	27	100

(Gerdes JS.：Diagnosis and management of bacterial infections in the neonate. Pediatric clinics of North America, 51：939-959, 2004.)

5 その他の検査値，臨床データ等

3，4では「産院でも行いうる一般的な検査項目」を中心に取り上げた．

他に，新生児の管理を行う上で役立つ検査値，臨床データ等については以下にあげるような書籍や資料が参考となる．

参考となる書籍，資料

- 小児基準値研究班 編：日本人小児の臨床検査基準値，日本公衆衛生協会，1997.
- 新生児医療連絡会 編：NICUマニュアル，第5版，金原出版，2014.
- 仁志田博司：新生児学入門，第4版，医学書院，2012.
- 板橋家頭夫 編：新生児栄養学，メジカルビュー，2014.
- 五十嵐隆，水口雅 編：小児臨床検査ガイド 増補版，文光堂，2009.
- 平野慎也 編：新生児の臨床検査・基準値ディクショナリー（Neonatal Care 2012年秋季増刊），メディカ出版，2012.

- 周産期医学編集委員会 編：周産期医学必修知識，第7版，東京医学社，2011.
- 田中敏章ら：潜在的基準値抽出法による小児臨床検査基準範囲の設定．日本小児科学会雑誌，Vol. 112, No. 7, 日本小児科学会，2008.
- 小児科学レクチャー，小児臨床検査基準値．総合医学社，http://sogo-igaku.co.jp/lec_in_ped/0302.html ［①］，最終確認日 2015/12/10.
- 日本人の食事摂取基準（2015年度版）策定検討会：「日本人の食事摂取基準（2015年度版）策定検討会」報告書．厚生労働省ホームページ，http://www.mhlw.go.jp/stf/shingi/0000041824.html ［②］，最終確認日 2015/12/10.
- 文部科学省：食品成分データベース．http://fooddb.mext.go.jp/index.pl ［③］，最終確認日 2015/12/10. （※「じんにゅう」で検索すると母乳の成分表が得られる）
- 水野克己：母乳とくすり，第2版，南山堂，2013.
- 国立成育医療研究センター：妊娠と薬情報センター．https://www.ncchd.go.jp/kusuri/index.html ［④］，最終確認日 2015/12/10.
- アメリカ国立衛生研究所：LactMed. TOXNET ホームページ，http://toxnet.nlm.nih.gov/newtoxnet/lactmed.htm ［⑤］，最終確認日 2015/12/10.

①   ②   ③   ④   ⑤

6 在胎期間別出生時体格基準

ここでは，在胎期間別出生時体格基準の50パーセンタイル値と，出生時体格による新生児の分類に必要な10パーセンタイル値および90パーセンタイル値のみを示す．またグラフは，在胎22週から在胎42週までを表したものと，比較的頻度の高い在胎32週から在胎42週までを拡大したものとを示した．

在胎期間別 出生体重標準値（g）													
		初産 男児			経産 男児			初産 女児			経産 男児		
週	日	10%ile	50%ile	90%ile	10%ile	50%ile	90%ile	10%ile	50%ile	90%ile	10%ile	50%ile	90%ile
32	0	1,445	1,741	2,022	1,457	1,774	2,097	1,364	1,668	1,983	1,402	1,708	2,035
	1	1,459	1,759	2,042	1,472	1,792	2,118	1,377	1,684	2,001	1,417	1,725	2,055
	2	1,488	1,793	2,083	1,502	1,827	2,158	1,404	1,717	2,039	1,446	1,760	2,097
	3	1,502	1,810	2,103	1,517	1,845	2,179	1,418	1,733	2,058	1,461	1,778	2,118
	4	1,532	1,845	2,143	1,547	1,880	2,220	1,445	1,766	2,096	1,490	1,813	2,159
	5	1,546	1,863	2,163	1,562	1,898	2,240	1,459	1,782	2,115	1,505	1,830	2,180
	6	1,576	1,898	2,204	1,592	1,934	2,281	1,487	1,816	2,153	1,535	1,866	2,222
33	0	1,590	1,915	2,225	1,608	1,952	2,302	1,501	1,832	2,172	1,550	1,883	2,242
	1	1,605	1,933	2,245	1,623	1,971	2,323	1,515	1,849	2,192	1,565	1,901	2,263
	2	1,635	1,969	2,286	1,654	2,007	2,364	1,544	1,883	2,230	1,595	1,937	2,305
	3	1,650	1,986	2,307	1,670	2,025	2,385	1,558	1,900	2,250	1,610	1,954	2,326
	4	1,680	2,022	2,348	1,701	2,062	2,427	1,587	1,934	2,289	1,640	1,990	2,368
	5	1,695	2,040	2,369	1,717	2,081	2,448	1,602	1,952	2,309	1,656	2,008	2,388
	6	1,725	2,076	2,410	1,749	2,118	2,490	1,631	1,986	2,348	1,686	2,044	2,430
34	0	1,741	2,094	2,430	1,765	2,137	2,511	1,646	2,004	2,368	1,702	2,062	2,451
	1	1,756	2,112	2,451	1,781	2,155	2,532	1,662	2,021	2,388	1,718	2,080	2,472
	2	1,787	2,148	2,492	1,814	2,193	2,575	1,692	2,057	2,428	1,749	2,117	2,514
	3	1,802	2,166	2,513	1,830	2,212	2,596	1,707	2,074	2,448	1,765	2,135	2,535
	4	1,833	2,202	2,554	1,864	2,251	2,639	1,738	2,110	2,488	1,797	2,172	2,576
	5	1,849	2,220	2,575	1,880	2,270	2,661	1,754	2,128	2,507	1,813	2,190	2,597
	6	1,880	2,256	2,616	1,915	2,309	2,704	1,785	2,163	2,547	1,846	2,228	2,639
35	0	1,896	2,274	2,636	1,932	2,328	2,726	1,801	2,181	2,567	1,862	2,246	2,660
	1	1,911	2,292	2,656	1,949	2,348	2,748	1,817	2,199	2,587	1,879	2,265	2,681
	2	1,943	2,328	2,697	1,984	2,388	2,792	1,849	2,235	2,627	1,912	2,302	2,724
	3	1,959	2,346	2,718	2,002	2,408	2,814	1,865	2,253	2,647	1,929	2,321	2,745
	4	1,991	2,382	2,758	2,038	2,448	2,858	1,898	2,289	2,686	1,963	2,359	2,787
	5	2,007	2,400	2,778	2,056	2,468	2,881	1,914	2,307	2,706	1,980	2,378	2,808
	6	2,039	2,436	2,819	2,093	2,508	2,925	1,947	2,343	2,745	2,015	2,416	2,849
36	0	2,055	2,454	2,839	2,111	2,528	2,947	1,964	2,361	2,765	2,032	2,435	2,870
	1	2,071	2,472	2,859	2,130	2,548	2,970	1,980	2,379	2,784	2,050	2,454	2,891
	2	2,104	2,508	2,899	2,167	2,589	3,014	2,013	2,414	2,823	2,085	2,493	2,932
	3	2,121	2,526	2,919	2,186	2,609	3,036	2,030	2,432	2,842	2,103	2,511	2,953
	4	2,154	2,562	2,959	2,224	2,650	3,080	2,064	2,468	2,880	2,138	2,549	2,993
	5	2,170	2,580	2,979	2,243	2,670	3,102	2,080	2,486	2,899	2,155	2,568	3,013
	6	2,203	2,615	3,018	2,281	2,710	3,145	2,114	2,521	2,937	2,191	2,606	3,053

37	0	2,220	2,633	3,037	2,300	2,730	3,167	2,131	2,538	2,956	2,208	2,624	3,073
	1	2,236	2,650	3,056	2,318	2,749	3,188	2,148	2,556	2,974	2,226	2,643	3,092
	2	2,269	2,685	3,095	2,356	2,788	3,230	2,181	2,591	3,011	2,260	2,679	3,130
	3	2,286	2,703	3,114	2,375	2,808	3,251	2,198	2,608	3,029	2,278	2,697	3,149
	4	2,319	2,737	3,151	2,412	2,846	3,291	2,232	2,642	3,064	2,312	2,733	3,186
	5	2,335	2,754	3,169	2,430	2,865	3,311	2,248	2,659	3,082	2,329	2,750	3,204
	6	2,367	2,787	3,205	2,466	2,901	3,350	2,281	2,692	3,117	2,362	2,785	3,239
38	0	2,383	2,804	3,223	2,483	2,919	3,369	2,298	2,709	3,134	2,379	2,802	3,256
	1	2,399	2,820	3,241	2,501	2,937	3,388	2,314	2,725	3,150	2,395	2,818	3,273
	2	2,431	2,852	3,275	2,535	2,972	3,424	2,346	2,757	3,183	2,427	2,851	3,307
	3	2,446	2,868	3,292	2,552	2,989	3,442	2,362	2,773	3,200	2,443	2,868	3,323
	4	2,477	2,899	3,325	2,585	3,022	3,477	2,393	2,804	3,231	2,475	2,899	3,356
	5	2,492	2,914	3,342	2,601	3,038	3,493	2,408	2,819	3,247	2,490	2,915	3,372
	6	2,522	2,944	3,374	2,633	3,069	3,526	2,438	2,849	3,278	2,521	2,946	3,403
39	0	2,536	2,959	3,389	2,648	3,085	3,542	2,453	2,864	3,292	2,536	2,961	3,418
	1	2,551	2,973	3,404	2,663	3,100	3,557	2,468	2,878	3,307	2,551	2,977	3,433
	2	2,579	3,001	3,435	2,693	3,129	3,588	2,496	2,907	3,336	2,581	3,006	3,463
	3	2,593	3,015	3,449	2,707	3,144	3,603	2,510	2,920	3,350	2,595	3,021	3,478
	4	2,620	3,042	3,478	2,735	3,172	3,631	2,537	2,947	3,377	2,624	3,050	3,507
	5	2,633	3,056	3,492	2,749	3,185	3,646	2,550	2,960	3,390	2,638	3,065	3,522
	6	2,659	3,081	3,520	2,776	3,212	3,673	2,576	2,986	3,416	2,667	3,093	3,550
40	0	2,672	3,094	3,533	2,789	3,226	3,687	2,589	2,998	3,429	2,681	3,107	3,564
	1	2,684	3,107	3,546	2,802	3,239	3,700	2,601	3,011	3,441	2,694	3,121	3,578
	2	2,709	3,131	3,573	2,828	3,264	3,726	2,626	3,035	3,466	2,722	3,149	3,606
	3	2,721	3,143	3,585	2,841	3,277	3,739	2,638	3,047	3,478	2,735	3,162	3,619
	4	2,745	3,167	3,611	2,866	3,302	3,764	2,661	3,070	3,501	2,762	3,189	3,646
	5	2,757	3,179	3,623	2,878	3,314	3,777	2,673	3,081	3,513	2,775	3,203	3,660
	6	2,780	3,203	3,648	2,903	3,338	3,802	2,696	3,104	3,535	2,801	3,229	3,686
41	0	2,792	3,214	3,660	2,915	3,350	3,814	2,707	3,115	3,547	2,815	3,242	3,700
	1	2,804	3,226	3,672	2,927	3,362	3,826	2,718	3,126	3,558	2,828	3,256	3,713
	2	2,827	3,249	3,696	2,951	3,386	3,850	2,741	3,149	3,580	2,854	3,282	3,739
	3	2,838	3,260	3,709	2,963	3,398	3,862	2,752	3,160	3,591	2,867	3,295	3,752
	4	2,862	3,283	3,733	2,987	3,422	3,886	2,775	3,182	3,614	2,893	3,321	3,778
	5	2,873	3,295	3,745	2,999	3,434	3,898	2,786	3,193	3,625	2,906	3,334	3,791
	6	2,896	3,318	3,769	3,023	3,458	3,922	2,808	3,215	3,647	2,932	3,360	3,817

在胎期間別出生時身長標準値 (cm)

週	日	10%ile	50%ile	90%ile	週	日	10%ile	50%ile	90%ile
32	0	38.9	41.8	44.6	38	0	45.4	48.1	50.5
	1	39.0	42.0	44.7		1	45.5	48.2	50.5
	2	39.2	42.2	44.9		2	45.7	48.3	50.7
	3	39.3	42.3	45.1		3	45.8	48.4	50.7
	4	39.5	42.5	45.3		4	46.0	48.5	50.9
	5	39.6	42.6	45.4		5	46.1	48.6	50.9
	6	39.8	42.9	45.6		6	46.3	48.7	51.0
33	0	39.9	43.0	45.7	39	0	46.3	48.8	51.1
	1	40.0	43.1	45.9		1	46.4	48.9	51.1
	2	40.2	43.3	46.1		2	46.6	49.0	51.3
	3	40.3	43.4	46.2		3	46.7	49.1	51.3
	4	40.5	43.6	46.4		4	46.8	49.2	51.4
	5	40.6	43.7	46.5		5	46.9	49.2	51.5
	6	40.8	44.0	46.7		6	47.0	49.4	51.6
34	0	40.9	44.1	46.8	40	0	47.1	49.4	51.7
	1	41.0	44.2	46.9		1	47.1	49.5	51.7
	2	41.3	44.4	47.1		2	47.3	49.6	51.8
	3	41.4	44.5	47.3		3	47.3	49.6	51.9
	4	41.6	44.7	47.5		4	47.4	49.7	52.0
	5	41.7	44.8	47.6		5	47.5	49.8	52.0
	6	41.9	45.0	47.8		6	47.6	49.9	52.1
35	0	42.0	45.1	47.9	41	0	47.6	49.9	52.2
	1	42.1	45.2	48.0		1	47.7	50.0	52.2
	2	42.3	45.5	48.2		2	47.8	50.0	52.3
	3	42.4	45.6	48.3		3	47.8	50.1	52.3
	4	42.7	45.8	48.5		4	47.9	50.2	52.4
	5	42.8	45.9	48.6		5	47.9	50.2	52.4
	6	43.0	46.1	48.8		6	48.0	50.3	52.5
36	0	43.1	46.2	48.9					
	1	43.3	46.3	48.9					
	2	43.5	46.5	49.1					
	3	43.6	46.6	49.2					
	4	43.9	46.8	49.4					
	5	44.0	46.9	49.5					
	6	44.2	47.2	49.7					
37	0	44.4	47.2	49.8					
	1	44.5	47.3	49.9					
	2	44.7	47.5	50.0					
	3	44.8	47.6	50.1					
	4	45.0	47.8	50.2					
	5	45.1	47.9	50.3					
	6	45.3	48.0	50.4					

資　料

在胎期間別出生時頭囲標準値 (cm)								
週	日	10%ile	50%ile	90%ile	週	日	10%ile	50%ile	90%ile
32	0	26.8	29.2	31.3	38	0	31.2	33.0	34.7
	1	26.9	29.2	31.4		1	31.3	33.0	34.7
	2	27.1	29.4	31.5		2	31.3	33.1	34.8
	3	27.2	29.5	31.6		3	31.4	33.1	34.8
	4	27.3	29.7	31.8		4	31.4	33.1	34.8
	5	27.4	29.8	31.9		5	31.4	33.2	34.8
	6	27.6	29.9	32.0		6	31.5	33.2	34.9
33	0	27.7	30.0	32.1	39	0	31.5	33.2	34.9
	1	27.8	30.1	32.2		1	31.5	33.2	34.9
	2	28.0	30.2	32.3		2	31.5	33.3	34.9
	3	28.1	30.3	32.4		3	31.6	33.3	34.9
	4	28.2	30.5	32.5		4	31.6	33.3	35.0
	5	28.3	30.5	32.6		5	31.6	33.3	35.0
	6	28.5	30.7	32.7		6	31.7	33.4	35.0
34	0	28.6	30.8	32.8	40	0	31.7	33.4	35.0
	1	28.6	30.8	32.9		1	31.7	33.4	35.1
	2	28.8	31.0	33.0		2	31.8	33.5	35.1
	3	28.9	31.1	33.1		3	31.8	33.5	35.1
	4	29.1	31.2	33.2		4	31.9	33.5	35.2
	5	29.1	31.3	33.2		5	31.9	33.6	35.2
	6	29.3	31.4	33.4		6	32.0	33.6	35.2
35	0	29.4	31.5	33.4	41	0	32.0	33.7	35.3
	1	29.5	31.5	33.5		1	32.1	33.7	35.3
	2	29.6	31.7	33.6		2	32.1	33.7	35.3
	3	29.7	31.7	33.6		3	32.2	33.8	35.4
	4	29.8	31.8	33.7		4	32.2	33.8	35.4
	5	29.9	31.9	33.8		5	32.3	33.9	35.5
	6	30.0	32.0	33.9		6	32.3	33.9	35.5
36	0	30.1	32.1	33.9					
	1	30.2	32.1	34.0					
	2	30.3	32.3	34.1					
	3	30.4	32.3	34.1					
	4	30.5	32.4	34.2					
	5	30.6	32.5	34.3					
	6	30.7	32.6	34.4					
37	0	30.8	32.6	34.4					
	1	30.8	32.7	34.4					
	2	30.9	32.8	34.5					
	3	31.0	32.8	34.5					
	4	31.1	32.9	34.6					
	5	31.1	32.9	34.6					
	6	31.2	33.0	34.7					

● 在胎期間別出生体重標準曲線（男児）

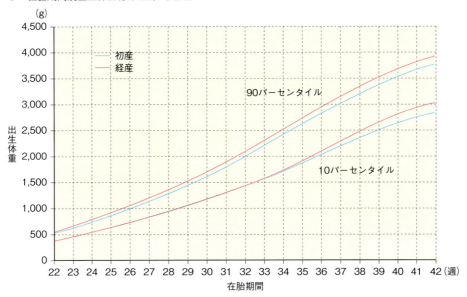

● 在胎期間別出生体重標準曲線（男児）

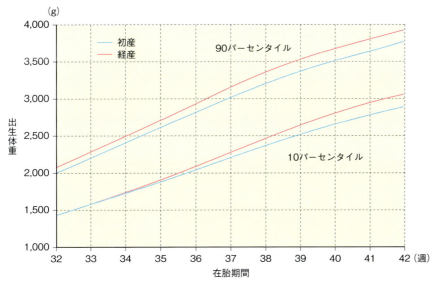

● 在胎期間別出生体重標準曲線（女児）

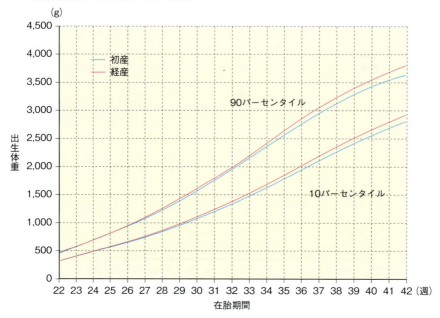

● 在胎期間別出生体重標準曲線（女児）

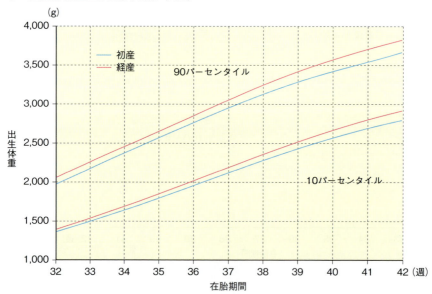

資　料

● 在胎期間別出生時身長標準曲線

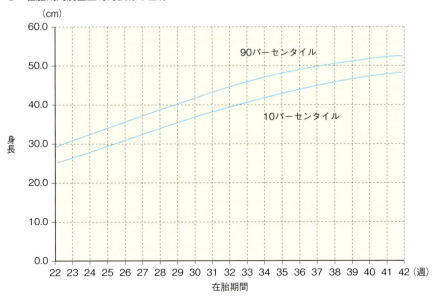

● 在胎期間別出生時身長標準曲線

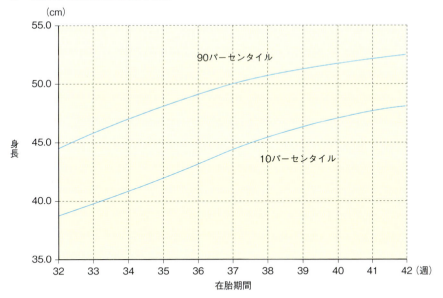

● 在胎期間別出生時頭囲標準曲線

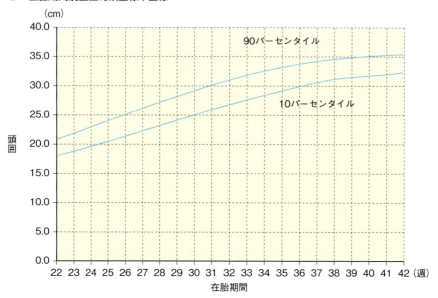

● 在胎期間別出生時頭囲標準曲線

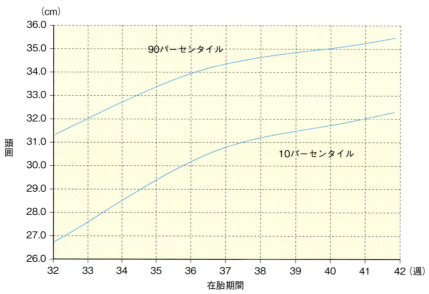

参考となる資料

- 日本小児科学会新生児委員会:新しい在胎期間別出生時体格標準値の導入について. 日本小児科学会雑誌, 114(8):1271-1293, 2010.
- 日本小児科学会新生児委員会:新しい在胎期間別出生時体格標準値(修正版). 日本小児科学会ホームページ, https://www.jpeds.or.jp/uploads/files/saisin_100924.pdf［①］, 最終確認日 2015/12/10.

①

［甘利昭一郎］

略語表

略語	英語	日本語
A		
AABR	Automated auditory brainstem response	自動式聴性脳幹反応
ABP	Arterial blood pressure	動脈血圧，観血的血圧
ABPC	Aminobenzylpenicillin	アミノベンジルペニシリン，アンピシリン
ABR	Auditory brainstem response	聴性脳幹反応
ACC	Agenesis of corpus callosum	脳梁欠損症
AD	Autosomal dominant	常染色体優性
aEEG	Amplitude-integrated electroencephalography	振幅統合型脳波
AFD/AGA	Appropriate for dates/Appropriate for gestational age	在胎週数相当（の体格）
AFI	Amniotic fluid index	羊水指数
AFP	Alpha-fetoprotein	アルファフェトプロテイン
AGML	Acute gastric mucosal lesion	急性胃粘膜病変
AH, AHA	Assisted hatching	胚脱出補助（不妊治療のひとつ）
AKI	Acute kidney injury	急性腎障害
AI	Autopsy Imaging	死亡時画像診断
AID	Artificial insemination of donors	非配偶者間人工受精
AIDS	Acquired immunodeficiency syndrome	後天性免疫不全症候群，エイズ
AIH	Artificial insemination of husband	配偶者間人工受精
ALST	Allergen-specific lymphocyte stimulation test	抗原特異的リンパ球刺激試験
ALTE	（Infantile）Apparent life threatening event	（乳幼児）突発的危急事態
AMK	Amikacin	アミカシン
AR	Autosomal recessive	常染色体劣性
ART	Assisted reproductive technology	生殖補助技術
ASD	Atrial septal defect	心房中隔欠損症
ATL	Adult T-cell leukemia	成人T細胞白血病
AVSD	Atrioventricular septal defect	房室中隔欠損症
B		
BA	Bronchial atresia	気管支閉鎖症
BAS	Balloon atrial septostomy	バルーンによる心房中隔裂開術
BBT	Basal body temperature	基礎体温
BBW	Birth body weight	出生体重
BG/BS	Blood glucose/sugar	血糖値
BGA	Blood gas analysis	血液ガス分析
BH	Body height	身長
BPD	Bronchopulmonary dysplasia	気管支肺異形成
BPD	Biparietal diameter	（児頭）大横径
BPS	Biophysical profile scoring	バイオフィジカルプロファイルスコアリング
BPS	Bronchopulmonary sequestration	（気管支）肺分画症
BW	Body weight	体重
BW	Birth weight	出生体重
BWG syndrome	Brand-White-Garland syndrome	ブランド・ホワイト・ガーランド症候群，左冠動脈肺動脈起始症

略語	英語	日本語
C		
CAH	Congenital adrenal hyperplasia	先天性副腎過形成
CAM	Chorioamnionitis	絨毛膜羊膜炎
CAOS	Chronic abruption-oligohydramnios sequence	慢性胎盤早期剥離・羊水過少シークエンス
CAVB	Complete atrioventricular block	完全房室ブロック
CBA	Congenital biliary atresia	先天性胆道閉鎖症
CBF	Cerebral blood flow	脳血流
CC	Chest circumference	胸囲
CCAM	Congenital cystic adenomatoid malformation	先天性嚢胞性腺腫様形成異常
CDH	Congenital diaphragmatic hernia	先天性横隔膜ヘルニア
CHAOS	Congenital high airway obstruction syndrome	先天性上気道閉塞症候群
CHD	Congenital heart disease	先天性心疾患
CHD	Continuous hemodialysis	持続的血液透析
CHDF	Continuous hemodiafiltration	持続的血液濾過透析
CHF	Continuous hemofiltration	持続的血液濾過
CID	Cytomegalic inclusion disease	巨細胞封入体症
CLD	Chronic lung disease	慢性肺疾患
CMV	Conventional mechanical ventilation	従来型人工換気法
CMV	Cytomegalovirus	サイトメガロウイルス
CoA	Coarctation of aorta	大動脈縮窄症
CP	Cerebral palsy	脳性麻痺
CPAM	Congenital pulmonary airway malformation	先天性肺気道形成異常
CPAP	Continuous positive airway pressure	持続気道陽圧（療法）
CPD	Cephalopelvic disproportion	児頭骨盤不均衡
CRL	Crown rump length	頭殿長
CRS	Congenital rubella syndrome	先天性風疹症候群
CS	Cesarean section	帝王切開
CST	Contraction stress test	コントラクションストレステスト
CT	Computed (Computerized) tomography	コンピューター断層撮影
CTRX	Ceftriaxone	セフトリアキソン
CTX	Cefotaxime	セフォタキシム
CVC	Central venous catheterization	中心静脈カテーテル法
CVP	Central venous pressure	中心静脈圧
D		
DD twin	Dichorionic diamniotic twin	二絨毛膜二羊膜性双胎
DIC	Disseminated intravascular coagulation	播種性血管内凝固症候群
DLS	Dry lung syndrome	ドライラング症候群
DOA	Dopamine	ドパミン
DOB	Dobutamine	ドブタミン
DORV	Double-outlet right ventricle	両大血管右室起始症
DQ	Developmental quotient	発達指数
DSA	Digital subtraction angiography	デジタルサブトラクション血管造影
DSD	Disorders of sex development	性分化疾患
E		
EAN	Early aggressive nutrition	早期積極的栄養法
ECD	Endocardial cushion defect	心内膜床欠損症（現在は「AVSD」を用いる）
ECG	Electrocardiogram	心電図
ECMO	Extracorporeal membrane oxygenation	体外式膜型人工肺

略　語	英　語	日本語
EDC	Expected (Estimated) date of confinement	分娩予定日
EDD	Expected (Estimated) date of delivery	分娩予定日
ED tube	Elemental diet tube	成分栄養チューブ
EEG	Electroencephalography	脳波
ELBWI	Extremely low birth weight infant	超低出生体重児
ELISA	Enzyme-linked immunosorbent assay	酵素結合免疫吸着検査法
EN	Enteral nutrition	経腸栄養
ET	Embryo transfer	胚移植
ET	Exchange transfusion	交換輸血
EtCO2	End-tidal partial pressure of carbon dioxide	呼気終末二酸化炭素分圧
ETT	Endotracheal tube	気管内チューブ
EUGR	Extrauterine growth restriction	子宮外発育不全
EXIT	Ex utero intrapartum treatment	子宮外胎盤循環下胎児治療
F		
FBG/FBS	Fasting blood glucose/sugar	空腹時血糖値
FETO	Fetal endotracheal occlusion	胎児鏡下バルーン気管閉塞術
FFP	Fresh frozen plasma	新鮮凍結血漿
FGR	Fetal growth restriction	胎児発育遅延
FHR	Fetal heart rate	胎児心拍
FHS	Fetal hydantoin syndrome	胎児ヒダントイン症候群
FIO$_2$	Fraction of inspired oxygen concentration	吸入酸素濃度
FIP	Focal intestinal perforation	限局性消化管穿孔
FIRS	Fetal inflammatory response syndrome	胎児炎症反応症候群
FISH	Fluorescence in situ hybridization	蛍光 in situ ハイブリダイゼーション法
FL	Femur length	大腿骨長
FLP	Fetoscopic LASER photocoagulation	胎児鏡下（胎盤吻合血管）レーザー凝固術
FSH	Follicle stimulating hormone	卵胞刺激ホルモン
G		
G	Gravida	経妊（△G□P：△経妊，□経産）
GA	Gestational age	在胎週数
GBS	Group B *streptococcus*	B群溶連菌
GCU	Growing care unit	回復期治療室
GDM	Gestational diabetes mellitus	妊娠糖尿病
GER	Gastroesophageal reflux	胃食道逆流
GI	Gestosis index	妊娠中毒症指数
GI	Glucose-insulin (therapy)	グルコースインスリン（療法）
GIFT	Gamete intrafallopian transfer	配偶子卵管内移植
GIR	Glucose infusion rate	グルコース注入速度（通常，mg/kg/min）
GM	Gentamicin	ゲンタマイシン
GS	Gestational sac	胎嚢
GVHD	Graft versus host disease	移植片対宿主病
GVHR	Graft versus host reaction	移植片対宿主反応
H		
hANP	Human atrial natriuretic peptide	ヒト心房性ナトリウム利尿ペプチド
HBIG	Hepatitis B immunoglobulin	抗B型肝炎免疫グロブリン
HBV	Hepatitis B virus	B型肝炎ウイルス
HC	Head circumference	頭囲
hCG	Human chorionic gonadotropin	ヒト絨毛性ゴナドトロピン

略　語	英　語	日本語
HCV	Hepatitis C virus	C型肝炎ウイルス
HDN	Hemolytic disease of the newborn	新生児溶血性疾患
HDN	Hemorrhagic disease of the newborn	新生児出血性疾患
HELLP syndrome	Hemolysis, elevated liver enzyme, low platelet syndrome	HELLP症候群（溶血，肝酵素逸脱，血小板減少）
HFOV	High frequency oscillatory ventilation	高頻度振動換気法
HHHFNC	Heated, humidified high-flow nasal cannula	加温加湿高流量鼻カヌラ
HIE	Hypoxic ischemic encephalopathy	低酸素性虚血性脳症
HIV	Human immunodeficiency virus	ヒト免疫不全ウイルス
HLHS	Hypoplastic left heart syndrome	左心低形成症候群
HMD	Hyaline membrane disease	肺硝子膜症
HSG	Hysterosalpingography	子宮卵管造影法
HSV	Herpes simplex virus	単純ヘルペスウイルス
HTLV	Human T-cell lymphotropic virus	ヒトTリンパ球向性ウイルス
HW	Hemispheric width	大脳半球幅
I		
IAA	Interrupted aortic arch	大動脈弓離断症
IC	Informed consent	説明と同意
ICD	The International Statistical Classification of Diseases	国際疾病分類
ICD	Infection control doctor	感染制御医
ICH	Intracranial hemorrhage	頭蓋内出血
ICN	Infection control nurse	感染制御看護師
ICSI	Intracytoplasmic sperm injection	卵細胞質内精子注入法
ICT	Infection control team	感染制御チーム
ICU	Intensive care unit	集中治療室
IDDM	Insulin-dependent diabetes mellitus	インスリン依存性糖尿病
IDM	Infant of diabetic mother	糖尿病母体から出生した児
IEM	Inborn errors of metabolism	先天性代謝異常症
IGF	Insulin-like growth factor	インスリン様成長因子
IHF	Immune hydrops fetalis	免疫性胎児水腫
IMV	Intermittent mandatory ventilation	間欠的強制換気
iNO	Inhaled nitric oxide	一酸化窒素吸入療法
IP	Intravenous pyelography	経静脈的腎盂造影
IPPV	Invasive positive pressure ventilation	侵襲的陽圧換気
IQ	Intelligence quotient	知能指数
IUFD	Intrauterine fetal death	子宮内胎児死亡
IUGR	Intrauterine growth restriction/retardation	子宮内胎児発育遅延
IVF-ET	*In vitro* fertilization and embryo transfer	体外受精-胚移植
IVH	Intraventricular hemorrhage	脳室内出血
IVH	Intravenous hyperalimentation	経静脈的高カロリー輸液
K		
KMC	Kangaroo-mother care	カンガルーマザーケア
L		
LAA	Left aortic arch	左大動脈弓
LCC	Late circulatory collapse	晩期循環不全
LD	Late deceleration	遅発一過性徐脈
LDR	Labor, delivery, recovery (room)	陣痛分娩回復（室）
LH	Luteinizing hormone	黄体ホルモン

略　語	英　語	日本語
LVW	Lateral ventricle width	側脳室幅
M		
MAP	Mean airway pressure	平均気道内圧
MAP	Mean arterial pressure	平均動脈血圧
MAS	Meconium aspiration syndrome	胎便吸引症候群
MBD	Metabolic born disease of prematurity	早産児代謝性骨疾患
MCDK	Multicystic dysplastic kidney	多嚢胞性異形成腎
MCT	Medium-chain triglyceride	中鎖脂肪酸トリグリセリド
MD twin	Monochorionic diamniotic twin	一絨毛膜二羊膜性双胎
MFICU	Maternal-fetal intensive care unit	母体胎児集中治療室
MMC	Myelomeningocele	脊髄髄膜瘤
MM twin	Monochorionic monoamniotic twin	一絨毛膜一羊膜性双胎
MR	Mental retardation	精神発達遅滞
MRI	Magnetic resonance imaging	磁気共鳴映像法
MRSA	Methicillin resistant *Staphylococcus aureus*	メチシリン耐性黄色ブドウ球菌
MSSA	Methicillin sensitive *Staphylococcus aureus*	メチシリン感受性黄色ブドウ球菌
N		
NCPR	Neonatal cardiopulmonary resuscitation	新生児蘇生法
NEC	Necrotizing enterocolitis	壊死性腸炎
NICU	Neonatal intensive care unit	新生児集中治療室
NIHF	Nonimmune hydrops fetalis	非免疫性胎児水腫
NIPPV（NPPV）	Noninvasive positive pressure ventilation	非侵襲的陽圧換気
NIPT	Noninvasive prenatal genetic testing	非侵襲的出生前遺伝学的検査
NO	Nitric oxide	一酸化窒素
NPC/N	Non protein calorie to nitrogen ratio	非タンパクカロリー・窒素比
NRFS	Non reassuring fetal status	胎児機能不全
NST	Non stress test	ノンストレステスト
NTED	Neonatal toxic shock syndrome-like exanthematous disease	新生児TSS様発疹症
O		
OCT	Oxytocin challenge test	オキシトシンチャレンジテスト
P		
P	Para	経産（△G□P：△経妊，□経産）
ppm	Parts per million	百万分の一
PAB	Pulmonary artery banding	肺動脈絞扼術
PAIVS	Pulmonary atresia with intact ventricular septum	心室中隔欠損を伴わない肺動脈閉鎖症
PAPVC/PAPVD/PAPVR	Partial anomalous pulmonary venous connection/drainage/return	部分肺静脈還流異常症
PAV	Proportional assist ventilation	比例式補助換気
PAVSD	Pulmonary atresia with ventricular septal defect	心室中隔欠損を伴う肺動脈閉鎖症
PC	Platelet concentrate	血小板濃縮液
PCR	Polymerase chain reaction	ポリメラーゼ連鎖反応
PDA	Patent ductus arteriosus	動脈管開存症
PEEP	Positive end-expiratory pressure	呼気終末陽圧
PFC	Persistent fetal circulation	胎児循環遺残
PFO	Patent foramen ovale	卵円孔開存症
PICC	Peripherally inserted central catheter	末梢静脈挿入式中心静脈カテーテル

略語	英語	日本語
PIE	Pulmonary interstitial emphysema	間質性肺気腫
PIP	Peak inspiratory pressure	最大吸気圧
PIVKA	Protein induced by vitamin K absence	ビタミンK欠乏時に見られるタンパク
PLSVC	Persistent left superior vena cava	左上大静脈遺残
PN	Parenteral nutrition	経静脈栄養
PPHN	Persistent pulmonary hypertension of the newborn	新生児遷延性肺高血圧症
PPS	Peripheral pulmonary stenosis	末梢性肺動脈狭窄症
PROM	Premature rupture of membrane	前期破水
PSV	Pressure support ventilation	圧補助換気
PT	Phototherapy	光線療法
PUBS	Percutaneous umbilical blood sampling	臍帯穿刺による胎児採血
PVE	Periventricular echodensity/echogenicity	脳室周囲エコー輝度
PVL	Periventricular leukomalacia	脳室周囲白質軟化症
R		
RAA	Right aortic arch	右大動脈弓
RCC	Red cell concentrate	赤血球濃厚液
RDS	Respiratory distress syndrome	呼吸窮迫症候群
RLF	Retrolental fibroplasia	後水晶体線維増殖症
ROP	Retinopathy of prematurity	未熟児網膜症
S		
SAH	Subarachnoid hemorrhage	くも膜下出血
SDH	Subdural hemorrhage	硬膜下出血
SEH	Subependymal hemorrhage	上衣下出血
SFD/SGA	Small for dates/Small for gestational age	在胎期間に比して体重・身長ともに10パーセンタイル未満
SIADH	Syndrome of inappropriate secretion of antidiuretic hormone	ADH不適合分泌症候群
SIDS	Sudden infant death syndrome	乳幼児突然死症候群
SIMV	Synchronized intermittent mandatory ventilation	同期式間欠的強制換気
SLE	Systemic lupus erythematosus	全身性エリテマトーデス
SMR/SMT	Stable microbubble rating/test	マイクロバブルテスト
SpO_2	Oxygen saturation by pulse oxymetry　Saturation of peripheral oxygen　Percutaneous arterial oxygen saturation（など英語表記では統一されていない）	（保険診療上の表現では）経皮的動脈血酸素飽和度
SSSS	Staphylococcal scalded skin syndrome	ブドウ球菌性熱傷様皮膚症候群
S-TA	Surfactant Tokyo, Akita	人工肺サーファクタント
SVT	Supraventricular tachycardia	上室性頻拍
T		
TAPS	Twin anemia-polycythemia sequence	双胎間貧血多血シークエンス
TAPVC/TAPVD/TAPVR	Total anomalous pulmonary venous connection/drainage/return	総肺静脈還流異常症
$tcPCO_2$	Transcutaneous partial pressure of carbon dioxide	経皮的二酸化炭素分圧
$tcPO_2$	Transcutaneous partial pressure of oxygen	経皮的酸素分圧
TEF	Tracheoesophageal fistula	気管食道瘻
TGA	Transposition of great artery	大血管転位症
TOF	Tetralogy of Fallot	ファロー四徴症

略　語	英　語	日本語
TPN	Total parenteral nutrition	完全静脈栄養
TRAPS	Twin reversed arterial perfusion sequence	無心体双胎
TTN	Transient tachypnea of the newborn	新生児一過性多呼吸
TTTS	Twin-to-twin transfusion syndrome	双胎間輸血症候群
TWI	Total water intake	総水分摂取率
U		
UCG	Ultrasonic cardiography	心エコー図
UPJ	Ureteropelvic junction	腎盂尿管移行部
US	Ultrasonography	超音波検査
UTI	Urinary tract infection	尿路感染症
UVJ	Ureterovesical junction	膀胱尿管移行部
V		
VCG/VCUG	Voiding cystourethrography	排尿時膀胱尿道造影
VD	Vaginal delivery	経腟分娩
VD	Variable deceleration	変動一過性徐脈
VLBWI	Very low birth weight infant	極低出生体重児
VSD	Ventricular septal defect	心室中隔欠損症
VUR	Vesicoureteral reflux	膀胱尿管逆流
W		
WPW syndrome	Wolff-Parkinson-White syndrome	ウォルフ・パーキンソン・ホワイト症候群
WQ	Water quotient	水分率（通常，mL/kg/day）

［甘利昭一郎］

索引

数字

1ヵ月健診	273
1絨毛膜1羊膜双胎	2
1絨毛膜2羊膜双胎	2
2週間健診	292
2絨毛膜2羊膜双胎	2
2本指圧迫法	75
3DCT	27
3次元像	24
3次元超音波	22
──の原理	22
──プローブ	22
4P-症候群	342
4番染色体部分欠失症候群	342
8 trisomy モザイク	342
13 trisomy	339
18 trisomy	336
21 trisomy	328
30秒ルール	32

日本語

あ

亜鉛華軟膏	186
赤ちゃん返り	293
アシクロビル	313
アズノール®	186
あせも	284
アドレナリン	75
アビディティ	46, 49
アプト試験	256
安定化の流れ	72, 78
アンモニア性皮膚炎	233

い

育児支援	292
育児不安	273
意識レベル	81
胃食道逆流	278
イチゴ状血管腫	89, 235, 284
一過性骨髄異常増殖症	28
一過性脂腺過形成	85
一過性徐脈	32
一過性頻脈	32
一酸化窒素（NO）吸入療法	243
遺伝カウンセリング	55, 334, 345, 354
遺伝学的検査	24
移動精巣	289
インダシン®	210
インフルエンザ	173

う

ウイルス性胃腸炎	173
ウエスタンブロット法	51
右心低形成	8
ウンナ母斑	89, 235, 285

え

エアリーク	245, 269
栄養	166
──指導	194
──輸液管理	211
壊死性腸炎	215
エピネフリン	203
エンドクリン・コントロール	168
エンパワーメント	292

お

追いかけ反射	119
横隔膜ヘルニア	8, 107
黄疸	85, 129, 131, 184, 189, 200, 216, 222
──のスクリーニング	135
嘔吐	200, 225, 278
おしゃぶり水疱	92
オートクリン・コントロール	168
おむつかぶれ	284
おむつ皮膚炎	186, 284

か

外反踵足	116
外表異常	319
海綿状血管腫	89, 236
カウンセラー	355
核黄疸	254
拡張期末期の血流逆流	20
拡張期末期の血流途絶	20
家系図	355
鵞口瘡	287
加重型高血圧腎症	59
仮性半陰陽	116
仮性メレナ	131, 229
かぜ症候群	173
カップ授乳	179
合併症を有する児	201
カフェ・オレ斑	233
ガラクトース血症	176
カラードプラ法	18
カンガルーケア	161
眼間開離	320
眼脂	286
ガンシクロビル	312
カンジダ皮膚炎	233
汗疹	284
間接 Coombs 試験	223
感染管理	213
感染対策	160
感染徴候	214
眼底検査	188
肝囊胞	9
陥没呼吸	107, 219
顔面神経麻痺	101

き

気管挿管	203, 220
──の適応とタイミング	76
──の手順	77
気胸	244
奇形症候群	190
気道確保	203
気道吸引	243
機能的心雑音	280
脚ブロック	221
救急車	258
救急搬送	258
──用準備用品	264
急性結膜炎	286

吸啜反射	119	
胸腔穿刺	28	
胸骨圧迫	75, 203	
胸水	8	
局所的分泌	168	
巨舌	105	
巨大児	61, 297	
筋緊張	121	
均衡型転座	361, 362	
筋ジストロフィー	16	
筋性斜頸	287	
緊張性気胸	244, 269	
筋肉注射部位	138	

く

クアトロテスト	26, 55, 334
クーハン	196
くも状指	112
くも膜下出血	212
クラミジア	133
クリックサイン・テスト	291
クレチン症	104

け

頸管長	17
経口挿管	203
経産道感染	311
経胎盤感染	51, 311
経皮黄疸計	135
経皮的ビリルビン測定	153, 216
痙攣	227
——発作	129
外科的イレウス	280
下血	129
血液ガス分析	388
——の基準値	388
血液型	152
血液型不適合	129, 223, 255
——妊娠	300
血液検査	145, 206
血液分布異常性ショック	222
血管腫	235
結合双胎	6
血算	387

——の基準	387
——の推移	387
血小板減少症	85
血小板数	146
血糖	148
——管理	252
血糖値	388
——の推移	388
血便	229
結膜下出血	102
血流再配分	22
健康診査の記録	375
原始反射	119

こ

抗 HBs 人免疫グロブリン	137
広域救急車	270
高インスリン血症	252
口蓋裂	104
口角下垂筋麻痺	101
口角下制筋麻痺	101
交換輸血	223, 255, 303
後期新生児期	374
高血圧	58
——合併妊娠	58
抗原結合力	46, 49
膠原病	62
抗甲状腺薬	299
交差伸展反射	121
合指症	112
甲状腺機能亢進症	65
甲状腺刺激阻害抗体	300
甲状腺刺激ホルモン受容体抗体	298
甲状腺疾患	64
——合併妊娠	298
口唇口蓋裂	343
口唇裂	8
光線療法	301, 372
後鼻孔閉鎖	103
高ビリルビン血症	254, 278, 297
硬膜外出血	212
抗リン脂質抗体症候群	63, 300

股関節脱臼	116
呼吸管理, 低出生体重児の	207
呼吸窮迫	282
——症候群	208, 218, 298
個人識別標識	132, 164
骨形成不全症	9, 112, 354
コロジオン児	93

さ

サーファクタント	209
サーファクテン®	209
サーモンパッチ	89, 235
臍炎	289
細菌感染症	247
採血法	140
臍処置	132
在胎期間別出生時体格基準	393
臍帯血	140
在胎週数	385
臍帯穿刺	28
臍帯動脈のRI	20
臍帯ヘルニア	9, 110
最大羊水深度	16
在宅酸素療法	187
サイトメガロウイルス	47, 86, 311, 370
臍肉芽腫	288
臍ヘルニア	288
鎖肛	109
鎖骨骨折	186, 288
左心系閉鎖型心疾患	250
左心低形成	8
産後うつ	198
三叉神経	89
三尖弁閉鎖（狭窄）	8
酸素投与	78
産瘤	96

し

耳音響放射検査	136, 158
耳介低位	24, 105, 320
色素失調症	93
色素性母斑	235, 285
子宮内胎児発育遅延	14, 297

索 引

自己免疫性疾患合併妊娠	300
四肢短縮症	112
脂腺母斑	90, 285
室温	160
湿疹	232
児頭大横径	2, 13
自動聴性脳幹反応検査	136, 158
自動歩行	121
紫斑	229
斜視	286
射乳反射	171
十字反射	119
収縮期最高血流速度	22
重炭酸塩	204
十二指腸閉鎖	9
絨毛検査	27, 55
手指衛生，擦式アルコール製剤での	136
手指衛生，石けんと流水での	133
手掌単一屈曲線	329
手掌把握反射	119
出血	227
出血斑	85
出産の状態	370
出生時のチェックシート	124
出生時身長標準曲線	399
出生時身長標準値	395
出生時体格	385
出生時頭囲標準曲線	400
出生時頭囲標準値	396
出生時の診察，低出生体重児の	204
出生前診断	54, 334
出生体重	384
——標準曲線（女児）	398
——標準曲線（男児）	397
——標準値	393
出生直後	68
授乳回数	173
授乳支援	171
授乳のタイミング	171
循環管理	209
循環血液量減少性ショック	222

常位胎盤早期剝離	59, 222
消化管アレルギー	130, 131
消化管出血	128
消化管閉鎖	268
消化管閉塞	225
小耳症	105
上室性期外収縮	221
常染色体優性遺伝	358
常染色体劣性遺伝	359
小腸閉鎖	9
照度	160
小頭症	97, 99
上皮真珠	104, 287
上部消化管閉鎖	16
静脈血採血法	144
初期嘔吐	128, 225
食道閉鎖	8, 16
処女膜ポリープ	289
ショック	222
徐脈	31, 39, 221
脂漏性湿疹	232
心外閉塞・拘束性ショック	222
呻吟	219
心原性ショック	222
人工栄養	166
——の成分	176
人工換気療法	208
人工呼吸	72, 203
——管理	220
人工肺サーファクタント補充療法	208
人工肺サーファクタント療法	243
心雑音	185, 210, 280
心室細動	221
心室性期外収縮	221
心室粗動	221
心室中隔欠損	8, 18
新生児 Basedow 病	298
新生児 TSS 様発疹症	231
新生児一過性甲状腺機能亢進症	298
新生児一過性甲状腺機能低下症	300

新生児一過性多呼吸	218, 245
新生児黄疸	184
新生児仮死	239
——の搬送	268
新生児眼炎	133, 184
新生児期の経過	372
新生児痙攣	253
新生児痤瘡（新生児にきび）	283
新生児死亡率	239
新生児診察の実際	80
新生児生理的黄疸	85
新生児遷延性肺高血圧症	220
新生児蘇生法	67, 70
新生児中毒性紅斑	87, 231
新生児低血糖	61
新生児トキシックショック症候群様発疹性疾患	231
新生児搬送	258
新生児皮膚硬化症	94
新生児ヘルペス	50, 313
新生児発作	253
新生児慢性肺疾患	187
新生児メレナ	256
新生児溶血性疾患	301
新生児ループス	62, 300
真性メレナ	129, 229
振戦	227
心臓調節中枢	29
心臓マッサージ	203
身体計測	206
心内膜床欠損	8
腎囊胞	9
心拍数基線細変動の減少	39
心房細動	221
心房粗動	221
腎無形成	9
唇裂	104

す

水腎症	9
推定児体重	13
水頭症	347
髄膜炎	131
髄膜脳瘤	8

髄膜瘤	8, 9, 112	先天性水疱	92	退院サマリー	190
水無脳症	8	先天性喘鳴	282	退院時指導	181
スクリーニング，胎児形態異常の		先天性聴覚障害	135	退院時のチェックポイント	181
	6	先天性トキソプラズマ症	309	退院診察，NICU に入院した	
スリング	197	先天性内反足	186	児の	187

せ

		先天性囊胞状腺腫様奇形	8	退院診察，正期産新生児の	182
性器ヘルペス	313	先天性白内障	102	退院前の検査	217
生理的嘔吐	278	先天性皮膚欠損症	91	大血管転位症	8, 270
生理的体重減少	131	先天性皮膚洞	112	胎児機能不全	40
赤色斑	235	先天性表皮水疱症	92	胎児形態異常	61
脊髄髄膜瘤	9, 269, 346	先天性鼻涙管閉塞	286	胎児重症貧血	28
脊髄披裂	269	先天性風疹症候群	46, 310	胎児診断	1
赤血球凝集抑制試験	47	仙尾部奇形腫	9	胎児心拍数	29
赤血球数	145	喘鳴	282	──基線	30
赤血球不規則抗体	301			──基線細変動	31
舌小帯短縮症	287			──陣痛図	29

そ

セレウス菌	178			──波形のレベル分類	41
遷延一過性徐脈	38	早期新生児期	372	──モニタリング	29
遷延性黄疸	223, 276	早期母子接触	161	胎児心拍波形分類に基づく	
遷延性肺高血圧症	268	早産児	187, 201	対応と処置	41
腺腫性甲状腺機能亢進症	65	──の指導	198	胎児水腫	94
染色体異常	190, 291, 326	──の搬送	267	胎児チェックリスト	7
染色体検査	326, 332	双胎	2, 189	胎児の形態異常の分類	6
染色体不分離	332	総肺静脈還流異常	9, 18, 270	胎児発育不全	14, 16, 59, 63
全身性エリテマトーデス		蒼白	84	胎児母体間輸血症候群	222
	62, 300	早発一過性徐脈	32, 34	代謝性アシドーシス	219
全前脳胞症	8, 348	早発黄疸	85, 129, 135	体重がゆっくり増える児	175
前置血管	15	早発型，新生児の感染症の	247	体重増加	174
前置胎盤	15	僧帽弁閉鎖（狭窄）	8	──不良	175, 274
先天異常	317	足底採血法	141	体重の推移	184
先天奇形	296	足底穿刺法	136	胎児遊離 DNA 断片	54
先天性 CMV 感染症	311	足底把握反射	119	帯状疱疹	174
先天性眼瞼下垂	286	側脳室拡張	8	大泉門	96
先天性魚鱗癬	93	鼠径ヘルニア	116, 188	大腿骨長	13
先天性股関節脱臼	186, 290	蘇生	202	大腸菌	214
先天性歯（魔歯）	104	──中止の判断	78	耐糖能異常	60
先天性心疾患	128, 130, 248, 280	──の初期処置	72	大動脈（弁）狭窄・閉鎖	8
		──の流れ	72	大動脈騎乗	8
──，13 trisomy の	339	ソフトマーカー	25	大動脈狭窄	8

た

──，18 trisomy の	338	第1・第2鰓弓症候群	104	大動脈離断・縮窄	9
──，Down 症候群の	335	退院基準，NICU に入院した		胎内感染	308, 311
──，Turner 症候群の	341	児の	187	胎盤機能不全	16
──のスクリーニング	386	退院基準，正期産新生児の	182	胎便	118, 242
				──吸引症候群	242

大理石様皮膚	88
多血症	128, 297
多呼吸	219, 282
多指症	113
多胎妊娠	2
抱っこ紐	197
タナトフォリック骨異形成症	9
多嚢胞性異形成腎	9, 16
多発性嚢胞腎	9, 16
胆汁性嘔吐	226, 280
単純性血管腫	89, 235, 285
単純ヘルペス	174
――ウイルス	312
単心室	8
単心房	8
胆道閉鎖症	277
タンパク非結合型のビリルビン	301

ち

チアノーゼ	84, 200, 219, 220
チアマゾール	299
地域連携	198
知覚デルマトーム	347
遅発一過性徐脈	32, 35, 37
遅発型，新生児の感染症の	247
チャイルドシート	198
注射部位	138
中大脳動脈のRI	21
中毒疹	231
超音波検査	207
超音波断層法	1
超音波ドプラ法	18
腸回転異常症	270
聴覚検査	184, 190
聴覚スクリーニング	135, 157
腸軸捻転	270
聴性脳幹反応	216
調乳	178
直交3断面表示	24
直接Coombs試験	129, 223

つ

連れ去り防止	164

て

低カルシウム血症	297
啼泣	200
低血糖	251, 297, 388
低酸素性虚血性脳症	189, 240
低出生体重児	187, 202
低体温療法	140, 241
停留精巣	289
適応障害	239
点眼	133
転座型Down症候群	335
点状出血	85, 229
伝染性紅斑	50

と

頭蓋骨縫合早期癒合症	97, 98
頭蓋内出血	212, 230
頭蓋癆	100
頭血腫	96, 277, 285
透光試験	244
洞性徐脈	221
洞性頻脈	221
頭殿長	2
糖尿病	60
――合併妊娠	295
――母体からの出生児	295
頭部MRI	213
頭部エコー	213
洞不全症候群	221
洞房ブロック	221
動脈管開存症	209
動脈穿刺採血法	145
トキソプラズマ	45, 309
ドクターヘリ	270
特発性血小板減少性紫斑病	64, 300
特発性高ビリルビン血症	131
吐血	129, 229
突然死症候群	124
トランスイルミネーション	144, 145
トリプルマーカー	55
――テスト	334

な

内臓逆位	8, 9
内反足	24, 116
内分泌的調節	168
軟骨無形成症	9, 353

に

二分脊椎	9, 346
日本版新生児蘇生法	70
乳児アトピー性皮膚炎	283
乳児寄生菌性紅斑	284
乳児急性湿疹	232
乳児脂漏性湿疹	283
乳汁産生	167
乳糖	168
乳頭混乱	179
乳房の肥大	107
乳幼児身体発育曲線	376
乳幼児突然死症候群	161, 170, 194
乳幼児突発性危急事態	161
尿道下裂	289
尿路系の閉鎖	16
人魚体奇形	6
妊娠高血圧症候群	58, 63
妊娠週数	2
妊娠性血小板減少症	64
妊娠中の経過	370
妊娠糖尿病	60
認知能力	170
妊婦健診	366
妊婦自身の記録	369
妊婦の健康状態	368

の

膿痂疹	231
脳実質内出血	212
脳室周囲白質軟化症	213
脳室内出血	212
脳性麻痺	213
脳瘤	98
ノロウイルス	173

は

把握反射	119
ハーレキン現象	89
肺うっ血型心疾患	250
敗血症	214
肺血流減少型心疾患	249
肺血流増加型心疾患	248
肺サーファクタント	208
肺静脈狭窄	270
バイタルサインの目安	386
――，SpO_2	386
――，体温，心拍，呼吸数	386
肺動脈（弁）狭窄・閉鎖	8
梅毒	370
肺の低形成	17
背反射	85, 121
稗粒腫	237
白色瞳孔	184, 287
白斑	235
橋本病	65
播種性血管内凝固	215
白血球数	146
発熱	199, 230, 281
針滴下法	144
パリビズマブ	138, 217
バルガンシクロビル	312
パルスオキシメトリ	128, 130
パルスドプラ法	18
パルボウイルス	50
パワードプラ法	18
ハンズ・オフ支援	171
搬送の適応	260

ひ

ピアカウンセリング	292
皮下脂肪壊死	87
皮下出血	229
皮下注射部位	138
引き起こし反射	121
肥厚性心筋症	298
肥厚性幽門狭窄症	279
微細発作	129
ピシバニール®	238
非侵襲的出生前遺伝学的検査	334
非対称性緊張性頸反射	121
ビタミンK_2シロップ	134
――投与	372
ビタミンK欠乏	225
――症	256
――性出血症	134
ビタミンK製剤	134
左横隔膜ヘルニア	8
非チアノーゼPDA依存型心疾患	250
ヒトT細胞白血病ウイルスⅠ型	175, 307
ヒト免疫不全ウイルス	306, 308
――感染症	51
非内分泌的調節	168
皮膚カンジダ症	186, 284
鼻閉	282
非免疫性胎児水腫	94
標準曲線	2
病的黄疸	223
皮様母斑	235
鼻翼呼吸	218
ビリルビン	153, 216, 223
ビリルビン値	389
――，交換輸血の適応基準	389
――，光線療法の適応基準	389
――，ノモグラム	390
貧血	128
――，胎児の重篤な	22
頻脈	31, 221

ふ

風疹	46, 310
フェイスマスク	73
フォローアップミルク	178
不規則性抗体	370
不均衡型転座	361
腹位懸垂	122
腹腔内出血	230
副腎過形成	116
腹部横径	13
腹部周囲長	13
腹部前後径	13
腹部膨満	200, 224
腹壁破裂	9, 110
腹満	109, 224
浮腫	94, 233
不整脈	221
プレネイタルビジット	273
プロピルチオウラシル	299
分娩外傷	222
分娩時感染	308
分娩時侵襲のチェック	69
分娩室	67
分娩時に必要な備品，物品	68
分娩立ち会い	67
分娩前の情報収集	68

へ

ペア血清	46
臍	185
ベビーキャリー	196
ヘマトクリット	145
ヘモグロビン	145
ヘルペスウイルス	50
ヘルペス感染症	269
便色	200
――カード	277
変動一過性徐脈	32, 34
扁平母斑	233, 285

ほ

保育器	205
保因者	359, 360
包茎	289
膀胱直腸障害	347
縫合の閉鎖	98
縫合の離開	99
房室ブロック	221
帽状腱膜下出血	96, 230
訪問看護	198
ポートワインステイン	89

索引

ポートワイン母斑 235
保温 202
ほくろ 235
母子異室 164
母児関係 198
母子感染 44, 304
母子健康手帳 294, 365
　——の構成 367
　——の交付 366
　——の歴史 365
母児垂直感染症 53
母子同室 162
母児標識 132, 164
ボスミン® 75, 203
母体合併症 58
母体血検査 26
母体血清マーカー 55
母体甲状腺機能低下症 65
母体生化学的検査 44
発作性頻拍 221
発疹 231
母乳 166
　——育児成功のための10か条 166
　——感染 308, 311
　——性黄疸 276
　——の成分 168
　——の分泌 167
　——のメリット 170
哺乳障害 128
哺乳力 372
母斑 233
　——症 93, 233

ま

マイクロバブルテスト 208
埋没耳 105
膜性診断 2
マスクバック法 72
マススクリーニング 135, 155
魔乳 107

み

未熟児無呼吸発作 189

未熟児網膜症 188
ミトコンドリア遺伝 361
ミノルタ黄疸計 154

む

無形性 16
無心体 6
無頭蓋症 5
迷走神経反射 32

め

メイロン® 204
メチシリン耐性黄色ブドウ球菌 131, 214, 231
めやに 286
メルカゾール® 299
メレナ 128, 131, 225, 229

も

蒙古斑 88, 235, 284
毛細血管採血法 141
網状チアノーゼ 231
毛巣洞 112
沐浴 133
モニター 207

よ

溶血性黄疸 223
羊水 16
　——腔シャントチューブ留置術 28
　——検査 27, 334
　——混濁 110
羊膜索 113
　——症候群 344, 352
羊膜破裂シークエンス 352
翼状頸 106
予防接種 194, 217, 376

ら

落陽現象 102
ラッチ・オン 171
卵巣囊腫 9

り

両大血管右室起始 8
両母指圧迫法 75, 203
リンパ管腫 237
リンパ血管腫 106

ろ

ロタウイルス 173

外国語

A

AABR 136, 158
abdominal circumference 13
ABO 式血液型 152
ABO 不適合 301
ABR 216
AC 13
adult T-cell lymphomal/leukemia 307
AFI 16
ALTE 161
amniotic fluid index 16
antero-posterior trunk diameter 13
anti-phospholipid syndrome 63
Apgar スコア 69
apparent life-threatening event 161
APS 63, 300
APTD 13
asymmetrical FGR 15
ATL 307
auditory brainstem response 216
avidity 46, 49
　——index 49

B

Bacilus cereus 178
Basedow 病 65

Beckwith-Wiedemann 症候群	350
bi-parietal diameter	2, 13
body stalk anomaly	6, 9
BPD	2, 13
bronze baby 症候群	303
B 型肝炎	174
――ウイルス	304
――母子感染予防	137
――ワクチン	137
B 群溶連菌	53, 214
――感染予防	151

C

café-au-lait macule	233
cardiotocography	29
CCAM（type 1）	8
CCAM（type 2）	8
CCAM（type 3）	8
CDH	290
cell free DNA	54
CHARGE 症候群	351
chronic lung disease	187
CLD	187
CMV	311
――胎内感染	49
congenital cystic adenoma-toid malformation	8
congenital dislocation of the hip	290
congenital rubella syndrome	310
CPAP	78
CRL	2
crown-rump length	2
CRP	151
CRP 値	390
――，新生児敗血症の診断	391
――の経時的変化	390
CRS	310
CTG	29, 34
C 型肝炎	174
――ウイルス	306

D

de Lange 症候群	350
de novo	359
DIC	215
disseminated intravascular coagulation	215
Down 症候群	291, 328
Dubowitz 法	81

E

E. sakazakii	176
early skin-to-skin contact	161
Ebstein 奇形	8
EFW	13
epidural hemorrhage	212
Epstein's pearl	104
estimated fetal weight	13

F

femur length	13
fetal growth restriction	14
fetal heart rate	29
FGR	14, 63
FHR	29
――baseline	30
――baseline variability	31
FISH	332
FL	13
fluorescent in situ hybridization	332

G

γ-グロブリン	303
gastroesophageal reflux	278
GBS	214
――感染症	53
GCV	312
GDM	60
GER	278
gestational diabetes mellitus	60
gestational thrombocytopenia	64
group B *streptococcus*	53, 214
GT	64

H

HBIG	137
HBV	304
HB グロブリン	305
HB ワクチン	137, 305
HCV	306
Hirschsprung 病	109
HIV	175, 306, 308
――検査	51
HOT	187
HSV	312
HTLV-1	175, 307
human immunodeficiency virus	306
human T lymphotropic virus type I	175, 307

I

IC クランプ法	72
idiopathic thrombocytopenic purpura	64
IDM	296
ILCOR コンセンサス 2015	70
infants of diabetic mothers	295
intelligence quotient	170
intracerebellar hemorrhage	212
intrauterine growth restriction	14
IQ	170
ITP	64, 300
IUGR	15, 297
IVH	212

K

kangaroo-care	161
Kasabach-Merritt 症候群	236

KC 161
Klippel-Weber 症候群 89, 236

M

Marfan 症候群 112
MAS 242
meconium aspiration syndrome 242
Mendel 遺伝 358
methicillin-resistant *Staphylococcus aureus* 131, 214
milia 85
MMI 299
Moro 反射 120
MRI 27
MRSA 131, 214, 231
MR 混合ワクチン 310

N

NCPR2015 70
NEC 215
necrotizing enterocolitis 215
neonatal lupus erythematosus 62
neonatal toxic shock syndrome-like exanthematous disease 231
NICU 187, 376
――退院手帳 380
NIPT 26, 54, 334
NLE 62, 300
noninvasive prenatal genetic testing 26, 54, 334
non-stress test 30
Noonan 症候群 349
not doing well 128, 226
NST 30
NT 25
NTED 231
ntraventricular hemorrhage 212
nuchal translucency 329

O

OAE 136, 158
OK-432 238
overlapping finger 24

P

patent ductus arteriosus 209
PCR 50
PDA 209
periventricular leukomalacia 213
persistent IgM 49
persistent pulmonary hypertension of the newborn 221
PI 18
Pierre-Robin シークエンス 351
Pierre-Robin 症候群 104
PIH 58, 63
polymerase chain reaction 50
Potter シークエンス 352
PPHN 221, 268
Prader-Willi 症候群 350
pregnancy induced hypertension 58
PTU 299
pulsatility index 18
PVL 213
PVO 270

R

ransient tachypnea of newborn 245
RDS 208, 218, 298
resistance index 18
respiratory distress syndrome 208, 218, 298
retinopathy of prematurity 188
RhD 不適合 301

RI 18
ROP 188
RS ウイルス感染症 138, 217
Rubinstein-Taybi 症候群 350

S

SAH 212
Salmonella enterica 177
Sarnat 分類 240
SIDS 124, 161, 170, 194
Silverman の retraction score 219
Sjögren 症候群 300
SLE 62, 300
SpO$_2$ 220
STS 161
Sturge-Weber 症候群 236
subarachnoid hemorrhage 212
subdural hemorrhage 212
sucking blisters 92
sudden infant death syndrome 124, 161, 170
symmetrical FGR 15
systemic lupus erythematosus 62

T

TAPVC 270
thyroid stimulation blocking antibody 300
TORCH 44
TRAb 298
transient tachypnea of the newborn 218
transverse trunk diameter 13
TSAb 298
TSBAb 300
TSH receptor antibody 298
TSH receptor stimulating antibody 298
TSH 受容体刺激抗体 298
TTD 13
TTN 218, 245

Turner 症候群	341	

U

UB	301
unbound bilirubin	301

V

VGCV	312

von Recklinghausen 病	233

W

Wiedemann-Beckwith 症候群	104
Williams 症候群	350
Wolf-Hirschhorn 症候群	342

X

X 線検査	207
X 連鎖優性遺伝	361
X 連鎖劣性遺伝	360

ベッドサイドの新生児の診かた　ⓒ2016

定価(本体 13,000 円＋税)

2004 年 7 月 15 日　1 版 1 刷
2009 年 12 月 1 日　2 版 1 刷
2014 年 4 月 15 日　　3 刷
2016 年 5 月 10 日　3 版 1 刷

編　者　河　野　寿　夫
　　　　伊　藤　裕　司

発 行 者　株式会社　南　山　堂
　　　　　代表者　鈴　木　肇

〒 113-0034　東京都文京区湯島 4 丁目 1 - 11
TEL 編集(03)5689-7850・営業(03)5689-7855
振替口座　00110-5-6338

ISBN 978-4-525-28843-3　　Printed in Japan

本書を無断で複写複製することは，著作者および出版社の権利の侵害となります．
JCOPY ＜(社)出版者著作権管理機構 委託出版物＞
本書の無断複写は著作権法上での例外を除き禁じられています．複写される場合は，
そのつど事前に，(社)出版者著作権管理機構(電話03-3513-6969, FAX 03-3513-6979,
e-mail : info@jcopy.or.jp)の許諾を得てください．
スキャン，デジタルデータ化などの複製行為を無断で行うことは，著作権法上での
限られた例外（私的使用のための複製など）を除き禁じられています．業務目的での
複製行為は使用範囲が内部的であっても違法となり，また私的使用のためであっても
代行業者等の第三者に依頼して複製行為を行うことは違法となります．